CB122752

TREINAMENTO EM DIRETRIZES
CARDIOLOGIA

MEDICINA USP

Fmusp

InCor HCFMUSP
Ciência e Humanismo

TREINAMENTO EM DIRETRIZES CARDIOLOGIA

EDITORES
Alexandre de Matos Soeiro
Tatiana de Carvalho Andreucci Torres Leal
Bruno Biselli
Carlos Vicente Serrano Jr.
Roberto Kalil Filho
Múcio Tavares de Oliveira Jr.

5ª edição revisada e atualizada

manole editora

"A edição desta obra foi financiada com recursos da Editora Manole Ltda., um projeto de iniciativa da Fundação Faculdade de Medicina em conjunto e com a anuência da Faculdade de Medicina da Universidade de São Paulo – FMUSP."

Produção editorial: Juliana Waku
Capa: Ricardo Yoshiaki Nitta Rodrigues
Projeto gráfico: Departamento de Arte da Editora Manole
Editoração eletrônica: Luargraf Serviços Gráficos
Imagem de capa: istockphoto

**CIP-BRASIL. CATALOGAÇÃO NA PUBLICAÇÃO
SINDICATO NACIONAL DOS EDITORES DE LIVROS, RJ**

T722
5. ed.

Treinamento em diretrizes cardiologia / editores Alexandre de Matos Soeiro ... [et al.]. - 5. ed., atual. e ampl. - Santana de Parnaíba [SP] : Manole, 2024.

ISBN 9788520461136

1. Cardiologia. I. Soeiro, Alexandre de Matos.

24-89171 CDD: 616.12
CDU: 612.17

Meri Gleice Rodrigues de Souza - Bibliotecária - CRB-7/6439

1ª edição – 2018; 2ª edição – 2019; 3ª edição – 2021; 4ª edição – 2022; 5ª edição – 2024

Editora Manole Ltda.
Alameda América, 876
Tamboré – Santana de Parnaíba – SP – Brasil
CEP: 06543-315
Fone: (11) 4196-6000
www.manole.com.br | https://atendimento.manole.com.br/

Impresso no Brasil | *Printed in Brazil*

Editores

Alexander de Matos Soeiro

Doutor em Ciências da Saúde pela Faculdade de Medicina da Universidade de São Paulo (FMUSP). Professor Colaborador pela FMUSP. Médico Cardiologista Assistente da Unidade Clínica de Emergência do Instituto do Coração do Hospital das Clínicas da FMUSP (InCor-HCFMUSP). Coordenador da Unidade Cardiológica Intensiva do Hospital BP Mirante. Coordenador do Programa de Insuficiência Cardíaca e Transplante Cardíaco do HCor – São Paulo. *Fellow* pelo American College of Cardiology e pela European Society of Cardiology.

Tatiana de Carvalho Andreucci Torres Leal

Médica Cardiologista Assistente da Unidade Clínica de Emergência do Instituto do Coração do Hospital das Clínicas da Faculdade de Medicina da Universidade de São Paulo (InCor-HCFMUSP).

Bruno Biselli

Cardiologista Especialista em Insuficiência Cardíaca e Transplante Cardíaco. Médico Assistente da Unidade de Insuficiência Cardíaca do Instituto do Coração do Hospital das Clínicas da Faculdade de Medicina da Universidade de São Paulo (InCor-HCFMUSP). Coordenador do Programa de Insuficiência Cardíaca do HCor, SP. Médico da Equipe de Insuficiência Cardíaca e Transplante Cardíaco do Hospital Sírio-Libanês, SP.

Carlos Vicente Serrano Jr.
Professor Associado, Livre-Docente, da Faculdade de Medicina da Universidade de São Paulo (FMUSP). Diretor da Unidade Clínica de Aterosclerose do Instituto do Coração do Hospital das Clínicas da FMUSP (InCor-HCFMUSP).

Roberto Kalil Filho
Professor Titular e Chefe do Departamento de Cardiopneumologia da Faculdade de Medicina da Universidade de São Paulo (FMUSP). Diretor da Divisão de Cardiologia Clínica do Instituto do Coração do Hospital das Clínicas da FMUSP (InCor-HCFMUSP), Presidente da Comissão Científica e Presidente do Conselho Diretor do InCor-HCFMUSP. Diretor Geral do Centro de Cardiologia do Hospital Sírio-Libanês.

Múcio Tavares de Oliveira Jr.
Professor Livre-Docente da Faculdade de Medicina da Universidade de São Paulo (FMUSP). Diretor do Centro de Infusão e Hospital Dia do Instituto do Coração do Hospital das Clínicas da FMUSP. Coordenador do Programa de Insuficiência Cardíaca da SOCESP. Presidente do Departamento de Insuficiência Cardíaca da SBC 2022-2023.

Coeditores

Afonso Dalmazio Souza Mario

Residência em Clínica Médica pelo Hospital das Clínicas da Faculdade de Medicina da Universidade de São Paulo (HCFMUSP) e Cardiologia pelo Instituto do Coração (InCor-HCFMUSP). Especialização em Arritmia Clínica e Eletrofisiologia Invasiva pelo InCor-HCFMUSP. Assistente UTI – Clínica InCor.

Aristóteles Comte de Alencar Neto

Especialista em Cardiologia pelo Instituto do Coração do Hospital das Clínicas da Faculdade de Medicina da Universidade de São Paulo (InCor-HCFMUSP) e pela Sociedade Brasileira de Cardiologia (SBC). Especialista em Ecocardiografia pelo InCor-HCFMUSP. Doutor em Cardiologia pelo InCor-HCFMUSP. Professor voluntário da Universidade Estadual do Amazonas.

Arthur Cicupira Rodrigues de Assis

Graduação em Medicina pela Universidade Federal de Campina Grande (UFCG). Residência em Clínica Médica pelo Hospital Santa Marcelina (SP). Residência em Cardiologia pelo Instituto do Coração do Hospital das Clínicas da Faculdade de Medicina da Universidade de São Paulo (InCor-HCFMUSP). Médico Cardiologista da Unidade de Emergência do InCor-HCFMUSP e da Unidade de Terapia Intensiva Cardiológica do Hospital Sírio-Libanês (SP). Médico pesquisador do Grupo MASS (*Medicine, Angioplasty or Surgery Study*).

Brenno Rizerio Gomes

Médico pela Faculdade de Medicina da Universidade de São Paulo (FMUSP). Residência em Clínica Médica pelo Hospital das Clínicas da FMUSP. Residência em Cardiologia pelo Instituto do Coração do Hospital das Clínicas da FMUSP (InCor-HCFMUSP). Médico Assistente do Núcleo de Insuficiência Cardíaca do

InCor-HCFMUSP. Especialista em Cardiologia e em Ecocardiografia pela Sociedade Brasileira de Cardiologia (SBC) e em Terapia Intensiva pela Associação de Medicina Intensiva Brasileira (AMIB). Especialista em Insuficiência Cardíaca pela European Society of Cardiology (HFA-ESC).

Bruna Romanelli Scarpa Matuck

Médica pela Faculdade de Medicina da Universidade de São Paulo (FMUSP). Cardiologista e Especialista em Aterosclerose pelo Instituto do Coração do Hospital das Clínicas da FMUSP (InCor-HCFMUSP). Pós-doutorado em Imagem Cardiovascular pela Johns Hopkins.

Caio Rebouças Fonseca Cafezeiro

Doutor em Ciências Médicas pelo Programa de Cardiologia do Instituto do Coração do Hospital das Clínicas da Faculdade de Medicina da Universidade de São Paulo (InCor-HCFMUSP).

Fábio Fernandes

Professor Livre-Docente pela Universidade de São Paulo. Médico Assistente da Unidade de Miocardiopatias e Doenças da Aorta do Instituto do Coração do Hospital das Clínicas da Faculdade de Medicina da Universidade de São Paulo (InCor-HCFMUSP). Diretor do Grupo de Miocardiopatias do InCor-HCFMUSP.

Fabio Grunspun Pitta

Médico Assistente da Unidade de Aterosclerose do Instituto do Coração do Hospital das Clínicas da Faculdade de Medicina da Universidade de São Paulo (InCor-HCFMUSP). Médico da Unidade Coronariana do Hospital Israelita Albert Einstein (HIAE). Coordenador da Pós-graduação Lato Sensu em Cardiologia do Hospital Israelita Albert Einstein (HIAE).

Francisco Akira Malta Cardozo

Graduação em Medicina pela Faculdade de Medicina da Universidade de São Paulo (FMUSP). Cardiologista pelo Instituto do Coração do Hospital das Clínicas da FMUSP (InCor-HCFMUSP). Médico assistente da Unidade de Medicina Interdisciplinar em Cardiologia – InCor-HCFMUSP.

Gustavo André Boeing Boros

Médico Assistente da Unidade Clínica de Emergência do Instituto do Coração do Hospital das Clínicas da Faculdade de Medicina da Universidade de São Paulo (InCor-HCFMUSP). Professor Colaborador da FMUSP.

Helena de Almeida Martins de Souza

Graduação na Faculdade de Medicina da Universidade de São Paulo (FMUSP). Residência em Clínica Médica no Hospital das Clínicas da FMUSP (HCFMUSP). Residência em Cardiologia no Instituto do Coração do HCFMUSP (InCor-HCFMUSP). Ex-Preceptora da Cardiologia do InCor-HCFMUSP.

Henrique Nogueira Mendes

Graduação na Faculdade de Medicina da Universidade de São Paulo (FMUSP). Residência em Clínica Médica no Hospital das Clínicas da FMUSP (HCFMUSP). Residência em Cardiologia no Instituto do Coração (InCor-HCFMUSP). Preceptor da Cardiologia do InCor-HCFMUSP (2017/18). Coordenador da Cardiologia da Santa Casa de São Carlos.

Laís de Oliveira Toledo

Médica Cardiologista pelo Instituto do Coração do Hospital das Clínicas da Faculdade de Medicina da Universidade de São Paulo (InCor-HCFMUSP), titulada pela Sociedade Brasileira de Cardiologia (SBC). Especialista em Arritmologia Clínica pelo InCor-HCFMUSP, titulada pela Sociedade Brasileira de Arritmias Cardíacas (SOBRAC).

Lucas Lentini Herling de Oliveira

Médico Assistente da Unidade Clínica de Emergência do Instituto do Coração do Hospital das Clínicas da Faculdade de Medicina da Universidade de São Paulo (InCor-HCFMUSP). Cardiologista e *Fellow* em Emergências Cardiovasculares pelo InCor-HCFMUSP.

Lucas Vargas Waldeck Amaral Pimenta

Cardiologista pelo Instituto Nacional de Cardiologia. Especialista em Insuficiência Cardíaca e Transplante pelo Instituto do Coração do Hospital das Clínicas da Faculdade de Medicina da Universidade de São Paulo (InCor-HCFMUSP).

Marcel José Andrade da Costa

Especialização em Cardiologia pelo Instituto do Coração do Hospital das Clínicas da Faculdade de Medicina da Universidade de São Paulo (InCor-HCFMUSP). Subespecializado em Eletrocardiologia pelo InCor-HCFMUSP. Médico Assistente da Unidade de Reabilitação Cardiovascular e Fisiologia do Exercício do InCor-HCFMUSP. Membro Titular da Sociedade Brasileira de Cardiologia.

Marcus Vinicius Burato Gaz
Médico Cardiologista pela Faculdade de Medicina da Universidade de São Paulo (FMUSP). Residência em Clínica Médica e Cardiologia no Hospital das Clínicas da FMUSP e no Instituto do Coração (InCor-HCFMUSP). Preceptor da Residência de Cardiologia do InCor-HCFMUSP. Título de Cardiologista pela Sociedade Brasileira de Cardiologia (SBC). Cardiologista do Corpo Clínico e Médico Referência do Pronto Atendimento do Hospital Israelita Albert Einstein.

Mozar Suzigan de Almeida
Médico pela Faculdade de Medicina da Universidade de São Paulo (FMUSP). Especialista em Clínica Médica pelo Hospital das Clínicas da FMUSP (HCFMUSP). Especialista em Cardiologia pelo Instituto do Coração (InCor-HCFMUSP). Preceptor da Residência de Cardiologia do InCor-HCFMUSP.

Murillo de Oliveira Antunes
Pós-Doutor em Cardiologia pela Universidade de São Paulo (USP). Professor de Medicina da Universidade São Francisco (USF), Bragança Paulista, SP.

Olivia Meira Dias
Hospital Israelita Albert Einstein. Doutorado em Pneumologia, Instituto do Coração do Hospital das Clínicas da Faculdade de Medicina da Universidade de São Paulo (InCor-HCFMUSP). *Fellowship* em Transplante Pulmonar pela Universidade de Toronto, Canadá.

Samia Medeiros Barbar
Médica assistente da Unidade de Cardiologia Pediátrica e Cardiopatia Congênita no Adulto do Instituto do Coração do Hospital das Clínicas da Faculdade de Medicina da Universidade de São Paulo (InCor-HCFMUSP).

Sergio Augusto Mezzalira Martins
Médico Assistente da Unidade Clínica de Estimulação Cardíaca do Instituto do Coração do Hospital das Clínicas da Faculdade de Medicina da Universidade de São Paulo (InCor-HCFMUSP). Especialista em Cardiologia pela Sociedade Brasileira de Cardiologia (SBC) e em Estimulação Cardíaca Artificial pela Sociedade Brasileira de Arritmias Cardíacas (SOBRAC).

Silvia Moulin Ribeiro Fonseca
Especialista em Cardiologia pela Sociedade Brasileira de Cardiologia. Médica Assistente CardioOncologia do Instituto do Câncer do Estado de São Paulo/Instituto do Coração do Hospital das Clínicas da Faculdade de Medicina da Universidade

de São Paulo (ICESP/InCor-HCFMUSP). Médica Plantonista da Unidade Terapia Intensiva Cardiológica do Hospital Sírio-Libanês.

Thiago Luis Scudeler

Médico formado pela Faculdade de Medicina da Universidade de São Paulo (FMUSP). Residência em Clínica Médica pelo Hospital das Clínicas da FMUSP. Especialista pela Sociedade Brasileira de Clínica Médica. Residência em Cardiologia pelo Instituto do Coração do Hospital das Clínicas da FMUSP (InCor-HCFMUSP). Especialista pela Sociedade Brasileira de Cardiologia. Ex-preceptor da Cardiologia Clínica do InCor-HCFMUSP. Médico assistente do Departamento de Emergência do InCor-HCFMUSP. Doutorado em Ciências – Cardiologia pela FMUSP. Pós-Doutorado em Cardiologia pela USP. Orientador do Programa de Pós-graduação em Cardiologia pela USP. Autor do livro *Fundamentação da crítica ao método científico aplicado à pesquisa clínica.*

Vagner Madrini Junior

Médico pela Universidade Federal do Pará (UFPA). Especialista em Clínica Médica pela Escola Paulista de Medicina da Universidade Federal de São Paulo (EPM-UNIFESP). Assistente do Departamento de Miocardiopatias e Doenças da Aorta pelo Instituto do Coração do Hospital das Clínicas da Faculdade de Medicina da Universidade de São Paulo (InCor-HCFMUSP). Editor do aplicativo CardioTrials e do Projeto CardioLearning.

Sumário

Prefácio

"...A juventude ousa, a prudência reflete e a experiência nos impulsiona a transmitir nossos conhecimentos..."

Ramires JAF, 2018

Na década de 1980, recebi um grande desafio: montar, estruturar e fazer funcionar o Serviço de Emergência do InCor. Assim, criou-se uma Comissão para instalação do Serviço da qual fui Coordenador e, como consequência, o primeiro Diretor da Emergência. O convite para a referida tarefa foi transmitido pelo Dr. Seigo Tsuzuki, então Diretor Executivo e aprovado pelo Conselho Diretor do InCor. Após um mês de reuniões e treinamento de pessoal iniciou-se o trabalho com médicos do corpo clínico que davam plantões na Emergência e com enfermeiros e auxiliares devidamente realocados, especificamente, para esse novo Serviço do InCor.

Durante os primeiros meses de funcionamento, atendíamos cerca de 30 pacientes/dia. Após 6 meses, esse número chegava a cerca de 100 casos/dia, revelando que nossas modestas instalações já não davam vazão ao volume de casos diários. Com isso, teve início uma série de transformações que, ao longo dos anos, obrigou-nos a várias adaptações para aumentar a capacidade de atendimento pela grande demanda de pacientes, chegando a cerca de 350 casos/dia, provocando transtornos e dificuldades para o melhor atendimento e sobrecarregando os serviços de diagnóstico do hospital.

Nesse período, vários colegas ocuparam o cargo de Diretor da Emergência e viveram cada passo das dificuldades de fazer o melhor possível, mas não o ideal, num sistema de saúde desorganizado e desumano. Apesar desses obstáculos, diretores, médicos plantonistas e enfermeiros desdobraram-se e conseguiram executar atendimento que salvou muitas vidas, comprovando-se que mesmo com as adversidades desse paquidérmico sistema de saúde foi possível mostrar que esses profissionais dignificaram e honraram suas profissões e o InCor.

Com toda essa evolução criou-se grande experiência em emergência cardiológica, publicando-se trabalhos, livros e teses. Atualmente, o Diretor da Emergência é o Dr. Múcio Tavares de Oliveira Jr., que tem se dedicado a estudar a insuficiência cardíaca descompensada e a aguda. No corpo clínico temos jovens doutores com muita atividade e relevantes contribuições, tanto na assistência aos pacientes como no ensino e na pesquisa clínica com os casos agudos. Dentre eles, destacam-se Alexandre de Matos Soeiro, Tatiana de Carvalho Andreucci Torres Leal e Bruno Biselli, responsáveis pela publicação deste livro, *Treinamento em Diretrizes: Cardiologia* do InCor-HCFMUSP, reunindo interessante forma de apresentar os temas clínicos, por meio de questões de múltipla escolha, na visão de três das principais diretrizes.

Sem dúvida, esses jovens e experientes médicos que convivem com as emergências e ensinam doutorandos da Faculdade de Medicina da Universidade de São Paulo, diariamente, encontraram uma fácil e elegante forma de transmitir conhecimentos atualizados e de importância a cardiologistas, médicos de serviços de emergência, de terapias intensivas e de serviços de ambulância.

Espero que todos os leitores aproveitem a leitura e as informações atualizadas deste livro de linguagem jovem, escrito por jovens médicos, mas com experiência clínica suficiente para nos transmitir novos e importantes conhecimentos.

Jose Antonio Franchini Ramires
Professor Titular de Cardiologia do Instituto do Coração (InCor) – Universidade de São Paulo.

Introdução

As doenças cardiovasculares são as que mais crescem em todo o mundo. Frequentemente, diferentes diretrizes são publicadas pelas sociedades médicas, atualizando recomendações para o tratamento de pacientes em diversos temas. As diretrizes servem para nortear condutas, no entanto, devem ser adaptadas a diferentes realidades locais e à individualidade. Justamente por isso, divergem em seu conteúdo. A comparação entre as três principais diretrizes permite uma análise e um raciocínio crítico.

Dessa forma, este livro gera uma nova maneira de estudar cardiologia, e torna-se uma leitura fundamental para todo médico clínico que atua junto ao paciente e também para aqueles que estudam para concursos e títulos. Todos os autores envolvidos trabalham ativamente com acadêmicos de Medicina e médicos residentes.

Seguindo um padrão único, foram comparadas em forma de questões as diretrizes brasileiras, da European Society of Cardiology e da American Heart Association, sendo consideradas corretas as respostas de acordo com as recomendações da Sociedade Brasileira de Cardiologia.

Esperamos que aproveitem as informações aqui contidas e que estas possam ser aplicadas com sucesso em diferentes situações clínicas, tornando esse guia indispensável na prática médica diária e nos estudos.

Os Editores

Capítulo 1

Suporte avançado de vida em cardiologia/parada cardiorrespiratória

Questões

1. Qual o número recomendado de compressões torácicas por minuto em parada cardiorrespiratória (PCR) em adultos?
   a) < 100/min.
   b) ≥ 100/min.
   c) 100-120/min.
   d) ≥ 120/min.

2. Qual a frequência correta de ventilações que devem ser administradas durante a reanimação cardiopulmonar (RCP) uma vez que o paciente tenha sido submetido à intubação orotraqueal?
   a) 6/min.
   b) 10/min.
   c) 12/min.
   d) 15/min.

3. Sobre o uso de técnicas auxiliares para o manejo de vias aéreas na PCR, podemos afirmar que:
   a) O uso de pressão cricoide de rotina está contraindicado.
   b) A cânula orofaríngea pode ser utilizada em qualquer paciente letárgico.

c) A cânula nasofaríngea possui exatamente as mesmas contraindicações da cânula orofaríngea.
d) A intubação orotraqueal aumenta a sobrevida quando comparada à bolsa--válvula-máscara no contexto da PCR.

4. Qual a dose recomendada de naloxone que deve ser utilizada em PCR com suspeita de intoxicação por opioides?
a) 4 mg intranasal/0,4 mg intramuscular.
b) 2 mg intranasal/0,4 mg intramuscular.
c) 2 mg intranasal/0,2 mg intramuscular.
d) 0,4 mg intranasal/2 mg intramuscular.

5. Durante a RCP de um paciente, foi observado ritmo de fibrilação ventricular (FV). O paciente foi desfibrilado com carga máxima. Após isso, qual o próximo passo na sequência de reanimação?
a) Checar pulso.
b) Avaliar ritmo.
c) Proceder a intubação orotraqueal.
d) Retornar as compressões imediatamente.

6. Qual a carga de choque indicada para desfibrilação de paciente com fibrilação ventricular/taquicardia ventricular (FV/TV) sem pulso?
a) 100 J – monofásico.
b) 360 J – bifásico.
c) 360 J – monofásico.
d) 120-200 J – monofásico.

7. Durante a RCP de um paciente em PCR em ritmo de FV, qual a droga antiarrítmica de primeira escolha recomendada e em qual dose?
a) Amiodarona 300 mg endovenosa em *bolus* – repetir dose de 150 mg em 3 a 5 min.
b) Lidocaína 1,5 mg/kg endovenosa – repetir dose de 0,75 mg/kg em 5 min.
c) Sulfato de magnésio 1 g endovenoso – dose única.
d) Amiodarona 300 mg endovenosa em *bolus* ou lidocaína 1,5 mg/kg endovenosa.

8. Durante a RCP de paciente sem pulso, é observado ritmo de linha reta. O próximo passo na sequência de atendimento seria:
   a) Desfibrilação com carga máxima.
   b) Retornar as compressões torácicas imediatamente.
   c) Checar pulso.
   d) Checar cabos, energia do aparelho e derivações.

9. Qual(is) o(s) vasopressor(es) de escolha na PCR?
   a) Adrenalina 1 mg endovenosa ou vasopressina 40 UI endovenosa.
   b) Atropina 0,5 mg endovenosa.
   c) Adrenalina 1 mg endovenosa.
   d) Noradrenalina endovenosa em infusão contínua.

10. Dos dados abaixo, quais podem ser utilizados e estão relacionados à efetividade de compressões torácicas durante a RCP?
    a) $PETCO_2 \geq 10$ mmHg; pressão arterial diastólica ≥ 20 mmHg; saturação venosa central de oxigênio $\geq 30\%$.
    b) $PETCO_2 \geq 15$ mmHg; pressão arterial diastólica ≥ 30 mmHg; saturação venosa central de oxigênio $\geq 30\%$.
    c) $PETCO_2 \geq 10$ mmHg; pulso femoral presente; saturação venosa central de oxigênio $\geq 30\%$.
    d) $PETCO_2 \geq 20$ mmHg; pulso femoral presente.

11. Qual é considerada a medida mais efetiva para tratamento de hipercalemia durante a PCR?
    a) Gluconato de cálcio 10%.
    b) Sulfato de magnésio 1 g.
    c) Solução polarizante.
    d) Bicarbonato de sódio 8,4%.

12. Em relação à PCR em gestantes, assinale a alternativa correta:
    a) A cesariana de emergência deve ser realizada de rotina assim que se iniciem as compressões.
    b) Se a altura do fundo uterino for igual ou superior à cicatriz umbilical, o deslocamento manual do mesmo pode facilitar e melhorar a efetividade das compressões.
    c) Pacientes gestantes não podem receber desfibrilação por causa dos efeitos deletérios na criança.
    d) O uso de inclinação lateral pode facilitar a RCP.

13. Qual a dose de emulsão lipídica intravenosa recomendada em pacientes em PCR associada ao uso de anestésicos locais em altas doses?

a) Solução a 20% – infusão de 1,5 mL/kg em *bolus*, seguido de 0,25 mL/kg por 30 a 60 min.
b) Solução a 10% – infusão de 1,5 mL/kg em *bolus*, seguido de 0,25 mL/kg por 30 a 60 min.
c) Solução a 20% – infusão de 5,0 mL/kg em *bolus*, seguido de 0,50 mL/kg por 30 a 60 min.
d) Solução a 10% – infusão de 5,0 mL/kg em *bolus*, seguido de 0,25 mL/kg por 30 a 60 min.

14. São possibilidades terapêuticas em pacientes com tromboembolismo confirmado e PCR:

a) Somente alteplase endovenosa.
b) Somente tenecteplase endovenosa.
c) Alteplase/tenecteplase, embolectomia mecânica e cirúrgica.
d) Somente alteplase e tenecteplase.

15. São consideradas metas hemodinâmicas pós-PCR adequadas:

a) PAS > 90 mmHg e PAM > 65 mmHg.
b) PAD > 60 mmHg e PAM > 65 mmHg.
c) SVO_2 > 65% e PAM > 65 mmHg.
d) SVO_2 > 65% e PAS > 100 mmHg.

16. Qual o período mínimo para avaliação clínica de prognóstico neurológico adequado após um episódio de PCR em um paciente que evoluiu comatoso?

a) 12 horas.
b) 24 horas.
c) 48 horas.
d) 72 horas.

17. Qual a temperatura alvo no manejo do paciente comatoso pós-PCR?

a) 32 a 34°C.
b) 30 a 34°C.
c) 32 a 37,5°C.
d) 33 a 36°C.

18. Quanto ao resfriamento extra-hospitalar de pacientes pós-PCR comatosos, podemos afirmar que:
   a) Não é indicado de rotina.
   b) A administração de fluidos endovenosos a 4°C é fundamental para atingir suas metas.
   c) Deve ser induzido através de capacetes especiais de resfriamento.
   d) É prioridade antes mesmo da estabilização hemodinâmica adequada.

19. Em que situação a indicação de coronariografia pós-PCR é mais adequada?
   a) Após FV/TV sem pulso, apresentando eletrocardiograma com supradesnível de ST, somente quando houver recuperação do status neurológico.
   b) Após FV/TV sem pulso, apresentando eletrocardiograma sem supradesnível de ST, em caráter de emergência, independente do padrão neurológico pós-PCR.
   c) Após todo caso de atividade elétrica sem pulso (AESP)/assistolia.
   d) Em todo o paciente acima dos 45 anos de idade.

20. Quanto ao uso de betabloqueadores no contexto de PCR, pode-se afirmar que:
   a) Devem ser usados de rotina e de forma endovenosa durante todas a PCR em FV/TV sem pulso.
   b) Devem ser usados de rotina e de forma oral durante toda a PCR em FV/TV sem pulso.
   c) Devem ser usados precocemente pós-PCR em FV/TV sem pulso, caso o paciente não apresente contraindicações.
   d) Devem ser usados em todos os pacientes em PCR com suspeita de síndrome coronária aguda independente do ritmo.

Respostas comentadas

1. Resposta: **C**

Em vítimas adultas de PCR, o socorrista deve aplicar compressões na frequência entre 100 e 120/min. Na maioria dos estudos, a aplicação de altas taxas de compressões esteve associada à melhor sobrevida durante a PCR. A adição de um limite máximo baseia-se em um grande trabalho de registro no qual frequências acima de 140/min foram relacionadas à menor efetividade e profundidade das compressões. Ressalta-se o fato de que é fundamental manter compressões com o mínimo de interrupções possíveis e com profundidade mínima de 5 a 6 cm, de acordo com a última recomendação.

2. Resposta: **B**

A interrupção da realização das compressões torácicas por motivo da intubação orotraqueal deverá ser minimizada ao extremo, e a intubação deverá ser realizada somente em momento oportuno, quando não for interferir nas outras manobras de ressuscitação. A intubação orotraqueal é considerada o método ideal de manejo da via aérea durante a RCP. Durante uma PCR, o procedimento deve ser, preferivelmente, realizado sem a interrupção das compressões torácicas ou, então, com interrupção das compressões por até 10 segundos, para permitir a visualização das cordas vocais. Se a intubação inicial foi sem sucesso, uma segunda tentativa pode ser aceitável. No caso de profissionais experientes, o uso de tubo endotraqueal pode ser considerado logo no início da reanimação.

Deve-se manter a ventilação e a oxigenação com intervalo de uma ventilação a cada 6 segundos, o que corresponde a 10 ventilações por minuto, de maneira assíncrona às compressões torácicas.

3. Resposta: **A**

A pressão cricoide pode prevenir o refluxo gástrico durante a intubação traqueal. Porém ela pode prejudicar a ventilação do paciente e dificultar a intubação orotraqueal, pois pode produzir uma deformação da cartilagem cricoide com a completa obstrução da via aérea, dependendo da força aplicada. O papel da pressão cricoide, durante a PCR em ambiente extra e intra-hospitalar, não foi estudado, e seu uso rotineiro, portanto, não é recomendado.

As cânulas orofaríngeas não podem ser utilizadas em pacientes com reflexo de vômito preservado. Já as cânulas nasofaríngeas seguem essa mesma recomendação, mas também devem ser evitadas em pacientes com coagulopatias graves e suspeita de fratura de base de crânio.

Por último, não há evidências de que a intubação orotraqueal seja superior à ventilação adequada com bolsa-valva-máscara durante a PCR, principalmente em relação ao prognóstico neurológico. Estudo recente comparou os efeitos de duas estratégias de ventilação (dispositivo bolsa-valva-máscara *versus* via aérea avançada) em pacientes com PCR e verificou que os pacientes submetidos à ventilação através de uma via aérea avançada tiveram uma maior taxa de retorno à circulação espontânea, porém sem diferenças na taxa de sobrevida hospitalar.

4. Resposta: **B**

Segundo a última recomendação das diretrizes de PCR, em situações nas quais a suspeita de intoxicação por opioides for elevada ou conhecida, assim que contatada a ausência de pulso ou presença de apneia, o socorrista deve solicitar o DEA juntamente ao naloxone. O mesmo deve ser administrado assim que disponível mesmo que por um provedor não médico. A dose recomendada é de 2 mg intranasal ou 0,4 mg intramuscular.

5. Resposta: **D**

Quando a monitorização com desfibrilador manual revela ritmo de FV/TV, a prioridade deve ser a desfibrilação o mais precoce possível, assim que disponível, uma vez que a duração da arritmia é fator prognóstico para o sucesso da desfibrilação, sendo máximo se a desfibrilação ocorre em até 10 a 30 segundos do início da FV, em decorrência do grau de organização do impulso elétrico. Após o primeiro choque, preferencialmente com desfibrilador bifásico, procede-se RCP por 2 minutos, seguida de checagem de ritmo no monitor. Se a FV/TV persistir, procede-se a um novo choque de alta energia, seguido por RCP durante 2 minutos (Figura 1). Pulso somente deve ser checado caso o paciente apresente ritmo organizado.

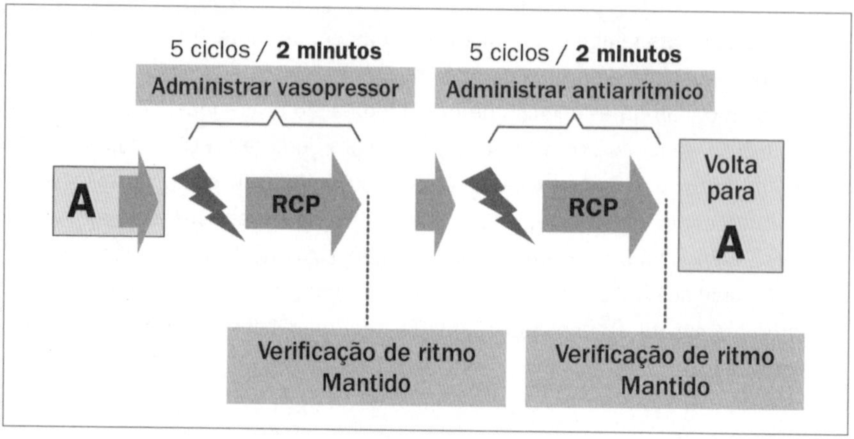

Figura 1 Algoritmo de atendimento da parada cardiorrespiratória (PCR) em fibrilação ventricular/taquicardia ventricular (FV/TV).

6. Resposta: **C**

Se um desfibrilador bifásico estiver disponível, a energia do choque deve ser entre 120-200 J, conforme as orientações do fabricante. Se o socorrista desconhece as orientações do fabricante, o choque deve ser administrado com a energia máxima disponível no aparelho. Choques subsequentes devem ser com energia equivalente ou superior. Se um desfibrilador monofásico estiver disponível, o choque deve ser administrado com 360 J, assim como os choques subsequentes. Alguns estudos compararam o uso de desfibriladores com onda bifásica e monofásica para desfibrilação e detectaram equivalência ou superioridade dos dispositivos de onda bifásica, sendo que, com este tipo de dispositivo, a carga de energia é menor, o que estaria associado à menor lesão miocárdica. No entanto, nenhum estudo mostrou diferença em sobrevida.

7. Resposta: **D**

A amiodarona pode ser considerada para FV/TV sem pulso que não responde à RCP, desfibrilação e terapêutica vasopressora. A dose inicial deve ser de 300 mg endovenosa e pode ser administrada uma dose adicional de 150 mg, intercalada com vasopressor.

Já a lidocaína, desde a última atualização em 2018, pode ser considerada também medicação de primeira escolha nessa situação. A dose inicial recomendada é de 1,0 a 1,5 mg/kg endovenosa. Se a FV/TV sem pulso persistem ou são recorrentes, doses adicionais de 0,5-0,75 mg/kg podem ser administradas a cada 5-10 minutos, até uma dose máxima de 3 mg/kg.

Já o sulfato de magnésio foi avaliado em três estudos clínicos randomizados, não sendo associado a maiores taxas de retorno à circulação espontânea, melhora no índice de alta hospitalar e no prognóstico neurológico, independente do ritmo inicial da PCR.

8. Resposta: **D**

AESP e assistolia são ritmos em que a desfibrilação não está indicada. Deve-se, então, promover RCP de boa qualidade, aplicar as drogas indicadas e procurar identificar e tratar as causas reversíveis. Uma vez que a amplitude do traçado da FV no monitor é dependente das reservas de ATP do miocárdio, a visualização de uma linha reta no monitor deve levantar duas hipóteses: assistolia ou FV fina. Como deixar de desfibrilar uma FV é inadmissível e desfibrilar assistolia piora ainda mais seu prognóstico, o diagnóstico de assistolia deve ser confirmado, assim, verificando-se se os cabos de monitorização estão devidamente conectados, aumentando o ganho do aparelho (em ganho máximo, espera-se identificar com facilidade uma FV) e mudando a derivação de monitorização, seja no aparelho, seja mudando a posição das pás para baixo da clavícula esquerda e paraesternal direita. Caso mantenha-se a linha reta, o ritmo é de assistolia. Todas essas manobras de confirmação na avaliação de uma linha reta devem ser realizadas em menos de 10 segundos, pois se trata de um período em que as manobras de RCP estarão suspensas.

Quando assistolia já é o ritmo em tratamento, pode-se checar apenas a posição dos cabos. Se, no momento da checagem de ritmo, após dois minutos contínuos de RCP, houver um ritmo organizado no monitor, procede-se à checagem do pulso central carotídeo por 5 a 10 segundos. Caso não haja pulso palpável nesse período, identifica-se AESP (Figura 2).

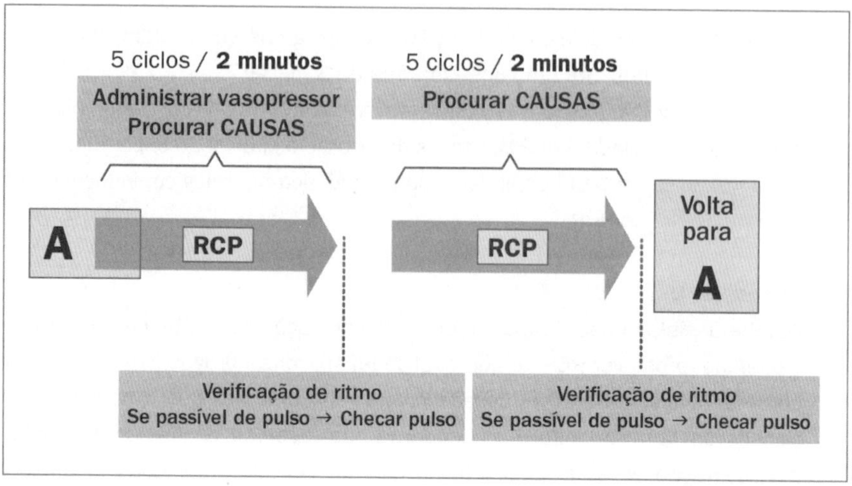

Figura 2 Algoritmo de atendimento da parada cardiorrespiratória (PCR) em atividade elétrica sem pulso (AESP)/assistolia.

9. Resposta: **C**

A adrenalina tem sido utilizada no manuseio da PCR, basicamente em decorrência de seus efeitos pressores alfa-adrenérgicos, por conseguinte, possibilitando aumento das pressões de perfusão cerebral e coronariana. Apesar de seu uso de longa data e de aparentemente melhorar a sobrevida de curto prazo, todavia, não há evidências científicas de que a administração de adrenalina, durante a PCR, tenha efeitos favoráveis na sobrevida de longo prazo, em seres humanos. Ademais, a dose ótima de adrenalina ainda não se encontra estabelecida. Em ritmos não chocáveis, três estudos mostraram melhora de sobrevida com a administração precoce de adrenalina.

Dessa forma, a adrenalina deve ser utilizada da seguinte forma durante as manobras de RCP: 1) FV/TV sem pulso: 1 mg endovenosa, podendo ser repetida a cada 3-5 min, se necessário; 2) assistolia e AESP: 1 mg endovenosa tão logo obtenha-se um acesso vascular, podendo ser repetida a cada 3-5 min, se necessário.

A vasopressina, um potente vasoconstritor não adrenérgico, mostrou-se bastante eficaz, superior à adrenalina, na RCP, em animais (0,08 U/kg *versus* 0,045 mg/kg de adrenalina) e pequenos estudos clínicos nos anos de 1990 (na dose 40 U, IV, *versus* 1 mg de adrenalina). No entanto, esses resultados promissores iniciais não puderam ser confirmados por grandes estudos randomizados posteriores e uma metanálise de cinco estudos clínicos. Assim, a vasopressina não oferece vantagem em relação à administração da adrenalina e não deve ser utilizada de rotina na PCR.

Por último, teoricamente, a noradrenalina, por não apresentar efeitos beta-2--adrenérgicos importantes, promove maior aumento da pressão arterial diastólica, causa menos taquicardia e, assim, poderia ser interessante no manuseio da PCR. Porém, há poucos estudos na literatura que dão suporte ao seu uso nesta condição clínica. Aparentemente, a administração de noradrenalina não tem demonstrado benefícios adicionais durante a RCP, não sendo, portanto, recomendada.

10. Resposta: **A**

A monitorização de parâmetros fisiológicos durante a RCP tem sido recentemente encorajada, podendo prover informações importantes sobre a condição do paciente e sua resposta às manobras.

O dióxido de carbono exalado no final da expiração (expressado em mmHg – $PETCO_2$), detectado pela capnografia quantitativa em pacientes intubados, tem sido correlacionado com a qualidade da RCP e com o retorno da circulação espontânea (RCE). Durante a PCR não tratada, a produção de CO_2 é mantida, porém não existe liberação pelos pulmões, sendo a presença de débito cardíaco a maior determinante da liberação do $PETCO_2$. Os valores do $PETCO_2$ têm sido correlacionados com o RCE e com a pressão de perfusão coronária. Valores < 10 mmHg revelam pouca probabilidade de RCE, indicando a necessidade de melhora na qualidade da RCP. Quando o $PETCO_2$ se mantém abaixo de 10 mmHg após 20 minutos de RCP, existe uma relação direta com mau prognóstico do paciente e uma baixa probabilidade de RCE.

Outro mecanismo muito útil para a monitorização da RCP é a medida da pressão arterial diastólica (PAD) naqueles pacientes que dispõem de monitorização arterial invasiva no momento da PCR. Seu valor tem sido correlacionado com a pressão de perfusão coronária e com o RCE. Nas situações em que a pressão de relaxamento (diastólica) é < 20 mmHg, é razoável considerar melhorar a qualidade da RCP, melhorando as compressões torácicas e a administração de vasopressores.

Muito frequentemente, os pacientes podem possuir acesso venoso central na ocasião da PCR, o que pode auxiliar a fornecer alguns parâmetros de qualidade de RCP. A aferição contínua de saturação venosa central < 30% tem sido relacionada à impossibilidade de atingir o RCE, sugerindo-se, então, que, durante a PCR, é necessário manter valores acima de 30%.

11. Resposta: **D**

A hipercalemia grave (definida como potássio sérico acima de 6,5 mEq/L) ocorre, em geral, por insuficiência renal ou extensa lesão celular e pode promover arritmias e parada cardíaca. A presença de ondas T apiculadas é a primeira manifestação eletrocardiográfica que demanda maior gravidade; com a progressão é possível determinar a ausência de ondas P, prolongamento do intervalo PR, alargamento do complexo QRS e, por fim, ritmos idioventriculares até assistolia. O tratamento consiste na estabilização da condição instável de membrana, forçando a entrada de potássio para seu espaço intracelular e removendo o potássio do organismo. Na PCR, o medicamento mais efetivo é o bicarbonato de sódio a 8,4% na dose de 1 mEq/kg. O gluconato de cálcio também pode ser usado, mas com menor grau de evidência nessa situação, e sua administração não é recomendada de rotina.

12. Resposta: **B**

Em pacientes gestantes, seguindo as novas recomendações, se a altura do fundo do útero for igual ou superior à cicatriz umbilical, a manobra de deslocamento manual do útero à esquerda pode tornar a RCP mais efetiva, reduzindo a pressão aortocava (Figura 3). Manobras como inclinação lateral não são mais indicadas pois atrapalham a RCP.

Já em relação à cesariana materna durante a PCR, a recomendação atual orienta que a mesma seja considerada a partir dos primeiros 4 minutos da reanimação. Em casos de trauma materno ou situações em que a mãe não tem chance de retorno à circulação espontânea, a cesárea não deve ser postergada.

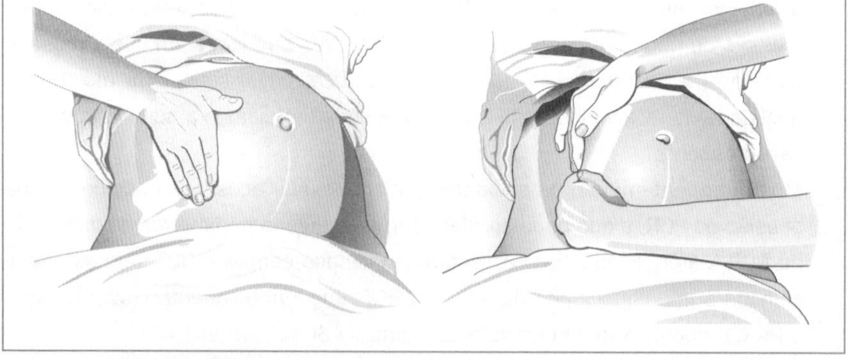

Figura 3 Manobra de afastamento uterino manual.

13. Resposta: **A**

A intoxicação por anestésicos locais pode levar a arritmias e à PCR praticamente arresponsiva às manobras usuais de RCP.

Apesar de não haver nenhum estudo em humanos comparando o uso da emulsão lipídica ou não relacionada à PCR associada ao uso de anestésicos locais, em intoxicações por outras drogas seu uso esteve relacionado à recuperação mais rápida no nível de consciência, inclusive com menos hipotensão e menor taxa de arritmias.

Dessa forma, seu uso é recomendado durante a PCR em pacientes que apresentaram evento após uso de anestésicos locais e/ou bupivacaína, podendo também ser utilizados em outras intoxicações, nas quais as manobras de RCP não sejam suficientes.

A dose recomendada é de 1,5 mL/kg em *bolus* da solução a 20%, seguido de 0,25 mL/kg por 30 a 60 min. O *bolus* pode ser repetido 1 a 2 vezes e a dose máxima é de 10 mL/kg.

14. Resposta: **C**

Trombólise durante a RCP foi associada com maiores taxas de retorno à circulação espontânea e sobrevida em curto prazo em pacientes com tromboembolismo pulmonar (TEP) em trabalhos observacionais e não randomizados. Dessa forma, apesar da falta de evidências concretas, a realização de trombólise pode ser considerada quando o TEP for confirmado. Não há consenso do tipo nem da dose do trombolítico, mas algumas sugestões são o uso de alteplase 50 mg endovenosa em *bolus*, com a possibilidade de repetir a dose em 15 minutos ou tenecteplase de acordo com o peso também em *bolus*. O uso de embolectomia mecânica ou cirúrgica é igualmente recomendado, apesar da dificuldade logística.

Já quando o TEP é suspeito, o uso de trombolíticos é controverso, mas pode ser aplicado, ainda que sem definição de predisposição, fatores de risco etc. Nesse grupo, embolectomia não deve ser considerada.

15. Resposta: **A**

Com base na fisiopatologia da síndrome pós-PCR, é rotineira a utilização de fluidos endovenosos como parte da ressuscitação para adequar a pressão de enchimento do ventrículo direito em 8 a 12 mmHg. Se o paciente evoluir hipotenso após o RCE, com pressão arterial sistólica (PAS) inferior a 90 mmHg, deve-se administrar soluções salinas endovenosas. O emprego de drogas vasoativas está indicado para adequar o débito cardíaco, as quais devem ser administradas preferencialmente por meio de acesso venoso central. Existem poucas evidências em relação a qual seria a droga de escolha inical, portanto o médico deve estar familiarizado com todas elas para tomar sua decisão. Estas (por exemplo, norepinefrina e dobutamina) devem ser tituladas, conforme o necessário, para otimizar pressão arterial, débito cardíaco e perfusão sistêmica. Em estudos com pacientes pós-PCR evidenciou-se que pressão arterial sistólica menor que 90 mmHg ou pressão arterial média menor que 65 mmHg esteve associada ao aumento da mortalidade e à redução da recuperação funcional. No entanto, como a pressão arterial basal varia de paciente para paciente, diferentes indivíduos podem apresentar necessidades diversas para manter a pressão orgânica adequada.

16. Resposta: **D**

O período mínimo recomendado para avaliação clínica de um desfecho neurológico após uma PCR é de 72 horas, podendo ser ainda maior caso haja efeito residual de algum sedativo ou paralisia que possa confundir o exame clínico. Nenhum método é 100% confiável em estimar o prognóstico neurológico do paciente.

São considerados sinais de mau prognóstico neurológico:

- Ausência de reflexo pupilar em 72 horas.
- Presença de estado mioclônico durante as primeiras 72 horas.
- Ausência de onda cerebral no potencial evocado entre 24 e 72 horas pós-PCR ou após o reaquecimento.
- Ampla restrição da difusão na ressonância magnética cerebral entre 2 e 6 dias da PCR.
- Ausência persistente de reatividade no eletroencefalograma aos estímulos externos 72 horas após a PCR.
- Supressão dos surtos persistentes ou estado intratável de mal epiléptico no eletroencefalograma após o reaquecimento.

17. Resposta: **C**

Todos os pacientes pós-PCR adultos e comatosos devem ser submetidos ao controle direcionado da temperatura, tendo como alvo 32 a 37,5ºC por pelo menos 24 horas. Estudos recentes mostraram não haver diferença entre pacientes tratados com temperaturas até 33ºC *versus* 37,5ºC, não se notando diferenças quanto aos desfechos entre os grupos. O controle de temperatura é benéfico, mas não existe uma restrição tão importante conforme era orientada previamente. É fundamental evitar que o paciente apresente febre nessa fase inicial e que os hospitais tenham protocolos de manejo dessas situações.

18. Resposta: **A**

A nova diretriz não recomenda mais de rotina a administração de fluidos endovenosos no ambiente extra-hospitalar como forma de resfriamento do paciente comatoso pós-PCR. Antes de 2010 presumia-se que o resfriamento precoce do paciente ainda no ambiente extra-hospitalar pudesse trazer maiores benefícios neurológicos e até mesmo aumentar as taxas de continuidade intra-hospitalares posteriormente. No entanto, estudos mais recentes não mostraram nenhum benefício e até mesmo implicam possíveis complicações associadas a ele.

19. Resposta: **B**

A coronariografia deve ser realizada de urgência no período pós-PCR em todo paciente com suspeita de síndrome coronária aguda e supradesnível de ST no eletrocardiograma, independentemente do *status* neurológico. Da mesma forma, caso a suspeita de síndrome coronária aguda seja grande, mesmo sem supradesnível de ST, a coronariografia também deve ser realizada de emergência. Tal racional vale tanto para pacientes que apresentaram PCR em FV/TV sem pulso ou AESP/assistolia. A revascularização miocárdica de emergência nessa situação muda a sobrevida e o *status* funcional ao final da internação. Todo paciente pós-PCR com supradesnível de ST, choque, instabilidade elétrica ou sinais de isquemia/dano miocárdico deve realizar a coronariografia de emergência. A realização de rotina sem evidência/suspeita de isquemia não mostrou benefício.

20. Resposta: **C**

Em um estudo observacional, o uso de betabloqueadores via oral ou endovenoso após a PCR por FV/TV sem pulso mostrou reduzir a mortalidade 72 horas após e em 6 meses. No entanto, betabloqueadores podem levar à piora hemodinâmica, exacerbar sinais de insuficiência cardíaca e causar arritmias. Em outros ritmos como AESP ou assistolia não há evidência do uso do medicamento. Dessa forma, existe apenas uma fraca evidência de que o uso de betabloqueadores pós-PCR deva ser utilizado de rotina. Seu uso precoce pode ser considerado em pacientes recuperados de PCR em FV/TV sem pulso.

Referências bibliográficas

1. Link MS, Berkow LC, Kudenchuk PJ, Halperin HR, Hess EP, Moitra VK, et al. Part 7: adult advanced cardiovascular life support: 2015 American Heart Association guidelines update for cardiopulmonary resuscitation and emergency cardiovascular care. Circulation. 2015;132(suppl 2):S444-64.
2. Soar J, Callaway CW, Aibiki M, Böttiger BW, Brooks SC, Deakin CD, Donnino MW, et al; on behalf of the Advanced LifeSupport Chapter Collaborators. Part 4: advanced life support: 2015 International Consensus on Cardiopulmonary Resuscitation and Emergency Cardiovascular CareScience With Treatment Recommendations. Resuscitation 2015;95:e71--e120.
3. Gonzalez MM, Timerman S, Gianotto-Oliveira R, Polastri TF, Canesin MF, Lage SG, et al. Sociedade Brasileira de Cardiologia. I Diretriz de ressuscitação cardiopulmonar e cuidados cardiovasculares de emergência da Sociedade Brasileira de Cardiologia. Arq Bras Cardiol. 2013;101(2Supl.3):1-221.
4. Soar J, Donnino MW, Maconochie I, Aickin R, Atkins DL, Andersen LW, et al. 2018 International Consensus on Cardiopulmonary Resuscitation and Emergency Cardiovascular Care Science With Treatment Recommendations Summary. Circulation. 2018;138:00-00.
5. Perman SM, Elmer J, Maciel CB, Uzendu A, May T, Mumma BE, et al. 2023 American Heart Association Focused Update on Adult Advanced Cardiovascular Life Support: an update to the American Heart Association guidelines for cardiopulmonary resuscitation and emergency cardiovascular care. Circulation. 2024;149(5):e254-e73.

Capítulo 2

Doenças valvares

Questões

1. Nos pacientes com valvopatia é indicada a avaliação hemodinâmica invasiva por cateterismo:
   a) Para todos os pacientes, pois é o padrão-ouro para diagnóstico e classificação de gravidade.
   b) Para os pacientes com doenças valvares classificadas como moderadas, a fim de assegurar que a doença não seja importante.
   c) Apenas quando há discordância entre achados clínicos e ecocardiográficos.
   d) Para todos os pacientes que tenham indicação cirúrgica.

2. São sinais presentes em pacientes com estenose mitral importante, exceto:
   a) Estalido de abertura da mitral tardio.
   b) Hiperfonese de B2.
   c) Sopro sistólico regurgitativo em foco tricúspide.
   d) Pulso irregular.

3. Sobre a valvoplastia mitral por cateter-balão em pacientes com estenose mitral importante, considere as assertivas a seguir:
   I. É recomendada nos pacientes assintomáticos com fibrilação atrial de início recente, na ausência de contraindicações como trombo em átrio esquerdo, fenômeno embólico recente e insuficiência mitral moderada a importante.

II. Deve ser considerada em pacientes com alto risco cirúrgico ou gestantes com escore de Wilkins 9-10 desde que com aparelho subvalvar e calcificação ≤ 2 e sem outras contraindicações.
III. Nos pacientes sintomáticos, a indicação deve ser reservada aos pacientes em classe funcional III-IV.

Estão corretas as afirmativas:
a) Apenas II.
b) Apenas I e II.
c) Apenas I e III.
d) Todas as acima.

4. Em um paciente com insuficiência mitral importante, assintomático, em qual situação abaixo está mais bem indicado o procedimento cirúrgico?
a) Presença de disfunção ventricular, apresentando ao ecocardiograma fração de ejeção do ventrículo esquerdo (FEVE) = 25%.
b) Diâmetro sistólico de ventrículo esquerdo = 45 mm, com FEVE = 55%.
c) Medida de pressão sistólica de artéria pulmonar = 40 mmHg.
d) Tamanho de átrio esquerdo = 50 mL/m^2.

5. Qual a melhor opção para um paciente com insuficiência mitral importante por prolapso de cúspide posterior com sintomas classe funcional II?
a) Realizar exames complementares para pesquisa de complicadores.
b) Introduzir terapia medicamentosa com reavaliação clínica e ecocardiográfica em 6 meses.
c) Indicar cirurgia de plástica da valva mitral, se em centro com experiência.
d) Indicar cirurgia de troca valvar mitral, uma vez que a anatomia descrita apresenta piores resultados para plástica mitral.

6. Sobre a insuficiência mitral importante de etiologia secundária, é verdadeiro afirmar que:
I. A intervenção cirúrgica deve ser indicada a todos os pacientes sintomáticos, com classe funcional maior ou igual a II.
II. Nos pacientes que serão submetidos à revascularização miocárdica cirúrgica deve-se considerar troca ou plástica da valva mitral, independentemente de sintomas ou complicadores.
III. Nos pacientes com alto risco cirúrgico e em que a revascularização miocárdica não é indicada, deve-se considerar clipagem percutânea da valva

mitral caso haja presença de sintomas classe funcional III ou IV, que não apresentaram melhora após terapia medicamentosa otimizada.

a) Apenas I e III estão corretas.
b) Apenas II e III estão corretas.
c) Apenas III está correta.
d) Todas estão corretas.

7. Sobre o diagnóstico de estenose aórtica importante, as informações abaixo são verdadeiras, exceto:
a) O sopro de estenose aórtica importante apresenta pico telessistólico.
b) Os principais parâmetros ecocardiográficos para definir estenose aórtica importante são: área valvar ≤ 1,0 (ou área indexada ≤ 0,6), gradiente médio ventrículo esquerdo-aorta (VE-Ao) > 40 mmHg, velocidade máxima do jato aórtico ≥ 4 m/s.
c) Um paciente com área valvar = 0,8 cm^2, gradiente médio = 30 mmHg e FEVE = 45% pode apresentar estenose aórtica importante se na realização do ecocardiograma com dobutamina apresentar aumento da área valvar > 0,2 cm^2.
d) Um paciente com área valvar indexada < 0,6 cm^2, gradiente médio < 40 mmHg e fração de ejeção preservada pode apresentar estenose aórtica importante se, após descartados erros de medida, for observado volume sistólico indexado < 35 mL/m^2.

8. São indicações de intervenção cirúrgica em paciente com estenose aórtica hemodinamicamente importante, exceto:
a) Hipertrofia ventricular > 12 mm.
b) Assintomático, com fração de ejeção ventricular esquerda < 50%.
c) Assintomático, em programação de outra cirurgia cardíaca.
d) Teste ergométrico com baixa capacidade funcional ou hipotensão durante o esforço.

9. A melhor indicação de implante de bioprótese aórtica transcateter (TAVI) em pacientes com estenose aórtica importante e sintomática se dá em:
a) Paciente de 70 anos com neoplasia pulmonar com expectativa de vida de 6 meses.
b) Paciente de 48 anos em programação de colecistectomia, risco cirúrgico baixo.

c) Paciente de 55 anos com instabilidade hemodinâmica, em uso de drogas vasoativas e balão intra-aórtico.
d) Paciente de 75 anos com aorta em porcelana, risco cirúrgico intermediário.

10. Sobre a insuficiência aórtica importante, considere as seguintes assertivas:
I. A presença de sintomas, seja dispneia, angina ou síncope, é sinal de desadaptação cardíaca e implica pior prognóstico, sendo uma recomendação forte para a cirurgia, assim como presença de disfunção ventricular mesmo em pacientes assintomáticos.
II. Em pacientes com insuficiência aórtica de etiologia reumática, podemos ser mais conservadores com relação aos diâmetros ventriculares comparados aos não reumáticos, tolerando diâmetro diastólico de ventrículo esquerdo (VE) de até 75 mm e diâmetro sistólico de VE de até 55 mm.
III. Em pacientes sintomáticos que teriam indicação cirúrgica é possível tentar antes o uso de vasodilatadores visando a redução do volume regurgitante e o postergamento da cirurgia, pois há comprovada redução de mortalidade nesta estratégia.

Estão corretas:
a) Apenas I.
b) Apenas II.
c) Apenas I e II.
d) Todas as alternativas.

11. Sobre a insuficiência tricúspide é correto afirmar, exceto:
a) A maioria dos casos é de etiologia secundária, em decorrência da dilatação do anel tricúspide. Nesses casos, a principal indicação de intervenção ocorre na concomitância de abordagem de outra valvopatia esquerda.
b) Na insuficiência tricúspide isolada indica-se cirurgia nos casos refratários ao tratamento clínico.
c) A troca valvar tricúspide é reservada apenas aos casos de impossibilidade de plastia valvar com anel protético.
d) É indicada para pacientes com disfunção importante de ventrículo direito e/ou hipertensão pulmonar com pressão sistólica em artéria pulmonar (PSAP) > 60 mmHg.

12. O uso dos anticoagulantes orais diretos (DOAC) (inibidores diretos da trombina e fator anti-Xa) é contraindicado em pacientes com:
   a) Estenose mitral e fibrilação atrial, prótese mecânica, valva nativa com evento embólico prévio.
   b) Insuficiência mitral e fibrilação atrial, prótese mecânica, valva nativa com evento embólico prévio.
   c) Estenose mitral e fibrilação atrial, insuficiência aórtica e fibrilação atrial, prótese mecânica com evento embólico prévio.
   d) Insuficiência mitral e fibrilação atrial, prótese aórtica transcateter, prótese mecânica com evento embólico prévio.

13. Sobre a anticoagulação oral com varfarina, é correto afirmar que:
   a) Nos pacientes com fibrilação atrial e valvopatia importante deve-se aplicar o CHA2DS2-VASc e indicar anticoagulação apenas se escore maior ou igual a 2.
   b) Deve-se manter o alvo de INR entre 2,0 e 3,0 para todos os pacientes com doença valvar, corrigida ou não.
   c) Em paciente com prótese mecânica aórtica e fibrilação atrial que apresente INR = 3,5 a dose semanal deve ser diminuída em 5-10% para ajuste.
   d) Nos pacientes com prótese mecânica mitral, o valor de INR entre 2,0 e 2,5 está inadequado, independentemente do ritmo cardíaco.

14. Paciente de 77 anos, em acompanhamento 1 ano após troca valvar aórtica por prótese biológica em decorrência de estenose aórtica prévia, mantém sintoma de dispneia. Ecocardiograma transtorácico mostra prótese com boa abertura e mobilidade dos folhetos, sem evidência de espessamento ou calcificação, com gradiente médio de 35 mmHg, sem regurgitação, FEVE = 40%. O diagnóstico mais provável e a melhor forma de confirmá-lo são, respectivamente:
   a) *Mismatch* prótese-paciente; medida de área do orifício efetivo indexada.
   b) Trombose de prótese; ecocardiograma transesofágico.
   c) Ruptura de folheto; ecocardiograma transesofágico.
   d) Hemólise pela prótese; hemograma, bilirrubina indireta, haptoglobina e DHL.

15. Considere as seguintes afirmativas referentes à disfunção de próteses valvares:

I. As principais indicações de retroca valvar cirúrgica são: disfunção importante de prótese valvar com presença de sintomas e/ou anemia hemolítica grave.

II. Em pacientes com disfunção importante de prótese valvar, porém assintomáticos, é contraindicada intervenção cirúrgica, independentemente do risco operatório.

III. Intervenção percutânea como *valve-in-valve* pode ser indicada para pacientes sintomáticos com disfunção importante de próteses biológicas ou mecânicas e alto risco cirúrgico, após avaliação pelo *Heart Team*.

Estão corretas as afirmativas:

a) Apenas I.
b) Apenas I e II.
c) Apenas I e III.
d) Todas as afirmativas.

16. Sobre trombose de prótese, escolha a melhor opção de tratamento para cada caso, com base na atualização das Diretrizes Brasileiras de Valvopatias (2020):

I – Trombo pequeno (< 0,8 cm^2) e dispneia classe funcional I-III.
II – Trombo móvel e/ou grande (> 0,8 cm^2) em câmara esquerda.
III – Trombose valvar em câmara esquerda e dispneia classe funcional IV.
IV – Trombose valvar em câmara direita.

a) I – trombólise; II – trombólise; III – cirurgia valvar; IV – cirurgia valvar.
b) I – trombólise; II – cirurgia valvar; III – cirurgia valvar; IV – trombólise.
c) I – trombólise; II – cirurgia valvar; III – trombólise; IV – trombólise.
d) I – cirurgia valvar; II – cirurgia valvar; III – trombólise; IV – trombólise.

17. Escolha a prótese mais adequada para cada paciente:

I. Paciente de 30 anos, sexo feminino, em programação de gestação, com estenose mitral importante.

II. Paciente de 55 anos, dialítico, com evento embólico prévio por fibrilação atrial crônica com insuficiência mitral importante.

III. Paciente de 75 anos, com hipertensão arterial sistêmica (HAS) e estenose aórtica importante.

IV. Paciente de 25 anos, boxeador profissional, com estenose mitral importante.

V. Paciente de 40 anos, com prótese Bentall-de Bono (indicada por aneurisma de aorta com insuficiência aórtica), apresentou endocardite mitral com necessidade de troca valvar.

a) I – mecânica; II – biológica; III – mecânica; IV – biológica; V – biológica.
b) I – mecânica; II – mecânica; III – biológica; IV – mecânica; V – mecânica.
c) I – biológica; II – mecânica; III – biológica; IV – biológica; V – mecânica.
d) I – biológica; II – mecânica; III – biológica; IV – mecânica; V – mecânica.

18. Assinale a alternativa que apresenta indicação adequada de profilaxia para endocardite infecciosa e a primeira escolha de antibiótico a ser utilizada em adultos sem contraindicações:

a) Paciente com prolapso de valva mitral e insuficiência importante antes de colonoscopia com biópsia; amoxicilina 2 g via oral.
b) Paciente com prótese biológica aórtica antes da realização de implante dentário; amoxicilina 2 g via oral.
c) Paciente com antecedente de endocardite infecciosa antes da colocação de aparelho ortodôntico; amoxicilina 2 g via oral.
d) Paciente com prolapso de valva mitral sem refluxo antes da realização de colonoscopia com biópsia; ampicilina 2 g + gentamicina 1,5 mg/kg via parenteral.

19. Paciente de 35 anos, médica, apresentou febre reumática na infância e evoluiu com insuficiência mitral sintomática. Realizou troca valvar mitral com colocação de prótese biológica, apresentando ecocardiograma pós-operatório sem refluxo ou outros sinais de complicações. Na alta, a paciente solicita orientações quanto à profilaxia de febre reumática:

a) A paciente não precisa mais fazer uso de profilaxia secundária, pois a valvopatia já foi corrigida.
b) A paciente pode suspender a medicação, pois a recomendação de uso era até os 25 anos de idade, uma vez que a lesão não era estenótica.
c) A paciente deve manter o uso de penicilina G benzatina a cada 21 dias até completar 40 anos de idade.
d) A paciente deve fazer o uso de penicilina G benzatina a cada 21 dias e mantê-lo após os 40 anos de idade.

20. Nas valvopatias reumáticas crônicas assintomáticas e sem disfunção ventricular, a classe medicamentosa com benefício comprovado em redução da mortalidade e da progressão da lesão valvar é:
    a) Betabloqueador.
    b) Inibidor da enzima conversora de angiotensina.
    c) Antagonistas da aldosterona.
    d) Nenhuma.

Respostas comentadas

1. Resposta: **C**

A avaliação hemodinâmica por cateterismo é o método-padrão de referência para diagnóstico de valvopatias, porém, com a evolução de métodos menos invasivos como a ecocardiografia, o cateterismo não é indicado para todos os pacientes com valvopatia. Seguindo as recomendações da diretriz de valvopatias escrita pela Sociedade Brasileira de Cardiologia (SBC), o exame deve ser reservado apenas aos casos em que há discordância entre os achados clínicos e ecocardiográficos, situação na qual terá benefício no diagnóstico preciso. Já o cateterismo cardíaco para avaliação coronária (cineangiocoronariografia) está indicado antes do procedimento cirúrgico para os pacientes com doença aterosclerótica coronária conhecida ou alta probabilidade de doença, de acordo com os fatores de risco. Nos pacientes com baixa ou intermediária probabilidade, a avaliação poderá ser realizada, inicialmente, com angiotomografia de coronárias.

2. Resposta: **A**

A estenose mitral tem como característica a presença do estalido de abertura, um som seco, curto e de alta frequência causado pela vibração da valva estenótica, audível após a segunda bulha. Quanto mais grave a estenose, maior a pressão atrial e mais precoce é o estalido (mais próximo de B2). Vale lembrar que em uma fase muito avançada da doença e com calcificação importante do aparelho valvar, o estalido de abertura pode ser inaudível. Na estenose importante, em decorrência do aumento das pressões de enchimento, há transmissão retrógrada da pressão à circulação pulmonar, levando à hipertensão pulmonar. Nesse caso, nota-se, propedeuticamente, hiperfonese da segunda bulha. Em fase mais avançada, haverá repercussão da sobrecarga pressórica no ventrículo direito, o que leva ao surgimento de insuficiência tricúspide, a qual gera um sopro holossistólico regurgitativo mais audível em foco tricúspide, durante inspiração profunda. Ainda, em decorrência do aumento das pressões de enchimento, há remodelamento do átrio esquerdo, favorecendo a presença de fibrilação atrial e produzindo pulso irregular.

3. Resposta: **B**

A valvoplastia mitral por cateter-balão (VMCB) é a abordagem de escolha para os pacientes com estenose mitral importante que tenham indicação de intervenção e sem contraindicações ao procedimento percutâneo; sejam elas:

presença de trombo em átrio esquerdo, insuficiência mitral moderada a importante, fenômeno embólico recente. Nos pacientes assintomáticos, o procedimento está indicado se houver complicadores, que são: fibrilação atrial de início recente (nos últimos meses) e/ou hipertensão pulmonar (PSAP ≥ 50 no repouso ou ≥ 60 no esforço), recebendo recomendação classe I, nível de evidência (NE) C pela diretriz brasileira, classe IIa e NE C pela diretriz europeia e classe IIb e NE C pela diretriz americana se presença de FA de início recente e IIa NE B se associado a hipertensão pulmonar. Dessa forma, a afirmativa I encontra-se correta.

De modo geral, o procedimento percutâneo é indicado quando o escore de Wilkins é menor ou igual a 8; porém, em pacientes de alto risco cirúrgico e/ou gestantes, pode ser considerado se o escore de Wilkins for 9 ou 10, desde que os itens aparelho subvalvar e calcificação recebam pontuação menor ou igual a 2, de acordo com a diretriz atualizada de valvopatias da SBC (2020). A afirmativa II está correta.

Nos pacientes sintomáticos, a indicação de intervenção se estende aos em classe funcional II, III e IV, com recomendação IA pelas diretrizes brasileira e americana e IB pela europeia. Portanto, a afirmativa III está errada.

Para os pacientes que não são elegíveis para VMCB, a indicação de cirurgia aberta se restringe aos pacientes sintomáticos mais avançados: em classe funcional III a IV e também aos assintomáticos com complicadores (fibrilação atrial e/ou hipertensão pulmonar) ou em programação de outra cirurgia cardíaca.

4. Resposta: **B**

Nos pacientes com insuficiência mitral importante assintomáticos é indicada intervenção cirúrgica na presença de qualquer um dos seguintes complicadores: FEVE de 30-60% e diâmetro sistólico de ventrículo esquerdo (DSVE) ≥ 40 mm (recomendação I, nível de evidência B), hipertensão pulmonar com PSAP > 50 mmHg e/ou fibrilação atrial há menos de 1 ano (classe IIa, nível de evidência B). Na atualização da diretriz brasileira, as recomendações foram separadas entre valvopatias reumáticas e não reumáticas, havendo recomendação mais forte de troca valvar em detrimento de plastia valvar para os reumáticos.

A diretriz americana também indica intervenção em pacientes assintomáticos com FEVE > 60% e DSVE < 40 mm que tenham alta chance de sucesso e durabilidade do procedimento (IIa; B) e também se aumento progressivo de VE ou queda de FE em exames de imagem seriados (IIb; C).

A diretriz europeia está em concordância com a brasileira, mas acrescenta indicação de intervenção como classe IIa B se FEVE > 60%, DSVE < 40 mm e volume atrial indexado > 60 mL/m² ou diâmetro > 55 mm.

Já na diretriz brasileira, o aumento do átrio esquerdo não recebe indicação formal de intervenção pela diretriz brasileira, mas, como é um complicador anatômico, pode ser levado em conta na tomada de decisão por estar associado a pior prognóstico, especialmente acima de 60 mL/m².

5. Resposta: C

Para os pacientes com insuficiência mitral importante de etiologia não reumática é indicada intervenção cirúrgica se presença de sintomas classe funcional maior ou igual a II, independentemente de outros complicadores, recebendo recomendação I, B pelas diretrizes brasileira, europeia e americana. No caso do prolapso mitral, o procedimento de escolha é a plastia valvar, em decorrência da menor mortalidade operatória, com melhores resultados a longo prazo. Dessa forma, a troca valvar por prótese fica restrita aos casos com anatomia desfavorável à plastia.

Quanto à terapia medicamentosa, podem ser introduzidos vasodilatadores e diuréticos para os pacientes sintomáticos, porém não é recomendado protelar a cirurgia mesmo se houver melhora dos sintomas após medicações, devendo manter indicação de intervenção para pacientes que já estiveram sintomáticos em classe funcional maior ou igual a II decorrente de valvopatia em algum período. Nenhuma terapia medicamentosa é indicada para pacientes assintomáticos, com função ventricular normal e sem hipertensão arterial sistêmica por causa da falta de evidência quanto a benefícios prognósticos.

6. Resposta: B

Nos pacientes com insuficiência mitral importante de etiologia secundária (ou seja, nos quais a insuficiência foi causada por alterações da geometria ventricular e não por lesão valvar), a intervenção está indicada apenas para os pacientes que se mantêm sintomáticos em classe funcional III-IV após terapia otimizada (incluindo terapia de ressincronização cardíaca, quando indicado), recebendo recomendação IIb, B pelas diretrizes brasileira e americana e I, B pela diretriz da European Society of Cardiology (ESC). Com base nas recomendações atuais, a afirmativa I está errada.

Quanto aos pacientes que serão submetidos à revascularização miocárdica, a recomendação ganha força, sendo indicada independentemente de sintomas, com recomendação IIa, B pela SBC e pela American Heart Association (AHA) e I, B pela ESC. A afirmativa II está correta.

A afirmativa III está correta, sendo o procedimento percutâneo de clipagem da valva mitral (MitraClip) indicado nos pacientes com alto risco ou contraindicação à cirurgia, que estejam sintomáticos classe funcional III ou IV, refratários à terapia medicamentosa, considerando o potencial benefício, especialmente se FEVE > 20%. Recebe recomendação IIa, B pela diretriz brasileira (a qual destaca a importância da discussão destes casos com *Heart Team*). As atualizações das diretrizes americana (2020) e europeia (2021) são mais permissivas. A ESC recomenda o procedimento a sintomáticos que preencham critérios sugerindo maior chance de boa resposta ao tratamento (IIa, B), podendo ser considerada nos demais casos (IIb, C). A AHA recomenda o procedimento aos pacientes sintomáticos em classe funcional II-IV apesar de tratamento clínico otimizado, anatomia valvar adequada, FEVE entre 20 e 50%, DSVE ≤ 70 e PSAP ≤ 70. Os resultados de estudos mais recentes, como o COAPT 5 years, parecem favorecer a indicação do procedimento percutâneo para pacientes sintomáticos (incluindo os com classe funcional II).

7. Resposta: **C**

Com relação às características, a estenose aórtica apresenta sopro ejetivo, rude, em formato de diamante (crescendo-decrescendo). Quanto mais grave a estenose, maior é a pressão necessária para vencê-la e, dessa forma, mais tardio é o pico do sopro (pico telessistólico).

Ecocardiograficamente, a estenose aórtica importante clássica apresenta área valvar menor ou igual a 1,0 cm^2 (ou área indexada menor ou igual a 0,6 cm^2), gradiente médio VE-Ao maior que 40 mmHg, velocidade máxima do jato aórtico maior ou igual a 4 m/s, além de razão das velocidades de fluxo entre a vida de saída do VE e a valva aórtica menor que 0,25. Existem situações em que a estenose aórtica é hemodinamicamente importante, porém o gradiente médio é menor que 40 mmHg. São elas:

I – estenose aórtica com baixo fluxo/baixo gradiente com fração de ejeção reduzida: definida por área valvar menor que 1 cm^2, com FEVE menor que 50% e gradiente médio VE-Ao menor que 40 mmHg.

Para diagnóstico fazemos o ecocardiograma com dobutamina e, se presença de reserva contrátil (ou seja: aumento do volume sistólico ejetado em maior ou igual a 20% e/ou aumento do gradiente médio VE-Ao maior que 10 mmHg), podemos avaliar a resposta da área valvar: se houver um aumento da área valvar maior que 0,2 cm^2, a estenose aórtica não é verdadeiramente importante; caso contrário, a estenose se comporta como hemodinamicamente importante, apesar do baixo gradiente (estando este subestimado pela disfunção ventricular). Se não houver reserva contrátil, devemos corroborar a gravidade anatômica com o escore de cálcio valvar pela tomografia de tórax. A alternativa *C* está errada, pois como houve aumento da área valvar maior que 0,2 cm^2, a estenose não é importante.

II – estenose aórtica com baixo fluxo/baixo gradiente com fração de ejeção preservada (baixo gradiente paradoxal): apresenta área valvar indexada menor que 0,6 cm^2 e gradiente médio VE-Ao menor que 40 mmHg com FEVE maior ou igual que 50%. Nesses casos, após descartados erros de medida (como aferir gradiente médio com paciente hipertenso, subestimando o gradiente real), deve-se aferir o volume sistólico indexado; caso seja menor que 35 mL/m^2, a estenose aórtica é hemodinamicamente importante. A alternativa *D* está correta.

8. Resposta: **A**

Há indicação clara de intervenção para pacientes com estenose aórtica importante que apresentem sintomas (angina, síncope, dispneia classe funcional maior ou igual a II), com recomendação I A pela SBC e AHA e I B pela ESC.

Já para os assintomáticos, as indicações são para pacientes que apresentam complicadores, sendo eles: fração de ejeção menor que 50% (recomendação I B por todas as diretrizes) e/ou teste ergométrico com: ausência de reserva inotrópica, baixa capacidade funcional, hipotensão durante o esforço ou sintomas com baixa carga (recomendação IIa B pela SBC e AHA) e I C pela ESC se sintomas presentes no teste.

As diretrizes da SBC e AHA também consideram a indicação de cirurgia para pacientes assintomáticos com valvopatia crítica: área valvar menor que 0,7 cm^2; velocidade máxima do jato maior que 5 m/s; gradiente médio VE-Ao maior que 60 mmHg. As diretrizes europeia e americana incluem possibilidade de intervenção se BNP elevado > 3 vezes o valor de referência em medidas repetidas, calcificação importante com aumento de velocidade máxima do jato maior que 0,3 m/s/ano.

Por fim, deve-se considerar cirurgia valvar aos pacientes com estenose aórtica grave que farão outra cirurgia cardíaca (recomendação I B pela diretriz americana e I C pela europeia).

9. Resposta: **D**

O implante de bioprótese aórtica transcateter (TAVI) é um procedimento menos invasivo que a cirurgia convencional e que vem ampliando suas indicações nos diversos grupos de risco. Deve ser considerado quando houver indicação de troca valvar (preferencialmente por prótese biológica) e expectativa de vida maior que 1 ano. Apresenta indicação bem fundamentada para pacientes com contraindicação/risco proibitivo ou alto risco para cirurgia convencional (recomendação I A, concordante em todas as diretrizes). Recebe também recomendação I A pela diretriz brasileira nos pacientes com risco intermediário e nos com baixo risco cirúrgico acima de 70 anos, devendo ser evitada nos abaixo de 70 anos pela falta de estudos de longo prazo avaliando a durabilidade da prótese (IIb C).

A diretriz americana recomenda TAVI (I A) para pacientes elegíveis que tenham mais de 65 anos e risco baixo ou intermediário, levando em consideração a expectativa de vida.

A diretriz europeia recomenda, ainda, cirurgia convencional em pacientes < 75 anos com baixo risco cirúrgico. Reforça a necessidade de ponderação de fatores individuais em *Heart Team* e inclusão do paciente na decisão.

Caso o paciente se apresente sintomático, porém com instabilidade hemodinâmica e/ou expectativa de vida < 1 ano, pode se considerar a realização de valvoplastia aórtica por cateter-balão, como medida paliativa ou como ponte para possível TAVI/cirurgia convencional (recomendação IIa C pela SBC e IIb C pela AHA e ESC), pois apesar de melhora sintomática há um pequeno aumento da área valvar, com altas taxas de reestenose.

10. Resposta: **C**

Os principais fatores de mau prognóstico na insuficiência aórtica são a presença de sintomas e a redução na fração de ejeção ventricular. Por isso, ambos apresentam indicação de cirurgia de troca valvar, com recomendação I B por todas as principais diretrizes.

O aumento dos diâmetros ventriculares também indica progressão da doença. A diretriz brasileira fragmenta esta recomendação em dois grupos: reumáticos e não reumáticos, sendo mais tolerante para o aumento de diâmetros em pacientes reumáticos, embasada em estudo de seguimento prospectivo publicado no JACC em 2003. A recomendação de intervenção para pacientes com etiologia não reumática e assintomáticos se dá com DDVE maior que 70 mm, DSVE maior que 50 mm ou DSVE indexado maior que 25 mm/m^2 (recomendação IIa B pela SBC e AHA, I B pela ESC). Já nos pacientes com etiologia reumática, recomenda-se a intervenção se DDVE maior que 75 mm ou DSVE maior que 55 mm (IIa B pela SBC).

É possível o uso de vasodilatadores para pacientes com insuficiência aórtica importante e sintomática visando melhora clínica, porém é contraindicado postergar a cirurgia (classe III) mesmo se melhora completa dos sintomas, pois a presença dos sintomas, enquanto o paciente não medicado, é um sinal de desadaptação ventricular e implica pior prognóstico.

11. Resposta: **D**

A principal recomendação de tratamento cirúrgico na insuficiência tricúspide importante (primária ou secundária) é na concomitância da abordagem de outra valvopatia, recebendo recomendação I C pelas diretrizes brasileira e europeia e I B pela americana. Caso haja insuficiência tricúspide isolada, a recomendação é de tratamento clínico, com intervenção apenas nos casos refratários à terapia medicamentosa, recebendo recomendação IIa C pela diretriz brasileira e IIa B pela americana. Nos casos com insuficiência tricúspide primária sintomática e sem disfunção importante de ventrículo direito (VD) a recomendação pela diretriz europeia recebe classe I C. No caso de insuficiência tricúspide importante primária e assintomática, deve-se considerar cirurgia se dilatação ou perda de função progressiva de VD, porém ressaltando que disfunção importante de VD é uma contraindicação à cirurgia. Dessa forma, a alternativa *D* está errada.

A intervenção de escolha é a plastia valvar, reservando a troca valvar apenas quando a anatomia é desfavorável à plastia (recomendação IC por todas as diretrizes). Nesse caso, a preferência é por prótese biológica (recomendação I B pela SBC).

Estudos mais recentes, como o TRILUMINATE, vêm sugerindo benefício do procedimento percutâneo na melhora da qualidade de vida em pacientes sintomáticos.

12. Resposta: **A**

Pela diretriz brasileira atualizada, recebem recomendação classe III C (não é útil e pode gerar riscos) o uso de DOAC em pacientes com: estenose mitral com fibrilação atrial (FA) e/ou trombo em átrio esquerdo, valva nativa com evento embólico prévio (sem FA), prótese mecânica (classe III, nível de evidência B) e prótese biológica com ritmo sinusal nos primeiros 6 meses do implante; sendo que pacientes com prótese biológica (cirúrgica ou por TAVI) e fibrilação atrial recebem recomendação I B para varfarina e IIb para DOAC.

A diretriz americana também contraindica o uso de DOAC em pacientes com prótese mecânica (III B) e recomenda o uso de varfarina se fibrilação atrial +

estenose mitral reumática (I C) e nos primeiros 3 meses após troca valvar por prótese biológica cirúrgica ou percutânea (IIa B).

Pela diretriz europeia, não é recomendado o uso de DOAC em pacientes com estenose mitral moderada a grave (III C) ou prótese mecânica (III B), mas pode ser considerado em pacientes após troca valvar por prótese biológica (IIa B após 3 meses, IIb C < 3 meses).

13. Resposta: **D**

O escore CHA2DS2-VASc deve ser aplicado para a decisão de anticoagulação em pacientes com FA, porém o seu uso não é adequado se presença de estenose mitral reumática e/ou prótese mecânica, pois poderia subestimar o risco embólico de pacientes com escore menor ou igual a 1.

As metas de anticoagulação com o uso de varfarina seguem, de maneira geral, a faixa de INR entre 2,0 e 3,0. Pacientes com prótese mecânica mitral (independente do ritmo), prótese mecânica aórtica associada à FA, estados de hipercoagulabilidade e os com evento embólico prévio na vigência de INR entre 2,0 e 3,0 devem apresentar alvo de INR entre 2,5 e 3,5.

14. Resposta: **A**

Mismatch prótese-paciente é um termo usado para descrever a condição na qual a área do orifício efetivo da prótese valvar é menor do que a da valva nativa. Essa redução de área pode ter repercussões clínicas se o fluxo de sangue for inadequado para as demandas metabólicas. Em exames de imagem, a prótese será vista com bom funcionamento, porém, geralmente, apresentando gradiente VE-Ao mais elevado que o habitual para uma fase inicial do implante. Clinicamente, após a cirurgia nota-se uma melhora sintomática e da fração de ejeção menos significativa que o esperado. O diagnóstico se dá medindo a área do orifício efetivo indexada.

Tanto a trombose de prótese quanto a ruptura de folheto são eventos mais agudos, apresentando quadro clínico mais exuberante. O ecocardiograma transtorácico pode ser feito como exame inicial e se houver dúvida, principalmente quanto à prótese mitral, deve-se realizar o ecocardiograma transesofágico. A hemólise gera quadro clínico mais insidioso, porém ao ecocardiograma apresenta prótese com disfunção, em geral por escape paravalvar.

15. Resposta: **A**

Tanto a prótese mecânica quanto a biológica podem apresentar disfunção e necessitar de substituição, especialmente em longo prazo. Na presença de disfunção importante de prótese há indicação de retroca valvar caso haja sintomas e/ou anemia hemolítica grave, recebendo, em ambos os casos, recomendação I B nas diretrizes da SBC e AHA e I C na ESC. Caso haja disfunção importante, porém assintomática, se o paciente apresentar baixo risco cirúrgico pode ser considerada a retroca valvar (recomendação IIa C pelas diretrizes da SBC e ESC e IIa B pela americana).

As intervenções percutâneas também podem ser indicadas aos pacientes com disfunção importante e presença de sintomas e/ou hemólise. No caso da disfunção por regurgitação paravalvar em pacientes com alto risco cirúrgico e anatomia favorável à oclusão percutânea, esta pode ser indicada após avaliação pelo *Heart Team* (recomendação IIa B pelas principais diretrizes). Outra opção percutânea para os pacientes sintomáticos por disfunção de bioprótese e alto risco cirúrgico ou inoperáveis é a o *valve-in-valve*, recomendado com classe IIa B pelas diretrizes da SBC e AHA, sendo IIa B pela ESC se posição aórtica e IIb B se posição mitral ou tricúspide. Ressalta-se que os procedimentos percutâneos são disponíveis apenas para próteses biológicas, e é recomendada avaliação conjunta pelo *Heart Team*.

16. Resposta: **B**

A trombose de prótese é incomum, ocorrendo com maior frequência em próteses mecânicas mitrais. Pode ser manifesta como insuficiência cardíaca aguda e/ou eventos embólicos e, devido à alta morbimortalidade, requer diagnóstico preciso e tratamento adequado. Há preferência pelo tratamento com trombólise, especialmente quando a trombose ocorre em valvas de câmaras direitas (recomendação IIa B pela SBC), nos casos de trombos pequenos ($< 0{,}8\ cm^2$), sintomas de dispneia classe funcional I-III e se houver persistência de trombo em valvas de câmaras esquerdas após heparinização endovenosa plena (recomendação IIa B pela SBC).

A cirurgia valvar é recomendada na presença de sintomas classe funcional IV por trombose valvas esquerdas (classe I B pela SBC) e se trombo móvel ou grande ($> 0{,}8\ cm^2$) em câmaras esquerdas (recomendação IIa C).

A diretriz europeia recomenda anticoagulação oral ou endovenosa para trombose de próteses biológicas, antes de considerar intervenção cirúrgica (recomendação I, C).

17. Resposta: **C**

A escolha do tipo de prótese é feita com base na individualização dos riscos e benefícios para cada paciente. Pela Diretriz Brasileira de Valvopatias, as principais situações de escolha por uma prótese biológica ao invés da mecânica são:

- Contraindicação ao uso de anticoagulantes orais (como profissões de risco) – recomendação I, C (como o paciente do item IV).
- Escolha do paciente (e opção por não usar anticoagulação) – recomendação IIa, C.
- Mulheres em idade fértil (com desejo de gestação) – recomendação IIa, C (como a paciente do item I).
- Pacientes acima de 65 anos sem fatores de risco para tromboembolismo – recomendação IIa, C (como o paciente do item III).

As diretrizes europeia e americana consideram o desejo do paciente devidamente informado como recomendação I, C e a europeia inclui também a opção por bioprótese quando a qualidade da anticoagulação pode ser comprometida (por exemplo, por falta de compreensão ou indisponibilidade da medicação), se contraindicação à anticoagulação oral e nos casos de trombose de prótese mecânica apesar de anticoagulação adequada. Na atualização mais recente, após o estudo RIVER, a diretriz europeia acrescenta a possibilidade de indicar prótese biológica aos pacientes em uso de DOAC por alto risco embólico. Quanto à idade, consideram o uso de bioprótese em pacientes com mais de 65 anos de idade (recomendação IIa, B).

Quanto à prótese mecânica, pela diretriz da SBC, as indicações são:

- Quando o paciente já apresenta outra prótese mecânica, como Bentall-de Bono (recomendação I, C) (como o paciente do item V).
- Nos pacientes com menos de 65 anos sem contraindicação à anticoagulação (IIa, C).
- Nos pacientes que apresentam raiz da aorta pequena e com ampliação do anel valvar de alto risco ou contraindicada (IIa, C).

A diretriz europeia acrescenta a indicação para pacientes com risco de deterioração acelerada do aparelho valvar (I, C), pacientes que já usam anticoagulantes pelo alto risco embólico (IIb, C) (como o paciente do item II), que tem risco de deterioração acelerada de prótese pela diálise e já usa naticiagulante), e os com boa expectativa de vida que apresentem alto risco caso a retroca valvar seja necessária (IIa, C). Quanto à idade, considera a prótese mecânica favorável aos com menos de 60 anos de idade para prótese aórtica e com menos de 65 anos de idade para prótese mitral. A diretriz americana considera razoável opção por prótese mecânica na substituição aórtica em pacientes com menos de 50 anos sem contraindicação à anticoagulação (IIa, B), sendo a escolha individualizada nos pacientes de 50-65 anos (IIa, B); para a prótese mitral recomenda a escolha por mecânica aos com menos de 65 anos (IIa, B).

18. Resposta: **B**

As indicações de profilaxia para endocardite infecciosa (EI) antes de procedimentos invasivos vêm sendo restritas em decorrência das evidências de bacteriemia em situações cotidianas (como escovação dentária, uso de fio dental e mastigação). A diretriz brasileira considera que, apesar de a profilaxia prevenir um pequeno número de casos de EI, abolir a mesma pode elevar incidência de endocardite (como observado na Inglaterra). Desta forma, a diretriz da SBC recomenda a profilaxia antibiótica aos pacientes com valvopatia moderada a importante e/ou prótese valvar antes de procedimentos odontológicos que manipulem tecido gengival, região periodontal ou perfuração da mucosa (exceto anestesia local em tecido não infectado), como por exemplo extração dentária, implante, enxertos e raspagem subgengival (I C) (resposta C errada por procedimento ser não invasivo). O antibiótico de escolha é a amoxicilina na dose de 2 g via oral (resposta B correta).

As diretrizes americana e europeia consideram a profilaxia pré-procedimentos dentários aos pacientes com alto risco de EI: portadores de próteses cardíacas ou correção cirúrgica com material protético, pacientes com antecedente de endocardite infecciosa, sendo que a diretriz americana inclui também os com valvopatia adquirida após transplante cardíaco, cardiopatias congênitas não corrigidas ou com defeito residual (IIa C).

Apenas a diretriz brasileira recomenda profilaxia antibiótica aos pacientes com alto risco de EI antes de procedimentos do trato respiratório ou esofágicos associados à lesão de mucosa (feita com amoxicilina 2 g, via oral) e de procedimentos genitourinário e gastrointestinal, com esquema preferencial por via endovenosa: ampicilina 2 g e gentamicina 1,5 mg/kg (recomendação IIa C) (resposta A com medicação inadequada e D com lesão valvar de baixo risco para EI). A diretriz americana mais recente contraindica a profilaxia antes de procedimentos não dentários em pacientes de alto risco para EI sem infecção ativa (classe III B).

19. Resposta: **D**

A profilaxia secundária para febre reumática é indicada para prevenção de novos surtos da doença. A medicação de escolha é a penicilina G benzatina via intramuscular, com frequência a cada 15 dias nos primeiros 2 anos após o surto agudo e a cada 21 dias após esse período. O tempo de duração da profilaxia varia de acordo com o grau de comprometimento, respeitando o período mais longo: para pacientes que não apresentaram cardite reumática deve ser feita até os 18 anos ou 5 anos após o surto; os que apresentaram cardite sem sequelas tardias ou com sequelas leves recebem profilaxia até os 25 anos ou 10 anos após o surto e os que ficaram com sequelas maiores que leves (sendo que estenose, mesmo discreta, é considerada uma sequela maior que leve) devem receber profilaxia até os 40 anos, mesmo após cirurgia de troca valvar sem outras lesões residuais significativas. Os pacientes que apresentam exposição ocupacional (como profissionais da saúde, trabalhadores de escolas/creches) devem manter a profilaxia enquanto persistir a exposição.

20. Resposta: **D**

Em pacientes com valvopatia sem disfunção ventricular, as medicações contribuem apenas para o alívio sintomático, sem comprovação de benefício em reduzir a progressão da lesão valvar ou mortalidade. Nenhuma classe medicamentosa é indicada para substituir a cirurgia a partir do momento em que o paciente apresenta indicação, não devendo nem mesmo postergá-la, ainda que com melhora sintomática. Os pacientes assintomáticos não têm indicação de nenhuma medicação específica, exceto as profiláticas indicadas, conforme já explanado no capítulo (profilaxia de eventos embólicos, profilaxia secundária para febre reumática e para endocardite).

Nas valvopatias que cursam com fração de ejeção reduzida recomenda-se o tratamento habitual empregado em insuficiência cardíaca sistólica de outras etiologias, em decorrência dos estudos com insuficiência cardíaca que incluíram pacientes com etiologia valvar, apesar de esta ser uma população de número reduzido na maioria dos estudos.

Referências bibliográficas

1. Tarasoutchi F, Montera MW, Ramos AIO, Sampaio RO, Rosa VEE, Accorsi TAD, et al. Atualização das Diretrizes Brasileiras de Valvopatias – 2020. Arq Bras Cardiol. 2020; 115(4):720-75 .
2. Tarasoutchi F, Montera MW, Grinberg M, Barbosa MR, Piñeiro DJ, Sánchez CRM, et al. Diretriz brasileira de valvopatias – SBC 2011/I Diretriz interamericana de valvopatias – SIAC 2011. Arq Bras Cardiol. 2011;97(5 supl.1):1-67.
3. Otto CM, Nishimura RA, Bonow RO, Carabello BA, Erwin JP 3rd, Gentile F, et al. 2020 ACC/AHA guideline for the management of patients with valvular heart disease: a report of the American College of Cardiology/American Heart Association Joint Committee on Clinical Practice Guidelines. Circulation. 2021;143:e72-e227.

4. Vahanian A, Beyersdorf F, Praz F, Milojevic M, Baldus S, Bauersachs J, et al. 2021 ESC/EACTS Guidelines for the management of valvular heart disease. Eur Heart J. 2021:1-72.
5. Tarasoutchi F, Grinberg M, Spina GS, Sampaio RO, Rossi EG, Pomerantzeff P, et al. Ten-year clinical laboratory follow-up after application of a symptom-based therapeutic strategy to patients with severe chronic aortic regurgitation of predominant rheumatic etiology. J Am Coll Cardiol. 2003;41(8):1316-24.
6. Guimarães HP, Lopes RD, de Barros E Silva PGM, Liporace IL, Sampaio RO, Tarasoutchi F, et al. RIVER Trial Investigators. Rivaroxaban in patients with atrial fibrillation and a bioprosthetic mitral valve. N Engl J Med. 2020;26;383(22):2117-26.
7. Stone GW, Abraham WT, Lindenfeld J, Kar S, Grayburn PA, Lim DS, et al. COAPT Investigators. Five-year follow-up after transcatheter repair of secondary mitral regurgitation. N Engl J Med. 2023;388(22):2037-48.
8. Mack MJ, Leon MB, Thourani VH, Pibarot P, Hahn RT, Genereux P, et al. PARTNER 3 Investigators. Transcatheter aortic-valve replacement in low-risk patients at five years. N Engl J Med. 2023;23;389(21):1949-60.
9. Sorajja P, Whisenant B, Hamid N, Naik H, Makkar R, Tadros P, et al. TRILUMINATE Pivotal Investigators. Transcatheter repair for patients with tricuspid regurgitation. N Engl J Med. 2023;388(20):1833-42.

Capítulo 3

Dislipidemias

Questões

1. As lipoproteínas são formadas por um conteúdo lipídico envolto de uma porção hidrofílica e proteica, as apolipoproteínas. A depender do conteúdo lipídico e do subtipo de apolipoproteínas, as lipoproteínas podem variar de acordo com a densidade e a função. A lipoproteína de baixa densidade (LDL-c) tem potencial fator aterogênico e é composta por qual(is) apolipoproteína(s)?
   a) Quilomícrons.
   b) apoB100.
   c) apoB100 e apoB48.
   d) apoA.

2. O efeito das estatinas interfere no metabolismo lipídico. Dessa forma, afirma-se que o efeito hipolipemiante das estatinas baseiam-se em:
   I – Inibição da hidroximetilglutaril coaenzima A (HMG CoA) redutase e a síntese endógena do colesterol.
   II – Aumento da expressão de receptores de LDL-c (LDLR).
   III – Inibição da absorção do colesterol na mucosa intestinal.

   De acordo com as observações anteriores, considera-se que:
   a) I e II são corretas.
   b) Apenas I é correta.

c) II é incorreta.
d) Todas são verdadeiras.

3. De acordo com o metabolismo lipídico, pode-se considerar incorreta:
a) As micelas de ácidos graxos e moléculas de colesterol são emulsificadas pelos sais biliares e absorvidas na borda de escorva da mucosa intestina. É nos enterócitos que esse conteúdo lipídico se agrega a apoB48 e apoB100, formando os quilomícrons.
b) Os quilomícrons, quando atingem a circulação através do duto torácico, sofrem ação da lipase lipoproteica no endotélio dos capilares de músculos e tecido adiposo liberando ácidos graxos. Os remanescentes dos quilomícrons são absorvidos novamente no fígado.
c) Parte da partícula de LDL-c forma-se por meio da hidrólise de lipoproteína de muito baixa densidade (VLDL-c) pela proteína de transferência dos ésteres de colesterol (CETP).
d) A lipoproteína de alta densidade (HDL-c) tem como exclusiva função depurar o colesterol livre circulante por meio da lecitina-colesterol aciltransferase (LCAT) e dos receptores SR no fígado. Trata-se do transporte reverso de colesterol.

As questões 4, 5 e 6 baseiam-se no caso a seguir. Deve-se levar em consideração a última diretriz brasileira de dislipidemia.

Paciente de 68 anos, masculino, previamente hipertenso, vem ao consultório para avaliação de rotina. Traz exames solicitados em *check-up* institucional, destacados a seguir (colhidos sem jejum de 12 horas). Conta ser assintomático e refere que seu pai apresentou infarto agudo do miocárdio aos 55 anos.
Colesterol total (CT): 258 mg/dL
HDL-c: 36 mg/dL
Triglicérides (TG): 176 mg/dL
LDL-c: 187 mg/dL
Lipoproteína A (Lp(a)): 33 mg/dL
Proteína C-reativa ultrassensível (PCR-us): 4 mg/L
Glicemia de jejum (GJ): 114 mg/dL
Hemoglobina glicada: 5,8%

4. De acordo com valores do perfil lipídico, qual a classificação da dislipidemia desse paciente?
   a) Hipercolesterolemia isolada, já que não se pode considerar os valores de triglicérides por ausência do jejum.
   b) O exame é inconclusivo em razão do preparo inadequado (ausência do jejum), devendo-se, então, ser repetido.
   c) Dislipidemia mista e HDL-c baixo.
   d) Hipertrigliceridemia e HDL-c baixo.

5. Levando-se em conta o valor da PCR-us, pode-se considerá-lo:
   a) De muito alto risco.
   b) A PCR é fator agravante de risco, possibilitando reclassificar o paciente de acordo com sua estratificação de risco.
   c) Para pacientes não diabéticos, sem doença cardiovascular (DCV) conhecida, PCR > 2 mg/L, motiva a intensificação do tratamento hipolipemiante.
   d) Não existe associação de aumento de PCR-us e DCV.

6. De acordo com os achados relacionados a Lp(a):
   a) Existe a indicação do uso de ácido nicotínico para esse caso.
   b) Deve ser colhida de rotina.
   c) Não há tratamento liberado para uso na prática clínica.
   d) Quando acima de 50 mg/dL, tem relação com aterosclerose precoce.

7. De acordo com a última diretriz brasileira, são pacientes considerados de risco cardiovascular muito alto, exceto:
   a) Portadores de claudicação intermitente.
   b) Portadores de doença coronariana triarterial estável.
   c) Em antiagregação plaquetária por acidente vascular cerebral.
   d) Portadores de placas carotídeas (< 25%) bilaterais em anticoagulação por fibrilação atrial paroxística.

8. De acordo com a estratificação de risco cardiovascular, paciente feminina de 50 anos, diabética tipo 1, sem aterosclerose manifesta deve ser considerada:
   a) De risco muito alto.
   b) De risco alto.
   c) De risco intermediário.
   d) De risco baixo.

9. De acordo com a classificação de risco cardiovascular nos pacientes dislipidêmicos, considere as assertivas abaixo:

I – A diretriz brasileira recomenda o escore de risco global (ERG) para estratificação de risco cardiovascular.

II – O ERG foi desenvolvido pelo grupo de estudo de Framinghan.

III – Mulheres exclusivamente portadoras de ERG > 10% são consideradas de risco intermediário.

a) Todas são corretas.
b) Apenas uma é incorreta.
c) Apenas uma é correta.
d) Todas são incorretas.

As questões 10, 11 e 12 baseiam-se no caso a seguir.

Paciente de 68 anos, previamente hipertenso, procurou atendimento médico de rotina. Conta ter episódios de dor torácica fugazes e sem relação com esforços. Faz atividade física irregular (caminhadas eventuais aos finais de semana). Nega tabagismo. Seu pai apresentou infarto aos 56 anos.

Na avaliação médica: pressão arterial (PA) 148 × 68 mmHg, frequência cardíaca (FC) de 88 bpm, circunferência abdominal de 103 cm, restante do exame físico sem achados relevantes.

Traz exames solicitados em atendimento anterior:

CT: 258 mg/dL
HDL-c: 38 mg/dL
TG: 140 mg/dL
LDL-c: 192 mg/dL
PCR-us: 2 mg/L
GJ: 118 mg/dL
Hemoglobina glicada: 5,4%
Ultrassonografia Doppler de carótidas: sem placas, espessura do complexo miointimal 11 mm bilateralmente.
Angiotomografia de coronária: escore de cálcio arterial coronariano de 522, sem redução luminal coronariana.
Ultrassonografia de abdome total: próstata 33 g e esteatose hepática.

10. De acordo com o exame físico e exames complementares, qual a estratificação de risco cardiovascular?

a) Risco muito alto.
b) Risco alto.

c) Risco intermediário.
d) Risco baixo.

11. De acordo com o risco cardiovascular, qual a meta terapêutica?
a) As diretrizes atuais não se guiam de acordo com metas de LDL-c, mas sim indicando a potência da estatina que, para esse caso, objetiva uma redução de 50%.
b) A meta primária é LDL-c < 50 mg/dL.
c) A meta secundária é colesterol não HDL-c (não HDL-c) < 100 mg/dL.
d) A meta primária é LDL-c < 100 mg/dL.

12. Qual a afirmação mais adequada para o uso de estatinas nesse caso?
a) A atorvastatina na dose de 20 mg é a estatina de escolha.
b) O objetivo é redução de 30% de LDL-c, independentemente da dose de estatina.
c) A rosuvastatina 10 mg é a melhor opção por sua maior taxa de tolerância.
d) Uma estatina de alta potência deve ser utilizada.

As questões 13 e 14 baseiam-se no caso abaixo.

RVC, masculino, 55 anos, obeso e hipertenso, traz exames solicitados em avaliação de rotina em ambulatório municipal geral. Conta ser assintomático. Nega tabagismo, história familiar para doença arterial coronariana (DAC) precoce e eventos cardiovasculares prévios.

CT: 280 mg/dL
HDL-c: 35 mg/dL
TG: 328 mg/dL
LDL-c: 120 mg/dL
PCR-us: 1 mg/L
GJ: 254 mg/dL
Hemoglobina glicada: 7,5%

13. De acordo com o caso, qual afirmativa está incorreta?
a) Trata-se de um paciente de risco alto pela presença de estratificadores de risco relacionados ao diabetes.
b) Em pacientes diabéticos e portadores de hipertrigliceridemia e HDL-c baixo, a aterogênese é aumentada pela presença de partículas de LDL-c pequenas e densas.

c) As drogas de escolha para o caso são uma estatina de alta potência associada à niacina, uma vez que se objetiva a redução de LDL-c para a meta de 70 mg/dL e o aumento do HDL-c para 40 mg/dL.

d) Além do tratamento medicamentoso, modificações do estilo de vida como dieta, perda de peso, cessação do tabagismo, atividade física, entre outros, são essenciais para redução de morbimortalidade.

14. Existe indicação para o tratamento da hipertrigliceridemia?

a) Em pacientes diabéticos de alto e muito alto risco, pode-se considerar o uso de fibratos em portadores de TG acima de 200 mg/dL.

b) Indica-se o uso de fibratos apenas quando há TG acima de 500 mg/dL para prevenção de pancreatite aguda.

c) Além do uso de fibratos, o paciente em questão se beneficiaria da prescrição de ômega 3.

d) Há a indicação do uso de genfibrozila em associação a estatina.

15. Frente às situações abaixo, qual é a alternativa incorreta?

a) Paciente internado por infarto agudo do miocárdio, a ezetimiba pode ser utilizada em associação a estatina para atingir a meta de LDL-c.

b) Paciente intolerante às estatinas, tem como opção uso de ezetimiba, com boa aceitação e aderência.

c) Paciente portador de esteato-hepatite (apresenta transaminases três vezes maiores que o limite superior de normalidade), está recebendo ezetimiba como adjuvante no tratamento da esteatose hepática

d) Paciente portador de dislipidemia familiar, faz uso de rosuvastatina 40 mg e ezetimiba 10 mg para melhorar os alvos terapêuticos.

16. Em relação aos novos fármacos hipolipemiantes inibidores da pró-proteína convertase subtilisina/kexina tipo 9 (PCSK-9), é correto afirmar:

a) Com seu sucesso em reduzir os níveis circulantes de LDL-c, vem sendo amplamente utilizada na prática clínica.

b) Os inibidores da PCSK-9 aumentam a síntese de HMG CoA e, portanto, inibem indiretamente a produção de LDL-c sintetizado pelo fígado.

c) O alirocumabe é aplicado em via subcutânea enquanto o evolocumabe é usado em via oral com doses diárias noturnas.

d) São indicados em pacientes com risco cardiovascular alto e muito alto, que não atingiram a meta de LDL-c já com dose alta de estatina em associação ou não a ezetimiba.

A questão 17 baseia-se no caso a seguir.

AL, 40 anos, procura seu consultório para exames de rotina. Conta apresentar episódios recorrentes de dor torácica, em aperto, sempre ao subir escadas. Nega episódios de dor prolongada assim como dispneia ou limitações às atividades habituais. Trabalha normalmente sentado à frente do computador. Nega tabagismo, diabetes, hipertensão, dislipidemia ou outras comorbidades conhecidas. Refere que seu pai foi revascularizado com 54 anos e sua mãe faleceu no parto. Não tem irmãos. Ao exame físico, além de 128 × 72 mmHg de pressão arterial (simétrica), você notou arco corneano e xantomas tendíneos.

17. De acordo com achados do exame clínico, é possível afirmar:
    a) Há a necessidade de uso de anti-hipertensivos em razão do alto risco cardiovascular global.
    b) Não é possível considerar a história familiar como positiva para DAC precoce.
    c) É possível afirmar que o paciente é portador de hipercolesterolemia familiar (HF).
    d) O diagnótico de HF se faz frente aos níveis de LDL-c.

18. Paciente de 78 anos, do sexo feminino, hipertensa, revascularizada previamente, faz uso de atorvastatina 40 mg há 12 anos. Recentemente, notou dolorimento muscular diário, predominantemente nas panturrilhas. Qual a melhor conduta imediata a ser tomada?
    a) Trocar atorvastatina para ezetimiba 10 mg.
    b) Considerar o uso em doses diárias intercaladas da estatina.
    c) Medir CPK e TSH.
    d) Considerar o uso de coenzima Q10.

19. Quais das alternativas a seguir é considerada estatina de alta potência?
    a) Pitavastatina 4 mg.
    b) Rosuvastatina 20 mg.
    c) Sinvastatina 40 mg.
    d) Fluvastatina 40 mg.

20. Em pacientes portadores de HIV em uso de antirretrovirais, qual estatina não deve ser prescrita?
    a) Sinvastatina.
    b) Atorvastatina.
    c) Rosuvastatina.
    d) Pitavastatina.

Respostas comentadas

1. Resposta: **B**

Colesterol, triglicérides, fosfolípides e ácidos graxos são carreados no sangue por uma proteína chamada lipoproteína, composta por um conteúdo hidrofílico lipídico, que é protegido por invólucro proteico chamado apolipoproteína. As LDL-c são lipoproteínas de baixa densidade, apresentam um conteúdo quase exclusivo de colesterol e remanescentes de triglicérides e sua apolipoproteína é exclusivamente apoB100. Dentre as demais lipoproteínas, os quilomícrons apresentam apoB100 e apoB48 e a HDL-c, apoA.

Como a apoB está presente principalmente nas partículas mais aterogênicas, aventou-se a possibilidade de sua medida sérica ser usada para quantificar o risco cardiovascular, tal qual as medidas das frações não HDL-c. Entretanto, por causa da pouca evidência na literatura, da ausência de consenso claro entre os especialistas e do alto custo (em comparação ao colesterol não HDL-c), a diretriz brasileira não orienta sua medida de rotina como faz a diretriz europeia. Todavia, a última atualização da diretriz americana pondera o uso da dosagem sérica da apoB, apesar do seu alto custo, principalmente em pacientes portadores de hipertrigliceridemia (TG > 200 mg/dL). Quando apo B acima de 160 mg/dL, é considerado fator que eleva o risco, e, em pacientes não diabéticos de risco intermediário, a diretriz considera razoável iniciar o tratamento da dislipidemia. De acordo com o mesmo raciocínio, a diretriz europeia publicada em 2020 recomenda a mensuração da apo B em pacientes diabéticos, portadores de hipertrigliceridemia, síndrome metabólica, obesidade e baixos níveis de LDL-c, na tentativa de melhor estimar as partículas aterogênicas.

2. Resposta: **A**

As estatinas são um dos alvos terapêuticos mais importantes na redução do colesterol circulante e redução de LDL-c. As estatinas promovem a inibição da HMG CoA redutase, enzima-chave que participa da síntese hepática de colesterol. Além da liberação menor de LDL-c de origem hepática, com a redução dos níveis intracelulares de colesterol hepático, há maior expressão de receptores LDLR e, dessa forma, maior receptação de LDL-c circulante no fígado. A depender do subtipo de estatinas e sua dose, é possível reduzir aproximadamente de 20 a 50% dos níveis séricos de LDL-c.

É a ezetimiba que inibe a absorção de colesterol na mucosa intestinal.

3. Resposta: **D**

O metabolismo lipídico é complexo e detalhista. É abordado apenas na diretriz brasileira, mas reconhecê-lo permite entender a farmacodinâmica do tratamento das dislipidemias e os alvos terapêuticos futuros.

De maneira resumida, podemos dividir o metabolismo lipídico em ciclo exógeno, ciclo endógeno e transporte reverso do colesterol, conforme mostra a Figura 1.

O ciclo exógeno é a absorção das gorduras na mucosa intestinal e formação dos quilomícrons nos enterócitos. Os quilomícrons caem na circulação linfática e chegam até a circulação sanguínea através do ducto torácico. Sofrem ação da lipase lipoproteica existente no endotélio dos vasos dos músculos e do tecido adiposo, liberando ácidos graxos.

É no ciclo endógeno que esses ácidos graxos e remanescentes dos quilomícrons atingem o fígado, onde sofrem ação da proteína de transferência de triglicérides microssomal (MTP), formando VLDL-c. As VLDL-c sofrem também ação da lipase lipoproteica da periferia, liberando ésteres de colesterol para os tecidos, dando origem às IDL-c. As IDL-c por sua vez, sofrem ação da lipase hepática, resultado na formação de LDL-c. A hidrólise de VLDL-c também pode

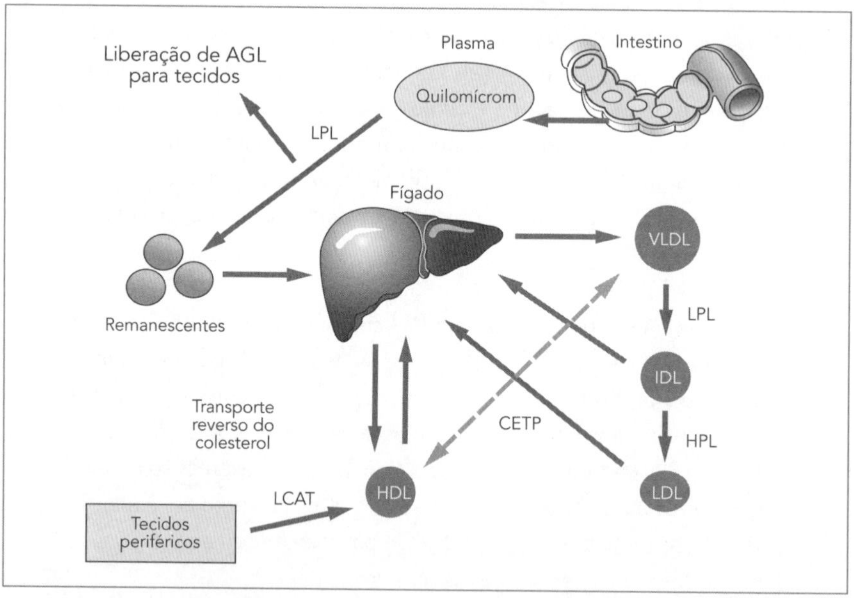

Figura 1 Metabolismo lipídico.

CETP: proteína de transferência dos estéreses de colesterol; HDL: lipoproteína de alta densidade; HPL: lipase hepática; IDL: lipoproteína de densidade intermediária; LCAT: lecitina-colesterol aciltransferase; LDL: lipoproteína de baixa densidade; LPL: lipase lipoproteica; VLDL: lipoproteína de muito baixa densidade.

gerar trocas lipídicas com HDL-c e LDL-c por meio da proteína de transferência de colesterol esterificado (CETP).

A HDL-c, além de participar de depuração do excedente de colesterol circulante por meio do transporte reverso de colesterol, tem também ação antiaterogênica, antioxidante, anti-inflamatória, que reduz a atividade plaquetária e aumenta a liberação de óxido nítrico.

4. Resposta: **C**

A diretriz europeia já não considerava o jejum obrigatório desde 2016. A diretriz brasileira passou a adotar essa recomendação também na última atualização em 2017, permitindo um maior reconhecimento dos estados metabólicos habituais dos indivíduos. O TG tem uma certa elevação no período pós-prandial, que, quando muito elevado, tem relação com maior risco cardiovascular. Deve-se indicar a coleta obrigatória em jejum quando os valores de TG pós-prandiais estão acima de 440 mg/dL. Tanto CT, HDL-c e apolipoproteínas não apresentam variação nos dois períodos e têm valores estáveis em ambas as situações, assim como mostra a Tabela 1. A nova diretriz americana também é mais maleável em relação à obrigatoriedade do jejum, sugerindo que as medidas do perfil lipídico podem ser feitas fora da recomendação habitual do tempo de jejum para identificação do valor basal na prevenção primária ou secundária, antes da utilização da estatina, salvo na suspeita ou na presença de história familiar de dislipidemia hereditária.

Tabela 1 Valores de referência e alvos terapêuticos no perfil lipídico de adultos

Lípides	Com jejum (mg/dL)	Sem jejum (mg/dL)	Categorial referencial
Colesterol total	< 190	< 190	Desejável
HDL-c	> 40	> 40	Desejável
Triglicérides	< 150	< 175	Desejável

HDL-c: lipoproteína de alta densidade.

De acordo com a diretriz brasileira mais recente, as dislipidemias classificam-se em:

- Hipercolesterolemia isolada: aumento isolado do LDL-c maior ou igual a 160 mg/dL.
- Hipertrigliceremia isolada: aumento isolado dos TG (TG maior ou igual a 150 mg/dL em jejum ou 175 mg/dL se a amostra for obtida sem jejum).

- Hiperlipidemia mista: aumento do LDL-c maior ou igual a 160 mg/dL e TG maior ou igual a 150 mg/dL (quando com jejum) e maior ou igual a 175 mg/dL (quando sem jejum).
- HDL-c baixo: redução do HDL-c menor que 40 mg/dL para homens ou 50 mg/dL para mulheres de forma isolada ou em associação ao aumento de LDL-c e TG.

5. Resposta: **C**

A diretriz europeia não cita a PCR-us no auxílio para programação do tratamento medicamentoso das dislipidemias. As diretrizes brasileiras anteriores orientavam a utilizar a dosagem sérica de PCR-us como um fator agravante de risco. A diretriz brasileira atual não descreve o uso de nenhum fator agravante de risco para reclassificação da estratificação de risco, entretanto sugere que indivíduos não diabéticos ou que não apresentem risco global alto e que têm PCR-us maior que 2 mg/dL devem ter seu tratamento hipolipemiante intensificado. É, portanto, considerada classe de recomendação IIa (nível de evidência A) a reclassificação para pacientes de risco intermediário com base no aumento da PCR-us. Por sua vez a diretriz americana descreve a utilização da dosagem de PCR-us como um fator que eleva o risco, podendo ser aplicada em pacientes não diabéticos portadores de risco intermediário (escore de risco global entre 7,5 e 19%). Além da PCR-us, são fatores que elevam o risco de acordo com a diretriz americana: história familiar de doença aterosclerótica cardiovascular, elevação persistente de LDL-c acima de 160 mg/dL, doença renal crônica, síndrome metabólica, história prévia de pré-eclâmpsia e/ou menopausa precoce, doenças inflamatórias (especialmente artrite reumatoide, HIV, psoríase), fatores étnicos (descendentes asiáticos), elevação persistente de TG acima de 175 mg/dL, Lp(a) acima de 50 mg/dL, apoB acima de 130 mg/dL e índice tornozelo-braquial < 0,9. Assim, em pacientes de risco intermediário não diabético na presença de qualquer desses fatores que elevam o risco descritos na diretriz americana, a estatina deve ser considerada, mas não se sugere intensificação do tratamento em pacientes já em uso de hipolipemiantes.

6. Resposta: **D**

A Lp(a) é uma partícula de LDL-c ligada a uma apolipoproteína A adicional e suas concentrações são determinadas geneticamente. Existe uma relação conhecida entre elevações dos níveis séricos de Lp(a) com doença cardiovascular (doença aterosclerótica precoce e estenose aórtica), tanto pelos seus efeitos aterogênicos quanto também pró-trombóticos e pró-inflamatórios.

A diretriz brasileira sugere que a Lp(a) não deve ser solicitada de rotina em todos os pacientes e sua coleta pode ser considerada em pacientes com história familiar de doença aterosclerótica precoce e na hipercolesterolemia familiar.

Consideram-se valores altos quando acima de 50 mg/dL (aproximadamente percentil 80 em estudos populacionais). Em paciente com aumento de Lp(a), orienta-se intensificar o tratamento hipolipemiante. Estudos mostraram que o uso dos inibidores de PCSK-9 e ácido nicotínicos são capazes de reduzir a Lp(a) em 50% e podem ser uma alternativa terapêutica para casos selecionados.

A nova diretriz americana descreve a dosagem de Lp(a) como fator que eleva o risco em paciente de risco de intermediário não diabético (escore de risco global entre 7,5 e 19%). Nesses grupos, na vigência da elevação dos níveis séricos de Lp(a) maior que 50 mg/dL deve ser considerada a estatina em homens e nas mulheres, apenas quando há dislipidemia associada.

A diretriz europeia orienta considerar a quantificação da Lp(a) ao menos uma vez na vida para população geral e obrigatoriamente em pacientes com história de doença cardiovascular precoce e para reclassificar o risco de pacientes de baixo e moderado risco. Acredita-se que indivíduos com dosagens de Lp(a) acima de 180 mg/dL apresentam risco cardiovascular equivalentes àqueles com hipercolesterolemia familiar heterozigótica.

7. Resposta: **D**

As três diretrizes baseiam-se em uma estratificação de risco cardiovascular para definição do tratamento farmacológico das dislipidemias, assim como da estratégia terapêutica. Todas as três consideram pacientes de maior risco (chamados de muito alto risco pela diretriz brasileira e pela diretriz europeia) aqueles portadores de doença aterosclerótica, com história de síndrome coronariana aguda, infarto do miocárdio, angina estável, revascularização arterial periférica ou miocárdica (cirúrgica ou percutânea), AVC, acidente isquêmico transitório ou doença arterial periférica. Assim como a diretriz europeia, a diretriz brasileira ainda inclui nessa definição obstrução maior que 50% em qualquer território arterial, e, portanto, placas discretas ou espessamento miointimal não são considerados de muito alto risco.

8. Resposta: **B**

A estratificação de risco cardiovascular na população diabética é um pouco discordante entre as diretrizes. A diretriz americana considera os pacientes diabéticos com riscos diferentes dependendo dos níveis de LDL-c e do escore do risco global. Por sua vez, a diretriz europeia de manejo de doença cardiovascular em pacientes diabéticos publicada em 2023 considera todos os diabéticos (tanto tipo 1 quanto tipo 2) com lesão de órgão-alvo, doença aterosclerótica estabelecida ou risco maior ou igual que 20% de DCV no SCORE2-Diabetes como de muito alto risco. Os demais são classificados como de risco alto (sem lesão de órgão alvo, mas com SCORE2-Diabetes entre 10 e 20%), de risco intermediário (SCORE2-Diabetes entre 5 e 10%) e de baixo risco (SCORE2-Diabetes menor que 5%).

Por fim, a diretriz brasileira de 2017 classifica os pacientes diabéticos, sem doença aterosclerótica manifesta (que automaticamente os incluiria na classificação de muito alto risco), como de risco alto e intermediário a depender da presença de estratificadores de risco (ER) e doença aterosclerótica subclínica (DASC). Dessa forma, os diabéticos do tipo 1 ou 2 portadores de ER e/ou DASC são considerados de alto risco e, na ausência de ER ou DASC, de risco intermediário. Os ER e DASC são listados nos Quadros 1 e 2.

Quadro 1 Estratificadores de risco para população diabética tipo 1 e tipo 2

Idade ≥ 48 anos em homens e ≥ 54 anos em mulheres
Tempo de diagnóstico de diabetes > 10 anos
História familiar de parente de primeiro grau com DCV prematura (< 55 anos para homem e < 65 anos para mulheres)
Tabagismo (pelo menos um cigarro no último mês)
Hipertensão arterial sistêmica
Síndrome metabólica
Presença de albuminúria (> 30 mg/g de creatinina) e/ou retinopatia
Taxa de filtração glomerular < 60 mL/min

DCV: doença cardiovascular.

Quadro 2 Doença aterosclerótica subclínica em pacientes diabéticos tipo 1 e tipo 2 para considerar estratificação de risco.

Placa > 1,5 mm em carótidas identificada por ultrassonografia
Índice tornozelo-braquial (ITB) < 0,9
Escore de cálcio arterial coronariano > 10
Presença de placas ateroscleróticas identificadas na angiotomografia de coronárias

Assim, uma paciente diabética tipo 1, com 50 anos tem mais de 10 anos de evolução da doença e, portanto, ao menos um estratificador de risco.

9. Resposta: **B**

A estimativa do risco cardiovascular baseia-se na presença de determinados fatores de risco e no sinergismo que alguns fatores apresentam entre si. Existem diversos escores multivariáveis de risco capazes de quantificar o risco de morte cardiovascular em um determinado período e, portanto, facilitam a ponderação em relação a um tratamento mais ou menos agressivo.

A diretriz europeia utiliza o chamado SCORE (*Systemic Coronary Risk Estimation*), que avalia o risco de morte de origem aterosclerótica (infarto, AVC ou outra oclusão arterial) em 10 anos. Trata-se de um escore baseado nas maiores coortes europeias e que permite, a depender da incidência e da prevalência de DCV intrínseca de cada país europeu, uma calibração específica para regiões de maior e menor risco. A diretriz europeia de prevenção cardiovascular, publicada em 2021, orienta o uso de um escore modificado, nomeado SCORE2 que prediz o risco em 10 anos de eventos cardiovasculares fatais e não fatais. Sugere também que a população idosa saudável com mais de 70 anos deve ser estratificada de acordo com outra pontuação ajustada para idade e outros riscos adicionais, chamada de SCORE2-OP. Para pacientes diabéticos sugere-se utilizar o SCORE2-Diabetes, um novo escore publicado em 2023 que contempla fatores como hemoglobina glicada, tempo de doença e taxa de filtração glomerular.

A diretriz americana e a diretriz brasileira orientam a utilização escores diferentes, mas ambos foram desenvolvidos a partir de estudos do grupo do estudo Framingham, e se baseiam no risco de um primeiro evento cardiovascular (IAM, AVC, insuficiência cardíaca, fatais ou não fatais, e insuficiência vascular periférica) em 10 anos.

No final de 2023, as sociedades americanas de cardiologia publicaram um novo escore que moderniza e expande a avaliação da estratificação de risco. Chamado de PREVENT, a nova calculadora difere das demais por poder ser usada para estratificar o risco em pacientes em prevenção primária já a partir dos 30 anos. Além da habitual estimativa de risco em 10 anos, a nova ferramenta também avalia a probabilidade de DCV em até 30 anos. O modelo inclui na sua avaliação a hemoglobina glicada e a relação albumina/creatinina na urina e, diferente dos outros escores, o risco de cada desfecho é calculado separadamente. As sociedades americanas já disponibilizam a nova calculadora e, provavelmente, as próximas diretrizes podem ser influenciadas por essa publicação.

A diretriz brasileira, por sua vez, utiliza o escore de risco global (ERG) e, a depender da porcentagem de eventos em 10 anos, correlaciona-se o risco cardiovascular assim como mostra a Tabela 2. Para pacientes já em uso de terapia hipolipemiante, deve-se lembrar de incluir um fator de correção do CT.

O departamento de aterosclerose da Sociedade Brasileira de Cardiologia disponibiliza gratuitamente um aplicativo para Android e iOS que auxilia na determinação de risco cardiovascular para a prática clínica.

Tabela 2 Classificação de risco pela última diretriz brasileira

Risco absoluto em 10 anos	Percentual
Risco baixo	< 5 em homens e mulheres
Risco intermediário	Entre 5 e 10 nas mulheres; entre 5 e 20 nos homens
Risco alto	> 10 nas mulheres > 20 nos homens

10. Resposta: **B**

Em relação à estratificação de risco cardiovascular, as diretrizes europeia, americana e brasileira discordam em alguns aspectos, assim como no escore de estratificação de risco utilizado, como comentado acima.

As diretrizes americana e europeia já consideram pacientes de maior risco e, portanto, com indicação de tratamento hipolipemiante de maior potência, aqueles com LDL-c acima de 190 mg/dL, os portadores de doença aterosclerótica manifesta e diabéticos. A diretriz europeia, além desses, também tem uma visão mais agressiva para portadores de insuficiência renal crônica com *clearance* de creatinina (ClCr) < 30 mL/min/1,73 m^2).

A diretriz brasileira divide os pacientes em portadores de risco muito alto, risco alto, risco intermediário e risco baixo. E a última atualização de 2017 não utiliza os fatores agravantes de risco como em diretrizes publicadas anteriormente.

São pacientes de muito alto risco apenas os portadores de doença aterosclerótica manifesta especificado como portadores de doença coronariana, cerebrovascular, vascular periférica ou que apresentem obstrução arterial maior que 50%.

São considerados pacientes de risco alto:

- Portadores de doença aterosclerótica subclínica documentada (ultrassonografia de carótida com placa, ITB < 0,9, CAC > 100 ou angiotomografia de coronárias demonstrando presença de placas ateroscleróticas.

- Portadores de aneurismas abdominais.
- Portadores de doença renal crônica com taxa de filtração glomerular < 60 mL/min e em fase não dialítica.
- Portadores de LDL-c > 190 mg/dL.
- Diabéticos tipo 1 e 2 com LDL-c > 70 e < 189 mg/dL, portadores de ER ou DASC (como comentado na questão 8). Portadores de LDL-c entre 70 e 189 mg/dL com ERG acima de 20% para homens e 10% para mulheres.

Pacientes com risco intermediário são portadores de ERG entre 5 e 20% em homens e entre 5 e 10% em mulheres, assim como diabéticos tipo 1 e 2 sem ER ou DASC.

Por fim, são pacientes de risco baixo aqueles portadores de ERG < 5%.

Dessa forma, o paciente em questão é considerado de risco alto por apresentar LDL-c > 190 mg/dL e CAC > 100.

11. Resposta: **C**

Diferentemente das diretrizes brasileira e europeia, a diretriz americana não utiliza metas para direcionar o tratamento hipolipemiante. Ela se baseia na afirmativa de que os estudos randomizados não utilizaram alvos terapêuticos, e sim doses fixas de estatinas, com redução dos valores de LDL-c de acordo com um porcentual específico a depender do risco cardiovascular. Entretanto, a nova diretriz americana de 2018 descreve duas situações (pacientes de alto risco cardiovascular que persistem com LDL-c > 70 mg/dL e para os pacientes com LDL-c basal maior que 190 mg/dL, que persistem com LDL-c > 100 mg/dL, apesar da dose máxima tolerada de estatina), que se beneficiariam da introdução de outra droga hipolipemiante na tentativa de intensificar o tratamento. E assim determina, de certa forma, uma meta mínima de LDL-c.

A diretriz brasileira e a diretriz europeia guiam-se por metas terapêuticas, sendo a meta primária a dosagem de LDL-c e a meta secundária o não HDL-c. A diretriz europeia também recomenda o uso das dosagens da apoB para guiar a meta secundária do tratamento. As metas lipídicas são mais agressivas quanto maior for o risco do paciente. A última atualização da diretriz brasileira de dislipidemia de 2017 e a diretriz de prevenção cardiovascular de 2019 defendem ainda uma meta mais baixa que a das diretrizes anteriores, como mostra a Tabela 3.

Tabela 3 Metas terapêuticas absolutas de acordo com a estratificação de risco cardiovascular

Risco	Meta de LDL-c (mg/dL)	Meta de não HDL-c (mg/dL)
Muito alto	< 50	< 80
Alto	< 70	< 100
Intermediário	< 100	< 130
Baixo	< 130	< 160

HDL: lipoproteína de alta densidade; LDL-c: lipoproteína de baixa densidade.

12. Resposta: D

A decisão para o início do tratamento das dislipidemias depende do tipo de dislipidemia e da estratificação de risco cardiovascular.

Para pacientes com risco baixo e intermediário, indica-se inicialmente modificações do estilo de vida, seguido de reavaliação laboratorial após 3 a 6 meses. Para os pacientes com risco alto ou muito alto, há indicação imediata do tratamento farmacológico em conjunto com as modificações do estilo de vida.

As estatinas ainda são, até agora, as drogas de escolha para o tratamento da elevação de LDL-c, corroborando para uma redução do risco de morte por qualquer causa e morte de causa cardiovascular. Dessa forma, estão indicadas no tratamento das dislipidemias na prevenção primária e secundária.

As diretrizes europeia, americana e brasileira concordam que, a depender da estratificação cardiovascular e, portanto, quanto maior o risco, se utilize uma estatina de maior potência, como demonstra a Tabela 4. Entretanto, as diretrizes brasileira e europeia preconizam que, além da dose de estatina utilizada em grandes estudos randomizados que demonstraram benefício clínico, o tratamento também se guie por metas terapêuticas.

Tabela 4 Potência das estatinas de acordo com o efeito segundo a dose diária

Potência	Baixa	Moderada	Alta
Redução de LDL-c esperada com dose diária	< 30%	30 a 50%	≥ 50%
Exemplos, doses diárias em mg	Lovastatina 20 mg Sinvastatina 10 mg Pravastatina 10-20 mg Fluvastatina 20-40 mg Pitavastatina 1 mg	Lovastatina 40 mg Sinvastatina 20-40 mg Pravastatina 40-80 mg Fluvastatina 80 mg Pitavastatina 2-4 mg Atorvastatina 10-20 mg Rosuvastatina 5-10 mg	Atorvastatina 40-80 mg Rosuvastatina 20-40 mg Sinvastatina 40 mg + ezetimiba 10 mg

Em resumo, de acordo com as recomendações atuais, e segundo a estratificação cardiovascular:

- Em pacientes com risco alto e muito alto, sempre que possível e bem tolerado, deve-se dar preferência para o uso de estatina de alta potência ou ezetimiba associada a estatina (sinvastatina 40 mg ou equivalente) – grau de recomendação I, nível de evidência A.
- Em pacientes com risco muito alto, a meta de LDL-c é de < 50 mg/dL, e não HDL-c < 80 mg/dL – grau de recomendação I, nível de evidência B.
- Em pacientes com risco alto, a meta de LDL-c é de < 70 mg/dL, e não HDL-c < 100 mg/dL – grau de recomendação I, nível de evidência A.
- Em pacientes com risco intermediário, sempre que possível e bem tolerado, deve-se dar preferência para o uso de estatina de potência moderada, sendo a meta de LDL-c < 100 mg/dL, e não HDL-c < 130 mg/dL – grau de recomendação I, nível de evidência A.
- Pacientes com risco baixo devem ser medicados caso LDL-c seja persistentemente acima de 160, sendo a meta de LDL-c < 130 mg/dL, e não HDL-c < 160 mg/dL – grau de recomendação I, nível de evidência A.

13. Resposta: **C**

Como descrito anteriormente de acordo com a diretriz brasileira, pacientes diabéticos não portadores de aterosclerose manifesta são considerados ao menos de risco intermediário. Na presença de ER ou DASC (Quadros 1 e 2), passam a ser de alto risco.

Sabe-se que pacientes diabéticos e portadores de hipertrigliceridemia têm quantidade maior circulante de partículas de LDL-c pequenas e densas, que apresentam maior capacidade aterogênica e pró-trombótica, corroborando com maior risco cardiovascular.

Também em pacientes diabéticos, a droga de escolha é a estatina (sempre associada a modificações do estilo de vida) e, conforme a estratificação de risco cardiovascular, considera-se uma estatina de alta potência. Nesse caso, o objetivo primário é a redução de LDL-c para < 70 mg/dL, e não HDL-c para < 100 mg/dL. Não se recomenda tratamento medicamentoso para o aumento de HDL-c (grau de recomendação III, nível de evidência A). As estatinas podem elevar as taxas de HDL-c, mas em pequenas porcentagens (aproximadamente 5 a 10%). O uso da niacina, quando tolerada, é uma opção em pacientes portadores de Lp(a) elevados, como alternativa em pacientes intolerantes às estatinas e em pacientes com HDL-c baixos e eventos cardiovasculares recorrentes.

14. Resposta: **A**

A hipertrigliceridemia está associada a maior risco cardiovascular, mas não se sabe se há participação direta na aterosclerose. Acredita-se que o aumento do risco cardiovascular seja em virtude dos fatores de risco associados, como HDL-c baixo e aumento das partículas de LDL-c pequenas e densas circulantes. Os fibratos reduzem aproximadamente 30 a 60% dos níveis séricos de TG e aumentam em 7 a 11% as taxas de HDL-c.

São indicados para pacientes portadores de hipertrigliceridemia grave (quando > 500 mg/dL), em conjunto com as modificações do estilo de vida (grau de recomendação I, nível de evidência A).

Em diabéticos, considera-se o uso de fibratos mesmo frente a elevações de TG acima de 200 mg/dL e HDL-c abaixo de 35 mg/dL (grau de recomendação IIa, nível de evidência B). As diretrizes brasileiras (de dislipidemia de 2017 e de prevenção cardiovascular de 2019) baseiam-se em três estudos que avaliaram a associação de estatina e fibratos em pacientes diabéticos, sendo demonstrada redução de desfechos, principalmente quando TG acima de 204 mg/dL e HDL-c menores que 34 mg/dL.

A diretriz americana considera como grau de recomendação IIa (nível de evidência B) o uso de fibrato (preferencialmente fenofibrato) associado a estatinas de baixa e moderada potência em portadores de hipertrigliceridemia acima de 500 mg/dL. A diretriz americana defende que a associação de modificações do estilo de vida, associada apenas a estatina, traz benefícios em prevenir eventos cardiovasculares em comparação a associação terapêutica do fibrato.

O uso de fibrato costuma ser muito seguro e tolerável, com poucas taxas de mialgia ou rabdomiólise. Entretanto, a associação de genfibrozila e estatina aumenta muito o risco de miopatia e rabdomiólise, devendo, portanto, ser evitada.

Em pacientes portadores de hipertrigliceridemia grave refratária ao tratamento (medicamentoso e com mudanças no estilo de vida) associada ou não a pancreatite, as diretrizes brasileira e americana indicam o uso de suplementação com ácidos graxos ômega 3 na dose de 4 a 10 g/dia (grau de recomendação I, nível de evidência A).

A suplementação com EPA (ácido icosapenta-etil, ainda não disponível no Brasil) na dose de 4 g/dia em pacientes de alto risco com hipertrigliceridemia, já em uso de estatinas, parece reduzir o risco de eventos isquêmicos cardiovasculares.

15. Resposta: **C**

A ezetimiba age na mucosa intestinal inibindo a absorção de colesterol. A redução do colesterol hepático aumenta a produção dos receptores de LDL-c no fígado (LDLR), que, por sua vez, gera uma elevação da reabsorção do LDL-c circulante em 10% até 25%.

O grande benefício da ezetimiba foi demonstrado na prevenção secundária pelo estudo IMPROVE-IT, que mostrou uma redução na taxa de eventos cardiovasculares em pacientes medicados com sinvastatina 40 mg associada a ezetimiba 10 mg após episódio de síndrome coronariana aguda (SCA).

Assim sendo, de maneira em geral, o uso da ezetimiba está recomendado em pacientes portadores de DAC, quando a meta do LDL-c não foi atingida com a dose máxima de estatina tolerada (grau de recomendação I, nível de evidência B), podendo ser expandida também para prevenção primária, mas com menor evidência (grau de recomendação IIb, nível de evidência C). A ezetimiba pode ainda ser utilizada em pacientes com intolerância às estatinas, isoladamente ou associada a menores doses (grau de recomendação IIa, nível de evidência C).

A ezetimiba costuma ser bem tolerada, segura e seus efeitos colaterais, raros, estão associados a intolerância gastrointestinal. Seu uso não é indicado para lactantes, gestantes e portadores de doença hepática aguda.

Em pacientes portadores de esteatose hepática, sem elevação das enzimas hepáticas, seu uso pode ser considerado (grau de recomendação IIb, nível de evidência C).

A diretriz americana reforça o uso das estatinas e seu real benefício sobre a prevenção primária e secundária. Dessa forma, comenta pouco sobre o uso de ezetimiba, apenas sobre sua segurança e cuidados.

A partir da atualização de 2018, a diretriz americana passou a considerar o uso de ezetimiba em pacientes com muito alto risco que, apesar da dose máxima tolerada de estatina, apresentam LDL-c maior ou igual a 70 mg/dL (recomendação IIa, grau de evidência B).

A diretriz europeia concorda com a diretriz brasileira e ainda considera grau de recomendação I seu uso em associação com doses altas de estatinas em portadores de hipercolesterolemia familiar.

16. Resposta: **D**

A enzima PCSK-9 age ligando-se aos LDLR, aumentando sua degradação e recaptação celular. Dessa forma, os fármacos inibidores da PCSK-9 produzem a redução desse *turnover* dos receptores hepáticos, aumentando seu tempo de expressão da membrana celular e, portanto, promovendo maior absorção de LDL-c circulantes.

Existem dois inibidores da PCSK-9 liberados para uso no Brasil, o alirocumabe e o evolocumabe, ambos de uso subcutâneo. Ainda são de uso mais restrito em razão de seu alto custo. De maneira geral, reduzem em 65% as taxas séricas de LDL-c, assim como outras partículas aterogênicas, como redução de 50% de não HDL-c, 47 a 52% da apoB, 10 a 12,5% de TG e em torno de 25% de Lp(a). Estudos mostraram redução de desfechos e mortalidade cardiovascular. A última diretriz americana recomenda a utilização dos inibidores da PCSK-9 em pacientes portadores de doença aterosclerótica, classificados como de muito alto risco e portadores de hipercolesterolemia primária (LDL > 190 mg/dL) que apesar da dose máxima de estatina tolerada e associação com ezetimiba ainda mantém LDL-c respectivamente 70 e 100 mg/dL. Entretanto fazem uma ponderação a respeito da incerteza em relação à segurança frente ao uso prolongado (acima de 3 anos) e a altos custos atuais.

A diretriz brasileira considera o uso dos inibidores de PCSK-9 somente em pacientes portadores de risco cardiovascular elevado, em tratamento otimizado com estatinas já em doses elevadas, associada ou não a ezetimiba, que não tenham atingido a meta preconizada de LDL-c e não HDL-c (grau de recomendação IIa, nível de evidência A). A diretriz europeia de prevenção cardiovascular de 2021 sugere o uso em pacientes em prevenção secundária que não atingiram a meta de LDL-c com a maior dose tolerada de estatina associada ao ezetimibe, com o grau de recomendação I, nível de evidência A. Para aqueles indivíduos de muito alto risco, em prevenção primária, a recomendação perde força, sendo considerada IIb, nível de evidência C. Por fim, para os pacientes portadores de hipercolesterolemias familiares, a diretriz europeia considera grau de recomendação I, nível de evidência C o uso de inibidores de PCSK-9 naqueles portadores de outros fatores de risco, como elevação de Lp(a), história familiar e intolerância às estatinas.

O inclisiran é um RNA de interferência que age inibindo a síntese do RNA mensageiro responsável pela transcrição da enzima PCSK-9, bloqueando sua síntese hepática. Favorece, dessa forma, menor clareamento dos LDLR, resultando em redução de até 50% do LDL-c. Tem alta eficácia na redução do LDL-c, assim como os inibidores monoclonais da PCSK-9 (alirocumabe e evolocumabe) mas, comparados a eles, possui maior duração de ação e, consequentemente, melhor conveniência posológica. Já está disponível para uso no Brasil. Estudos para avaliar a tolerabilidade em longo prazo, assim como avaliação de desfechos cardiovasculares maiores, estão em andamento.

17. Resposta: **C**

A hipercolesterolemia familiar (HF) é uma doença autossômica dominante caracterizada por aumento considerável dos níveis séricos de LDL-c e, portanto, maior risco cardiovascular. Tem como causa mutações que podem ocorrer em três genes diferentes (do LDLR, da apoB ou da PCSK-9) responsáveis pelo metabolismo lipídico de LDL-c. Pelo modo de herança autossômica codominante, a depender do envolvimento de um ou dois alelos, a HF pode ser homozigótica ou heterozigótica. As HF homozigóticas são caracteristicamente mais graves, relacionadas a níveis ainda mais elevados de LDL-c e doença aterosclerótica cardiovascular antes dos 45 anos. Homens e mulheres são igualmente afetados.

Existem critérios diagnósticos específicos para a determinação de HF, mas níveis de CT acima de 310 mg/dL e presença de xantomas tendíneos ou arco corneano sugerem o diagnóstico.

A diretriz brasileira e a diretriz europeia orientam o uso dos critérios da Dutch Lipid Clinic Network (Dutch MEDPED) para o diagnóstico de HF (Tabela 5). Deve-se lembrar que o teste genético é o padrão ouro, mas a sensibilidade é baixa e mesmo o teste negativo não exclui o diagnóstico.

Dessa forma, o paciente AL pontua ao menos 10 pontos (6 para xantoma tendíneo, 4 para arco corneano e 2 para os sintomas anginosos), sendo possível considerar o diagnóstico de certeza de HF. O rastreamento em cascata deve ser indicado para todos os parentes de primeiro grau dos indivíduos diagnosticados com HF.

Vale lembrar que, para pacientes portadores de HF, não se pode utilizar os escores habituais de estratificação de risco.

Tabela 5 Critérios diagnósticos de HF baseados nos critérios da Dutch Lipid Clinic Network (Dutch MEDPED)

Parâmetro		Pontos
História familiar	Parente de primeiro grau portador de doença vascular/coronária prematura (homens < 55, mulheres < 60 anos) OU	1
	Parente adulto com colesterol total > 290 mg/dL	1
	Parente de primeiro grau portador de xantoma tendíneo e/ou arco corneano OU	2
	Parente de primero grau < 16 anos com colesterol > 260 mg/dL	2

(continua)

Tabela 5 Critérios diagnósticos de HF baseados nos critérios da Dutch Lipid Clinic Network (Dutch MEDPED) *(continuação)*

Parâmetro		Pontos
História clínica	Paciente portador de doença coronária prematura (homens < 55, mulheres < 60 anos)	2
	Paciente portador de doença cerebral ou periférica prematura (homens < 55, mulheres < 60 anos)	1
Exame físico	Xantoma tendíneo	6
	Arco corneano < 45 anos	4
Nível de LDL-c (mg/dL)	≥ 330	8
	250-329	5
	190-249	3
	155-189	1
Análise do DNA	Presença de mutação funcional do gene receptor de LDL, ApoB100 ou PCSK-9	8
Diagnóstico de HF	Certeza se	> 8
	Provável se	6-8
	Possível se	3-5

apoB 100: apolipoproteína B100; DNA: ácido desoxirribonucleico; HF: hipercolesterolemia familiar; LDL-c: lipoproteína de baixa densidade; PCSK-9: pró-proteína convertase subtilisina/kexina tipo 9.

18. Resposta: **C**

Os efeitos colaterais das estatinas são raros, mas, entre eles, estão os sintomas musculares, a principal causa de má aderência e suspensão do medicamento. Eles variam desde mialgia com ou sem elevação da creatinofosfoquinase à rabdomiólise. Podem surgir depois de 4 semanas do início do tratamento até após anos de uso contínuo.

A valorização dos sintomas e investigação adequada deve ser realizada para se evitar a redução da dose ou mesmo a interrupção inadvertida da estatina. A dosagem de CPK não deve ser feita de rotina. Deve ser colhida após a introdução da estatina no início do tratamento, na presença de sintomas, após aumentar a dose de estatina e após a introdução de medicamentos concomitantes que aumentam o risco de miopatia (como macrolídeos, antifúngicos, amiodarona, antirretrovirais).

Quando há sintomas de mialgia tolerável, associado ou não a elevação da CPK até três vezes o limite da normalidade, pode-se considerar uma suspensão temporária ou troca da estatina. Frente a sintomas toleráveis e elevação da CPK acima de três a sete vezes o limite da normalidade, é necessária a redução da dose e o acompanhamento laboratorial mais cauteloso. Para pacientes com dores intoleráveis, fazem-se necessárias a suspensão e uma investigação mais aprofundada.

Para pacientes intolerantes, pode-se usar a ezetimiba isolada ou em associação a maior dose tolerada de estatina para atingir a meta de LDL-c (grau de recom=endação IIa, nível de evidência C).

Pacientes mais idosos, com certa fragilidade, hipotireoideos, com baixo índice de massa corporal tem maior risco de apresentarem sintomas musculares relacionados às estatinas.

Pacientes que apresentaram rabdomiólise ou miosite necrotizante relacionada a estatina passam a ter contraindicação absoluta de seu uso.

O uso de coenzima Q10 não é recomendado pelas diretrizes brasileiras e americanas (classe de recomendação III) e a diretriz brasileira não recomenda o uso em dias alternados de estatinas por falta de evidência clínica em estudos específicos.

19. Resposta: **B**

A depender do risco cardiovascular, considera-se o uso de estatinas de diferentes potências para atingir a meta de LDL-c.

São estatinas de alta potência, ou seja, que reduzem em mais de 50% os níveis séricos de LDL-c: atorvastatina 40 e 80 mg, rosuvastatina 20 e 40 mg e a associação de sinvastatina 40 mg e ezetimiba 10 mg.

Sinvastatina 40 mg isoladamente e pitavastatina 4 mg são consideradas de potência moderada e reduzem por volta de 30 a 50% as taxas de LDL-c.

20. Resposta: **A**

Os antirretrovirais utilizados em pacientes portadores de HIV são capazes de alterar o metabolismo lipídico, aumentando os níveis de CT, TG, LDL-c, principalmente as partículas pequenas e densas, e reduzir as taxas de HDL-c, tendo um efeito mais aterogênico nessa população.

Os antirretrovirais, especificamente os inibidores da protease, são metabolizados no fígado pelo citocromo P450 3A4 e apresentam interações com algumas estatinas, por competirem pelo mesmo sítio de metabolização. A sinvastatina e a lovastatina são estatinas que não devem ser associadas ao uso de antirretrovirais (classe III, nível de evidência B) pelo alto risco de efeitos colaterais. A droga de escolha é a pravastatina, que não é metabolizada pelo citocromo P450 3A4. Rosuvastatina, atorvastatina, fluvastatina e pitavastatina têm metabolização parcial pelo citocromo P450 3A4 e podem ser utilizadas com segurança, entretanto deve-se ter maior cautela.

Referências bibliográficas

1. Faludi AA, Izar MCO, Saraiva JFK, Chacra APM, Bianco HT, Afiune Neto A, et al. Atualização da diretriz brasileira de dislipidemias e prevenção da aterosclerose – 2017. Arq Bras Cardiol. 2017;109(2Supl.1):1-76.
2. Mach F, Baigent C, Catapano AL, Koskinas KC, Casula M, Badimon L, et al. 2019 ESC/EAS guidelines for the management of dyslipidaemias. The task force for the management of dyslipidaemias of the European Society of Cardiology (ESC) and Euro-pean Atherosclerosis Society (EAS). Eur Heart J. 2020;41:111-88.
3. Grundy SM, Stone NJ, Bailey AL, Beam C, Birtcher KK, Blumenthal RS, et al.2018AHA/ACC/AACVPR/AAPA/ABC/ACPM/ADA/AGS/APhA/ASPC/NLA/PCNA guideline on the management of blood cholesterol: a report of the American College of Cardiology/American Heart Association Task Force on Clinical Practice Guidelines. J Am Coll Cardiol. 2018.
4. Stone NJ, Robinson JG, Lichtenstein AH, Bairey Merz CN, Blum CB, et al. 2013 ACC/AHA Guideline on the treatment of blood cholesterol to reduce atherosclerotic cardiovascular risk in adults. A Report of the American College of Cardiology/American Heart Association Task Force on Practice Guidelines. Circulation. 2014;129(suppl 2):S1-S45.
5. Goff Jr DC, Lloyd-Jones DM, Bennett G, Coady S, D'Agostino RB, et al. 2013 ACC/AHA Guideline on the assessment of cardiovascular risk. A report of the American College of Cardiology/American Heart Association task force on practice guidelines. Circulation. 2014;129 (suppl 2):S49-S73.
6. Précoma DB, Oliveira GMM, Simão AF, Dutra OP, Coelho OR, Izar MCO, et al. Atuali-zação da Diretriz de Prevenção Cardiovascular da Sociedade Brasileira de Cardiologia – 2019. Arq Bras Cardiol. 2019; 113(4):787-891.
7. Izar MCO, Giraldez VZR, Bertolami A, Santos Filho RDS, Lottenberg AM, Assad MHV, et al. Atualização da Diretriz Brasileira de Hipercolesterolemia Familiar – 2021. Arq Bras Cardiol. 2021;117(4):782-844.
8. Visseren FLJ, Mach F, Smulders YM, Carballo D, Koskinas KC, Bäck M et al. ESC Scientific Document Group, 2021 ESC Guidelines on cardiovascular disease prevention in clinical practice: Developed by the Task Force for cardiovascular disease prevention in clinical practice with representatives of the European Society of Cardiology and 12 medical societies with the special contribution of the European Association of Preventive Cardiology (EAPC). Eur Heart J. 2021;42(34):3227-37.
9. Khan SS, Coresh J, Pencina MJ, Ndumele CE, Rangaswami J, Chow SL, et al. on behalf of the American Heart Association. Novel prediction equations for absolute risk assessment of total cardiovascular disease incorporating cardiovascular-kidney-metabolic health: a scientific statement from the American Heart Association. Circulation. 2023;148:1982–2004.
10. Marx N, Federici M, Schütt K, Müller-Wieland D, Ajjan RA, Antunes MJ, et al. 2023 ESC Guidelines for the management of cardiovascular disease in patients with diabetes: developed by the Task Force on the Management of Cardiovascular Disease in Patients with Diabetes of the European Society of Cardiology (ESC), Eur Heart J. 2023:44(39);4043-140.

Capítulo 4

Cardiopatia congênita

Questões

1. Sobre comunicações interatriais (CIA), assinale a alternativa correta:
   a) Existem vários tipos de comunicações interatriais, sendo o *ostium primum* o mais frequentemente encontrado.
   b) A oximetria de pulso é útil para definir a direção do *shunt*, em repouso e no exercício, e ajuda a identificar pacientes com aumento da resistência vascular pulmonar.
   c) Pacientes com resistência vascular pulmonar < 1/3 da resistência vascular sistêmica, com pressão sistólica de artéria pulmonar <50% da pressão sistêmica, têm indicação de fechamento da CIA, independentemente do tamanho do defeito e da sua repercussão.
   d) A presença de doença ventricular esquerda não impacta na decisão do fechamento da CIA, visto que a dilatação e o acometimento que ocorrem pela CIA afetam o ventrículo direito.

2. Paciente masculino, 36 anos, comparece com queixa de cefaleia associada a aumento da pressão arterial. Tem antecedente de coarctação de aorta tratada cirurgicamente no período neonatal, sem seguimento desde então. No exame físico, você observa gradiente de pulsos entre membros superiores e inferiores. Sobre o caso apresentado, é correto afirmar:
   a) A ocorrência de recoarctação de aorta é rara (< 5%) e, por isso, a realização de ecocardiograma é suficiente no seguimento desses pacientes.

b) Existe associação entre coarctação de aorta e aneurismas cerebrais, sendo razoável realizar investigação com angioRNM ou angioTC em pacientes adultos.
c) A presença ou não de gradiente pico a pico ≥20 mmHg medido no cateterismo é a medida utilizada para indicar ou não a reabordagem.
d) Como o paciente já tem uma abordagem cirúrgica prévia, caso seja necessário reintervenção, a via de escolha é a cirúrgica.

3. Paciente, 25 anos, com diagnóstico de anomalia de Ebstein, comparece para uma segunda opinião, após indicação cirúrgica por outro colega. Inicialmente, refere ser assintomática, mas após questionamento, admite piora progressiva da performance nos exercícios, sendo que já comentaram que fica com a coloração azulada na boca no pico do esforço e episódios ocasionais de palpitação. Sobre o caso relatado, assinale a alternativa incorreta:
a) A RNM magnética tem valor prognóstico, permitindo estimar dimensões e volume do ventrículo direito, além de fornecer dados importantes sobre a função ventricular.
b) A realização de estudo eletrofisiológico antes do procedimento cirúrgico é adequada, mesmo na ausência de pré-excitação documentada.
c) Se a piora progressiva na performance nos exercícios for comprovada, existe indicação cirúrgica.
d) A cianose sugere a presença de CIA, que pode ser fechada via hemodinâmica, mesmo se insuficiência tricúspide importante, na ausência de disfunção do VD.

4. Avalie as afirmativas a seguir:
I. A insuficiência pulmonar é uma lesão residual comum no pós-operatório tardio de tetralogia de Fallot, podendo levar à dilatação e disfunção do VD.
II. Piora de classe funcional e volume sistólico final ≥ a 80 mL/m^2 configuram indicação de troca de valva pulmonar.
III. A possibilidade de compressão coronariana pode complicar a abordagem percutânea de troca de valva pulmonar.

a) Apenas I e II estão corretas.
b) Apenas II e III estão corretas.
c) Apenas I e III estão corretas.
d) Todas estão corretas.

5. Paciente feminina, 40 anos, com diagnóstico de atresia pulmonar com septo íntegro, em pós-operatório tardio de cavopulmonar total (cirurgia de Fontan). Comparece ao pronto-socorro com queixa de palpitação, diarreia e edema de início há aproximadamente 15 dias, com piora progressiva. No exame físico, está taquicárdica, com hepatomegalia e ascite, além de edema de membros inferiores importante. O eletrocardiograma tem *flutter* atrial com FC 150 bpm. Os exames laboratoriais apresentam albumina = 1,5 g/dL. Sobre o caso relatado, assinale a alternativa correta.
   a) Arritmias atriais ocorrem em até 60% dos adultos com Fontan e estão associados com aumento importante de morbidade e mortalidade.
   b) A ablação por cateter de focos de arritmia não é recomendada, visto que esses pacientes apresentam múltiplos substratos arritmogênicos e a chance de recorrência é alta.
   c) Enteropatia perdedora de proteínas é rara e sem impacto no prognóstico, visto que a terapia de reposição de albumina controla bem o quadro.
   d) A realização de cateterismo em pacientes com Fontan só deve ser indicada se houver alterações ecocardiográficas, dado o risco do procedimento.

6. Sobre transposição congenitamente corrigida das grandes artérias (TCGA), assinale a alternativa correta:
   a) A presença de lesões associadas é rara, sendo a CIA a lesão mais comum.
   b) A presença de disfunção leve do VD (FE > 40%) contraindica a abordagem cirúrgica da insuficiência tricúspide, pelo risco cirúrgico aumentado.
   c) A posição do nó AV e dos feixes de His está frequentemente deslocada, sendo comum a presença de múltiplos nós AV.
   d) A obstrução da via de saída subpulmonar (VE) é infrequente, mas deve ser rapidamente tratada.

7. Sobre hipertensão arterial pulmonar associada a cardiopatias congênitas, assinale a alternativa correta:
   I. O BNP e o teste de caminhada de 6 minutos (TC6M) devem ser realizados rotineiramente no seguimento desses pacientes.
   II. O diagnóstico é dado por pressão média de artéria pulmonar > 20 mmHg, com pressão capilar pulmonar ≤ 15 mmHg e RVP ≥ 3WU.
   III. Com a evolução das técnicas ecocardiográficas, a realização de cateterismo tem se tornado menos importante para o diagnóstico.

a) Apenas I está correta.
b) Apenas II está correta.
c) Apenas III está correta.
d) Apenas I e II estão corretas.

8. Paciente feminina, 25 anos, com diagnóstico de CIA *ostium secundum* após realização de ecocardiograma transtorácico na investigação de quadro de taquicardia supraventricular. Sobre o caso apresentado, assinale a alternativa correta:
   a) A realização de ecocardiograma transesofágico é importante para excluir defeitos associados, assim como avaliar a possibilidade de fechamento percutâneo (melhora da avaliação do tamanho e das bordas do defeito).
   b) O fechamento percutâneo é preferencial, mas requer diâmetro $\leq$ 45 mm.
   c) Complicações após o fechamento percutâneo são raras, mas incluem erosão da parede atrial, lesão tricúspide e da aorta.
   d) O risco tromboembólico após fechamento percutâneo é raro, não sendo indicada anticoagulação ou antiagregação plaquetária.

9. Paciente masculino, 32 anos, realizou ecocardiograma após ausculta de sopro em exame de rotina no trabalho, que evidenciou estenose pulmonar valvar com gradiente 66 mmHg, hipertrofia moderada do VD, sem disfunção ventricular. Avaliação da valva não mostra displasia, mas com abertura em domus. Paciente totalmente assintomático, realiza atividade física regular, sem limitação. Sobre o caso, assinale a alternativa correta:
   a) A estenose pulmonar valvar geralmente está associada à displasia valvar, sendo a abertura em domus rara.
   b) A abordagem da valva pulmonar via hemodinâmica é a via de escolha, especialmente se houver estenose distal de artérias pulmonares.
   c) Pacientes assintomáticos, sem disfunção do VD, devem seguir em acompanhamento clínico, mesmo que haja estenose importante.
   d) A presença de dilatação pós-estenótica da artéria pulmonar contraindica o procedimento hemodinâmico pelo risco de rotura do vaso.

10. Paciente masculino, 40 anos, com diagnóstico de tetralogia de Fallot, corrigida com 2 anos de idade. Vem para avaliação com queixa de palpitações. Eletrocardiograma mostra BRD com QRS de 185 ms. Ecocardiograma com dupla disfunção de valva pulmonar (gradiente sistólico de 30 mmHg e IP importante) sem disfunção ventricular. Ressonância magnética mostra di-

latação do VD, com disfunção moderada e presença de extensa área de fibrose do VD. Sobre o caso, assinale a alternativa incorreta:

a) A duração do QRS $\geq$ 180 ms é fator de risco para morte súbita.
b) Disfunção ventricular esquerda (sistólica ou diastólica) é fator de risco para arritmias e morte súbita.
c) O implante de CDI como prevenção primária ainda não é validado, ficando restrito aos casos de prevenção secundária.
d) A presença de fibrose na RNM é fator de risco para morte súbita.

11. Mulher, 29 anos, com sintomas de insuficiência cardíaca congestiva e precordialgia. Ecocardiograma mostrou disfunção ventricular esquerda moderada/importante, com insuficiência mitral importante e hiper-refringência de músculos papilares e não conseguiu visualizar coronária esquerda. Realizou angiotomografia de coronárias, que evidenciou origem anômala da coronária esquerda do tronco da artéria pulmonar (ALCAPA). Sobre o caso, assinale a alternativa correta:

a) Existem duas apresentações clínicas da ALCAPA – a forma infantil e a forma adulta. Elas diferem pela presença extensa de rede de colaterais, território irrigado e presença de lesões obstrutivas na coronária esquerda.
b) Dado que já apresenta disfunção ventricular instalada, não há mais indicação cirúrgica.
c) A isquemia coronariana ocorre apenas pela presença de sangue não oxigenado em território de coronária esquerda.
d) O tratamento de escolha é fazer uma ponte mamária–tronco da coronária para restabelecer fluxo coronariano adequado.

12. Adolescente, 16 anos, em pós-operatório tardio de correção de defeito do septo atrioventricular (atriosseptoplastia + ventriculosseptoplastia + plastia de valva AV E). Evoluindo com cansaço aos moderados esforços. No exame físico, apresenta sopro sistólico em foco mitral. Radiografia com aumento de área cardíaca e sinais de congestão pulmonar. Ecocardiograma com insuficiência da VAV E importante, com dilatação ventricular E, sem disfunção, gradiente na via de saída do VE de 36 mmHg. Sobre o caso apresentado, marque a alternativa correta:

a) Como a VAV E no defeito de septo AV não tem a mesma morfologia da valva mitral, os critérios para abordagem da insuficiência da valva são diferentes.
b) Existe deslocamento superior do nó AV e há possibilidade de BAVT, mas apenas nos pacientes que apresentaram BAVT transitório no pós-operatório imediato.

c) A via de saída alongada, com rotação dos músculos papilares, justifica a obstrução da via de saída do VE, devendo ser abordada se estiver associada a gradientes moderados/importantes ou piora da insuficiência da VAV E.
d) A presença de sintomas não é indicativa de cirurgia, dado que a paciente não está medicada.

13. Sobre transposição congenitamente corrigida, avalie as afirmativas a seguir:
I. Existe associação com síndrome de Wolff-Parkinson-White.
II. Pela conformação ventricular, pode haver ondas Q em dII, dIII, aVF.
III. A insuficiência tricúspide é comum, não havendo relação com disfunção ventricular ou preditor de mortalidade.
IV. O uso de iECA, BRA e betabloqueadores tem benefício comprovado se houver disfunção ventricular, mesmo na ausência de sintomas.

a) Apenas I e II estão corretas.
b) Apenas II e IV estão corretas.
c) Apenas II e III estão corretas.
d) Apenas I e IV estão corretas.

14. Sobre transposição das grandes artérias, assinale a alternativa incorreta:
a) Nos pacientes com *switch* atrial (operação de Senning), o risco de arritmias atriais é aumentado, associado a aumento do risco de morte súbita e eventos tromboembólicos.
b) Nos pacientes com *switch* atrial (operação de Senning), existe a possibilidade de obstrução dos túneis atriais, que podem ser abordados por via hemodinâmica.
c) Nos pacientes com *switch* arterial (operação de Jatene), uma complicação encontrada é a estenose pulmonar (5-15%), e deve ser abordada em pacientes assintomáticos com redução > 50% da luz do vaso.
d) Nos pacientes com *switch* arterial (operação de Jatene), há indicação formal de realização de angiotomografia de coronárias seriadas, pelo risco de estenose após manipulação cirúrgica.

15. Sobre hipertensão arterial pulmonar, assinale a alternativa correta:
a) Pode se desenvolver após fechamento de defeitos como CIA, CIV e DSAVT, sendo a presença de síndrome (como síndrome de Down) um fator de risco.
b) Nos pacientes com síndrome de Eisenmenger, mesmo sem arritmias, está indicado o uso de anticoagulação.

c) Mulheres com hipertensão arterial pulmonar, sem disfunção ventricular, têm risco gestacional baixo.
d) Em pacientes com síndrome de Eisenmenger está indicado o uso de oxigênio suplementar em todos aqueles com sat < 92%.

16. Sobre pacientes com fisiologia univentricular, em pós-operatório de cavopulmonar total (cirurgia de Fontan), assinale a alternativa correta:
a) As alterações hepáticas presentes nesses pacientes são raras, sendo a congestão a principal alteração, não havendo recomendação de *screening* em pacientes assintomáticos.
b) O uso de vasodilatadores pulmonares, em especial a bosentana, apesar de reduzir a resistência vascular pulmonar, não parecem melhorar capacidade física dos pacientes.
c) Pacientes com essa fisiologia apresentam risco aumentado de trombose, sendo indicado anticoagulação para todos eles.
d) A profilaxia para endocardite infecciosa está indicada em pacientes em pós-operatório recente (< 6 meses) e os que mantêm cianose (para o resto da vida).

17. Sobre o manejo de pacientes cianóticos, assinale a alternativa incorreta:
a) Esses pacientes têm risco aumentado de abscesso e hemorragia intracraniana, devendo ser submetidos a exames de imagem em caso de sintomas neurológicos.
b) Sintomas de hiperviscosidade sanguínea (fadiga, parestesia, tontura, cefaleia) são frequentes em pacientes com hematócrito > 55%.
c) Deficiência de ferro é uma alteração comum nesses pacientes, pode simular sintomas de hiperviscosidade e culminar em AVC ou IAM.
d) A saturação deve ser aferida apenas após 5 minutos de repouso, e teste de caminhada de 6 minutos deve ser realizado regularmente.

18. Sobre arritmias em cardiopatias congênitas, assinale a alternativa correta:
a) Pacientes com VD sistêmico por cirurgia de troca atrial (cirurgia de Senning) têm incidência de taquiarritmias atriais aumentadas, sendo a fibrilação a forma mais comum.
b) Em pacientes com disfunção do VD sistêmico, com TVNS, síncope ou TV indutível ao estudo eletrofisiológico, existe indicação de CDI como profilaxia primária.

c) As arritmias mais comuns em pacientes com CIA são o *flutter* e a FA, e têm como fator de risco HAS, HAP, disfunção ventricular e sexo masculino.
d) A morte súbita nos pacientes em pós-operatório tardio de Fallot é um evento raro, com pouco impacto na mortalidade deles.

19. Sobre o sistema de condução nas cardiopatias congênitas, assinale a alternativa incorreta:
a) No isomerismo atrial direito, espera-se a presença de dois nós sinusais, cada um localizado na desembocadura da veia cava superior.
b) Nos pacientes com atresia tricúspide, o nó AV situa-se no assoalho do átrio D.
c) Na anomalia de Ebstein, a pré-excitação é frequente e verificou-se presença de conexões AV laterais e também nodoventriculares.
d) Nos pacientes com CIV perimembranosa, o feixe ramificante distribui-se na face esquerda do septo ventricular, relacionado à borda anterioinferior do defeito.

20. Sobre arritmias fetais, assinale a alternativa correta:
a) Extrassístoles supraventriculares são arritmias benignas e não necessitam de tratamento.
b) A bradicardia fetal é definida como frequência cardíaca fetal < 100 bpm, sendo a bradicardia constantemente associada a doenças maternas.
c) Em gestações em que a mãe tem doença autoimune e dosagem de anticorpos maternos anti-SSA/RO, deve-se realizar ecocardiograma fetal entre a 18ª e a 22ª semana. Se ritmo sinusal, não é necessário repetir o exame, apenas avaliação pós-natal.
d) Taquicardia fetal sustentada é definida quando o feto permanece > 70% do tempo em arritmia durante o exame, tendo prognóstico ruim nos pacientes que permanecem em arritmia mesmo que tenham controle de frequência.

Respostas comentadas

1. Resposta: **B**

Existem vários tipos de CIA, porém o mais comumente encontrado é o *ostium secundum* – que corresponde a 80% dos casos de CIA e está localizado na região da fossa *ovalis*. O *ostium primum* é a segunda forma mais comum – com 15% dos casos, e é a forma associada ao defeito de septo atrioventricular. Outras formas incluem seio venoso superior (5%, com forte associação com drenagem anômala de veias pulmonares), seio venoso inferior (< 1%) e seio coronário (< 1%). A oximetria de pulso tem recomendação nível I pela diretriz da AHA como avaliação de adultos com CIA, tanto em repouso como no exercício, para definição da direção e magnitude do *shunt*. A indicação de fechamento (cirúrgico ou percutâneo) da CIA requer ausência de sinais de aumento da resistência vascular pulmonar, mas também sinais de repercussão hemodinâmica da CIA (aumento de área cardíaca, Qp/Qs > 1,5, além de ser necessário ponderar a presença de sintomas). A diretriz da ESC recomenda que pacientes com doença ventricular esquerda sejam submetidos ao teste de fechamento por balão durante o estudo hemodinâmico, dado que a eliminação do *shunt* E/D pode gerar aumento das pressões de enchimento do lado esquerdo e piora da insuficiência cardíaca.

2. Resposta: **B**

As complicações em longo prazo da CoAo incluem recoarctação (11%), aneurisma, pseudoaneurisma e dissecção de aorta. Apesar de o ecocardiograma ser capaz de detectar sinais de recoarctação, aneurismas e outras complicações podem não ser bem visualizados, por isso há indicação de realizar angioTC ou angioRNM no seguimento desses pacientes. Estudos recentes mostram que até 10% dos pacientes com CoAo apresentam aneurismas intracranianos, com aumento da incidência em adultos. A AHA propõe como classe IIb a realização rotineira de exames (angioRNM ou angioTC) como *screening* para essa alteração. Apesar de o gradiente pico a pico > 20 mmHg medido na sala de hemodinâmica ser um dos parâmetros avaliados na indicação de reintervenção, ele não pode ser olhado de forma isolada. A presença de hipertensão arterial ou estreitamento ≥ 50% do diâmetro da aorta também deve ser levada em conta na decisão de intervenção ou não. Atualmente, em pacientes com CoAo nativa ou recoarctação, a primeira escolha em pacientes adultos com anatomia favorável é a abordagem hemodinâmica, com implante de *stent*.

3. Resposta: **D**

A RNM tem sido cada vez mais utilizada, tendo valor na estimativa de volume e dimensões do VD, além de fornecer uma avaliação adequada sobre função ventricular. Deve ser realizada no pré-operatório e no seguimento em longo prazo dos pacientes. Em decorrência da forte associação entre anomalia de Ebstein e vias acessórias AV, a diretriz da AHA recomenda a realização do estudo eletrofisiológico, mesmo na ausência de pré-excitação ventricular (classe IIa). A presença de piora objetiva na capacidade de atividade física é indicação cirúrgica (classe I), tanto pela ESC como pela AHA. Em pacientes assintomáticos, mas com dilatação progressiva do VD (ESC e AHA), presença de cianose por *shunt* D/E pela CIA, embolia paradoxal e arritmias atriais (AHA) são indicação de cirurgia classe IIa. A presença de disfunção ventricular direita é indicação de cirurgia I pela AHA e IIa pela ESC, mas a AHA ressalta que a indicação cirúrgica após disfunção ventricular D instalada tem pior prognóstico. A ESC ressalta que pode-se considerar o fechamento percutâneo da CIA ou FOP em pacientes com anomalia de Ebstein, em que a cianose é o problema principal. Porém, uma avaliação hemodinâmica adequada deve ser realizada, para descartar que o fechamento da comunicação cause aumento da pressão no átrio direito, podendo, inclusive, comprometer o débito cardíaco.

4. Resposta: **D**

A insuficiência pulmonar é a lesão residual mais comum, sendo quase sempre encontrada após correção com *patch* transanular. Apesar de ser bem tolerada, pode levar à dilatação e disfunção do ventrículo direito, principalmente se associada à estenose pulmonar ou de artérias pulmonares. As indicações de troca de valva pulmonar pela diretriz da AHA incluem: pacientes sintomáticos OU pacientes assintomáticos, mas com dois dos seguintes fatores: (1) disfunção discreta a moderada do VD ou do VE; (2) dilatação importante do VD (volume final diastólico indexado VD $\geq$ 160 mL/m^2 ou volume final sistólico indexado VD $\geq$ 80 mL/m^2 ou volume diastólico final do VD $\geq$ 2x o volume diastólico final do VE); (3) obstrução da via de saída do VD causando um aumento da pressão do VD $\geq$ 2/3 da pressão sistêmica; (4) piora progressiva da tolerância a exercícios. Pela ESC, os critérios são parecidos, mas necessitam apenas de um dos critérios. Além disso, considera piora da insuficiência tricúspide (> moderada) como fator de dilatação do VD e usa o corte para pressão sistólica do VD (aumento causado pela obstrução na via de saída) > 80 mmHg, independentemente da pressão sistêmica. A possibilidade de anomalia coronariana pode complicar a abordagem cirúrgica (lesão direta) ou hemodinâmica (compressão coronariana durante a realização de troca percutânea da valva pulmonar). Por isso, na abordagem hemodinâmica é mandatória a realização de teste de compressão coronariana antes do implante da nova valva pulmonar.

5. Resposta: **A**
Arritmias atriais são frequentes e devem ser prontamente tratadas, pois esses pacientes costumam tolerar mal e ter importante piora hemodinâmica secundária a essas arritmias. Além disso, arritmias podem ser a manifestação inicial de deterioração hemodinâmica. Ablação por cateter está associada à melhora clínica dos pacientes, apesar de a taxa de sucesso ser menor do que no resto da população em razão da presença de múltiplos focos arritmogênicos. A realização de múltiplas ablações pode ser necessária e justificada nesses pacientes. A enteropatia perdedora de proteínas é rara e tem associação com piora do prognóstico. O tratamento clínico é desafiador, devendo-se excluir alterações hemodinâmicas tratáveis. O uso de iECA, corticoide e reposição de albumina são opções terapêuticas, mas têm resposta variável. A realização de cateterismo deve ser ponderada de forma precoce na presença de edema novo e inexplicado, deteriorização clínica, arritmia de início recente, cianose e hemoptise, por permitir avaliação da RVP, além de possíveis obstruções no circuito do Fontan.

6. Resposta: **C**
A presença de lesões associadas é frequente (80-90%), sendo as mais comuns: CIV, EP e displasia da valva tricúspide (displasia Ebstein-*like*). A presença de disfunção leve do VD (FE > 40%) não contraindica a cirurgia de abordagem da valva tricúspide (valva AV sistêmica), sendo indicação classe I em pacientes sintomáticos. As alterações no sistema de condução são frequentes, podendo evoluir para BAVT (2% de perda de condução AV por ano). A estenose pulmonar (obstrução na via de saída do VE) é uma alteração que pode ser benéfica em grau leve/moderado, pois altera a conformação ventricular e desloca o septo interventricular pelo aumento da pressão no VE. A correção da estenose pode alterar essa geometria e deslocar o septo interventricular para o VE, podendo piorar a insuficiência tricúspide e a função do VD.

7. Resposta: **D**
A diretriz da AHA recomenda a realização de BNP, radiografia de tórax e TC6M no diagnóstico e no seguimento dos pacientes com HAP (classe I). Sobre o diagnóstico, existe uma diferença entre a diretriz da ESC (PAP média > 20 mmHg)

e da AHA (PAP média ≥ 25 mmHg). Isso acontece pois, após a publicação da diretriz da AHA (2018)[2], houve uma atualização das diretrizes de hipertensão pulmonar, que já foi contemplada na diretriz da ESC (2020)[1]. Apesar das novas técnicas ecocardiográficas, a realização de cateterismo ainda é importante para adequada aferição da pressão pulmonar e programação terapêutica.

8. Resposta: **A**

O ecocardiograma transesofágico é importante para descartar lesões associadas, principalmente anomalias de retorno venoso pulmonar, além de permitir melhor avaliação das bordas do defeito e a possibilidade de fechamento percutâneo. É o método de escolha para guiar o fechamento percutâneo do defeito. Para que seja possível a abordagem hemodinâmica do defeito, os critérios são: (1) defeito ≤ 38 mm; (2) bordas com pelo menos 5 mm em todos os lados, exceto na borda aórtica. A incidência de complicações após fechamento percutâneo é rara (< 1%) e envolve taquicardias atriais (principalmente logo após o procedimento, e costumam ser transitórias), podendo ocorrer também erosão da parede atrial, lesão do folheto anterior da mitral e lesão aórtica. Apesar de raros, podem ocorrer eventos tromboembólicos, sendo indicado o uso de antiagregantes plaquetários por pelo menos 6 meses após o implante do dispositivo.

9. Resposta: **B**

A estenose pulmonar valvar costuma ser uma lesão isolada, não associada à displasia valvar, que geralmente tem abertura em domus. A displasia valvar é menos comum (15-20%) e frequentemente associada à síndrome de Noonan. A valvoplastia pulmonar percutânea é o método de escolha na ausência de displasia, com presença de estenose de artéria pulmonar periférica (pela possibilidade de angioplastia com implante de *stent* e pela dificuldade de acesso cirúrgico de lesões distais). A valvoplastia cirúrgica fica reservada para os casos em que há estenose infundibular, hipoplasia anulovalvar, displasia valvar ou necessidade de abordagem de outras lesões cirurgicamente (como insuficiência tricúspide ou insuficiência pulmonar). A estenose pulmonar é dividida em leve (gradiente pico < 36 mmHg), moderada (gradiente de pico 36-64 mmHg) e grave (gradiente pico > 64 mmHg). Nos pacientes com estenose grave, mesmo na ausência de sintomas, está indicada a valvoplastia pulmonar. Mesmo nos pacientes com dilatações pós-estenóticas importantes, deve-se priorizar a abordagem hemodinâmica, dado que o risco de rotura é extremamente baixo (ambiente de baixa pressão e alta elasticidade dos vasos).

10. Resposta: **C**

Os fatores de risco para MS nos pacientes com tetralogia de Fallot incluem: (1) disfunção sistólica ou diastólica do VE (AHA) ou disfunção sistólica VD ou VE (ESC); (2) QRS ≥ 180 ms ou taquicardia ventricular não sustentada (TVNS); (3) extensa região de fibrose na RNM. Nesses pacientes de alto risco, existe indicação de estudo eletrofisiológico (IIa pela ESC) e deve-se ponderar o CDI como prevenção primária de MS (IIa tanto pela ESC como pela AHA).

11. Resposta: **A**

A forma adulta da ALCAPA ocorre quando uma extensa rede de colaterais, além de obstrução na saída da coronária esquerda do tronco da pulmonar, consegue manter um suprimento coronariano mínimo, impedindo a evolução para disfunção ventricular e insuficiência cardíaca precoce, com a queda da pressão pulmonar após o nascimento. A isquemia coronariana ocorre principalmente pelo roubo de fluxo diastólico (coronária – tronco da pulmonar), não pela presença de sangue não oxigenado. Mesmo na vigência de disfunção ventricular, a cirurgia deve ser indicada pela possibilidade de recuperação da função ventricular. A cirurgia de escolha é o reimplante da coronária esquerda na aorta.

12. Resposta: **C**

A diretriz da AHA sugere usar os mesmos critérios para abordagem da insuficiência da VAV E do DSAVT que os utilizados para indicar intervenção por insuficiência mitral. A diretriz da ESC coloca outros critérios, mas são muito semelhantes aos da indicação de abordagem da valva mitral (sintomas OU dilatação ventricular e/ou disfunção ventricular – classe I – e/ou fibrilação atrial e/ou pressão sistólica de artéria pulmonar > 50 mmHg – classe IIa). Ambas reforçam a importância de um cirurgião com experiência em cardiopatias congênitas, pelas especificidades e anatomia particular nessa situação. Existe deslocamento posteroinferior do nó AV e a presença de BAVT espontânea pode ocorrer mesmo em pacientes que não apresentaram alterações de ritmo no pós-operatório imediato, apesar de ser mais raro. A obstrução da via de saída do VE pode ocorrer pela anatomia característica e deve ser abordada se for moderada/importante OU se causar sintomas ou piora da regurgitação da VAV E. A indicação cirúrgica não depende do uso prévio de medicações.

13. Resposta: **A**

Existe associação entre transposição congenitamente corrigida das grandes artérias e síndrome de WPW (2-4% dos pacientes). Ativação septal precoce da direita para a esquerda justifica a presença de ondas Q em dII, dIII e aVF, além de V1 até V3. A insuficiência tricúspide geralmente é causada pela displasia valvar (Ebstein-*like*) e é preditor isolado de mortalidade, além de contribuir para disfunção ventricular. Não existe evidência para justificar o uso de iECA, BRA, betabloqueadores ou antagonista de aldosterona para prevenir insuficiência cardíaca ou melhorar sobrevida. Em pacientes já sintomáticos, pode-se considerar o uso de diuréticos. Ainda existe muita controvérsia em relação ao uso da medicação para tratamento da insuficiência cardíaca (IC) com VD sistêmico, não havendo benefício comprovado do uso da medicação habitualmente usada no tratamento da IC sistólica esquerda.

14. Resposta: **D**

Nos pacientes com *switch* atrial, existe o risco aumentado de taquiarritmias atriais (principalmente taquicardia de reentrada atrial), com forte associação com aumento de morte súbita e taquicardia ventricular. Além disso, há uma possibilidade de aumento da chance de bradicardia sinusal nesses pacientes. A presença de obstrução nos túneis atriais também pode ocorrer (mais comum no túnel das pulmonares) e justifica rastreio regular (angioTC ou angioRNM) e, caso presente, pode ser considerada abordagem hemodinâmica com implante de *stent* nos pacientes sintomáticos. Já nos pacientes submetidos ao *switch* arterial, as complicações mais comuns incluem: (1) dilatação aórtica com insuficiência da valva neoaórtica (antiga valva pulmonar); (2) estenose supravalvar pulmonar (ESP) e estenose de ramos pulmonares; (3) disfunção ventricular E e arritmias ventriculares (geralmente associadas a problemas no reimplante das coronárias); (4) angulação do arco aórtico, podendo levar à obstrução e hipertensão arterial. Quanto à indicação de abordagem da ESP, as diretrizes da AHA e da ESC diferem um pouco: a diretriz da AHA coloca como indicação classe IIa a abordagem (cirúrgica ou hemodinâmica) nos pacientes com sintomas de insuficiência cardíaca ou piora da capacidade de exercícios; já a diretriz da ESC coloca como indicação IIa a abordagem hemodinâmica, com implante de *stent*, independentemente de sintomas, se redução da luz do vaso >50%, com aumento da pressão sistólica ventricular direita (PSVD > 50 mmHg) e/ou redução da perfusão pulmonar. As diretrizes também diferem quanto ao seguimento de possíveis alterações coronarianas: a ESC sugere que a angioTC seja o método de escolha para documentação não invasiva das coronárias quando houver suspeita de estenose, mas reforça que não há indicação de realização de exames de rotina em pacientes assintomáticos. Já a diretriz da AHA destaca que alterações coronarianas podem ocorrer em até 10% dos pacientes, ressaltando que os problemas mais comuns ocorrem na infância e nos primeiros anos após a cirurgia. Por isso, ela recomenda a realização de pelo menos uma angioTC ou angioRNM em pacientes adultos sem documentação do *status* da anatomia coronariana prévia, mesmo na ausência de sintomas. Após a documentação inicial, ambas concordam que não há indicação de realização de exames seriados em pacientes assintomáticos.

15. Resposta: **A**
A hipertensão arterial pulmonar pode se desenvolver anos após o fechamento de *shunts* e fatores de risco incluem: (1) defeitos grandes e não restritivos; (2) Qp:Qs $\geq$ 3 e/ou pressão sistólica de artéria pulmonar > 40 mmHg pré-correção; (3) síndromes genéticas; (4) idade de correção tardia; (5) sexo feminino; entre outros. A anticoagulação nos pacientes com síndrome de Eisenmenger não está validada, devendo ser considerada em pacientes com arritmias e/ou histórico prévio de trombose. É importante lembrar que pacientes cianóticos têm risco de sangramento aumentado, devendo ser avaliados caso a caso quanto ao benefício da anticoagulação. Independente da função ventricular, pacientes com diagnóstico confirmado de hipertensão arterial pulmonar devem ser orientadas contra a gestação, incluindo oferecer a possibilidade de interrupção da gestação, caso ela ocorra. O período de risco inclui toda a gestação e o pós-parto, com risco de óbito, insuficiência cardíaca e AVC. Nos pacientes com síndrome de Eisenmenger, diferentemente dos pacientes com hipertensão arterial pulmonar de outras causas (em que existe recomendação de O_2 suplementar se paO_2 < 60 mmHg), para que haja indicação dessa terapia deve-se confirmar um aumento consistente e significativo da saturação. Apesar de melhorar sintomas, não há evidência que melhore a sobrevida desses pacientes.

16. Resposta: **D**
As alterações hepáticas são comuns e incluem congestão, cirrose e até carcinoma hepatocelular. Por isso, existe recomendação (classe IIa) para rastreio tanto de exames laboratoriais como com exames de imagem, mesmo em pacientes assintomáticos. O uso de vasodilatadores pulmonares, em especial antagonista dos receptores de endotelina, vem sendo objeto de interesse crescente pela possibilidade de melhora da resistência vascular pulmonar e débito cardíaco. Até o momento, existem apenas estudos pequenos, mas que vêm comprovando melhora do pico de consumo de oxigênio e performance no exercício. Apesar de ser bem estabelecido o risco aumentado para eventos trombóticos nesses pacientes, não há evidência de benefício que suporte o uso de

anticoagulação para essa população. O uso de anticoagulação, antiagregação plaquetária ou nenhuma terapia varia conforme os centros. Nos pacientes de alto risco (presença de arritmias, *shunt* D/E residual, presença de colaterais venovenosas ou trombose prévia), a indicação de anticoagulação está mais bem estabelecida. Os novos anticoagulantes orais estão sendo estudados, mas a recomendação ainda é de anticoagulação com antagonistas da vitamina K. A profilaxia para endocardite infecciosa está indicada para: (1) pacientes com pós-operatório recente (< 6 meses); (2) cianóticos; (3) portadores de valvas prostéticas; (4) presença de *patch* com *shunt* residual; (5) endocardite prévia.

17. Resposta: **B**

Em pacientes cianóticos, deve-se realizar exames de imagem em caso de cefaleia de início recente ou qualquer outro sintoma neurológico pelo risco aumentado de abscesso cerebral, hemorragia e AVC. Os sintomas de hiperviscosidade sanguínea são raros em hematócritos < 65%. A deficiência de ferro é comum e causa redução da hemoglobina sem mudança proporcional no hematócrito (diminuindo a capacidade de transporte de oxigênio, sem diminuir viscosidade), podendo levar a IAM e AVC. Por isso, existe indicação de rastreio de deficiência de ferro e reposição sempre que necessário. A saturação desses pacientes deve ser aferida após um tempo mínimo de repouso (5 minutos), apesar de ser necessário avaliar regularmente a saturação desses pacientes durante o esforço (como no teste de caminhada de 6 minutos).

18. Resposta: **C**

Nos pacientes com VD sistêmico por cirurgia de *switch* atrial (cirurgia de Senning), existem extensas regiões de fibrose atrial, justificando a alta incidência de taquiarritmias (até 25% após 20 anos de cirurgia), porém as mais comuns são a taquicardia por macrorreentrada intra-atrial, seguida da TA focal e TRN. Não existe evidência que justifique o implante de CDI profilático em pacientes com VD sistêmico, mesmo que apresentando fatores de risco. Por outro lado, como profilaxia secundária, parece haver benefício nessa população. Em pacientes com CIA, a incidência de arritmias é elevada (até 40% em pacientes adultos sem correção) e os fatores de risco incluem: (1) HAS; (2) HAP; (3) doença pulmonar obstrutiva crônica; (4) disfunção ventricular; (5) sexo masculino. A tetralogia de Fallot apresenta excelente prognóstico após correção total, porém arritmias ventriculares podem surgir décadas após a cirurgia, e a morte súbita é a causa de morte mais comum tardiamente.

19. Resposta: **D**

O nó sinusal é uma estrutura que se relaciona com o átrio morfologicamente direito, sendo esperados dois nós sinusais no isomerismo atrial direito e ausência de nó sinusal no isomerismo atrial esquerdo. Nos pacientes com ventrículo único, quando o ventrículo principal é morfologicamente esquerdo, existe desalinhamento entre os septos atrial e ventricular (o nó AV posterior não se conecta, desenvolvendo-se um nó e um feixe AV anterior). O nó AV anômalo geralmente se situa no anel da valva AV direita, porém na atresia tricúspide ele se encontra no assoalho do átrio direito. Existe forte associação da anomalia de Ebstein com pré-excitação, sendo possível vias AV laterais e também nodoventriculares. A relevância da localização do feixe e dos ramos de condução nos casos de CIV se dá pela possibilidade de bloqueios durante a correção cirúrgica. Nas comunicações perimembranosas, o feixe ramificante distribui-se na face esquerda do septo ventricular, relacionado à borda posteroinferior do defeito.

20. Resposta: **A**

Extrassístoles ocorrem em 1 a 3% das gestações e, habitualmente, são benignas, sem determinar repercussão para o feto. O diagnóstico da extrassístole supraventricular é feito a partir da identificação de uma atividade atrial (onda A) precoce, com ou sem atividade bloqueada (conduzidas ou bloqueadas). Quando conduzidas, cerca de 1% pode ser percussora da taquiarritmias. A bradicardia fetal é diagnosticada com FC fetal < 110 bpm e a bradicardia sinusal, associada à resposta do tônus vagal a estímulos (hipóxia ou compressão do cordão umbilical). Mais raramente ocorre secundária a doenças maternas. Em gestantes com doença autoimune com anticorpos positivos, mesmo com ritmo cardíaco sinusal, recomenda-se a medida do intervalo AV (PR mecânico) semanalmente, da 18ª até a 26ª semana. A função miocárdica deve ser monitorada a cada 4 semanas, até o nascimento. A taquicardia sustentada é definida com período > 50% do tempo do exame. Inclui as taquicardias supraventriculares, a FA e as taquicardias ventriculares. O prognóstico é bom quando há reversão intraútero, mas deve-se considerar o prognóstico favorável para os fetos que permanecem em arritmia, porém com frequência cardíaca mais baixa e sem hidropsia.

Referências bibliográficas

1. ESC Scientific Document Group, 2020 ESC Guidelines for the management of adult congenital heart disease: The Task Force for the management of adult congenital heart disease of the European Society of Cardiology (ESC). Eur Heart J. 2021;42(6):563-645.
2. Stout KK, Daniels CJ, Aboulhosn JA, Bozkurt B, Broberg CS, Colman JM, et al. 2018 AHA/ACC Guideline for the management of adults with congenital heart disease: a report of the American College of Cardiology/American Heart Association Task Force on Clinical Practice Guidelines. Circulation. 2019;139:e698-e800.
3. Magalhães LP, Guimarães ICB, Melo SL, Mateo EIP, Andalaft RB, Xavier LFR, et al, Diretriz de arritmias cardíacas em crianças e cardiopatias congênitas SOBRAC e DCC-CP. 2016;107(1):Supl.3.
4. Pedra SRFF, Zielinsky P, Binotto CN, Martins CN, Fonseca ESVB, Guimarães ICB, et al. Diretriz brasileira de cardiologia fetal. Arq Bras Cardiol. 2019;112(5):600-48.

Capítulo 5

Hipertensão arterial sistêmica

Questões

1. Em relação à aferição correta da pressão arterial (PA), assinale a alternativa correta:
   a) As fases I e V de Korotkoff são utilizadas para determinar a PA sistólica (PAS) e a PA diastólica (PAD), respectivamente.
   b) A PA deve ser aferida com o paciente deitado.
   c) A PA deve ser aferida em ambos os braços na primeira consulta e o menor valor deve ser usado como referência.
   d) O consumo de alimentos não tem interferência na medida da PA.

2. Paciente de 40 anos, sexo masculino, procura atendimento por medidas elevadas de PA. Assintomático. Na consulta foram realizadas três medidas de PA no membro superior direito com os seguintes resultados: 146/84, 138/82 e 142/80 mmHg. Sem outras alterações no exame clínico. Foram solicitados exames laboratoriais, eletrocardiograma e monitorização ambulatorial da pressão arterial (MAPA) de 24 horas. No retorno, paciente apresenta PA de 144/78 mmHg e traz resultado da MAPA: média das 24 horas = 132/82 mmHg, média vigília = 138/84 mmHg e sono = 128/76 mmHg. Sobre esse caso, é correto afirmar:
   a) O paciente não possui hipertensão arterial sistêmica (HAS) pois a média das 24 horas é menor que 135/85 mmHg.
   b) O paciente não possui HAS pois a média no período de vigília é menor que 140/90 mmHg.

c) O paciente possui HAS pois a média das 24 horas é maior que 130/80 mmHg.
d) O paciente possui HAS pois na primeira consulta a PA estava acima de 140/90 mmHg.

3. Qual a classificação da pressão arterial do paciente da questão 2?
a) Pré-hipertensão.
b) Hipertensão estágio 1.
c) Hipertensão estágio 2.
d) Hipertensão estágio 3.

4. Quais exames complementares de rotina estão indicados para o paciente da questão 2?
a) Creatinina, potássio, análise de urina, glicemia de jejum e hemoglobina glicada, colesterol total, HDL, triglicérides, ácido úrico, eletrocardiograma.
b) Hemograma, creatinina, sódio, análise de urina, hemoglobina glicada, hormônio tireoestimulante (TSH), eletrocardiograma, radiografia de tórax.
c) Creatinina, potássio, glicemia de jejum, colesterol, HDL, ultrassonografia de carótidas, eletrocardiograma.
d) Hemograma, creatinina, sódio, potássio, glicemia de jejum, ácido úrico, TSH, ecocardiograma.

5. Paciente de 55 anos, sexo feminino, em segunda visita com cardiologista, apresenta PA = 148/92 mmHg. Assintomática. Exame clínico sem alterações. Traz exames laboratoriais: glicemia de jejum = 102 mg/dL, colesterol total = 170 mg/dL, HDL = 50 mg/dL, triglicérides = 160 mg/dL. Antecedente pessoal de tabagismo. Antecedente familiar de pai falecido aos 52 anos por infarto agudo do miocárdio. Qual a estratificação de risco dessa paciente hipertensa?
a) Sem risco adicional.
b) Risco baixo.
c) Risco moderado.
d) Risco alto.

6. Em relação à hipertensão arterial, qual tratamento está indicado para a paciente da Questão 5?
a) Terapia não farmacológica por 6 meses e reavaliar níveis de PA.
b) Terapia não farmacológica por 3 meses e reavaliar níveis de PA.

c) Terapia farmacológica e não farmacológica com início imediato.
d) Somente terapia farmacológica com início imediato.

7. Qual a meta de PA para a paciente da Questão 5?
a) Menor que 140/90 mmHg.
b) Menor que 135/85 mmHg.
c) Menor que 130/80 mmHg.
d) Menor que 120/70 mmHg.

8. Qual esquema terapêutico a seguir poderia ser usado como tratamento da paciente da questão 5?
a) Atenolol e clonidina.
b) Enalapril e clortalidona.
c) Clonidina e anlodipino.
d) Hidralazina e clortalidona.

9. Paciente de 30 anos, sexo feminino, com diagnóstico de HAS após a primeira gestação. Foi encaminhada pelo ginecologista por causa de nova gestação de 8 semanas. Está em uso de enalapril 20 mg 12/12 horas e hidroclorotiazida 25 mg por dia. Assintomática. Exame clínico sem alterações, média das pressões arteriais aferidas de 122/76 mmHg. Qual a melhor conduta no momento?
a) Manter medicação atual e reavaliações mensais.
b) Solicitar MAPA para avaliar controle pressórico.
c) Trocar medicação para losartan e atenolol.
d) Trocar medicação para nifedipino de ação prolongada e metildopa.

10. Paciente de 65 anos, sexo masculino, tabagista, em tratamento de HAS há 10 anos. Atualmente está em uso de enalapril 20 mg 12/12 horas, anlodipino 5 mg 12/12 horas e atenolol 100 mg/dia, com boa adesão ao tratamento. Em avaliação de rotina, PA = 174/102 mmHg, frequência cardíaca (FC) = 50 bpm, restante do exame clínico sem alterações. Sem lesão em órgão-alvo detectada. Qual a melhor conduta no momento?
a) Introduzir espironolactona por se tratar de hipertensão arterial resistente.
b) Orientar o paciente a cessar o tabagismo e manter medicações em uso.
c) Orientar o paciente a cessar o tabagismo e introduzir espironolactona.
d) Orientar o paciente a cessar o tabagismo e introduzir clortalidona.

11. Paciente de 28 anos, sexo feminino, encaminhada ao cardiologista pelo médico da atenção primária em decorrência de elevação da PA. Paciente refere cefaleia intensa esporádica. Exame clínico com PA = 186/98 mmHg, fundo de olho com retinopatia hipertensiva grau III. Qual das condições a seguir não poderia ser a causa do quadro clínico apresentado pela paciente?
    a) Feocromocitoma.
    b) Hipoparatireoidismo.
    c) Hipertireoidismo.
    d) Hiperaldosteronismo primário.

12. Qual exame complementar não está indicado para a investigação da causa do quadro clínico da paciente da questão 11?
    a) Dosagem de renina urinária.
    b) Metanefrinas urinárias.
    c) Hormônio tireoestimulante (TSH) e T4 livre.
    d) Cálcio sérico e PTH.

13. Paciente de 70 anos, sexo masculino, com antecedente de angioplastia de coronária direita por síndrome coronariana aguda há 3 anos, ex-tabagista, em tratamento de HAS há 20 anos com bom controle. Estava em uso de nifedipino e hidroclorotiazida, porém há 3 meses apresenta "picos hipertensivos". Seu cardiologista introduziu enalapril 10 mg 12/12 horas pois a PA no consultório estava 162/88 mmHg e solicitou exames complementares. No retorno, PA = 148/80 mmHg. Exames: hemoglobina = 15,0 g/dL, leucócitos = 6.600/mm³, plaquetas = 155.000/mm³, sódio = 134 mg/dL, potássio = 4,9 mg/dL, creatinina = 3,0 mg/dL (última dosagem há 6 meses de 1,3 mg/dL), ureia = 80 mg/dL. Qual a melhor conduta no momento?
    a) Solicitar ultrassonografia de rins e vias urinárias.
    b) Solicitar ultrassonografia com Doppler de artérias renais.
    c) Solicitar angiotomografia de artérias renais.
    d) Solicitar arteriografia renal.

14. Em relação à terapêutica da principal hipótese diagnóstica para o quadro clínico do paciente da questão 13, é correto afirmar:
    a) O tratamento mecânico percutâneo ou cirúrgico está sempre indicado.
    b) O tratamento mecânico percutâneo está indicado somente em casos acompanhados de edema agudo pulmonar.

c) Pacientes com bom controle de pressão arterial e função renal estável apresentam melhores desfechos com o tratamento mecânico percutâneo.
d) O tratamento mecânico percutâneo pode ser indicado em casos com piora progressiva de função renal.

15. Paciente de 70 anos, sexo feminino, diabética não insulinodependente e hipertensa há 30 anos, deu entrada no pronto-socorro trazida por familiares em decorrência de agitação e confusão mental. Exame clínico: regular estado geral, corada, hidratada, escala de Glasgow de 13, pupilas isofotorreagentes, FC = 110 bpm, PA = 240/122 mmHg, saturação de 96% em ar ambiente, semiologia cardíaca e pulmonar sem alterações, sem déficits focais aparentes. Qual a melhor conduta no momento?
a) Fundo de olho, iniciar nitroprussiato endovenoso para reduzir a PA em 25% na primeira hora, tomografia computadorizada (TC) de crânio, eletrocardiograma (ECG), exames laboratoriais gerais.
b) Fundo de olho, não iniciar medicação anti-hipertensiva no momento, TC de crânio, ECG, exames laboratoriais gerais.
c) Fundo de olho, captopril por via oral, TC de crânio, ECG, exames laboratoriais gerais.
d) Fundo de olho, iniciar nitroprussiato endovenoso para reduzir a PA em 30% na primeira hora, TC de crânio, ECG, exames laboratoriais gerais.

16. Paciente de 56 anos, sexo masculino, sem comorbidades conhecidas, encaminhado ao cardiologista para avaliação de HAS. Na consulta, apresenta PA = 160/98 mmHg, restante do exame clínico sem alterações. Exames laboratoriais: creatinina = 1,4 (*clearance* = 58 mL/min), potássio = 4,6 mg/dL, glicemia de jejum = 84 mg/dL, colesterol total = 180 mg/dL, HDL = 45 mg/dL, triglicérides = 145 mg/dL, relação albumina/creatinina na urina = 400 mg/g, eletrocardiograma sem alterações. Qual a medicação mais indicada para o paciente no momento?
a) Metildopa.
b) Furosemida.
c) Ramipril.
d) Atenolol.

17. Paciente de 81 anos, sexo feminino, antecedente de hipotireoidismo compensado, baixa funcionalidade, encaminhada pelo médico da atenção primária em decorrência de elevação da PA. Na consulta, média das PA afe-

ridas de 154/80 mmHg, restante do exame clínico sem alterações. Traz exames laboratoriais: creatinina = 0,7, potássio = 4,2 mg/dL, glicemia de jejum = 92 mg/dL, colesterol total = 184 mg/dL, HDL = 40 mg/dL, triglicérides = 160 mg/dL, exame de urina sem alterações, eletrocardiograma normal. Qual a conduta mais apropriada no momento?

a) Iniciar anlodipino e solicitar MAPA para avaliar controle de PA.
b) Solicitar MAPA para decisão terapêutica.
c) Não introduzir terapia anti-hipertensiva no momento e continuar acompanhamento.
d) Iniciar enalapril com meta de PA < 140/90 mmHg.

18. Em relação ao tratamento não medicamentoso da HAS, é correto afirmar:

a) Exercícios resistidos dinâmicos têm maior efeito na redução da PA em comparação com treinamento aeróbico.
b) É recomendado limitar o consumo diário de álcool a 15 g nas mulheres e 30 g nos homens.
c) Cessar o tabagismo produz efeito comprovado no controle da HAS.
d) Não há evidências de que a dieta DASH tenha influência na redução da PA.

19. Paciente de 58 anos, sexo masculino, dislipidêmico, encaminhado ao cardiologista para avaliação de dor torácica. O paciente apresenta dor anginosa típica aos esforços extra-habituais. Na consulta, PA = 164/92 mmHg, FC = 92 bpm, restante do exame clínico sem alterações. O cardiologista prescreveu ácido acetilsalicílico (AAS), atorvastatina e solicitou exames complementares pertinentes. Qual das combinações a seguir é a mais apropriada para ser adicionada ao esquema terapêutico?

a) Hidralazina e isossorbida.
b) Diltiazem e clonidina.
c) Enalapril e isossorbida.
d) Enalapril e metoprolol.

20. Qual das associações medicamentosas a seguir deve ser evitada em pacientes hipertensos e diabéticos?

a) Hidroclorotiazida e anlodipino.
b) Captopril e valsartana.
c) Anlodipino e hidralazina.
d) Captopril e nifedipino.

Repostas comentadas

1. Resposta: **A**

   As diretrizes da Sociedade Brasileira de Cardiologia (SBC), American Heart Association (AHA), European Society of Cardiology (ESC) e European Society of Hypertension (ESH) possuem recomendações semelhantes quanto ao preparo do paciente e a técnica para a aferição correta da PA. Os seguintes passos devem ser observados na medição da PA:

   - Preparo do paciente:
     - Explicar o procedimento ao paciente e deixá-lo em repouso por 3 a 5 minutos em ambiente calmo. Deve ser instruído a não conversar durante a medição. Possíveis dúvidas devem ser esclarecidas antes ou depois do procedimento.
     - Certificar-se de que o paciente não está com a bexiga cheia; não praticou exercícios físicos há pelo menos 60 minutos; não ingeriu bebidas alcoólicas, café nem alimentos; não fumou nos 30 minutos anteriores.
     - Posicionamento: o paciente deve estar sentado, com pernas descruzadas, pés apoiados no chão, dorso recostado na cadeira e relaxado; o braço deve estar na altura do coração, apoiado, com a palma da mão voltada para cima e as roupas não devem garrotear o membro.
     - Três medidas de PA devem ser realizadas, com intervalo de 1 a 2 minutos. Registrar em prontuário a média das duas últimas leituras da PA e o braço utilizado para medição.
     - Medir a pressão em ambos os braços na primeira consulta, e usar como referência o valor do braço em que foi obtida a maior pressão.
     - Na suspeita de hipotensão ortostática (ou em pacientes de risco, como idosos e diabéticos), deve-se aferir a PA em posição supina e após 1 minuto e 3 minutos com o paciente em pé. Atenção deve ser dada para sintomas de hipotensão.
   - Etapas para realização da medição:
     - Determinar a circunferência do braço no ponto médio entre acrômio e olécrano.
     - Selecionar o manguito de tamanho adequado ao braço (ver Tabela 1).
     - Colocar o manguito, sem deixar folgas, 2 a 3 cm acima da fossa cubital.
     - Centralizar o meio da parte compressiva do manguito sobre a artéria braquial.
     - Estimar o nível da pressão arterial sistólica (PAS) pela palpação do pulso radial.

- Palpar a artéria braquial na fossa cubital e colocar a campânula ou o diafragma do estetoscópio sem compressão excessiva.
- Inflar rapidamente até ultrapassar 20 a 30 mmHg o nível estimado da PAS obtido pela palpação.
- Proceder à deflação lentamente (velocidade de 2 mmHg por segundo).
- Determinar a PAS pela ausculta do primeiro som (fase I de Korotkoff) e, após, aumentar ligeiramente a velocidade de deflação.
- Determinar a pressão arterial diastólica (PAD) no desaparecimento dos sons (fase V de Korotkoff).
- Auscultar cerca de 20 a 30 mmHg abaixo do último som para confirmar seu desaparecimento e depois proceder à deflação rápida e completa.
- Se os batimentos persistirem até o nível zero, determinar a PAD no abafamento dos sons (fase IV de Korotkoff) e anotar valores da PAS/PAD/zero.

Tabela 1 Dimensões do manguito de acordo com a circunferência do membro

Circunferência do braço (cm)	Denominação do manguito	Largura do manguito (cm)	Comprimento da bolsa (cm)
≤ 6	Recém-nascido	3	6
6-15	Criança	5	15
16-21	Infantil	8	21
22-26	Adulto pequeno	10	24
27-34	Adulto	13	30
35-44	Adulto grande	16	38
45-52	Coxa	20	42

2. Resposta: **C**

De acordo com a diretriz de hipertensão arterial sistêmica da SBC, em um paciente com PA acima de 140/90 mmHg com risco cardiovascular baixo ou médio, nova medida deve ser obtida em outra visita e uma solicitação de MAPA pode ser considerada. As diretrizes da ESC/ESH e da AHA também recomendam medir a PA em pelo menos duas visitas distintas para o diagnóstico de HAS. As três diretrizes também possuem os mesmos valores de corte para a MAPA, considerado anormal quando: média das 24 horas ≥ 130/80 mmHg, média na vigília ≥ 135/85 mmHg, e média no sono ≥ 120/70 mmHg. Alguns estudos mostraram que há maior correlação entre a PA aferida pela MAPA e lesão em órgãos-alvo e eventos cardiovasculares do que a PA aferida em consultório. Além disso, a MAPA traz informações sobre o comportamento da PA nas 24 horas em condições de vida real, efetividade do tratamento e possibilita o diagnóstico de hipertensão do jaleco branco e hipertensão mascarada, além da investigação de hipotensão postural e pós-prandial. Por isso, as três diretrizes reforçam a utilização da MAPA quando disponível e economicamente viável.

3. Resposta: **B**

As Tabelas 2 a 4 mostram como cada diretriz classifica os estágios de HAS.

Tabela 2 Classificação da pressão arterial de acordo com a medição em consultório, segundo a Sociedade Brasileira de Cardiologia (SBC)

Classificação SBC	PAS (mmHg)	PAD (mmHg)
PA ótima	< 120	< 80
Normal	120-129	80-84
Pré-hipertensão	130-139	85-89
Hipertensão estágio 1	140-159	90-99
Hipertensão estágio 2	160-179	100-109
Hipertensão estágio 3	≥ 180	≥ 110

PAD: pressão arterial diastólica; PAS: pressão arterial sistólica.

Tabela 3 Classificação da pressão arterial de acordo com a medição em consultório, segundo a American Heart Association (AHA)

Classificação AHA	PAS (mmHg)	PAD (mmHg)
Normal	< 130	< 85
Elevada	130-139	85-89
Hipertensão estágio 1	140-159	90-99
Hipertensão estágio 2	≥ 160	≥ 100

PAD: pressão arterial diastólica; PAS: pressão arterial sistólica.

Tabela 4 Classificação da pressão arterial de acordo com a medição em consultório, segundo a European Society of Cardiology (ESC) e a European Society of Hypertension (ESH)

Classificação ESC	PAS (mmHg)	PAD (mmHg)
PA ótima	< 120	< 80
Normal	120-129	80-84
Normal elevada	130-139	85-89
Hipertensão estágio 1	140-159	90-99
Hipertensão estágio 2	160-179	100-109
Hipertensão estágio 3	≥ 180	≥ 110

PAD: pressão arterial diastólica; PAS: pressão arterial sistólica.

Segundo as três diretrizes, quando a PAS e a PAD situam-se em categorias diferentes, a maior deve ser usada para a classificação. Pode-se considerar o diagnóstico de hipertensão sistólica isolada se PAS ≥ 140 mmHg e PAD < 90 mmHg.

4. Resposta: **A**

A avaliação complementar tem como objetivo diagnosticar doenças associadas, melhorar a estratificação de risco cardiovascular do paciente e detectar lesões subclínicas ou clínicas em órgãos-alvo decorrentes das HAS. Deve fazer parte da rotina inicial de todo paciente hipertenso. Nas Tabelas 5, 6 e 7, estão listados os exames complementares indicados por cada diretriz.

Tabela 5 Avaliação complementar de rotina no paciente hipertenso, segundo a Sociedade Brasileira de Cardiologia (SBC)

Creatinina plasmática e ritmo de filtração glomerular estimado
Potássio plasmático
Ácido úrico plasmático
Colesterol total, HDL-C e triglicérides plasmáticos
Glicemia de jejum e hemoglobina glicada (HbA1c)
Análise de urina
Eletrocardiograma de 12 derivações

HDL-C: lipoproteína de alta densidade.

Tabela 6 Avaliação complementar de rotina no paciente hipertenso, segundo a American Heart Association (AHA)

Creatinina plasmática e ritmo de filtração glomerular estimado
Potássio e sódio plasmáticos
Glicemia de jejum
Perfil lipídico
Análise de urina
Eletrocardiograma de 12 derivações

Tabela 7 Avaliação complementar de rotina no paciente hipertenso segundo a European Society of Cardiology (ESC) e a European Society of Hypertension (ESH)

Hemoglobina e hematócrito
Creatinina plasmática e ritmo de filtração glomerular estimado
Sódio e potássio plasmáticos
Cálcio sérico (indicado apenas na diretriz da ESH)
Ácido úrico plasmático
Glicemia de jejum e hemoglobina glicada (HbA1c)
Colesterol total, HDL-C, LDL-C e triglicérides plasmáticos
Função hepática (indicado apenas na diretriz da ESC)
Análise de urina e, idealmente, razão entre albumina/creatinina urinárias
Eletrocardiograma de 12 derivações

HDL-C: lipoproteína de alta densidade; LDL-C: lipoproteína de baixa densidade.

Outros exames podem ser indicados conforme as comorbidades do paciente, achados anormais no exame clínico ou alteração em exames complementares prévios.

5. Resposta: **D**

A estratificação de risco do paciente hipertenso deve ser feita levando-se em conta a classificação da medida da PA, fatores de risco coexistentes (FR) e a presença de lesão em órgão-alvo (LOA), *diabetes mellitus*, doença cardiovascular (DCV) ou renal (DRC estágio 3). Sua classificação é semelhante entre as diretrizes da AHA, ESC/ESH e SBC, salvo pequenas diferenças (como por exemplo, a ausência da classificação de HAS estágio 3 pela AHA). Na Tabela 8 encontra-se a classificação da SBC.

Tabela 8 Estratificação de risco no paciente hipertenso de acordo com fatores de risco adicionais, presença de lesão em órgão-alvo e de doenças associadas

	PAS = 130-139 ou PAD = 85-89	HAS estágio 1 PAS = 140-159 ou PAD = 90-99	HAS estágio 2 PAS = 160-179 ou PAD = 100-109	HAS estágio 3 PAS ≥ 180 ou PAD ≥ 110*
Sem fator de risco	Sem risco adicional	Risco baixo	Risco moderado	Risco alto
1 a 2 fatores de risco	Risco baixo	Risco moderado	Risco alto	Risco alto
≥ 3 fatores de risco	Risco moderado	Risco alto	Risco alto	Risco alto
Presença de LOA, DRC estágio 3, DM, DCV	Risco alto	Risco alto	Risco alto	Risco alto

* Obs.: estágio 3 não existente na AHA. DM: *diabetes mellitus*; DCV: doença cardiovascular; DRC: doença renal crônica; HAS: hipertensão arterial sistêmica; LOA: lesões em órgão-alvo; PAD: pressão arterial diastólica; PAS: pressão arterial sistólica.

Essa estratificação é de suma importância, determinando a conduta a ser adotada. Informar aos pacientes seus fatores de risco pode melhorar a eficiência das medidas farmacológicas e não farmacológicas para redução de risco global. Os critérios utilizados pela SBC para FR, LOA, DCV e DRC estão indicados nas Tabelas 9, 10 e 11.

Tabela 9 Fatores de risco coexistentes na hipertensão arterial

Sexo masculino
Idade: homens > 55 anos e mulheres > 65 anos
História de DCV prematura em parentes de 1º grau (homens < 55 anos ou mulheres < 65 anos)
Tabagismo
Dislipidemia: ▪ LDL colesterol > 100 mg/dL e/ou ▪ Não HDL-colesterol > 130 mg/dL e/ou ▪ HDL-colesterol < 40 mg/dL nos homens e < 46 mg/dL nas mulheres e/ou ▪ Triglicérides > 150 mg/dL
Diabetes mellitus
Obesidade (IMC ≥ 30 kg/m²)

DCV: doença cardiovascular; HDL: lipoproteína de alta densidade; IMC: índice de massa corporal; LDL: lipoproteína de baixa densidade.

Tabela 10 Lesões em órgão-alvo

Hipertrofia ventricular esquerda ▪ ECG: índice Sokolow-Lyon (SV1 + RV5 ou RV6) ≥ 35 mm / RaVL > 11 mm / Cornell voltagem > 2.440 mm.ms / Cornell índice > 28 mm em homens e > 20 mm em mulheres ▪ ECO: IMVE > 115 g/m² nos homens ou > 95 g/m² nas mulheres
ITB < 0,9
Doença renal crônica estágio 3 (RFG-e entre 30 e 60 mL/min/1,73 m²)
Albuminúria entre 30 e 300 mg/24 h ou relação albumina-creatinina urinária 30 a 300 mg/g
VOP carótido-femoral > 10 m/s

ECG: eletrocardiograma; ECO: ecocardiograma; FRG-e: ritmo de filtração glomerular estimado; IMVE: índice de massa ventricular esquerda; ITB: índice tornozelo-braquial; VOP: velocidade de onda de pulso.

Tabela 11 Classificação de doença cerebrovascular, cardiovascular, renal e microvascular estabelecidas

▪ Doença cerebrovascular: AVE isquêmico, hemorragia cerebral, ataque isquêmico transitório
▪ Doença arterial coronariana: angina estável ou instável, infarto do miocárdio, isquemia miocárdica silenciosa, cirurgia de revascularização do miocárdio ou intervenção coronariana percutânea prévias
▪ Doenças cardiovasculares: insuficiência cardíaca com fração de ejeção reduzida ou preservada, fibrilação atrial, doença arterial obstrutiva periférica sintomática, doenças da aorta
▪ Doença renal: DRC estágio 4 (RFG-e < 30 mL/min/1,73 m²), relação albuminúria/creatininúria em amostra isolada (> 300 mg/g creatinina), e relação proteinúria/creatininúria em amostra isolada (> 300 mg/g creatinina)
▪ Retinopatia avançada: hemorragias, exsudatos, papiledema

AVE: acidente vascular encefálico; DRC: doença renal crônica; RFG-e: ritmo de filtração glomerular estimado.

6. Resposta: **C**

A terapia não farmacológica (como perda de peso, dieta e redução da ingesta de sódio, exercícios físicos, diminuição no consumo de álcool, entre outros) deve ser iniciada em todos os indivíduos hipertensos. Em idosos, pode ser individualizada conforme o valor da PA e condição geral do indivíduo.

A maioria dos pacientes hipertensos necessitará de fármacos em adição às modificações do estilo de vida para alcançar a meta pressórica. As diretrizes da AHA, ESC/ESH e SBC são semelhantes na indicação do início da terapia farmacológica, devendo ser prescrita ao diagnóstico nos pacientes hipertensos estágio 2 e 3 e nos hipertensos estágio 1 de moderado e alto risco cardiovascular. Pacientes com hipertensão estágio 1 de baixo risco CV, e os pré-hipertensos (SBC) ou classificados como PA normal-elevada (AHA e ESC/ESH), podem aguardar 3-6 meses para avaliação do efeito das intervenções no estilo de vida e reavaliados subsequentemente para decisão do início da terapia farmacológica.

A Tabela 12 resume as indicações conforme a SBC.

Tabela 12 Recomendações para início da terapia anti-hipertensiva conforme a Sociedade Brasileira de Cardiologia (SBC)

Situação	Abrangência (medida casual)	Recomendação	Classe	Nível de evidência
Início de intervenções no estilo de vida	Todos os estágios de hipertensão e PA = 130-139/85-89 mmHg	Ao diagnóstico	I	A
Início de terapia farmacológica	Indivíduos com PA = 130-139/85-89 mmHg e DCV preexistente ou alto risco CV	Aguardar 3 meses pelo efeito de intervenções no estilo de vida	IIa	B
	Hipertensos estágio 1 e risco CV baixo	Aguardar 3 meses pelo efeito de intervenções no estilo de vida	IIa	B
	Hipertensos estágio 1 de moderado e alto risco cardiovascular	Ao diagnóstico	I	B
	Hipertensos estágio 2 e 3	Ao diagnóstico	I	A
	Hipertensos idosos hígidos	PAS ≥ 140 mmHg	I	A
	Hipertensos idosos frágeis e/ou muito idosos	PAS ≥ 160 mmHg	I	B
	Indivíduos com PA = 130-139/85-89 mmHg sem DCV preexistente e risco CV baixo ou moderado	Não recomendado	III	–

CV: cardiovascular; DCV: doença cardiovascular; PA: pressão arterial.

7. Resposta: **C**

Uma redução de 20/10 mmHg na PA implica redução aproximada de 50% do risco cardiovascular. De forma geral, deve-se reduzir a PA objetivando alcançar valores menores que 140/90 mmHg e não inferiores a 120/70 mmHg.

As metas de PA devem ser individualizadas levando em consideração as características clínicas e comorbidades do paciente hipertenso, principalmente idade, história de doença arterial coronariana, acidente vascular encefálico, insuficiência cardíaca, *diabetes mellitus* e doença renal crônica.

A Tabela 13 resume as metas gerais segundo a SBC.

Tabela 13 Metas em conformidade com as características individuais segundo a Sociedade Brasileira de Cardiologia

Categoria	Meta recomendada
Risco cardiovascular baixo ou moderado	PAS < 140 mmHg PAD < 90 mmHg
Risco cardiovascular alto	PAS 120-129 mmHg PAD 70-79 mmHg
Idosos hígidos	PAS 130-139 mmHg PAD 70-79 mmHg
Idosos frágeis	PAS 140-149 mmHg PAD 70-79 mmHg

PAD: pressão arterial diastólica; PAS: pressão arterial sistólica.

A AHA recomenda para todos os pacientes < 65 anos meta de PA < 130/80 mmHg (mas > 120/70 mmHg). Para os pacientes ≥ 65 anos a meta deve ser PA < 140/90 (levando em consideração critérios de fragilidade e tolerância).

A ESC recomenda PA < 130/80 mmHg (com PAS não inferior a 120) para indivíduos com menos de 65 anos. Para pacientes com idade ≥ 65 anos ou doença renal crônica, recomenda-se manter PA < 140/80 mmHg.

A ESH recomenda PA < 130/80 mmHg (com PAS não inferior a 120 e PAD não inferior a 70) para indivíduos com menos de 65 anos. Para pacientes entre 65-79 anos, recomenda-se manter PA < 140/80 mmHg com uma possível redução para PA < 130/80 caso boa tolerância à terapia medicamentosa. Por fim, para pacientes com idade ≥ 80 anos, o alvo recomendado de PAS é entre 140-150 mmHg, com uma possível redução para PAS entre 130-140 caso boa tolerância à terapia medicamentosa.

8. Resposta: **B**

A terapia farmacológica com uma classe de medicação anti-hipertensiva pode ser utilizada para pacientes com HAS estágio 1 e risco cardiovascular baixo e moderado. Porém, a maioria dos pacientes necessitará de associação medicamentosa para que a meta de PA seja atingida. A SBC propõe o fluxograma da Figura 1 para o tratamento da hipertensão.

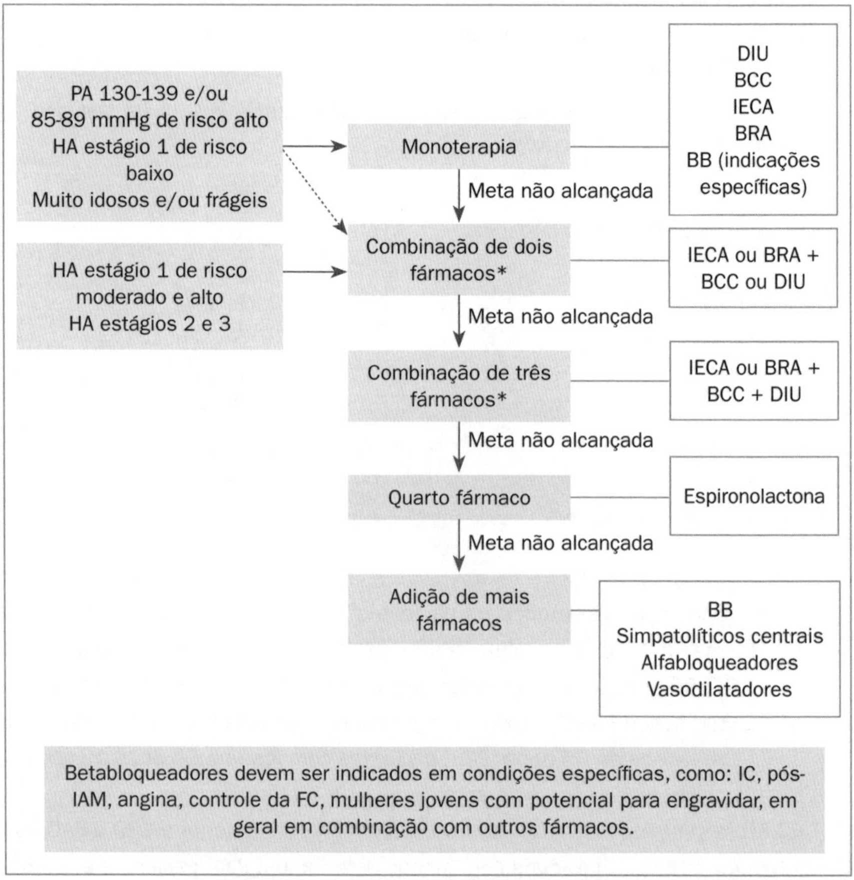

Figura 1 Fluxograma para o tratamento da hipertensão arterial sistêmica (HAS).
*Otimizar doses, preferencialmente em comprimido único. BB: betabloqueadores; BCC: bloqueador dos canais de cálcio; BRA: bloqueador do receptor de angiotensina; DIU: diuréticos; FC: frequência cardíaca; IAM: infarto agudo do miocárdio; IC: insuficiência cardíaca; IECA: inibidores da enzima conversora da angiotensina.

A escolha da medicação deve levar em conta a capacidade do agente escolhido reduzir morbidade e mortalidade cardiovascular, o mecanismo fisiopatogênico da HAS, características individuais, comorbidades associadas e condições socioeconômicas. Com base nesses critérios, os anti-hipertensivos preferenciais para uso em monoterapia ou em combinações para controle de PA são os diuréticos tiazídicos, os inibidores da enzima conversora de angiotensina (IECA), os bloqueadores dos receptores da angiotensina (BRA) e os bloqueadores dos canais de cálcio (BCC). A Figura 2 orienta como realizar a combinação dos anti-hipertensivos.

Lembrar sempre que a combinação entre um IECA, BRA e/ou inibidor da renina é potencialmente prejudicial ao paciente e não é recomendada para tratamento da HAS.

A AHA e a ESC/ESH fazem recomendações semelhantes à SBC quanto a terapia farmacológica da HAS.

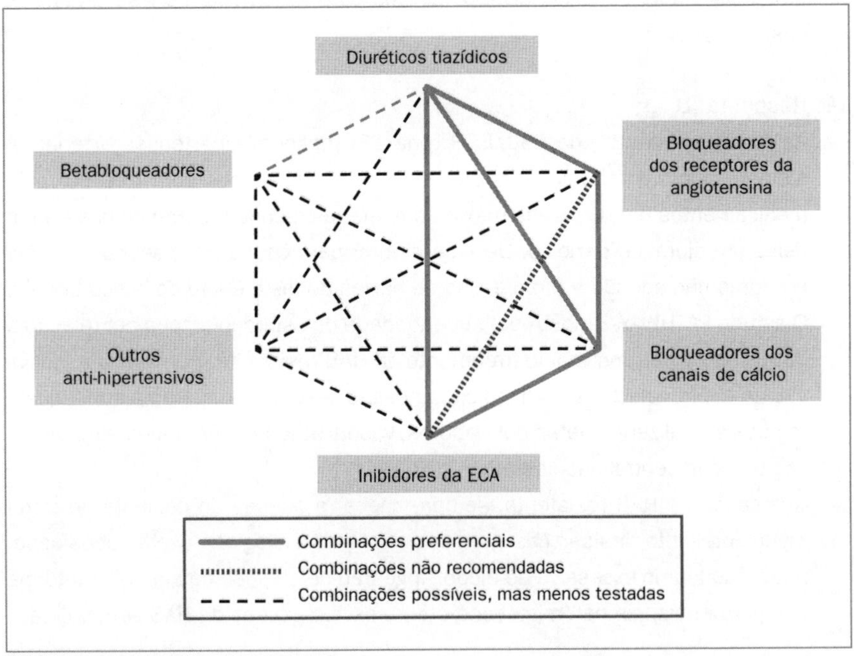

Figura 2 Esquema preferencial de associações de medicamentos de acordo com mecanismos e sinergia.

ECA: enzima conversora da angiotensina.

9. Resposta: **D**

As diretrizes da AHA, da ESC/ESH e da SBC contraindicam inibidores da enzima conversora da angiotensina, bloqueadores dos receptores da angiotensina e inibidores da renina durante a gestação devido ao potencial teratogênico.

A SBC recomenda que a escolha do anti-hipertensivo durante a gestação leve em conta a experiência do médico assistente e sua familiaridade com o medicamento escolhido e seus possíveis efeitos colaterais. No Brasil, os medicamentos orais disponíveis e usualmente empregados são a metildopa, betabloqueadores (exceto atenolol), hidralazina e bloqueadores dos canais de cálcio (nifedipino de ação prolongada e anlodipino). O atenolol está associado com redução do crescimento fetal e a prazosina pode causar natimortalidade. Os tiazídicos podem ser continuados em gestantes com HAS crônica desde que não promovam depleção de volume.

A AHA e a ESC/ESH recomendam utilizar o labetalol, metildopa e/ou bloqueadores de canais de cálcio diidropiridínicos para tratamento de HAS durante a gestação.

10. Resposta: **D**

As diretrizes da AHA, da ESC/ESH e da SBC definem hipertensão arterial resistente como a falta de controle dos níveis pressóricos com três ou mais medicamentos em dosagens máximas toleradas, sendo preferencialmente um deles um diurético tiazídico. Deve-se atentar para causas de pseudorresistência como não adesão à terapia, uso de baixas doses e efeito do jaleco branco.

O estudo PATHWAY-2 mostrou a superioridade da espironolactona em relação a outros anti-hipertensivos no tratamento da HAS resistente. Por isso, a associação de espironolactona está indicada nesses casos. Como terapia subsequente pode-se utilizar os betabloqueadores, vasodilatadores diretos ou simpatolíticos de ação central (clonidina).

Nos casos de HAS resistente, sempre checar a adesão do paciente ao tratamento prescrito, insistir nas medidas não farmacológicas (tratar obesidade, reduzir consumo excessivo de álcool, ingestão de sal, uso de anti-inflamatórios não hormonais, simpatomiméticos etc.) e excluir causas de HAS secundária.

11. Resposta: **B**

A hipertensão arterial secundária é a forma de hipertensão arterial decorrente de uma causa identificável, que pode ser tratada com uma intervenção específica, a qual determina cura ou melhora do controle pressórico. Tem prevalência estimada entre 10 e 20%, conforme a população avaliada (especialmente a idade), os recursos diagnósticos disponíveis e a experiência do médico assistente. Os portadores de HAS secundária estão sob maior risco cardiovascular e renal e apresentam maior impacto nos órgãos-alvo, devido a níveis mais elevados e sustentados de PA.

Deve ser investigada quando há suspeita clínica (sinais ou sintomas das possíveis doenças causadoras de hipertensão estiverem presentes, alteração no exame físico ou exames laboratoriais) ou quando o paciente apresentar uma ou mais das seguintes condições:

- HAS estágio 3 antes dos 30 anos ou após ou 55 anos.
- HAS resistente ou refratária.
- Utilização de hormônios exógenos, fármacos ou demais substâncias que possam elevar a PA.
- Tríade do feocromocitoma: crises de palpitações, sudorese e cefaleia
- Indícios de apneia obstrutiva do sono.

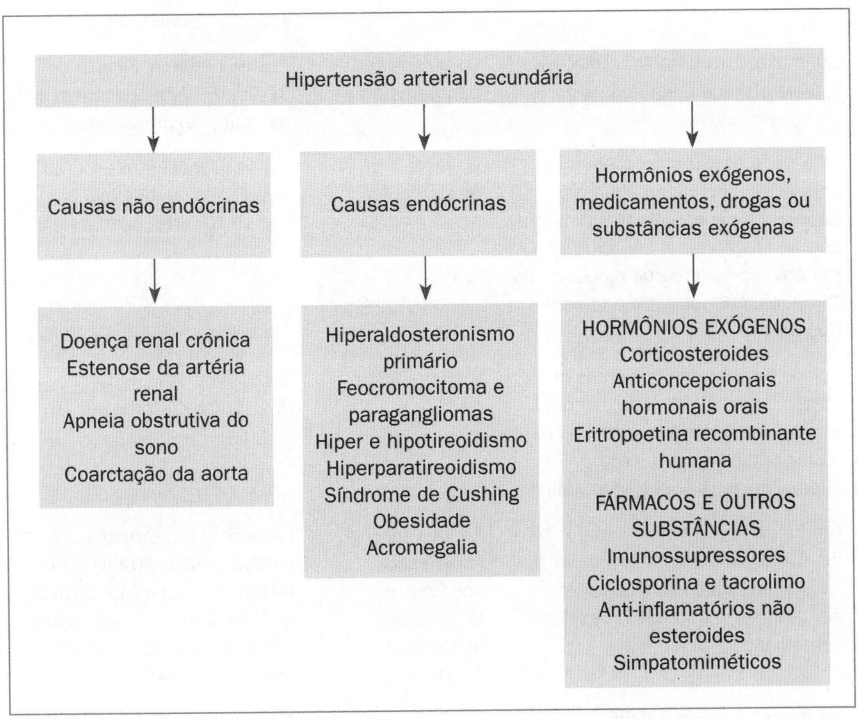

Figura 3 Causas de hipertensão arterial sistêmica (HAS) secundária: não endócrinas, endócrinas e por uso de hormônios exógenos ou de medicamentos, drogas e substâncias exógenas.

Tabela 14 Principais causas de hipertensão arterial sistêmica (HAS) secundária, sinais indicativos e rastreamento diagnóstico

Achados clínicos	Suspeita diagnóstica	Estudos adicionais
Ronco, sonolência diurna excessiva, SM, maior frequência em homens ou mulheres pós-menopausa	SAHOS	Questionário de Berlim (baixa precisão para triagem, polissonografia ou poligrafia residencial com 5 ou mais episódios de apneia e/ou hipopneia por hora de sono)
HAR e/ou com hipopotassemia (não obrigatória) e/ou com nódulo adrenal	Hiperaldosteronismo primário (hiperplasia ou adenoma)	Determinações de aldosterona (> 15 ng/dL) e atividade/concentração de renina plasmática; cálculo da relação aldosterona/renina > 30. Testes confirmatórios (furosemida e captopril). Exames de imagem: TC com cortes finos ou RM
Edema, anorexia, fadiga, creatinina e ureia elevadas, alterações do sedimento urinário	Doença renal parenquimatosa	Exame de urina, cálculo do RFG-e, US renal, pesquisa de albuminúria/proteinúria
HAS de aparecimento súbitos ou com piora sem causa aparente, sopro abdominal, EAP súbito, alteração da função renal inexplicável ou por medicamentos que bloqueiam o SRAA, assimetria entre o tamanho dos rins	Doença renovascular	US com Doppler renal e/ou renograma, angiografia por RM ou TC, arteriografia renal
Pulsos em femorais ausentes ou de amplitude diminuída, PA diminuída em membros inferiores, alterações na radiografia de tórax, sopro interescapular, fraqueza em MMII	Coarctação de aorta	Ecocardiograma e/ou angiografia de tórax por TC
Ganho de peso, diminuição da libido, fadiga, hirsutismo, amenorreia, "fácies em lua cheia", "giba dorsal", estrias purpúreas, obesidade central, hipopotassemia	Sd. de Cushing (hiperplasia, adenoma e excesso de produção de ACTH)	Cortisol basal, cortisol salivar, cortisol urinário livre de 24 h e teste de supressão: cortisol matinal (8 h) e 8 h após administração de dexametasona (1 mg) às 24 h. RM
HA paroxística com cefaleia, sudorese e palpitações	Feocromocitoma e paragangliomas	Metanefrinas plasmáticas livres e/ou metanefrinas urinárias. TC, RM e cintilografia

(continua)

Tabela 14 Principais causas de hipertensão arterial sistêmica (HAS) secundária, sinais indicativos e rastreamento diagnóstico *(continuação)*

Achados clínicos	Suspeita diagnóstica	Estudos adicionais
Fadiga, ganho de peso, perda de cabelo, HAD, fraqueza muscular	Hipotireoidismo	TSH e T4 livre
Intolerância ao calor, perda de peso, palpitações/taquicardia, exoftalmia, hipertermia, reflexos exaltados, tremores, bócio	Hipertireoidismo	TSH e T4 livre
Litíase urinária, osteoporose, depressão, letargia, fraqueza ou espasmos musculares, sede, poliúria	Hiperparatireoidismo (hiperplasia ou adenoma)	Cálcio sérico, calciúria de 24 h, PTH, vitamina D
Cefaleia, fadiga, problemas visuais, aumento de mãos, pés e língua	Acromegalia	IGF-1 e GH basal e após sobrecarga oral de glicose
Aumento de gordura central ou generalizada	Obesidade	IMC e circunferência abdominal

ACTH: adrenocorticotropina; EAP: edema agudo de pulmão; GH: hormônio do crescimento; HAR: hipertensão arterial resistente; IGF-1: fator de crescimento insulina-símile tipo 1; PTH: paratormônio; RFG-e: ritmo de filtração glomerular estimado; RM: ressonância magnética; SAHOS: síndrome da apneia e hipopneia obstrutiva do sono; SRAA: sistema renina-angiotensina-aldosterona; TC: tomografia computadorizada; TSH: hormônio tireoestimulante.

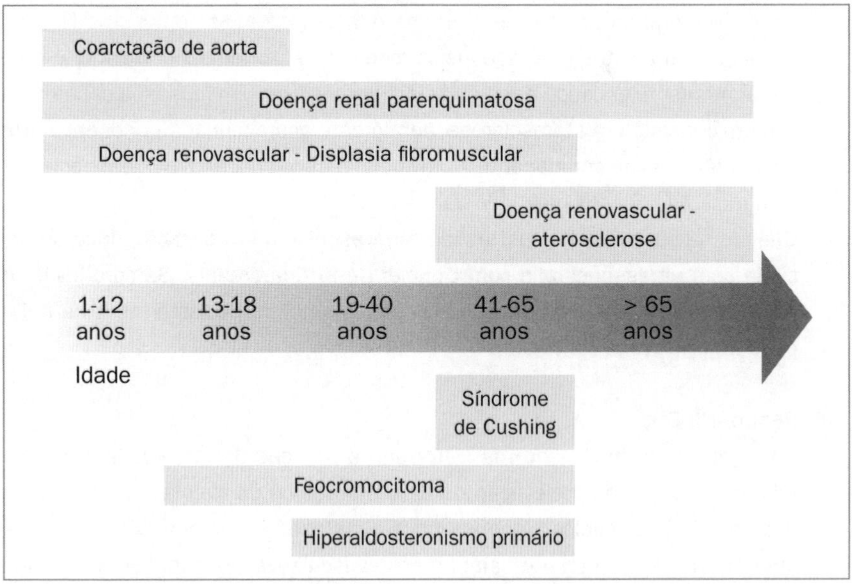

Figura 4 Incidência de acordo com a idade de algumas formas de HAS secundária.
Fonte: adaptado diretriz da ESH.

- Fácies típica ou biótipo de doenças que cursam com HAS.
- Presença de sopros em territórios arteriais ou massas abdominais.
- Assimetria ou ausência de pulsos em membros inferiores.
- HIpocalemia espontânea ou severa induzida por diuréticos (<3,0 mEq/L).
- Exame de urina anormal (hematúria glomerular ou presença de albuminúria/proteinúria), diminuição do RFG, aumento de creatinina sérica ou alterações de imagem renal.

As principais causas de HAS secundária segundo a SBC estão na Tabela 14. A diretriz da AHA chama a atenção para a exclusão de hipertensão pseudorresistente e hipertensão induzida por drogas antes da investigação de HAS secundária.

12. Resposta: **A**

As diretrizes do ACC/AHA, da ESC/ESH e da SBC possuem recomendações semelhantes quanto aos exames complementares para investigação das causas de HAS secundária. A dosagem de renina deve ser feita no plasma e não urinária.

13. Resposta: **B**

A hipertensão renovascular (HARV) é causada por estenose parcial ou total, uni ou bilateral da artéria renal. É uma das causas mais comuns de HAS secundária. Em adultos jovens, especialmente no sexo feminino, a HARV é mais frequentemente causada por displasia fibromuscular. Em idosos, a causa mais comum consiste em aterosclerose, geralmente acompanhada por doença arterial periférica e/ou coronariana. A prevalência pode chegar a 14% em pacientes com mais de 65 anos, segundo dados da ESH.

Quando há suspeita de hipertensão renovascular, a investigação pode ser iniciada com ultrassonografia com Doppler de artérias renais. Sempre levar em conta a invasibilidade do método e a função renal do paciente (risco de nefropatia induzida pelo contraste).

14. Resposta: **D**

Os objetivos do tratamento da HARV são a redução de morbidade e da mortalidade associadas à elevação da PA e a proteção da circulação e da função dos rins. Estudos clínicos randomizados e metanálise demonstraram que o tratamento medicamentoso é igual ao da revascularização, com taxas similares de controle de PA e mortalidade cardiovascular. Recomenda-se a utilização de fármacos que bloqueiam o SRAA para reduzir a hiperfiltração no rim contralateral e a proteinúria na HARV unilateral com monitorização adequada do potássio e da creatinina.

Se a meta pressórica não puder ser alcançada e/ou outras condições clínicas estiverem associadas, como HA resistente ou refratária, disfunção renal progressiva, episódios de EAP, o procedimento invasivo pode ser recomendado, com a devida concordância do paciente. O real benefício do tratamento invasivo é controverso, e ensaios clínicos são necessários para identificar a população específica que se beneficiaria com esta intervenção. Já na displasia fibromuscular a angioplastia é o procedimento indicado.

A ESC/ESH e a AHA também recomendam o tratamento clínico como primeira opção, reservando o tratamento percutâneo para pacientes com HAS de difícil controle, perda progressiva de função renal, insuficiência cardíaca refratária e EAR por displasia fibromuscular.

15. Resposta: **A**

As crises hipertensivas (situações em que há elevação da PA) são subdivididas em:

- Pseudocrises hipertensivas: elevação de PA diante de evento emocional, doloroso, ou de algum desconforto, como enxaqueca, tontura rotatória, cefaleias vasculares e de origem musculoesquelética, além de manifestação de síndrome do pânico.
- Urgências hipertensivas (UH): situações clínicas sintomáticas em que há elevação acentuada da PA (definida arbitrariamente como PAS ≥ 180 e/ou PAD ≥ 120 mmHg) sem LOA aguda e progressiva e sem risco iminente de morte.
- Emergências hipertensivas (EH) descritas na Tabela 15: situações clínicas sintomáticas em que há elevação acentuada da PA (definida arbitrariamente como PAS ≥ 180 e/ou PAD ≥ 120 mmHg) com LOA aguda e progressiva, com risco iminente de morte.

Tabela 15 Classificação das emergências hipertensivas

Cerebrovasculares
▪ Encefalopatia hipertensiva
▪ AVE hemorrágico
▪ Hemorragia subaracnoide
▪ AVE isquêmico

(continua)

Tabela 15 Classificação das emergências hipertensivas *(continuação)*

Cardiocirculatórias ▪ Dissecção aguda de aorta ▪ EAP com insuficiência ventricular esquerda ▪ Síndromes coronarianas agudas
Renais/comprometimento de múltiplos órgãos ▪ LRA rapidamente progressiva ▪ Hipertensão acelerada/maligna ▪ Hipertensão com múltiplos danos aos órgãos-alvo
Crises adrenérgicas graves Crise de feocromocitoma Dose excessiva de drogas ilícitas (cocaína, crack, LSD)
Hipertensão na gestação Eclâmpsia Pré-eclâmpsia grave Síndrome HELLP Hipertensão grave em final da gestação

AVE: acidente vascular encefálico; EAP: edema aguda de pulmão; FEO: feocromocitoma; HELLP: transtorno específico da gravidez caracterizado por hemólise, elevação de enzimas heapticas e queda de plaquetas; LRA: lesão renal aguda.

A diferenciação entre UH e EH é muito importante, pois impacta diretamente na conduta a ser adotada (Tabela 16). Uma investigação clínico-laboratorial deve ser realizada para detectar LOA nos sistemas cardiovascular, nervoso e renal. O tratamento dos pacientes com EH visa redução rápida da PA, com a finalidade de impedir a progressão das LOA. Pacientes devem ser admitidos em UTI, usar anti-hipertensivos endovenosos (como nitroprussiato e nitroglicerina) e ser monitorados cuidadosamente durante a terapia para evitar hipotensão. A SBC recomenda redução da PA para EH da seguinte forma: PA $\leq$ 25% na 1ª hora; PA = 160/100-110 mmHg em 2-6 horas; PA = 135/85 mmHg em 24-48 horas. Entretanto, EH devem ser abordadas considerando o sistema ou órgão-alvo acometido. Assim, cada tipo de EH (cardiovascular, cerebral, renal ou outras) deve ser caracterizado previamente antes de se iniciar a terapia anti-hipertensiva específica.

A AHA e a ESC/ESH recomendam de forma semelhante o tratamento da EH, porém enfatizam o uso de outras drogas que não estão facilmente disponíveis no Brasil, como labetalol, esmolol, nicardipina.

Tabela 16 Diferenças no diagnóstico, prognóstico e conduta nas urgências e emergências hipertensivas

Urgência	Emergência
Nível pressórico elevado acentuado	Nível pressórico elevado acentuado
Sem LOA aguda e progressiva	Com LOA aguda e progressiva
Combinação medicamentosa oral	Medicamento parenteral
Sem risco iminente de morte	Com risco iminente de morte
Acompanhamento ambulatorial precoce (7 dias)	Internação preferencial em UTI

LOA: lesões em órgão-alvo; PAD: pressão arterial diastólica; UTI: unidade de terapia intensiva.

16. Resposta: **C**

Em paciente com doença renal crônica (DRC), a redução pressórica leva a diminuição do risco cardiovascular e mortalidade, retardo na progressão do dano renal, redução da albuminúria e AVE. A SBC recomenda valores pressóricos inferiores a 130/80 mmHg nos portadores de DRC. IECA ou BRA são fármacos de escolha em DRC, sendo eficazes para o controle da hipertensão arterial bem como para a redução da albuminúria. Nesses casos, a AHA recomenda a meta pressórica < 130/80 mmHg e a ESC < 140/80 mmHg, além do uso de IECA ou BRA. A recente diretriz da ESH recomenda meta pressórica primária < 140/90 mmHg, e < 130/80 mmHg se o tratamento for bem tolerado.

17. Resposta: **C**

A prevalência de HAS aumenta progressivamente com o envelhecimento, sendo o principal fator de risco modificável para morbidade e mortalidade cardiovascular, mesmo nas idades mais avançadas. É fundamental ressaltar que a HAS é fator de risco modificável para declínio cognitivo, demência e perda de funcionalidade.

A estratégia terapêutica no idoso, especialmente naqueles com mais de 80-85 anos, não pode ser única. Recomenda-se que, até mesmo acima da idade cronológica, convém ponderar condição funcional, cognição, grau de fragilidade, expectativas do paciente, comorbidades, lesão de órgãos-alvo e risco CV global, polifarmácia e tolerabilidade ao tratamento. A diretriz da SBC recomenda como limiar de tratamento PA ≥ 140 x 90 mmHg em idosos hígidos, com meta pressória de PAS = 130-139 mmHg e PAD = 70-79 mmHg; e limiar de tratamento de PA ≥ 160 x 90 mmHg em idosos frágeis, com meta pressória de PAS

= 140-149 mmHg e PAD = 70-79 mmHg. A AHA recomenda que em indivíduos com 65 anos ou mais, a meta terapêutica deve ser PA < 140 x 90 mmHg, e a decisão quanto a intensidade do tratamento deve levar em conta comorbidades, fragilidade, grau de dependência e tolerabilidade do tratamento. Já a ESC recomenda tratar PAS ≥ 160 mmHg em indivíduos com 80 anos ou mais, com meta de PA < 140/80 mmHg se bem tolerada. A ESH recomenda o mesmo corte para início de tratamento que a ESC em paciente com mais de 80 anos, sendo a meta (< 140-150 ou 130-139 mmHg) dependente da tolerabilidade; enfatizando o cuidado com PAD < 70 mmHg.

18. Resposta: **B**

A prática regular de atividade física diminui a incidência de HAS. O treinamento aeróbico possui efeito comprovado reduzindo a PA de consultório e ambulatorial, enquanto os treinamentos resistidos dinâmico e isométrico de *handgrip* reduzem a PA de consultório, mas não há evidências de diminuição da PA ambulatorial. A SBC recomenda, pelo menos, 150 minutos por semana de atividade física moderada. A ESC e a AHA também recomendam exercícios aeróbicos e resistivos para o tratamento de HAS.

Tabela 17 Magnitude de redução da pressão arterial de indivíduos hipertensos com treinamento físico

Treinamento	Pressão sistólica/diastólica
Aeróbico	–12,3/–6,1 mmHg*
Aeróbico	–8,8/–4,9 mmHg**
Resistido dinâmico (musculação)	–5,7/–5,2 mmHg
Resistido isométrico de preensão manual (handgrip)	–6,5/–5,5 mmHg

* Pressão de consultório; ** monitorização ambulatorial da pressão arterial. Fonte: SBC.

As diretrizes possuem recomendações semelhantes quanto ao consumo de álcool. O consumo habitual de álcool eleva a PA de forma linear e o consumo excessivo associa-se com aumento na incidência de HAS. Recomenda-se moderação no consumo de álcool, limitando-se o consumo diário a 15 g nas mulheres e 30 g nos homens.

O hábito de fumar é apontado como fator negativo no controle de hipertensos no desconhecimento da HAS e na interrupção do uso de medicamentos anti-hipertensivos. No entanto, não há estudos mostrando o efeito benéfico da cessação do tabagismo sobre o controle da HAS. Mesmo assim, a cessação do tabagismo é recomendada pelas três diretrizes, tendo em vista a diminuição de risco cardiovascular e de neoplasias.

A dieta DASH (*Dietary Approaches to Stop Hypertension*) enfatiza o consumo de frutas, hortaliças e laticínios com baixo teor de gordura; inclui a ingestão de cereais integrais, frango, peixe e frutas oleaginosas; preconiza a redução da ingestão de carne vermelha, doces e bebidas com açúcar. Ela é rica em potássio, cálcio, magnésio e fibras, e contém quantidades reduzidas de colesterol, gordura total e saturada. A adoção desse padrão alimentar reduz a PA e é recomendada pela SBC, AHA e ESC (grau de recomendação I, nível de evidência A).

19. Resposta: **D**

O tratamento da HAS associada com doença arterial coronária (DAC), que inclui pacientes pós-infarto do miocárdio, com angina de peito e revascularização miocárdica, deve contemplar preferencialmente os betabloqueadores, IECA ou BRA, além de estatinas e aspirina, segundo a SBC. Em pacientes com DAC crônica e múltiplos FR, como HAS, o IECA demonstrou efeito favorável na redução de desfechos clínicos relevantes (pela SBC, grau de recomendação I; nível de evidência A). Em relação ao nível pressórico a ser atingido, deve-se considerar a possibilidade de efeito da curva J, demonstrado em diferentes estudos, em que a redução sobretudo diastólica excessiva pode precipitar eventos cardiovasculares em pacientes com DAC obstrutiva (evitar PA < 120/70 mmHg). A ESC/ESH e a AHA também recomendam betabloqueadores e IECA como primeira linha para paciente com DAC estável.

20. Resposta: **B**

As diretrizes do ACC/AHA, da ESC/ESH e da SBC não recomendam o uso de associações com duas medicações que bloqueiam o sistema renina-angiotensina, como IECA e BRA, para tratamento de HAS independentemente da situação clínica em decorrência do risco de complicações associadas (insuficiência renal, por exemplo).

Referências bibliográficas

1. Barroso WKS, Rodrigues CIS, Bortolotto LA, Mota-Gomes MA, Brandão AA, Feitosa ADM, et al. Diretrizes brasileiras de hipertensão arterial – 2020. Arq Bras Cardiol. 2021;116(3): 516-658.
2. Unger T, Borghi C, Charchar F, Khan NA, Poulter NR, Prabhakaran D, et al. 2020 International Society of hypertension global hypertension practice guidelines. Hypertension. 2020; 75:1334–57.
3. 2018 ESH/ESC Guidelines for the management of arterial hypertension. Eur Heart J. 2018;39(33):3021-104.
4. Mancia G, Kreutz R, Brunström M, Burnier M, Grassi G, Januszewicz A, et al. 2023 ESH Guidelines for the management of arterial hypertension The Task Force for the management of arterial hypertension of the European Society of Hypertension: Endorsed by the International Society of Hypertension (ISH) and the European Renal Association (ERA). J Hypertens. 2023;41(12):1874-2071.
5. Lewington S, Clarke R, Qizilbash N, Peto R, Collins R; Prospective Studies Collaboration. Age-specific relevance of usual blood pressure to vascular mortality: a meta-analysis of individual data for one million adults in 61 prospective studies. Lancet. 2002;360:1903-13.
6. Wright JT Jr, Williamson JD, Whelton PK, Snyder JK, Sink KM, Rocco MV, et al.; SPRINT Research Group. A randomized trial of intensive versus standard blood-pressure control. N Engl J Med. 2015;373(22):2103-16.
7. Williams B, MacDonald TM, Morant S, Webb DJ, Sever P, McInnes G, et al. Spironolactone versus placebo, bisoprolol, and doxazosin to determine the optimal treatment for drug-resistant hypertension (PATHWAY-2): a randomised, double-blind, crossover trial. Lancet. 2015;386:2059-68.

Capítulo 6

Doenças da aorta

Questões

1. Qual alternativa representa a divisão correta da aorta torácica?
   a) Aorta ascendente e aorta descendente.
   b) Raiz da aorta, aorta ascendente, arco aórtico e aorta descendente.
   c) Aorta ascendente e arco aórtico.
   d) Aorta torácica, abdominal suprarrenal e abdominal infrarrenal.

2. Qual destas síndromes genéticas NÃO está associada ao comprometimento da aorta torácica?
   a) Síndrome de Down.
   b) Síndrome de Turner.
   c) Síndrome de Marfan.
   d) Síndrome de Ehlers-Danlos.

3. Dissecção aguda da aorta que se inicia logo acima do plano das artérias coronárias e progride até o arco aórtico é classificada como:
   a) Tipo I de De Bakey.
   b) Tipo IIIa de De Bakey.
   c) Tipo IIIb de De Bakey.
   d) Tipo B de Stanford.

4. Quanto ao tempo da apresentação como se classificam as dissecções da aorta?
   a) Dissecção aguda aquela que se apresenta em menos de 14 dias.
   b) Dissecção aguda aquela que se apresenta em menos de 24 horas.
   c) Dissecção aguda aquela que se apresenta em menos de 12 horas.
   d) Dissecção aguda aquela que se apresenta em menos de 30 dias.

5. Qual dos sintomas e/ou sinais é mais comum na dissecção aórtica aguda tipo B quando comparada com a tipo A?
   a) Dor torácica anterior.
   b) Paraplegia.
   c) Insuficiência aórtica.
   d) Síncope.

6. Qual destes biomarcadores pode ser utilizado para auxílio diagnóstico nas dissecções aórticas?
   a) Troponina.
   b) BNP.
   c) Fibrinogênio.
   d) D-dímero.

7. Em um paciente com dissecção aguda da aorta torácica com frequência cardíaca (FC) de 110 bpm e pressão arterial (PA) de 130 x 80 mmHg, como deve ser a estratégia farmacológica inicial para o controle da pressão arterial?
   a) Nitroglicerina isoladamente.
   b) Nitroprussiato de sódio isoladamente.
   c) Nitroprussiato de sódio associado ao esmolol.
   d) Esmolol isoladamente.

8. Em relação aos exames de imagem da aorta, assinale a alternativa incorreta:
   a) O ecocardiograma transesofágico é o exame de escolha inicial para pacientes instáveis na sala de emergência.
   b) Ressonância magnética é superior a angiotomografia para diagnóstico de dissecção.
   c) Radiografia de tórax normal não afasta o diagnóstico de dissecção aórtica.
   d) Aortografia é o padrão-ouro de diagnóstico.

9. Referente à abordagem diagnóstica na dissecção da aorta, é correto afirmar:
   a) Pacientes com baixa probabilidade devem ser encaminhados diretamente para realização de angiotomografia da aorta.
   b) Pacientes com alta probabilidade devem ser avaliados com D-dímero e radiografia de tórax.
   c) Pacientes com alta probabilidade devem ser avaliados com aortografia.
   d) Pacientes com alta probabilidade devem ser investigados inicialmente com ecotranstorácico e, caso normal, devem realizar angiotomografia de aorta.

10. Referente ao hematoma de aorta, é correto afirmar:
   a) O ecocardiograma é o exame de escolha para o comprometimento da aorta torácica.
   b) Não causa risco de dissecção aórtica e possui boa evolução.
   c) Insuficiência aórtica aguda é um achado comum.
   d) Para os hematomas que acometem a aorta ascendente, a indicação sempre é cirúrgica.

11. Um paciente foi admitido na emergência com dor torácica retroesternal e dispneia. A angiotomografia computadorizada demonstrou dissecção aguda da aorta tipo A. Qual a conduta mais adequada?
   a) Ecocardiografia transesofágica para identificar o local de ruptura da íntima.
   b) Coronariografia para avaliar as artérias coronárias.
   c) Cirurgia de urgência.
   d) Tratamento clínico, com controle de PA e FC, se o paciente estiver estável.

12. Em relação às dissecções aórticas agudas tipo B, é correto afirmar:
   a) Tratamento medicamentoso deve ser recomendado nos casos não complicados.
   b) O tratamento sempre é cirúrgico.
   c) Hipertensão arterial sistêmica (HAS) não é um fator de risco.
   d) Estão associadas com valva aórtica bicúspide.

13. Referente à úlcera penetrante aórtica, é correto afirmar:
   a) Apresenta laceração da túnica íntima.
   b) Frequentemente acomete a aorta torácica descendente.
   c) Pacientes jovens com Marfan apresentam maior risco destas lesões.
   d) O tratamento sempre é cirúrgico pelo risco de complicações.

14. Quanto ao aneurisma da aorta torácica, pode-se afirmar que:

a) O quadro clínico pode incluir estridor, hemoptise e hemorragia intrapulmonar.

b) A aterosclerose é a causa predominante dos aneurismas na porção ascendente.

c) Os aneurismas ateroscleróticos raramente ocorrem na aorta descendente.

d) O ecocardiograma transtorácico é tão apurado como técnica diagnóstica quanto a tomografia se o comprometimento for na aorta descendente.

15. São recomendações gerais que devem ser instituídas para os pacientes com dissecções aórticas tratadas, exceto:

a) Evitar esporte de contato e exercícios isométricos.

b) Realizar tomografia computadorizada ou ressonância magnética a cada 6 meses.

c) Controle de PA e FC.

d) Cessação de tabagismo e uso de estatinas.

16. Referente ao aneurisma de aorta ascendente, é correto afirmar:

a) A maioria dos pacientes é sintomática.

b) Sopro sistólico de estenose aórtica pode estar presente.

c) Disfagia e rouquidão podem ser sintomas compressivos.

d) Em pacientes jovens a principal causa é aterosclerose.

17. Paciente do sexo masculino, 25 anos, portador de síndrome de Marfan, realizou tomografia computadorizada (TC), que evidenciou aneurisma de aorta torácica ascendente de 52 mm. No ecocardiograma, a valva aórtica não apresentou sinais de insuficiência. Sua mãe teve morte súbita aos 45 anos. Diante desses dados, qual sua orientação?

a) Cirurgia para correção do aneurisma.

b) Realização de TC/RMN a cada 6-12 meses e indicar cirurgia com diâmetro acima de 55 mm.

c) Tratamento medicamentoso com betabloqueador e inibidor da enzima conversora da angiotensina (IECA).

d) Realização de ecocardiograma a cada 6 meses e indicar cirurgia no caso de insuficiência valvar aórtica moderada.

18. De acordo com a diretriz brasileira, nos aneurismas de aorta torácica descendente a partir de qual diâmetro deve ser indicada a correção cirúrgica em decorrência dos riscos de complicações?
    a) 4,5 cm.
    b) 5,0 cm.
    c) 5,5cm.
    d) 6,0 cm.

19. Sobre a técnica endovascular (TEVAR) com implante de endoprótese nos aneurismas da aorta torácica, qual alternativa está correta?
    a) TEVAR é preferível a cirurgia, quando a anatomia é adequada.
    b) Apresenta bons resultados para tratamento de aneurismas de aorta torácica ascendente.
    c) Oferece excelente resultados para o tratamento do arco da aorta.
    d) O risco de paraplegia e reintervenção é menor com TEVAR.

20. Com relação aos aneurismas da aorta abdominal (AAA), assinale a alternativa incorreta:
    a) *Screening* com ultrassom abdominal deve ser realizado em todos os homens e mulheres acima de 65 anos de idade.
    b) Cessação do tabagismo pode retardar o crescimento do AAA.
    c) O uso de estatinas e inibidores da enzima conversora da angiotensina (IECA) são indicados para reduzir complicações.
    d) A correção deve ser indicada se o diâmetro for > 55 mm ou o crescimento do aneurisma for > 10 mm/ano.

Respostas comentadas

1. Resposta: **B**

A diretriz da American Heart Association (ACC/AHA) 2022 divide a aorta torácica em quatro segmentos (mostradas também na Tabela 1):

- Raiz da aorta: que inclui o anel valvar aórtico, a valva aórtica e os seios de Valsalva.
- Aorta ascendente: inicia na junção sinotubular e estende-se até a origem da artéria braquiocefálica.
- Arco aórtico: a partir da origem da artéria braquiocefálica até a origem da artéria subclávia esquerda.
- Aorta descendente: a partir da origem da artéria subclávia esquerda até o diafragma.

A parede da aorta é composta por três camadas:

- A túnica íntima, que consiste de uma única camada de células endoteliais sobre uma lâmina elástica interna que separa a íntima da média.
- A túnica média, que é constituída de células musculares lisas e fibras elásticas.
- A túnica adventícia, que é constituída de colágeno e *vasa vasorum* que nutrem a camada média e a túnica externa.

Os diâmetros da aorta em adultos saudáveis geralmente não excedem 40 mm e diminuem gradualmente a jusante. São variavelmente influenciados por vários fatores, incluindo idade, sexo, tamanho corporal (altura, peso, área de superfície corporal) e pressão arterial. A taxa de expansão da aorta é de cerca de 0,9 mm nos homens e 0,7 mm em mulheres para cada década de vida. Os valores de normalidade no limite superior (percentil 99) são 40 mm nos homens e 34 mm nas mulheres.

Tabela 1 Classificação das porções da aorta torácica e abdominal

Aorta	Torácica	Raiz da aorta
		Aorta ascendente
		Arco aórtico
		Aorta descendente
	Abdominal	Suprarrenal
		Infrarrenal

2. Resposta: **A**

As síndromes genéticas associadas com aneurismas e dissecções da aorta torácica são a síndrome de Marfan, a síndrome de Loeys-Dietz, a síndrome Ehlers-Danlos forma vascular ou tipo IV e a síndrome de Tuner. Em decorrência do risco de complicações agudas, a diretriz da ACCF/AHA recomenda para pacientes com síndrome de Marfan e Loeys-Dietz a realização de ecocardiograma para avaliação dos diâmetros da raiz da aorta e aorta ascendente no momento diagnóstico, após 6 meses para determinar a taxa de aumento e exames anuais (classe I, nível de evidência – NE – C). Pacientes com síndrome de Turner devem ser submetidos a exames de imagem do coração e aorta para evidência de válvula aórtica bicúspide, coarctação da aorta ou dilatação da aorta torácica ascendente a cada 5 a 10 anos se a imagem inicial estiver normal (classe I, NE C).

3. Resposta: **A**

As diretrizes da ACCF/AHA 2020 e da European Society of Cardiology (ESC) 2014 utilizam duas classificações anatômicas que levam em consideração o segmento acometido da aorta. A classificação de DeBakey foi a primeira proposta e classifica as dissecções com base na origem e na extensão da dissecção na íntima. A classificação de Stanford divide as dissecções de acordo com o comprometimento da aorta ascendente. (ambas estão descritas na Tabela 2). Enquanto a diretriz europeia prefere a utilização da classificação de Stanford, a diretriz da ACCF/AHA não determina qual classificação deveria ser utilizada.

Tabela 2 Classificação de De Bakey e Stanford e suas subdivisões

Classificação de De Bakey	
Tipo I	Dissecção origina-se na aorta ascendente e estende-se por toda a aorta
Tipo II	Dissecção fica limitada à aorta ascendente
Tipo III	Dissecção origina-se na aorta descendente e se propaga distalmente
Tipo IIIa	Limitada à aorta torácica
Tipo IIIb	Estende-se abaixo do diafragma
Classificação de Stanford	
Tipo A	Envolve a aorta ascendente independentemente da origem
Tipo B	Não envolve a aorta ascendente*

* O envolvimento do arco aórtico sem aorta ascendente é considerado tipo B.

Em decorrência das diferenças de prognóstico conforme a localização da dissecção, conhecer essas classificações torna-se importante, pois relaciona-se com o tipo de tratamento a ser empregado.

4. Resposta: **A**

A diretriz da ESC define como dissecção aguda a que se apresenta dentro das 2 semanas do início dos sintomas e dissecção crônica a que ocorre além da segunda semana. Como este limite de 14 dias foi baseado em estimativas de sobrevidas derivadas de estudos do final da década de 1950, atualmente com os avanços de métodos diagnósticos e estratégias de tratamento, as diretrizes da ACC/AHA 2022 e ESC 2014 sugeriram dividir as dissecções aórticas em hiperaguda < 24 horas, aguda (1-14 dias), subaguda (15 a 90 dias) e crônica (> 90 dias).

5. Resposta: **B**

A dor torácica de início abrupto é o principal sintoma da dissecção de aorta (DAo) aguda e está presente em mais de 80% dos casos. De caráter rasgante, dilacerante e/ou semelhante a facada, normalmente é de forte intensidade e tipicamente diferente das outras causas de dor torácica. Nas DAo do tipo A, o local mais comum é na região anterior do tórax, enquanto as dissecações do tipo B apresentam-se mais comumente com dor nas costas ou no abdome. Déficit de pulso pode ser encontrado em um terço dos casos e é altamente sugestivo de dissecção de aorta (razão de verossimilhança positiva 5,7; IC 95%; 1,4 a 23). A apresentação é sem dor, apesar de ser incomum e ocorrer em menos de 6,0% dos casos. É verificada nos pacientes idosos, com síndrome de Marfan ou uso crônico de corticoides. Na Tabela 3, estão descritas as principais manifestações clínicas e complicações.

Tabela 3 Manifestações clínicas e complicações decorrentes da DAo tipo A e B de Stanford

	Tipo A	Tipo B
Dor de início abrupto	85%	85%
Dor torácica anterior	80%	70%
Dor nas costas	40%	70%

(continua)

Tabela 3 Manifestações clínicas e complicações decorrentes da DAo tipo A e B de Stanford *(continuação)*

	Tipo A	Tipo B
Sopro de insuficiência aórtica	40-75%	NA
Tamponamento cardíaco	< 20%	NA
Infarto do miocárdio	10-15%	10%
Síncope	15%	< 5%
Derrame pleural	15%	20%
Insuficiência cardíaca aguda	< 10%	< 5%
Insuficiência renal aguda	< 20%	10%
Isquemia de membros inferiores	< 10%	< 10%
Déficit neurológico maior (AVE/coma)	< 10%	< 5%
Isquemia mesentérica	< 5%	NR
Paraplegia	< 1%	NR

AVE: acidente vascular encefálico; NA: não aplicado; NR: não reportado.

6. Resposta: **D**

O D-dímero é o biomarcador mais disponível para triagem diagnóstica de dissecção de aorta (DAo) (*point-of-care test*), com sensibilidade de 94% e especificidade variando de 40 a 100%, quando realizado nas primeiras 6 horas do início dos sintomas. Vários estudos demonstraram que um nível de corte de 500 ng/mL (atualmente usado para embolia pulmonar) é altamente sensível para descartar DAo aguda nas primeiras 6 horas do início dos sintomas. Assim, a diretriz da ESC recomenda, classe IIa, nível de evidência B, a realização deste biomarcador nos pacientes de baixa probabilidade clínica, sendo que valores normais podem ser utilizados para afastar o diagnóstico. Já as diretrizes de 2022 da ACC/AHA não recomendam a realização do D-dímero como triagem para os pacientes com suspeita de DAo, já que em úlcera penetrante e hematoma intramural sua dosagem poderia ser normal. A diretriz ACC/AHA 2020 sugere a realização de escores de risco para detecção de dissecção aguda da aorta: escore de risco ADD-RS (*Aortic Dissection Detection Risc Score*) ou escore simplificado AORTAs (Tabela 4).

Tabela 4

Pontuação de risco de detecção de dissecção aórtica (ADD-RS)
1. Condições de alto risco
▪ Síndrome de Marfan ou outra doença do tecido conjuntivo
▪ História familiar de doença aórtica
▪ Doença valvular aórtica conhecida
▪ Manipulação aórtica recente
▪ Aneurisma da aorta torácica conhecido
2. Característica de dor de alto risco
▪ Início abrupto
▪ Forte intensidade
▪ Rasgando ou rasgando em qualidade
3. Achados do exames físico de alto risco
▪ Déficit de pulso ou diferencial de pressão arterial sistólica
▪ Déficit neurológico focal (com dor)
▪ Sopro de regurgitação aórtica (novo, com dor)
▪ Hipotensão ou estado de choque
Para cada categoria de risco, é atribuído 1 ponto se fator de risco ≥ 1 estiver presente. Consequentemente, o ADD-RS total irá variar de 0 a 3. Um ADD-RS de 0 pontos é de baixo risco; 1 ponto é risco moderado; e 2 a 3 pontos é alto risco.

Pontuação simplificada da aorta (AORTAs) – pontuação de avaliação de probabilidade pré-teste	
Item clínico	Pontos
▪ Hipotensão/choque	2
▪ Aneurisma 1 PT	1
▪ Déficit de pulso	1
▪ Déficit neurológico	1
▪ Dor forte	1
▪ Dor de início repentino 1PT	1
O paciente recebe o número de pontos correspondentes a cada item clínico positivo na apresentação do paciente. Os pontos são somados e uma pontuação total de 0 a 1 ponto é baixa probabilidade de dissecção aórtica e um total ≥ 2 pontos é alta probabilidade.	

7. Resposta: **D**

Ambas as diretrizes recomendam que o atendimento inicial das DAo deve ser direcionado para diminuir o estresse da parede aórtica, controlando a FC e a PA (classe I, nível de evidência B). A orientação atual da ACC/AHA 2022 são uma frequência cardíaca de 60 a 80 bpm e uma pressão arterial sistólica < 120 mmHg. Betabloqueadores (BB) como propranolol, metoprolol, labetalol ou esmolol, em administração intravenosa, são as drogas de escolha para o tratamento inicial (classe I, nível de evidência B). Em pacientes com contraindicações claras ao BB, bloqueadores de canais de cálcio não di-idropiridínicos (verapamil e diltiazem) podem ser usados como alternativa (classe IIa, nível de evidência C).

A terapia vasodilatadora nunca deve ser iniciada antes do controle da FC para evitar reflexo de taquicardia associado a vasodilatação, que pode aumentar o estresse da parede aórtica e levar à propagação e expansão da dissecção aórtica (nível de evidência C). Entretanto, se a pressão arterial sistólica permanecer maior que 120 mmHg após controle adequado da FC, vasodilatadores intravenosos (nitroprussiato de sódio ou nicardipina) devem ser administrados prontamente (classe I, nível de evidência C).

8. Resposta: **B**

Angiotomografia (AngioTC), ressonância magnética (RM) e ecocardiograma transesofágico (ETE) fornecem acurácias semelhantes para o diagnóstico de dissecção aórtica aguda (DAoA). Estudos comparando a AngioTC, a RM e o ETE mostraram aproximadamente 100% de sensibilidade para todas as modalidades (Tabela 5), com melhor especificidade da AngioTC do que do ETE e da RM. Nos pacientes com instabilidade hemodinâmica, prefere-se o ETE à beira do leito como exame inicial a ser realizado. Se existe uma alta suspeita clínica (paciente de alto risco) para DAoA, e o estudo da aorta inicial é negativo, deve-se considerar fortemente a obtenção de um segundo estudo de imagem para complementação. Em pacientes de alto risco, radiografia de tórax normal não afasta o diagnóstico de dissecção.

Tabela 5 Métodos de imagem para investigação de dissecção de aorta

Exames	Sensibilidade	Especificidade
ECO transtorácico	59 a 85%	63 a 96%
ECO transesofágico	98 a 99%	94 a 97%
Angiotomografia	96 a 100%	96 a 100%
Ressonância magnética	98%	98%
Aortografia	88%	94%

ECO: ecocardiograma.

9. Resposta: **D**

Os pacientes com dor precordial, após afastado o diagnóstico de síndrome coronariana (história clínica, exame físico e eletrocardiograma), devem ser estratificados quanto à probabilidade clínica (probabilidade pré-teste) de dissecção de aorta. Avaliando as condições/antecedentes pessoais, características da dor e alterações no exame físico, como descrito na Tabela 6, os pacientes são classificados em baixa, intermediária ou alta probabilidade, orientando assim a solicitação de exames complementares. As diretrizes da ACCF/AHA e da ESC determinam (classe I, nível de evidência B) avaliar a probabilidade pré-teste (risco de detecção) em todos os pacientes com queixas que possam sugerir DAo aguda, por meio dos antecedentes predisponentes, característica da dor e achados no exame físico, e assim orientam as decisões diagnósticas seguintes. A Figura 1 ilustra um fluxograma para auxiliar no diagnóstico de DAo de acordo com a probabilidade pré-teste.

Tabela 6 Pontuação de Risco de Detecção de Dissecção Aórtica (ADD-RS)

Antecedentes (1 ponto)	Característica da dor (1 ponto)	Exame físico (1 ponto)
▪ Síndrome de Marfan ▪ Doença do tecido conjuntivo ▪ História familiar de doença da aorta ▪ Doença valvular aórtica conhecida ▪ Manipulação aórtica recente ▪ Aneurisma da aorta torácica conhecido	Dor no peito, costas ou abdome, descrita como: ▪ Início abrupto ▪ Forte intensidade ▪ "Rasgando, facada ou dilacerando"	Evidências de déficit de perfusão: ▪ Déficit de pulso ▪ Diferencial sistólico de PA ▪ Déficit neurológico focal (em conjunto com a dor) ▪ Sopro de insuficiência aórtica (novo e com a dor) ▪ Hipotensão ou estado de choque

* Na presença de uma ou mais variáveis de cada fator investigado considera-se 1 ponto. PA: pressão arterial.

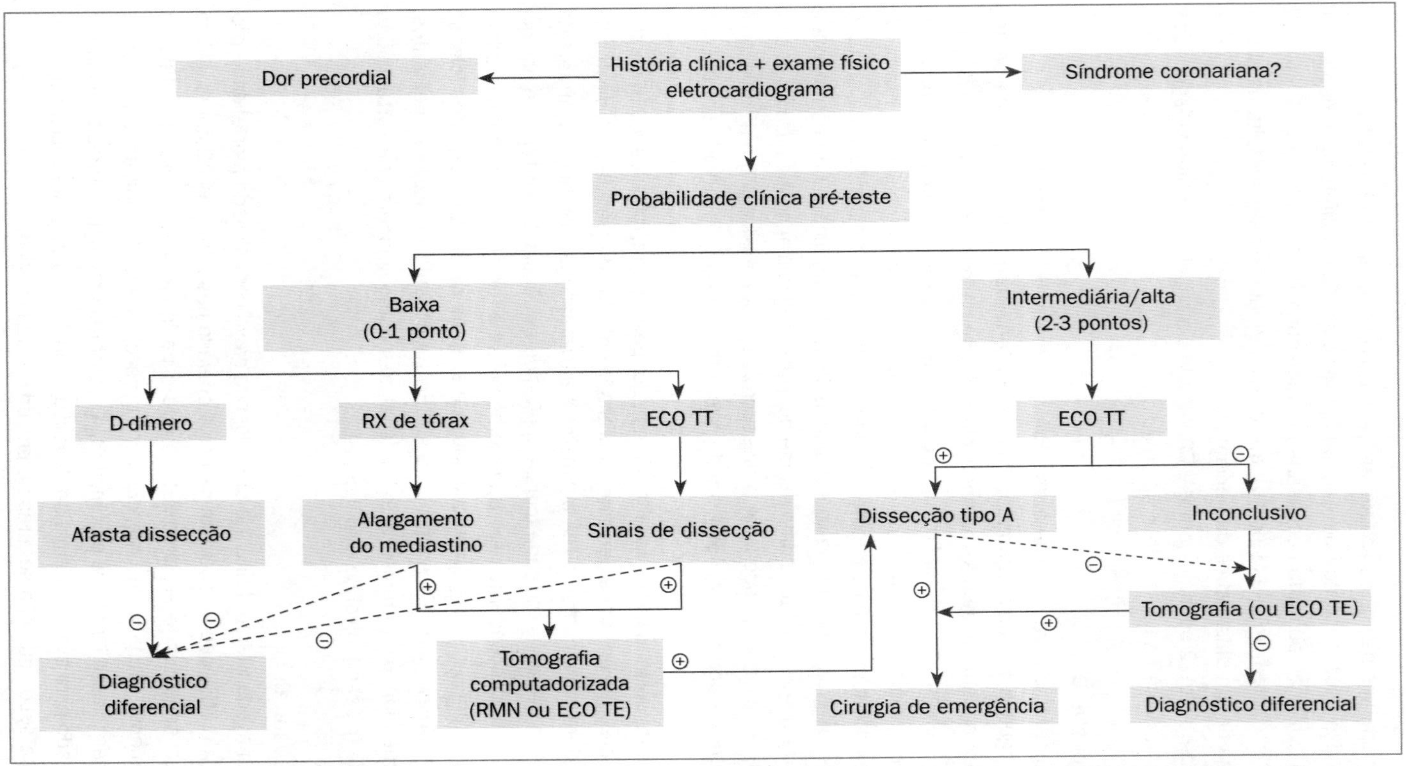

Figura 1 Fluxograma para orientação dos exames de imagens baseado na probabilidade clínica pré-teste de acordo com a diretriz da European Society of Cardiology (2014).

RMN: angiorressonância de aorta; RX: radiografia de tórax; ECO: ecocardiograma; TT: transtorácico; TE: transesofágico.

Os pacientes são classificados em probabilidade clínica pré-teste:

- Baixo risco (0 ponto): deve-se pesquisar diagnóstico diferencial, não sendo a avaliação da aorta necessária inicialmente.
- Risco intermediário (1 ponto): a avaliação da aorta pode ser feita na ausência de um diagnóstico diferencial claro.
- Risco alto (2 ou mais pontos): DAo aguda é a principal hipótese diagnóstica; a avaliação da aorta deve ser imediata.

10. Resposta: **D**

O hematoma intramural na aorta (HIA) ocorre em 5-25% das síndromes aórticas agudas e é uma entidade clínica caracterizada por hematoma na parede da aorta (camada média), na ausência de lesão da íntima ou formação de falsa luz. O diagnóstico é confirmado pela presença de espessamento circular ou crescente maior 5 mm da parede da aorta, sem fluxo detectável. O exame de escolha é tomografia computadorizada ou ressonância magnética da aorta. O ecocardiograma possui baixa sensibilidade para identificação do hematoma e não deve ser solicitado como exame de investigação diagnóstico. O HIA possui evolução variada e pode levar à dissecção aórtica clássica (28 a 47%) e/ou à ruptura da aorta (20 a 45%), sendo que a regressão é observada em apenas 10% dos pacientes. Espessamento da parede da aorta acima de 11 mm, diâmetro da aorta maior ou igual a 50 mm, dor persistente, dificuldade em controlar a pressão arterial e derrame pleural são critérios de gravidade. A diretriz da ESC determina que se o HIA acometer a aorta ascendente (tipo A), cirurgia de urgência dever ser indicada (classe I, nível de evidência C). No HIA que acomete a aorta descendente (tipo B), recomenda-se a terapia médica conservadora e expectante, com vigilância cuidadosa e exames de imagem seriados (classe I, nível de evidência C). A diretriz da ACCF/AHA possui indicações semelhantes, recomendando o tratamento do HIA igual ao mesmo segmento da aorta na DAo aguda (classe I, nível de evidência B).

11. Resposta: **C**

A DAo aguda Stanford tipo A é uma doença grave com elevada mortalidade precoce, de 50%, caso o paciente não seja operado nas primeiras 48 horas. Existe um consenso entre as diretrizes de que o paciente deverá ser submetido ao tratamento cirúrgico de urgência, sem a necessidade de realização de outros exames (classe I, nível de evidência B). O ecocardiograma transtorácico pode ser realizado para avaliar o tamanho da raiz da aorta e o grau de insuficiência valvar aórtica desde que não se atrase o procedimento cirúrgico.

12. Resposta: **A**

Todas as diretrizes concordam que nas dissecções agudas do tipo B não complicada a terapia medicamentosa com alívio da dor, controle de frequência cardíaca e pressão arterial é o tratamento de escolha ideal (classe I, nível de evidência B). Existe concordância de que o tratamento cirúrgico está condicionado à presença de complicações, como sinais de ruptura aórtica (hemotórax, expansão rápida do diâmetro aórtico, alargamento de mediastino), isquemia grave visceral ou de extremidades, ou progressão da dissecção durante terapia medicamentosa, caracterizada por dor persistente ou recorrente (classe I, nível de evidência C). No acompanhamento das complicações, a avaliação seriada da aorta com tomografia computadorizada ou ressonância é necessária. Aproximadamente 75% dos pacientes com dissecção aórtica têm história de hipertensão arterial. A valva aórtica bicúspide é um fator de risco bem estabelecido para a dissecção aórtica proximal.

13. Resposta: **B**

Úlceras penetrantes aórticas (UPA) caracterizam-se por ulceração em placa aterosclerótica penetrando na lâmina elástica interna e formando hematoma dentro da parede aórtica. Anatomicamente, as UPA se desenvolvem nos segmentos aórticos em que as alterações ateroscleróticas são mais comuns e, portanto, localizadas na aorta torácica descendente em mais de 90% dos casos. O paciente típico é idoso (geralmente acima de 65 anos de idade), tem hipertensão e aterosclerose difusa, e apresenta dor torácica ou nas costas, mas sem sinais de regurgitação aórtica ou má perfusão. Menos comumente os pacientes apresentavam apenas sinais de embolização distal. Em todos os pacientes com UPA recomenda-se a terapia medicamentosa com alívio da dor e controle da pressão arterial (classe I, nível de evidência B). A diretriz da ACC/AHA 2022 determina que na UPA tipo A a correção cirúrgica é recomendada (classe 1, nível de evidência B). Na UPA tipo B a correção cirúrgica deve ser recomendada, porém é menos estabelecida (classe IIb, nível evidência C).

14. Resposta: **A**

A aterosclerose é a causa mais frequente dos aneurismas da aorta descendente, porém, é causa menos comum na sua porção ascendente. Os aneurismas de aorta ascendente normalmente estão associados a alterações genéticas variadas, sendo algumas hereditárias, como a síndrome de Marfan ou de Ehlers-Danlos. A maioria dessas anomalias tem em comum a degeneração cística da camada média da aorta, alteração essa que é acelerada pela hipertensão arterial sistêmica. Metade dos pacientes é assintomática por toda a vida e às vezes é diagnosticada por exames de imagem realizados por outros motivos. Os sintomas estão associados a efeito de compressão local, como na traqueia causando estridor, ou nos brônquios causando tosse, hemoptise ou hemorragia pulmonar. Os métodos de escolha para o diagnóstico dos aneurismas torácicos são a angiotomografia e a angiorressonância de aorta. O ecocardiograma transtorácico é um método excelente para avaliação da raiz aórtica, mas perde a capacidade de detecção a partir da porção medial ou distal da aorta ascendente

15. Resposta: **B**

O risco de complicações aórticas, especialmente a expansão da falsa luz, é maior nos primeiros meses após o evento. As diretrizes atuais recomendam a vigilância por tomografia computadorizada (TC) ou ressonância magnética antes da alta hospitalar e em 1, 3 , 6 e 12 meses e, posteriormente, a cada ano, dependendo das condições clínicas, do tamanho aórtico e do aumento relacionado na dimensão ao longo do tempo. A principal terapia alvo continua sendo manter pressão arterial < 120/80 mmHg e a frequência cardíaca < 60 bpm. Pacientes com doença da aorta torácica aterosclerótica, com ou sem dissecção, devem ser considerados equivalentes de doença coronariana e tratados com estatinas, sendo que as estatinas podem reduzir a taxa de crescimento do aneurisma da aorta torácica e a proporção de aneurismas da aorta torácica que progridem para dissecção e ruptura, por conseguinte. O paciente deve ser orientado quanto a cessação do tabagismo e modificações no estilo de vida como evitar cocaína ou outras drogas estimulantes, como metanfetamina, atividades físicas extenuantes (exercícios isométricos, empurrões ou esforços que exijam uma manobra de Valsalva) e esportes de contato (por exemplo, futebol competitivo, hóquei no gelo ou futebol etc.). Exercícios aeróbicos leves e atividades diárias não são restritos.

16. Resposta: **C**

A maioria dos aneurismas da aorta ascendente e arco, quando acomete pacientes idosos, são causados principalmente pela aterosclerose; nos pacientes mais jovens são causados por doença do tecido conectivo (síndrome de Marfan e Ehlers-Danlos) e presença de valva aórtica bicúspide. Muitos pacientes com aneurisma da aorta torácica são assintomáticos e diagnosticados por radiografia de tórax ou tomografia computadorizada obtida por outras razões. Um aneurisma pode causar sintomas compressivos nas estruturas adjacentes, incluindo rouquidão, estiramento do nervo laríngeo recorrente esquerdo; estridor, de compressão traqueal ou brônquica; dispneia por compressão pulmonar; disfagia por compressão esofágica; e pletora e edema, da compressão da veia cava superior. A regurgitação valvar aórtica, com aparecimento de sopro diastólico, pode se desenvolver em decorrência da dilatação da raiz da aorta ou da aorta ascendente e resultar em insuficiência cardíaca. Dor no pescoço e na mandíbula pode ocorrer com aneurismas do arco aórtico, enquanto dor no dorso, interescapular e/ou no ombro esquerdo pode ocorrer com aneurismas da aorta torácica descendente. Síndromes aórticas agudas, incluindo dissecção ou ruptura sem dissecção, podem ocorrer com resultados potencialmente catastróficos

17. Resposta: **A**

Em síndrome de Marfan, as diretrizes brasileiras de 2004 só indicam cirurgia profilática se diâmetro > 5,5 cm ou > 5,0 cm nos casos com história familiar de dissecção ou morte súbita (classe IIA, nível de evidência C). Já as diretrizes mais recentes da ESC e da ACCF/AHA indicam cirurgias em pacientes com

Tabela 7 Recomendação para indicação cirúrgica de acordo com as diretrizes americana, europeia e brasileira

Recomendações	ACCF/AHA (2010)	ESC (2014)	SBC (2004)
Assintomático	Diâmetro ≥ 5,5 cm ou progressão 0,5 cm/ano classe I, NE C	Diâmetro ≥ 5,5 cm Classe IIa, NE C	Diâmetro ≥ 6 cm Classe I, NE C
Síndromes genéticas (Marfan, Ehlers-Danlos, Loeys-Dietz, síndrome de Turner, síndrome da aorta torácica familiar)	Diâmetro ≥ 4-5 cm Classe I, NE C	Diâmetro ≥ 5 cm Classe I, NE C Diâmetro ≥ 4,5 cm com complicações Classe IIa, NE C	Diâmetro ≥ 5,5 cm ou Diâmetro ≥ 5 cm (HF de MS ou dissecção) Classe IIa, NE C
Valva aórtica bicúspide	Diâmetro ≥ 4-5 cm Classe I, NE C	Diâmetro ≥ 5 cm Classe IIa, NE C	Não determinado
Arco da aorta	Diâmetro ≥ 5,5 cm Classe IIa, NE B	Diâmetro ≥ 5,5 cm Classe IIa, NE B	Não determinado

ACCF/AHA: American College of Cardiology Foundation/American Heart Association; ESC: European Society of Cardiology; NE: nível de evidência; HF: história familiar; MS: morte súbita; SBC: Sociedade Brasileira de Cardiologia.

síndrome de Marfan com diâmetro máximo da aorta ≥ 5,0 cm. Uma medida inferior de 4,5 cm pode ser considerada em pacientes com fatores de risco adicionais, como história familiar de dissecção, aumento do tamanho de 0,3 cm/ano (em exames repetidos usando a mesma técnica e confirmada por outra técnica), regurgitação aórtica grave ou desejo de gravidez. As diretrizes são muito semelhantes com as indicações do procedimento cirúrgico diferindo apenas nos valores das recomendações e níveis de evidências, como resume a Tabela 7.

18. Resposta: **D**

As diretrizes da ESC e da ACCF/AHA concordam com a correção dos aneurismas de aorta descendente por endoprótese para diâmetros ≥ 5,5 cm e, quando esta não é factível, por correção cirúrgica para diâmetros ≥ 6,0 cm (ACC/AHA 2022 classe I, nível de evidência B e ESC 2014 classe IIa, nível de evidência C). A diretriz brasileira de 2004 determina correção do aneurisma se sintomas ou diâmetro aórtico > 6,0 cm, classe I, nível de evidência C, sendo por meio de endoprótese com indicação classe IIa e nível de evidência C.

19. Resposta: **A**

O tratamento dos aneurismas da aorta descendente foi modificado com o desenvolvimento da técnica endovascular (TEVAR) utilizando endoprótese. Recentemente, importante estudo multicêntrico confirmou que a TEVAR parece ser superior que a cirurgia, com mortalidade 2,1 *vs.* 11,7%, sendo estes resultados mantidos por 5 anos. Dessa forma, quando a anatomia é favorável e na aorta torácica descendente a TEVAR é preferível ao tratamento cirúrgico. A TEVAR oferece excelentes resultados para os aneurismas da aorta torácica descendente, não sendo liberada de forma rotineira para utilização em aorta ascendente e arco da aorta. Risco de paraplegia (6,7%) e reintervenções são iguais ao procedimento cirúrgico.

20. Resposta: **A**

As diretrizes da ESC e da ACCF/AHA recomendam *screening* diagnóstico com ultrassom em todos os homens com mais de 65 anos de idade (classe I, nível de evidência A) e em mulheres apenas para as com história de tabagismo prévio ou atual (classe IIb, nível de evidência C). Cessar o tabagismo é fortemente recomendado, pois retardar o crescimento do aneurisma da aorta abdominal (AAA) (classe I, nível de evidência B) e o uso de IECA e estatinas podem ser considerados para reduzir complicações (classe IIb, nível de evidência C). A correção do aneurisma, preferencialmente por TEVAR, é recomendado para diâmetro > 55 mm ou crescimento do aneurisma > 10 mm/ano (classe I, nível de evidência B). A diretriz brasileira determina a correção em casos assintomáticos, cirurgia, se diâmetro > 5,5 cm e baixo risco operatório/longa expectativa de vida (classe I, nível de evidência A) e diâmetro > 6,0 cm, se risco operatório elevado (classe I, nível de evidência C), sendo TEVAR apenas se alto risco cirúrgico e anatomia favorável (classe IIA, nível de evidência C).

Referências bibliográficas

1. Isselbacher EM, Preventza O, Hamilton Black J 3rd, Augoustides JG, Beck AW, Bolen MA, et al. 2022 ACC/AHA Guideline for the diagnosis and management of aortic disease: a report of the American Heart Association/American College of Cardiology Joint Committee on Clinical Practice Guidelines. Circulation. 2022;146(24):e334-e482.
2. Erbel R, Aboyans V, Boileau C, Bossone E, Di Bartolomeo B, Eggebrecht H, et al. 2014 ESC Guidelines on the diagnosis and treatment of aortic diseases. Document covering acute and chronic aortic diseases of the thoracic and abdominal aorta of the adult. The Task Force for the Diagnosis and Treatment of Aortic Diseases of the European Society of Cardiology (ESC). Eur Heart J. 2014;35:2873-926.
3. Albuquerque LC, Palma JH, Braile D, Gomes W. Diretrizes para a cirurgia das doenças da aorta. Arq Bras Cardiol. 2004;82(supl.V):35-50.
4. Bossone E, LaBounty TM, Eagle KA. Acute aortic syndromes: diagnosis and management, an update. Eur Heart J. 2018;39:739-49.

Capítulo 7

Tromboembolismo pulmonar

Questões

1. Sobre os fatores de risco predisponentes ao tromboembolismo pulmonar (TEP), é correto afirmar:
   a) A determinação dos fatores de risco do TEP agudo é importante no contexto de estudos epidemiológicos e para avaliação sobre a necessidade de uso de profilaxias, porém não tem impacto em decisões clínicas.
   b) Quando diagnosticado durante a gravidez, o TEP é a maior causa de mortalidade materna em países desenvolvidos, sendo maior no terceiro trimestre e até seis meses após o parto.
   c) Diabetes, hipertensão arterial, obesidade, idade e imobilização por mais de três dias são considerados fatores de risco moderados para TEP.
   d) O rastreamento ampliado para pesquisa de neoplasia oculta, incluindo tomografia computadorizada de abdome e pelve, é mandatório em todos os pacientes com TEP não provocado, tendo impacto na redução da mortalidade por câncer em um ano.

2. Sobre a fisiopatologia do TEP, assinale a alternativa correta:
   a) A causa primária de mortalidade no TEP de alto risco é relacionada à sobrecarga pressórica em câmaras direitas pelo aumento da resistência vascular pulmonar, levando à falência do ventrículo direito.
   b) A mortalidade no TEP é causada pelo prejuízo à troca gasosa em razão do comprometimento da perfusão pulmonar.

c) A positividade das troponinas no contexto do tromboembolismo pulmonar agudo é devida à ativação neuro-humoral e à estimulação inotrópica e cronotrópica provocadas pela hipoxemia, com consequente isquemia miocárdica esquerda.
d) A positividade das troponinas no contexto do tromboembolismo pulmonar agudo é sinal de infarto ventricular direito, preconizando a infusão liberal de volume em situações de choque hemodinâmico.

3. Sobre a classificação da gravidade do TEP, é correto afirmar:
a) O TEP é classificado como "alto risco" quando ocorre falha de enchimento das artérias pulmonares principais, e "não alto risco" quando ocorre nas artérias pulmonares segmentares e subsegmentares.
b) O TEP é classificado como "alto risco" quando há saturação abaixo de 90% em ar ambiente, e "não alto risco" quando não ocorre hipoxemia.
c) O TEP é classificado como "alto risco" quando há sinais de disfunção ventricular direita (dilatação ou sobrecarga ventricular direita, positividade de troponinas, elevação do BNP), independentemente da presença de hipotensão ou choque.
d) O TEP é classificado como "alto risco" na presença de instabilidade hemodinâmica, definida por parada cardíaca com necessidade de ressuscitação cardiopulmonar; sinais de choque obstrutivo (pressão arterial sistólica < 90 mmHg ou com necessidade de vasopressores para manter pressões de enchimento, e sinais de hipoperfusão de órgãos-alvo); ou hipotensão persistente (pressão arterial sistólica < 90 mmHg ou queda ≥ 40 mmHg nos níveis pressóricos basais por mais de 15 minutos), não explicada por outros fatores (arritmias, hipovolemia ou sepse).

4. Sobre o dímero-D como exame na avaliação do paciente com suspeita de tromboembolismo pulmonar, assinale a alternativa correta:
a) Não há diferenças entre a sensibilidade diagnóstica dos exames de dímero-D de acordo com a técnica (ELISA, ensaios por látex quantitativo ou aglutinação de sangue total).
b) O exame de dímero-D pode elevar-se em situações como neoplasia, pacientes hospitalizados e gravidez, reduzindo o valor preditivo negativo do exame.
c) Valores de corte de dímero-D ajustados para a idade aumentam a especificidade do exame e podem reduzir a necessidade de exames de imagem

e o sobrediagnóstico de embolia pulmonar principalmente em pacientes idosos.

d) O valor preditivo positivo de níveis muito elevados de dímero-D é alto, e esse exame pode ser utilizado como teste confirmatório de TEP em pacientes hemodinamicamente instáveis ou com contraindicação à realização da angiotomografia de tórax.

As questões 5 a 9 referem-se ao caso clínico a seguir:

Paciente de 39 anos, do sexo masculino, previamente hígido, esteve internado um mês por quadro de paraparesia e retenção urinária de instalação súbita, com diagnóstico de síndrome da cauda equina e necessidade de intervenção neurocirúrgica de emergência para descompressão medular. Procura a unidade de emergência por dor na transição toracolombar (escore de dor 6/10). Refere ainda tontura, cansaço aos médios esforços, mal-estar e palpitações há um dia. Nega febre ou sintomas de vias aéreas superiores. Nega sintomas de retenção urinária, mas refere constipação intestinal há três dias. Em uso de oxicodona, ciclobenzaprina, dipirona e celecoxibe prescritos para analgesia.

Ao exame físico, encontrava-se em bom estado geral, corado, hidratado, anictérico, acianótico e afebril. Ausculta cardíaca e pulmonar sem anormalidades, com boa perfusão periférica. Abdome plano, flácido, sem alterações. Membros inferiores em uso de meias compressivas – ao retirá-las, o paciente apresenta um discreto edema em ambos os membros inferiores. O paciente não apresenta alterações da força muscular ou da sensibilidade em membros inferiores ao exame físico, mas apresenta limitação da marcha por dor. A ferida cirúrgica encontra-se em bom aspecto, sem sinais flogísticos.

Dados vitais aferidos à chegada: PA = 161 × 93 mmHg; FC = 130 bpm; FR = 21 irpm; SpO_2 = 99% em ar ambiente; temperatura de 37,1°C. O eletrocardiograma evidenciou taquicardia sinusal, FC = 120 bpm.

5. Entre as alternativas a seguir, qual é a que descreve a melhor conduta para o caso clínico a seguir?

a) O paciente provavelmente apresenta uma crise de lombociatalgia. A taquicardia sinusal pode ser secundária a ansiedade e dor. O paciente deve receber opioides e rediscussão da analgesia com a equipe neurocirúrgica.

b) O paciente, além de receber medicações para dor, deve ser tratado como sepse grave, tendo como focos prováveis infecção da ferida cirúrgica ou infecção urinária por quadro de retenção urinária prévia. A taquicardia sinusal pode ser secundária a febre. Devem ser colhidos exames de *screening* infeccioso e hemoculturas.

c) Além da medicação para dor e da realização de exames complementares em decorrência da queixa de dispneia aos esforços e do fator de risco de imobilidade pela cirurgia recente, o paciente deve ser investigado quanto à possibilidade de tromboembolismo pulmonar agudo.
d) Os sintomas do paciente devem ser secundários a intolerância ao uso de opioides. Deve-se rediscutir outras opções de analgesia com a equipe neurocirúrgica.

6. Quais são os exames complementares a serem solicitados nesse caso?
   a) Hemograma completo, proteína C-reativa, eletrólitos, função renal, coagulograma e dímero-D.
   b) Hemograma completo, proteína C-reativa, coagulograma, eletrólitos, função renal e angiotomografia de tórax.
   c) Hemograma completo, proteína C-reativa, coagulograma, eletrólitos, função renal e ultrassonografia Doppler venoso de membros inferiores.
   d) Hemograma completo, proteína C-reativa, coagulograma, eletrólitos, função renal e radiografia de tórax.

7. Realizada angiotomografia de tórax, que confirma a presença de tromboembolismo agudo na bifurcação do tronco da artéria pulmonar. A melhor conduta a seguir neste caso é:

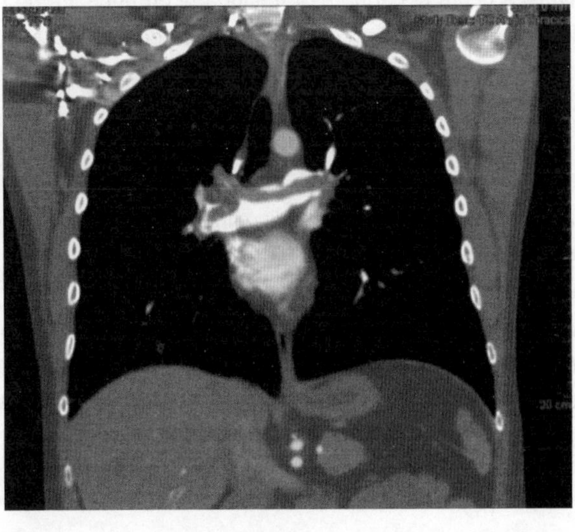

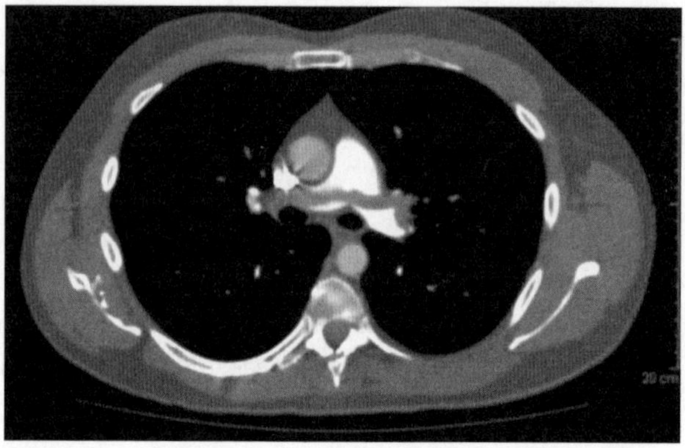

Angiotomografia de tórax.

a) Manter o paciente em repouso; internação em terapia intensiva; pela extensão dos trombos arteriais (TEP de alto risco), preparar o paciente para trombólise com alteplase; iniciar infusão de heparina não fracionada logo após.
b) Manter o paciente em repouso; internação em terapia intensiva; pela cirurgia neurocirúrgica recente e contraindicação absoluta a trombólise, encaminhar o paciente para remoção do trombo com tratamento percutâneo por cateter.
c) Manter o paciente em repouso; internação em terapia intensiva; solicitar ultrassonografia Doppler de membros inferiores, pois, se positiva, indica passagem de filtro de veia cava.
d) Manter o paciente em repouso; internação em terapia intensiva; iniciar anticoagulação com heparina não fracionada ou heparina de baixo peso molecular; solicitar exames complementares (ecocardiograma transtorácico, BNP, troponina) para estratificação de risco adicional.

8. Sobre os exames complementares para avaliação prognóstica do TEP nesse paciente, é correto afirmar:
   a) A relação entre o diâmetro diastólico final do ventrículo direito em comparação com o diâmetro do ventrículo esquerdo > 1,0 é um sinal de sobrecarga ventricular direita aguda e tem impacto prognóstico.
   b) O ecodopplercardiograma transtorácico somente tem papel na avaliação diagnóstica de pacientes com suspeita de TEP de alto risco e disfunção ventricular direita aguda, não sendo necessária sua solicitação durante a internação.

c) Os valores de NT-pro-BNP e troponina normais são isoladamente suficientes para classificar o paciente como baixo risco para complicações.
d) Áreas de infarto pulmonar sugerem grande comprometimento perfusional pulmonar e são marcadores de mau prognóstico.

9. Por causa do achado de edema em membros inferiores, o paciente realiza uma ultrassonografia com compressão proximal de membros inferiores, com achados de falhas de compressão compatíveis com trombos em veia femoral comum direita. Sobre o papel da ultrassonografia com compressão proximal na avaliação desse paciente, é correto afirmar:

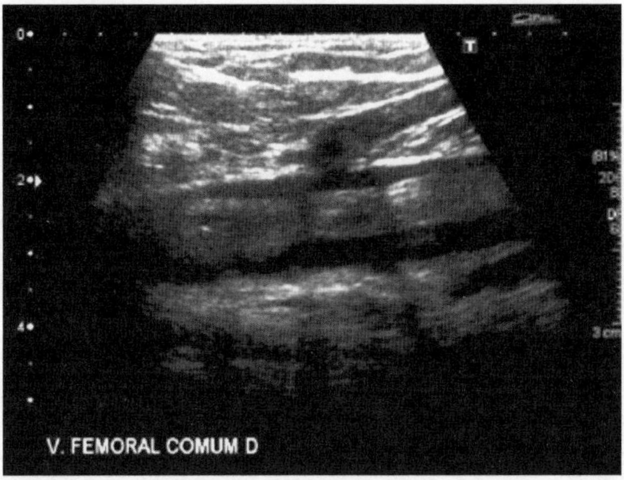

a) O exame de ultrassonografia Doppler de membros inferiores é obrigatório na avaliação de todo o paciente com tromboembolismo pulmonar agudo para detectar a fonte emboligênica.
b) O achado de trombos em membros inferiores nesse paciente indica a passagem de filtro de veia cava.
c) Deve-se indicar a trombólise mesmo se o paciente se mantiver estável hemodinamicamente pelo risco de embolização de trombos adicionais nesse caso.
d) Apesar do achado positivo para tromboembolismo venoso, o exame não altera a conduta neste caso clínico.

10. Sobre os métodos diagnósticos do TEP, assinale a alternativa correta:
   a) A venografia por tomografia computadorizada é uma maneira de realizar o diagnóstico de trombose venosa profunda simultaneamente à angiotomografia de tórax com uma mesma injeção de contraste, sendo recomentada pelas diretrizes atuais pelo aumento significativo da sensibilidade diagnóstica do exame.
   b) O ecodopplercardiograma transtorácico pode mostrar sinais indiretos de sobrecarga ventricular direita, e pelo seu alto valor preditivo negativo, pode afastar o diagnóstico de TEP em pacientes hemodinamicamente estáveis.
   c) A cintilografia pulmonar de ventilação/perfusão pode ser um exame alternativo para diagnóstico de TEP em pacientes grávidas, pacientes com insuficiência renal crônica e reação a contraste.
   d) O exame de ultrassonografia venosa de membros inferiores é limitado para o diagnóstico de tromboembolismo venoso, mas não é útil no manejo diagnóstico de pacientes com TEP.

11. Após o diagnóstico de TEP, é correto afirmar:
   a) Todos os pacientes com diagnóstico de TEP e sem instabilidade hemodinâmica podem ser manejados ambulatoriamente sem a necessidade de exames adicionais.
   b) Todos os pacientes com diagnóstico de TEP devem permanecer internados para monitorização hemodinâmica em razão da possibilidade de trombólise em até 14 dias após o diagnóstico.
   c) Pacientes que não pontuam em nenhum dos itens do score de PESI simplificado (*pulmonary embolism severity index*) podem ser acompanhados ambulatorialmente com anticoagulação oral, sem a necessidade de exames adicionais.
   d) Recomenda-se que todos os pacientes com TEP sem instabilidade hemodinâmica devam ainda assim realizar avaliação complementar com ecodopplercardiograma transtorácico, dosagem de troponina e BNP para estratificação de risco adicional para disfunção ventricular direita.

12. Qual é a melhor conduta diante do TEP agudo com risco intermediário?
   a) Monitorização com ecodopplercardiograma transtorácico pelas próximas 48 a 72 horas e, se houver persistência de sinais de disfunção ventricular direita, indicar trombólise.

b) Indicar trombólise na presença de sinais de disfunção ventricular direita, mesmo em pacientes sem instabilidade hemodinâmica, pois melhora a sobrecarga pressórica do ventrículo direito, com redução da mortalidade.
c) Indicar trombólise regional guiada por cateter com metade da dose padrão de trombolítico.
d) Anticoagulação com heparina parenteral e monitorização hemodinâmica cautelosa pelas próximas 48-72 horas, e fibrinólise de resgate caso haja deterioração hemodinâmica.

13. Qual a melhor conduta em pacientes com TEP de alto risco e com alto risco de sangramento?
a) Implante de filtro de veia cava.
b) Iniciar anticoagulação com heparina e trombólise com dose reduzida de fibronolítico.
c) Trombólise regional guiada por cateter.
d) Tromboendarterectomia de urgência.

14. Sobre a anticoagulação oral no TEP, é correto afirmar:
a) Pacientes com opção de regime de anticoagulação com antagonistas de vitamina K devem iniciar a medicação por via oral após 24 a 48 horas da administração de heparinas por via parenteral.
b) O período de anticoagulação preconizado para o primeiro episódio de TEP agudo é de pelo menos 3 meses, podendo ser estendido indefinidamente de acordo com o risco de recorrência.
c) Os novos anticoagulantes orais são alternativas efetivas e seguras aos regimes de anticoagulação convencional em todos os contextos clínicos.
d) Todos os novos anticoagulantes orais podem ser administrados concomitantemente ao uso de heparinas.

15. É indicação absoluta para anticoagulação por tempo indeterminado no contexto do diagnóstico de TEP agudo:
a) Pacientes com antecedente de neoplasia de próstata, sem recidiva de doença há seis anos.
b) Paciente com deficiência de proteína C e TEP não provocado.
c) Paciente com heterozigose para mutação no gene da protrombina (G20210A) com diagnóstico de TEP agudo após cirurgia de artroplastia de quadril.
d) Paciente com heterozigose para fator V de Leiden com TEP após uso de hormônios para terapia de fertilização *in vitro*.

16. Sobre a trombólise no TEP agudo, é correto afirmar:
   a) A trombólise pode ser realizada dentro de uma janela de sete dias após o evento-índice caso o paciente apresente instabilidade hemodinâmica.
   b) Só podem ser trombolisados pacientes sob uso heparinas não fracionadas, interrompendo-se sempre a infusão da anticoagulação durante a trombólise.
   c) A trombólise apresenta um risco aumentado de sangramentos, sobretudo do trato gastrointestinal.
   d) Recomenda-se evitar a punção de acessos venosos centrais ou punções de vasos sanguíneos de sítios não compressivos antes e após 24 horas da trombólise, minimizando-se o risco de sangramentos.

17. Sobre o manejo do TEP agudo durante a gestação, assinale a alternativa correta:
   a) Em razão do aumento dos valores de dímero-D durante a gestação, o exame não pode ser utilizado na avaliação de pacientes com probabilidade baixa ou intermediária de TEP.
   b) A cintilografia pulmonar ventilação/perfusão é preferível à angiotomografia de tórax em razão da maior sensibilidade do exame na gestação.
   c) Antagonistas de vitamina K e novos anticoagulantes orais somente podem ser utilizados a partir do terceiro trimestre de gestação por causa do risco de passagem desses medicamentos pela placenta.
   d) Um dos exames para avaliação do TEP na gestação é a ultrassonografia de membros inferiores com compressão proximal, visto que um exame positivo indica tratamento com anticoagulação.

18. Sobre o TEP crônico, é correto afirmar:
   a) A incidência de TEP crônico é estimada em 30% dos casos após um evento de TEP sintomático.
   b) A realização de uma nova angiotomografia de tórax após o período de três meses anticoagulação é mandatória em todos os pacientes para verificar critérios de reperfusão pulmonar nas áreas com falhas de enchimento prévio.
   c) O exame de escolha para a pesquisa de TEP crônico em pacientes com dispneia persistente ou limitação funcional após um episódio de TEP agudo depois de um período mínimo de anticoagulação é a cintilografia pulmonar de ventilação/perfusão (V/Q).
   d) Deve-se afastar TEP crônico em todos os pacientes com dispneia persistente após um episódio de TEP agudo depois de um período mínimo de três meses de anticoagulação com uma nova angiotomografia de tórax.

Respostas comentadas

1. Resposta: **B**

As diretrizes atuais da ESC publicadas em 2019 reforçam que no tromboembolismo venoso, há um extenso conjunto de fatores predisponentes ambientais, associados à presença de fatores genéticos/individuais. O tromboembolismo venoso seria uma consequência da interação entre fatores relacionados ao paciente (geralmente permanentes), e fatores de risco situacionais (geralmente temporários). A categorização de fatores de risco em "temporários" ou "permanentes" é importante para a estimativa do risco de recorrência de TEV, com impacto na decisão sobre a necessidade de anticoagulação crônica em alguns pacientes. O termo "TEP provocado" ou "não provocado" foi abandonado nas diretrizes atuais, visto que podem causar confusão e não são úteis na decisão sobre a duração da anticoagulação.

Em mulheres em idade fértil, a contracepção oral é o maior fator de risco para tromboembolismo venoso. Quando ocorre durante a gravidez, o tromboembolismo venoso é a maior causa de mortalidade materna em países de alta renda. Diabetes, hipertensão arterial, obesidade, idade e imobilização por mais de 3 dias são considerados fatores de risco leves para a ocorrência de TEP.

O TEP incidental pode ser o primeiro sinal de um câncer oculto, e estima-se que até 10% dos pacientes com tromboembolismo venoso tenha um câncer diagnosticado dentro do período de um ano após o evento do TEP. Entretanto, um estudo multicêntrico demonstrou que o rastreamento ampliado para câncer oculto, incluindo a realização de tomografia de abdome e pelve, não aumentou o número de diagnósticos, tampouco reduziu a mortalidade em um ano comparado com a estratégia de rastreamento limitado. Baseado nas evidências atuais, o rastreio de câncer após um episódio de tromboembolismo venoso deve ser mais limitado, levando em conta a história clínica, o exame físico, os exames laboratoriais e a radiografia de tórax.

2. Resposta: **A**

O TEP agudo interfere tanto na circulação como na troca gasosa. Entretanto, é a falência ventricular direita decorrente da sobrecarga pressórica a causa primária de morte em pacientes com TEP de alto risco. A falência respiratória é uma consequência das alterações hemodinâmicas.

A obstrução anatômica pelos trombos e a vasoconstrição levam a um aumento da resistência vascular pulmonar (RVP) e a uma diminuição da complacência arterial. O aumento abrupto da RVP resulta em uma dilatação de câmaras direitas e, pelo mecanismo de Frank-Starling, ao aumento na tensão e na distensão do cardiomiócito, com ativação neuro-humonal e estimulação cronotrópica e inotrópica. Em conjunto a uma vasoconstrição sistêmica, esses mecanismos compensatórios aumentam a pressão na artéria pulmonar e conseguem momentaneamente estabilizar a pressão arterial sistêmica. Entretanto, a parede do ventrículo direito, por ser mais fina do que a do ventrículo esquerdo, é incapaz de gerar pressões suficientes por muito tempo frente a uma sobrecarga aguda, levando a dilatação do ventrículo direito, abaulamento do septo interventricular, redução da pré-carga e do enchimento ventricular esquerdo, diminuição do débito cardíaco e, por fim, instabilidade hemodinâmica e choque. O aumento dos marcadores de necrose miocárdica no contexto do TEP agudo indicam isquemia ventricular direita (e não esquerda), como reflexo do desbalanço entre a oferta de oxigênio e o consumo frente a uma sobrecarga aguda. No contexto do infarto do ventrículo direito nas síndromes coronarianas agudas, alguns pacientes com choque hemodinâmico se beneficiam da infusão de volume para melhora da pré-carga. No contexto do TEP agudo e principalmente de alto risco, infusões de volume só aumentam as pressões de distensão do ventrículo direito, com piora da sobrecarga e, eventualmente, piora do choque.

3. Resposta: **D**

A classificação clínica da gravidade de um episódio agudo de TEP auxilia na estimativa do risco de mortalidade precoce (intra-hospitalar ou em 30 dias) relacionada ao TEP. Essa estratificação, que tem implicações diagnósticas e terapêuticas significativas, é baseada na apresentação clínica do paciente, sendo o TEP de alto risco definido pela presença de instabilidade hemodinâmica, com uma das características presentes à apresentação: 1) parada cardíaca com necessidade de ressuscitação cardiopulmonar; 2) choque obstrutivo, caracterizado por pressão arterial sistólica < 90 mmHg ou vasopressores para manter pressões de enchimento > 90 mmHg e sinais de hipoperfusão de órgãos-alvo (alteração de estado mental, extremidades frias, oligúria/anúria, aumento do lactato sérico); 3) hipotensão arterial persistente (pressão arterial sistêmica < 90 mmHg ou queda ≥ 40 mmHg nos níveis basais por mais de 15 minutos), não causado por arritmia de início recente, hipovolemia ou sepse. Pacientes sem instabilidade hemodinâmica porém com sinais de disfunção ventricular direita são classificados como risco intermediário alto.

4. Resposta: **C**

Existem na prática clínica diversos *kits* laboratoriais de dímero-D. Os ensaios por meio da técnica ELISA oferecem sensibilidade diagnóstica acima de 95%, e podem ser utilizados para afastar TEP em pacientes com probabilidade pré-teste baixa ou intermediária, quando os resultados encontram-se abaixo dos valores de corte (< 500 mg/L). Ensaios quantitativos derivados de látex e técnicas de aglutinação de sangue total oferecem sensibilidade diagnóstica menor. Testes de dímero-D *point-of-care* apresentam baixa sensibilidade e valor preditivo negativo comparado com ensaios laboratoriais e devem ser preferencialmente utilizados em pacientes com probabilidade pré-teste baixa.

O exame de dímero-D pode elevar-se em situações como neoplasia, pacientes hospitalizados e gravidez; entretanto, o valor preditivo negativo do exame permanece o mesmo nestas situações.

Embora um teste negativo exclua de forma segura o diagnóstico de tromboembolismo pulmonar para pacientes com probabilidade baixa/intermediária, a especificidade do dímero-D é baixa e reduz sensivelmente com a idade. Isso pode resultar em vários exames positivos e, consequentemente, em um uso excessivo de exames de imagem, particularmente em idosos. Um estudo prospectivo e multicêntrico avaliou valores de dímero-D ajustados para a idade em pacientes com mais de 50 anos, multiplicando-se a idade por 10 (p. ex., em um paciente de 65 anos, o valor de corte do dímero-D passaria a ser 650 mg/L). Houve um aumento do número de pacientes que tiveram o diagnóstico de TEP excluído com base no exame (6,4% para 30%), sem um aumento significativo no número de episódios de tromboembolismo venoso durante o acompanhamento. Desta forma, as diretrizes publicadas em 2019 reforçam o uso de valores de corte de dímero-D ajustados para a idade visando aumentar a performance do teste em pacientes idosos.

O valor preditivo positivo de níveis elevados de dímero-D é baixo e o exame não apresenta caráter diagnóstico para TEP isoladamente.

5. Resposta: **C**

O diagnóstico de TEP exige alto grau de suspeição clínica, tendo em vista que nenhum sinal clínico ou sintoma é patognomônico para o diagnóstico. Em um paciente com quadro de dispneia súbita, associado a um fator de risco importante (imobilização por cirurgia neurocirúrgica recente), o diagnóstico de tromboembolismo pulmonar agudo deve ser necessariamente afastado. Apesar do uso de meias compressivas elásticas, a profilaxia não elimina o risco de embolia.

Na maior parte dos pacientes, o diagnóstico de TEP é suspeitado com base em sintomas de dispneia, dor torácica, síncope ou pré-síncope e/ou hemoptise. Hipotensão arterial ou choque são raros, mas quando presentes, indicam TEP central ou reserva hemodinâmica gravemente comprometida. Síncope é infrequente, mas pode ocorrer mesmo na ausência de sinais de instabilidade hemodinâmica. Por último, vale reforçar que o TEP pode ser completamente assintomático e descoberto acidentalmente durante a investigação de outras doenças ou mesmo em uma autópsia.

A dor torácica é um sintoma frequente no TEP e geralmente causada por irritação pleural decorrente de êmbolos distais causando infarto pulmonar. Em TEP centrais, a dor torácica pode lembrar episódios de angina, possivelmente refletindo a isquemia do ventrículo direito e exigindo o diagnóstico diferencial com síndrome coronariana aguda. A dispneia pode ser aguda e grave em trombos centrais; em TEPs subsegmentares e periféricos, é geralmente leve e pode ser transitória. O conhecimento sobre fatores predisponentes é importante para determinar a probabilidade clínica de TEP, que geralmente aumenta conforme o número de fatores de risco. Entretanto, em até 30% dos pacientes, nenhum fator causal pode ser detectado. Hipoxemia pode ser diagnosticada em gasometrias e é um achado típico, mas vale lembrar que até 40% dos pacientes apresentam oximetria normal e, em 20%, o gradiente alveoloarterial (uma estimativa do comprometimento de trocas pela membrana alveolocapilar) encontra-se normal. A radiografia de tórax é frequentemente anormal e, embora os achados não sejam específicos para TEP, é interessante sua realização para a exclusão de outras causas de dispneia e dor torácica. Alterações eletrocardiográficas sugestivas de sobrecarga de câmaras direitas são a inversão da onda T em V1-V4, um padrão QR em V1, o padrão S1Q3T3 e o bloqueio completo ou incompleto de ramo direito. Esses achados geralmente são encontrados nos casos mais graves, mas em casos mais leves, o único achado encontrado é a taquicardia sinusal, presente em até 40% dos casos.

6. Resposta: **B**

A possibilidade de investigação da doença tromboembólica com exames complementares é muito extensa. Apesar da sensibilidade e da especificidade limitadas dos sintomas e sinais clínicos e dos testes disponíveis, a combinação dos achados avaliados e o uso de escores clínicos ajudam a classificar os pacientes com suspeita de TEP em categorias clínicas de acordo com a sua probabilidade pré-teste. Portanto, o uso de algoritmos clínicos na avaliação do TEP é fundamental – ele auxilia a classificar o paciente como de alta ou baixa probabilidade quanto ao diagnóstico de TEP e auxilia na escolha de qual estratégia de investigação utilizar.

Um dos escores clínicos mais utilizados para predizer a probabilidade pré-teste de TEP é o escore de Wells (Quadro 1). Esse teste já foi extensivamente validado, é de uso simples e baseado em informações de simples obtenção. Outro escore clínico utilizado e também validado é o escore de Genebra.

Quadro 1 Escore clínico de Wells

	Versão simplificada
TVP ou TEP prévios	1
Frequência cardíaca > 100 bpm	1
Cirurgia ou imobilização dentro das últimas 4 semanas	1
Hemoptise	1
Neoplasia ativa	1
Sinais clínicos de TVP	1
Diagnóstico alternativo é menos provável do que TEP	1
TEP improvável	0-1
TEP provável	≥ 2

TEP: tromboembolismo pulmonar; TVP: trombose venosa profunda.

Somente com base nas informações disponíveis, temos que o paciente apresenta pelo menos duas pontuações inquestionáveis:

- Taquicardia (1 ponto).
- Cirurgia ou imobilização dentro das últimas quatro semanas (1 ponto).

O paciente apresenta alta probabilidade para TEP. Há ainda que se considerar que o diagnóstico alternativo (sepse, dor) é muito menos provável do que TEP, o que levaria eventualmente a mais um ponto no escore. Em ambos os cenários, a angiotomografia de tórax se torna o exame de eleição, pois é o método de escolha para investigação de pacientes com suspeita de TEP com alto risco. Os avanços diagnósticos da tomografia possibilitam a visualização de trombos até regiões subsegmentares com alta acurácia, além de permitir o diagnóstico diferencial com outras causas de dor torácica (p. ex., derrame pleural, pneumotórax, fratura de arcos costais etc.).

O exame de dímero-D também pode ser utilizado na avaliação do TEP, mas não no presente caso. O dímero-D se eleva no plasma na presença de uma trombose aguda, decorrente da ativação simultânea da coagulação e da fibrinólise. Em pacientes de baixo risco, o uso do dímero-D com técnica ELISA tem uma sensibilidade diagnóstica de mais de 95%, e por seu alto valor preditivo negativo, pode ser utilizada para excluir TEP nessa população, sem necessidade de exames adicionais. Entretanto, o dímero-D também pode se elevar em outras condições clínicas como câncer, inflamação, sangramento, trauma, cirurgia e necrose.

Em algumas situações, a ultrassonografia Doppler de membros inferiores com compressão proximal pode ser utilizada na investigação de pacientes com TEP, pois achados de TVP podem ser encontrados em 30 a 50% dos pacientes com TEP. Portanto, a ultrassonografia pode ser um exame útil em pacientes com contraindicações relativas para a angiotomografia, como insuficiência renal, alergia a contraste, ou como exame inicial no algoritmo diagnóstico em casos de suspeita de TEP na gravidez.

A cintilografia ventilação/perfusão pulmonar, se facilmente disponível, permanece como opção válida para investigação em pacientes de alto risco, ou em pacientes com valores de dímero-D altos e contraindicações para a tomografia (ex., insuficiência renal).

Considerando-se a pontuação obtida pelo paciente e na ausência de contraindicações, a melhor alternativa para investigação do paciente é a angiotomografia de tórax.

7. Resposta: **D**

Apesar da extensão dos trombos, trata-se de um paciente com estabilidade hemodinâmica, sendo inicialmente classificado como um TEP não de alto risco. As diretrizes atuais reforçam a importância de exames adicionais visando uma estratificação de risco adicional (ecodopplercardiograma transtorácico, BNP, troponina). O tratamento inicial do TEP agudo consiste na anticoagulação do paciente, com o objetivo de prevenir a morte precoce e a recorrência dos trombos. Neste caso clínico, as melhores opções terapêuticas iniciais incluem heparina parenteral (não fracionada), heparina de baixo peso molecular, ou fondaparinux, nos primeiros cinco a dez dias.

O tratamento trombolítico no TEP agudo restaura a perfusão pulmonar mais rapidamente do que o tratamento com anticoagulação. A rápida resolução da obstrução pulmonar leva a uma rápida queda da pressão de artéria pulmonar e da resistência vascular pulmonar. Apesar do benefício evidente dentro das primeiras 48 horas após o diagnóstico de TEP, a janela para trombólise pode se estender por até 14 dias do evento agudo. A evidência clínica para realização da trombólise favorece seu uso em pacientes com TEP de alto risco, ou seja, com instabilidade hemodinâmica. Na ausência de comprometimento hemodinâmico à apresentação, os benefícios clínicos da trombólise são controversos. Apesar do tratamento de reperfusão não ser a primeira linha, a trombólise pode ser uma alternativa terapêutica caso haja deterioração hemodinâmica.

Os filtros de veia cava são indicados em pacientes com TEP agudo que apresentem contraindicações absolutas para anticoagulação ou que apresentem TEP recorrente devidamente documentado apesar de tratamento anticoagulante eficaz. A inserção de filtros de veia cava fora dessas indicações, além de não impactar em uma maior sobrevida, está sujeita a várias complicações, como trombose no sítio de inserção, trombose da veia cava inferior, fragmentação e migração do filtro. Apesar do procedimento cirúrgico recente, o paciente não apresenta contraindicações para anticoagulação após quatro semanas do procedimento.

O tratamento percutâneo com cateter por meio de procedimentos de radiologia intervencionista não é amplamente disponível, estando restrito a alguns centros. O objetivo é a fragmentação e a aspiração do trombo por métodos mecânicos. Está indicado em pacientes com instabilidade hemodinâmica e com contraindicação absoluta a trombólise.

8. Resposta: **A**

A disfunção ventricular direita é um fator prognóstico determinante no TEP agudo. As diretrizes atuais publicadas em 2019 reforçam a importância da avaliação da disfunção ventricular direita por meio de exames complementares (imagem e laboratoriais) para avaliação prognóstica no TEP.

Os achados ecocardiográficos morfológicos e funcionais do ventrículo direito são fatores preditores independentes de desfechos adversos em pacientes com TEP e devem ser solicitados como exame complementar, mesmo em pacientes hemodinamicamente estáveis. Achados como dilatação do ventrículo direito (VD), aumento da relação entre VD e ventrículo esquerdo (VE), hipocinesia da parede livre do ventrículo direito, aumento da velocidade de regurgitação tricúspide, diminuição do plano de excursão sistólica do ânulo da tricúspide ou uma combinação desses achados são importantes para auxiliar na estratificação do risco.

A visualização da morfologia do coração na angiotomografia de tórax pode auxiliar no diagnóstico de dilatação das câmaras direitas como indicador de disfunção do VD, tendo também fator prognóstico em pacientes hemodinamicamente estáveis. Valores de VD/VE > 0,9 ou 1,0 determinam pior prognóstico.

A sobrecarga ventricular direita está associada com distensão do miocárdio, o que leva a liberação do peptídio natriurético cerebral (BNP) ou da sua porção N--terminal (NT-pro-BNP). Os níveis desses dois peptídios refletem a gravidade do comprometimento hemodinâmico e, presumivelmente, da disfunção ventricular direita no TEP agudo. Com um mecanismo semelhante, o infarto transmural do VD, refletido pelo aumento dos níveis de troponina, também está associado com um pior prognóstico.

Na figura, é possível verificar a dilatação das câmaras direitas em comparação com o ventrículo esquerdo no estudo angiotomográfico – mesmo com valores de NT-pro-BNP e troponina normais, o paciente apresenta uma razão de risco de risco (*odds ratio* ou *harzard ratio*) entre 1,5 e 2,8 para mortalidade precoce no TEP. A presença de infarto pulmonar não foi marcador de pior prognóstico em nenhum estudo realizado.

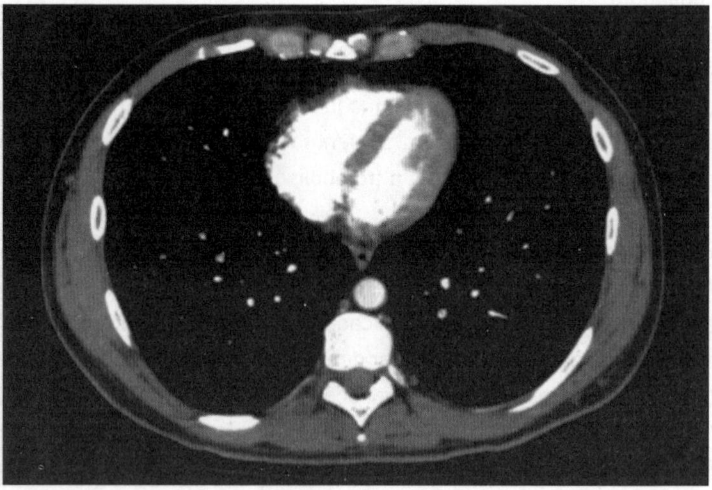

9. Resposta: **D**

Na maior parte dos casos, a embolia pulmonar se origina de trombose venosa profunda (TVP) em membros inferiores, podendo ser encontrada em até 70% dos casos de TEP confirmado. Atualmente, a ultrassonografia com compressão de membros inferiores substituiu a venografia no diagnóstico das TVP, com sensibilidade de 90% e especificidade de 95% em pacientes sintomáticos.

Atualmente, o exame apresenta papel diagnóstico em pacientes com contraindicação para realização da angiotomografia de tórax (gestantes, pacientes com alergia a contraste iodado, insuficiência renal ou instabilidade que impeça o encaminhamento para a angiotomografia). O achado de TVP proximal em pacientes com suspeita de TEP nessas situações é considerado suficiente para iniciar a anticoagulação, sem necessidade de investigações adicionais. Nesse caso, com o diagnóstico de TEP já confirmado, o exame não altera a conduta.

Os filtros de veia cava são indicados em pacientes com TEP agudo que apresentem contraindicações absolutas para anticoagulação ou que apresentem TEP recorrente devidamente documentado apesar de tratamento anticoagulante eficaz. A inserção de filtros de veia cava fora dessas indicações, além de não impactar em uma maior sobrevida, está sujeita a várias complicações, como trombose no sítio de inserção, trombose da veia cava inferior e migração do filtro.

É importante enfatizar que, recentemente, o diagnóstico concomitante de TEV foi identificado como fator prognóstico desfavorável, associado de forma independente com mortalidade nos primeiros 3 meses após o episódio de TEP agudo.

10. Resposta: **C**

A venografia por tomografia computadorizada permite o diagnóstico de TVP em pacientes com suspeita de TEP utilizando-se uma única injeção de contraste. Entretanto, pelo aumento não significativo da sensibilidade do exame (de 83% para 90%) e pelo excesso de irradiação ionizante principalmente em mulheres jovens, não é recomendada rotineiramente pelas atuais diretrizes, sendo indicada a ultrassonografia venosa de membros inferiores com compressão proximal para investigação de TVP.

O ecodopplercardiograma transtorácico pode mostrar sinais de sobrecarga volêmica e disfunção ventricular direita; entretanto, um exame negativo não afasta a possibilidade de TEP. Adicionalmente, sinais de sobrecarga ventricular direita podem aparecer em outros contextos clínicos, principalmente em pacientes com antecedente de doença cardíaca ou respiratória. Em pacientes com suspeita de TEP e instabilidade hemodinâmica, um exame normal praticamente afasta o diagnóstico de TEP e pode auxiliar na identificação de outras causas para o choque. Por outro lado, em pacientes com choque e sinais inequívocos de disfunção ventricular direita, o ecodopplercardiograma pode justificar o tratamento de reperfusão nos casos em que a angiotomografia de tórax não é factível.

A ultrassonografia venosa de membros inferiores pode auxiliar no algoritmo diagnóstico de TEP, principalmente na avaliação de emergência de pacientes hemodinamicamente instáveis, como exame inicial no algoritmo diagnóstico inicial em pacientes gestantes com suspeita de TEP, e em pacientes com contraindicação para a angiotomografia, como aqueles com insuficiência renal crônica e alergia a contraste. Apresenta sensibilidade > 90% e especificidade próxima a 95% para diagnóstico de TEV proximal sintomático. Achados de TEV proximal em pacientes com suspeita clínica de TEV indicam tratamento com anticoagulação, sem necessidade de exames adicionais. Entretanto, pacientes cujo diagnóstico de TEP é confirmado de maneira indireta pela presença de TEV proximal devem ainda assim realizar avaliação de risco com exames complementares para estratificação da gravidade e risco de morte precoce.

11. Resposta: **C**

No momento da suspeita clínica de TEP, pacientes hemodinamicamente instáveis devem ser imediatamente identificados como pacientes de alto risco e são candidatos à reperfusão imediata. As diretrizes atuais enfatizam que pacientes sem instabilidade hemodinâmica devem realizar uma estratificação de risco adicional levando em conta dois conjuntos de critérios prognósticos: 1) critérios clínicos, de imagem e laboratoriais que indicam disfunção ventricular direita; 2) presença de comorbidades ou outros fatores agravantes que podem influenciar de forma negativa o prognóstico precoce (Quadro 2).

Quadro 2 Classificação da gravidade do embolismo pulmonar e risco de mortalidade precoce (intra-hospitalar ou em 30 dias)

	Indicadores de risco			
Risco de mortalidade precoce	Alto	Intermediário alto	Intermediário baixo	Baixo
Instabilidade hemodinâmica	+	–	–	–
Parâmetros clínicos de gravidade de TEP ou comorbidade: PESI classe III-V ou PESI simplificado ≥ 1	+	+	+	–
Disfunção ventricular direita (ecocardiograma ou angioTC)	+	+	Um (ou nenhum) positivo	–
Elevação dos níveis de troponina	+	+	Um (ou nenhum) positivo	Avaliação opcional (se avaliação, negativo)

Dentre os critérios de imagem, parâmetros ecocardiográficos são utilizados para estratificar o risco precoce em pacientes com TEP. Dentre eles, sinais de disfunção ventricular direita, relação entre o diâmetro do ventrículo direito/ventrículo esquerdo > 1,0 e uma excursão sistólica no plano anular da tricúspide (TAPSE) < 16 mm são achados associados a um prognóstico desfavorável. Na angiotomografia, o aumento do diâmetro do ventrículo direito também é um sinal de disfunção ventricular direita.

Quadro 3 *Pulmonary embolism severity index* (PESI)

Parâmetro	Versão original	Versão simplificada
Idade	Idade em anos	1 ponto (se idade > 80 anos)
Sexo masculino	+ 10 pontos	-
Câncer	+ 30 pontos	1 ponto
Insuficiência cardíaca crônica	+ 10 pontos	1 ponto
Doença pulmonar crônica	+ 10 pontos	1 ponto
Frequência cardíaca > 110 bpm	+ 20 pontos	1 ponto
Pressão arterial sistêmica < 100 mmHg	+ 30 pontos	1 ponto
Frequência respiratória > 30 irpm	+ 20 pontos	-
Temperatura < 36°C	+ 20 pontos	-
Estado mental alterado	+ 60 pontos	-
Saturação arterial O_2 < 90%	+ 20 pontos	1 ponto
	Estratificação de risco	
	Classe I: ≤ 65 pontos Risco muito baixo de mortalidade em 30 dias (0-1,6%) **Classe II: 66 a 85 pontos** Baixo risco de mortalidade (1,7-3,5%) Classe III: 86-105 pontos Moderado risco de mortalidade (3,2-7,1%) **Classe IV: 106-125 pontos** Alto risco de mortalidade (4,0-11,4%) **Classe V: > 125 pontos** Alto risco de mortalidade (10,0-24,5%)	0 ponto: risco de mortalidade em 30 dias 1,0% ≥ 1 ponto: mortalidade em 30 dias: 10,9%

Parâmetros laboratoriais associados a pior prognóstico incluem aumento dos níveis plasmáticos de troponina I ou T à admissão, aumento dos valores de peptídeo natriurético cerebral (BNP) e da sua porção N-terminal (NT-pro BNP > 500 pg/mL), e aumento dos valores de lactato sérico (arterial ≥ 2 mmol/L). Adicionalmente aos achados clínicos, de imagem e laboratoriais, parâmetros associados aos achados basais e comorbidades também são necessários na estimativa da mortalidade e desfechos precoces. Vários algoritmos baseados em parâmetros clínicos foram elaborados para determinar o prognóstico de pacientes com TEP agudo. Entre eles, o *pulmonary embolism severity index* (PESI) (Quadro 3) é o escore mais extensivamente recomendado. Seu principal ponto forte consiste na identificação de pacientes com baixo risco para mortalidade em 30 dias (PESI classe I/II).

Recentemente, o diagnóstico concomitante de TEV foi identificado como fator prognóstico desfavorável, associado de forma independente com mortalidade nos primeiros três meses após o episódio de TEP agudo.

12. Resposta: **D**

O estudo PEITHO (*pulmonary embolism thrombolysis*) comparou o uso de tenecteplase em *bolus* + heparina *vs.* placebo + heparina em 1.006 pacientes com diagnóstico confirmado de TEP agudo, sinais de disfunção ventricular direita confirmada pelo ecodopplercardiograma ou pela tomografia computadorizada e um teste de troponina I ou T positivo (categoria de risco intermediário alto, segundo as diretrizes da Sociedade Europeia de Cardiologia). O desfecho primário de mortalidade por todas as causas ou deterioração hemodinâmica em 7 dias ocorreu menos no grupo que recebeu o tratamento fibrinolítico *vs.* no grupo controle (2,6% *vs.* 5,6%; OR: 0,44; 95% IC: 0,23-0,88). Entretanto, uma alta incidência de acidentes vasculares cerebrais hemorrágicos (2,0%) e sangramento não intracraniano significativo (6,3%) foi observado nos pacientes alocados para o grupo tenecteplase quando comparados ao grupo placebo (0,2% e 1,5%, respectivamente). Em virtude desses achados, fica claro que a trombólise sistêmica com dose plena não pode ser recomendada rotineiramente como tratamento primário para pacientes sem instabilidade hemodinâmica e com risco intermediário, mesmo quando houver sinais de disfunção ventricular direita ou lesão miocárdica.

Apesar de a trombólise regional guiada por cateter ser uma opção em alguns pacientes, não há ainda recomendações bem estabelecidas sobre esses protocolos, tampouco estudos com doses padronizadas de trombolíticos.

13. Resposta: **C**

Embora os filtros de veia cava sejam indicados para pacientes com TEP com contraindicações absolutas à anticoagulação, em pacientes com sangramentos significativos durante a fase aguda, como profilaxia primária em pacientes de alto risco, e em pacientes com TEP recorrente a despeito de anticoagulação, eles não são a melhor alternativa terapêutica nesse cenário.

Embora estudos com fibrinolíticos sistêmicos com doses reduzidas tenham obtido resultados promissores principalmente em pacientes idosos, não há regimes estabelecidos ou consenso na última diretriz publicada em 2019 e, portanto, não há nenhuma recomendação formal até o presente momento.

Terapias de reperfusão guiadas pelo cateter para remoção de trombos obstrutivos das artérias pulmonares principais pode ser uma alternativa à embolectomia cirúrgica para pacientes com contraindicações absolutas ou relativas à trombólise.

A tromboendarterectomia, por envolver a retirada do trombo e do endotélio do vaso pulmonar, é uma cirurgia restrita ao contexto terapêutico do TEP crônico, e não do TEP agudo (trombectomia).

14. Resposta: **B**

O tratamento do TEP agudo sem comprometimento hemodinâmico baseia-se na anticoagulação com o objetivo de prevenir a mortalidade precoce ou a recorrência de tromboembolismo venoso sintomático ou fatal. Dentro desse período, o tratamento da fase aguda consiste na administração de heparina de baixo peso molecular subcutânea ou fondaparinux, ou heparina não fracionada endovenosa, esta última preferencialmente em pacientes com instabilidade hemodinâmica ou iminência de descompensação hemodinâmica nas quais a terapia de reperfusão primária possa ser necessária. A heparina não fracionada também é a primeira escolha em pacientes com doença renal crônica (*clearance* de creatinina abaixo de 30 mL/min) ou obesidade mórbida. Em pacientes com risco intermediário alto, idealmente as heparinas devem ser administradas durante o período de 2 a 3 dias visando assegurar estabilidade clínica, antes de realizar a transição para anticoagulantes orais.

Em pacientes de baixo risco, dá-se preferência à anticoagulação por via oral, preferencialmente com os novos anticoagulantes orais não antagonistas de vitamina K (NOAC). Diversos estudos mostram que os NOAC são seguros e eficazes no tratamento agudo do tromboembolismo venoso, bem como no tratamento estendido após os primeiros 6 meses iniciais. Entretanto, os NOAC são contraindicados na gestação/lactação, em pacientes com síndrome do anticor-

po antifosfolípide, e em pacientes com insuficiência renal crônica grave. Não se recomenda a administração concomitante de NOAC com outras heparinas.
A administração de antagonistas de vitamina K pode se iniciar concomitantemente à heparina por pelo menos 5 dias até que os valores de INR estejam entre 2,0 a 3,0 por pelo menos 2 dias consecutivos.
O período mínimo de anticoagulação para o TEP sem fator de risco identificável ainda permanece incerto. Apesar de alguns estudos sugerirem que a dosagem do dímero-D após um período mínimo de anticoagulação possa ser um exame complementar na estratificação do risco de recorrência de TEP, estudos posteriores não confirmaram esses resultados. As diretrizes recomendam a manutenção da anticoagulação por tempo indeterminado em pacientes com baixo risco de sangramento e com o uso de novos anticoagulantes orais em pacientes com TEV recorrente não relacionado a fator transitório, ou na presença de fatores de risco para recorrência.

15. Resposta: **B**

Pacientes com neoplasia ativa apresentam alta taxa de recorrência de TEP e são candidatos a anticoagulação por tempo indeterminado após o primeiro episódio de TEP agudo. Em pacientes com doença controlada, não há indicação de manutenção da anticoagulação por tempo indeterminado.
Entre portadores de trombofilia, pacientes portadores de anticoagulante lúpico, déficit confirmado de proteína C ou proteína S e pacientes homozigotos para fator V Leiden ou homozigotos para mutação no gene da protrombina G20210A podem ser candidatos a tratamento anticoagulante por tempo indeterminado após um primeiro episódio de TEV não provocado. Não há evidência de benefício clínico de tratamento anticoagulante prolongado para portadores heterozigotos do fator V Leiden ou da mutação do gene da protrombina, principalmente quando houve fator de risco adicional para o episódio de TEV.

16. Resposta: **D**

A trombólise pode ser realizada dentro de uma janela de tempo de 14 dias após os casos de TEP agudo e acarreta um risco aumentado de sangramentos, sobretudo intracranianos.
Não há preferências específicas com relação ao tipo de heparina em pacientes candidatos a trombólise, mas alguns cuidados devem ser adotados. A infusão de heparina não fracionada deve ser interrompida durante a administração de estreptoquinase ou uroquinase, mas pode ser continuada durante a infusão de alteplase. Em pacientes que receberam heparina de baixo peso molecular ou

fondaparinux, a infusão de heparina não fracionada após a trombólise deve ser atrasada em até 12 horas após a última injeção das heparinas de baixo peso molecular (administrada duas vezes ao dia), ou até 24 horas após a última injeção de heparinas de baixo peso molecular ou fondaparinux (dado uma vez por dia). Dados os riscos de sangramento associados à trombólise e à possibilidade de que seja necessário imediatamente interromper ou reverter o efeito anticoagulante da heparina, é recomendável continuar a anticoagulação com heparina não fracionada por algumas horas após o término do tratamento trombolítico antes de mudar heparina de baixo peso molecular ou fondaparinux.
Recomenda-se evitar a punção de acessos venosos centrais ou de vasos sanguíneos de sítios não compressivos antes e depois de 24 horas da trombólise, minimizando-se o risco de sangramentos.

17. Resposta: **D**

Apesar dos valores de dímero-D aumentarem fisiologicamente ao longo da gestação, um valor normal de dímero-D apresenta o mesmo valor preditivo negativo na exclusão do diagnóstico de TEP do que outros pacientes.

O tratamento do tromboembolismo venoso durante a gestação baseia-se no uso de heparinas de baixo peso molecular, visto que estas não atravessam a placenta e são encontradas em quantidades insignificantes no leite materno. O tratamento deve consistir numa dose ajustada ao peso da gestante, podendo-se utilizar a monitorização com a dosagem de anti-Xa em mulheres com extremos de peso corporal ou com doença renal. Fondaparinux não deve ser utilizado durante a gravidez em razão da falta de evidências clínicas. Antagonistas de vitamina K atravessam a placenta e são teratogênicos, sobretudo no primeiro semestre. A administração de antagonistas de vitamina K no terceiro trimestre pode resultar em morte fetal e hemorragia neonatal, bem como descolamento placentário. A varfarina pode estar associada a anomalias do sistema nervoso central durante a gravidez. Os novos anticoagulantes orais são contraindicados em pacientes grávidas.

A duração do tratamento deve ser de pelo menos 6 semanas após o parto, com no mínimo 3 meses de tratamento.

Com as novas técnicas de imagem, o risco de exposição à irradiação é baixo tanto para o feto quanto para a mãe, permitindo o uso tanto da cintilografia de ventilação/perfusão, como da angiotomografia de tórax para o diagnóstico de TEP durante a gestação e durante o puerpério.

Um exame de ultrassonografia de membros inferiores positivo já indica a necessidade de anticoagulação em gestantes, sem necessidade de exames diagnósticos adicionais. Entretanto, recomenda-se exames complementares para estratificação de risco.

18. Resposta: **C**

O TEP crônico é causado pela obstrução crônica das artérias pulmonares principais e apresenta incidência acumulada entre 0,1 e 9,1% dentro do período de 2 anos após um evento de TEP sintomático. As diretrizes atuais reforçam que não é recomendado o *screening* rotineiro de TEP crônico em pacientes assintomáticos (sem dispneia ou limitação funcional) por meio de exames de imagem após o período mínimo de anticoagulação do TEP, exceto em pacientes com doenças crônicas ou comorbidades que predispõem ao TEP crônico (ex.: história de esplenectomia, cateteres/marca-passos infectados, trombofilias, doença inflamatória intestinal, neoplasias, doenças mieloproliferativas). Em pacientes com dispneia persistente após um episódio de TEP agudo e depois de um período mínimo de 3 meses de anticoagulação, o exame de escolha para a investigação inicial do TEP crônico é a cintilografia pulmonar de ventilação e a perfusão (V/Q) pela sensibilidade do método na detecção de falhas de enchimento mais distais.

Referências bibliográficas

1. Konstantinides SV, Meyer G, Becattini C, et al. 2019 ESC Guidelines for the diagnosis and management of acute pulmonary embolism developed in collaboration with the European Respiratory Society (ERS). Eur Heart J. 2020;41(4):543-603.
2. Stevens SM, Woller SC, Kreuziger LB, Bounameaux H, Doerschug K, Geersing GJ, et al. Antithrombotic therapy for VTE disease: second update of the CHEST guideline and expert panel report. Chest. 2021;160(6):e545-e608.
3. Albricker ACL, Freire CMV, Santos SND, Alcantara ML, Saleh MH, Cantisano AL, et al. Diretriz conjunta sobre tromboembolismo venoso – 2022. Arq Bras Cardiol. 2022;118(4):797-857.

Capítulo 8

Síndrome coronariana aguda sem supradesnivelamento do segmento ST

Questões

1. Qual a recomendação atual de realização de angiotomografia de artérias coronárias na avaliação de dor torácica na emergência?
   a) Indicação classe I e nível de evidência A em pacientes com síndrome coronariana aguda sem supradesnivelamento do segmento ST (SCASSST) de alto risco.
   b) Indicação classe IIb e nível de evidência B em pacientes com SCASSST de baixo risco.
   c) Indicação classe I e nível de evidência A em pacientes com dor torácica de risco baixo/intermediário.
   d) Indicação classe IIa e nível de evidência A na estratificação de risco coronariano em pacientes com infarto agudo do miocárdio sem supradesnivelamento do segmento ST (IAMSSST).

2. Paciente de 78 anos com diagnóstico de IAMSSST, 72 kg e creatinina sérica de 0,68 mg/dL. Ao realizar uma prescrição para o paciente, qual dose de anticoagulante deve ser utilizada?
   a) Enoxaparina 0,75 mg/kg, subcutânea, a cada 12 h.
   b) Enoxaparina 1,0 mg/kg, subcutânea, a cada 12 h.
   c) Enoxaparina 1,0 mg/kg, subcutânea, 1 x/dia.
   d) Enoxaparina 0,75 mg/kg, subcutânea, 1 x/dia.

3. Paciente de 67 anos do sexo feminino deu entrada em um serviço de emergência com dor torácica prolongada, hemodinamicamente estável, referindo três episódios nas últimas 12 horas. Pressão arterial de 100 x 60 mmHg e frequência cardíaca de 95 bpm. Referia antecedentes de hipertensão, tabagismo e diabetes. O eletrocardiograma de entrada mostrava infradesnivelamento do segmento ST de 2 mm. Iniciada nitroglicerina endovenosa com melhora completa da dor. O resultado da troponina foi positivo e apresentava creatinina de 1,7 mg/dL. Diante desse quadro, qual o risco isquêmico e qual(is) escore(s) podem ser utilizados para estratificar o risco coronariano da paciente em questão?
   a) Risco alto – utilizar os escores TIMI e GRACE.
   b) Risco intermediário – utilizar os escores TIMI e GRACE.
   c) Risco alto – utilizar o escore GRACE.
   d) Risco alto – utilizar o escore TIMI.

4. No caso da paciente da questão anterior, em quanto tempo idealmente ela deve ser submetida à cineangiocoronariografia?
   a) < 2 horas.
   b) < 24 horas.
   c) 25 a 72 horas.
   d) Realizar teste não invasivo antes de indicar a cineangiocoronariografia.

5. Essa mesma paciente das questões anteriores deve ser transportada a qual tipo de acomodação e a monitorização nesse local deve ser indicada por quanto tempo?
   a) Pode ser levada à enfermaria e não necessita de monitorização.
   b) Deve ser levada à unidade coronariana e permanecer no local até que a conduta definitiva para seu caso seja tomada.
   c) Deve ser levada à unidade coronariana e permanecer lá por 48 horas.
   d) Deve permanecer na unidade coronariana durante toda a internação.

6. Considerando que a mesmo paciente em questão apresente hemoglobina de 16,2 mg/dL, leucócitos de 8.300 mm^3 e peso de 72 kg, qual o risco de sangramento dessa paciente?
   a) Baixo.
   b) Moderado.
   c) Alto.
   d) Muito alto.

7. Quanto ao tipo de *stent* a ser utilizado (convencional *versus* farmacológico) em SCASSST, qual a recomendação atual?
   a) *Stent* farmacológico deve ser utilizado sempre.
   b) *Stent* convencional deve ser preferencialmente utilizado.
   c) Não existe recomendação específica quanto ao tipo de *stent*, devendo ser avaliadas a disponibilidade, a anatomia coronária e o paciente em questão.
   d) Intervenção coronária percutânea somente deve ser realizada quando a cirurgia de revascularização miocárdica não for opção.

8. Em relação à terapia hipolipemiante na SCASSST, qual a afirmativa correta?
   a) Todos devem utilizar atorvastatina 80 mg/dia.
   b) O uso de sinvastatina está contraindicado.
   c) Não existe recomendação para coleta de perfil lipídico nesses pacientes.
   d) A meta estabelecida visa alcançar LDL-colesterol < 50 mg/dL.

9. Quanto à transfusão sanguínea em pacientes com SCASSST, podemos afirmar que:
   a) A transfusão sanguínea desnecessária está relacionada a aumento do risco de morte e eventos.
   b) Todos os pacientes com hemoglobina < 9,0 g/dL devem receber transfusão sanguínea.
   c) Não existe nenhuma recomendação nacional ou internacional de transfusão para esse grupo de pacientes.
   d) Apresentou melhora de sobrevida quando a hemoglobina < 8,0 g/dL.

10. Em um paciente que esteja recebendo prasugrel e tenha que ser submetido a uma cirurgia não cardíaca eletiva, quanto tempo devemos aguardar sem o medicamento em razão do risco de sangramento?
    a) 5 dias.
    b) 7 dias.
    c) 1 dia.
    d) 3 dias.

11. Quanto ao uso dos inibidores de glicoproteínas IIb/IIIa, podemos afirmar que:
    a) Deve ser feito de rotina em todos os pacientes com IAMSSST em razão do alto risco desses pacientes.
    b) O início da administração é preconizado na unidade de emergência, antes da realização da estratificação invasiva.

c) Tem como principal indicação em pacientes de baixo risco hemorrágico, sob dupla antiagregação plaquetária, submetidos à intervenção coronária percutânea de alto risco (presença de alta carga trombótica).
d) Não devem feito em hipótese alguma nas SCASSST.

12. Qual a afirmação mais adequada sobre o uso de betabloqueadores em SCASSST?
a) Deve ser feito via oral de rotina em todos os pacientes com SCASSST de risco intermediário e alto.
b) Pode ser feito precocemente mesmo em pacientes com sinais de insuficiência cardíaca.
c) A administração endovenosa é preferível em relação à oral em razão de seu rápido início de ação.
d) Paciente em uso crônico do medicamento deve ter o uso suspenso de rotina à chegada em razão do risco elevado de choque cardiogênico.

13. Qual das afirmativas a seguir está correta em relação ao uso de nitratos em SCASSST?
a) Devem ser utilizados de rotina em todos os pacientes com SCASSST, pois demonstraram redução de mortalidade nesse grupo de pacientes.
b) Em pacientes que utilizaram inibidores da fosfodiesterase, devemos aguardar no mínimo 72 horas para iniciar o uso com segurança.
c) Nitroprussiato de sódio é a primeira opção de nitrato endovenoso em SCASSST.
d) Nitroglicerina endovenosa é indicada para pacientes com SCASSST com isquemia persistente, sinais de insuficiência cardíaca ou hipertensão.

14. Em relação aos pacientes diabéticos com SCASSST, pode-se afirmar que:
a) O uso de inibidores de glicoproteína IIb/IIIa mostrou maior benefício do que na população não diabética e, portanto, deve ser utilizado de rotina.
b) O tratamento medicamentoso na fase aguda e a indicação de revascularização são semelhantes aos pacientes sem a doença.
c) A glicemia deve ser mantida restrita e sempre abaixo de 140 mg/dL.
d) Em longo prazo, a recorrência de eventos é menor do que no restante da população.

15. Em pacientes com insuficiência renal crônica e SCASSST, podemos afirmar que:
   a) A profilaxia de nefropatia com contraste está indicada para todos os pacientes por meio de hidratação com solução salina isotônica endovenosa e uso de contraste isoosmolar ou de baixa osmolaridade.
   b) Alguns antitrombóticos são contraindicados para todos os pacientes com insuficiência renal crônica e *clearance* de creatinina < 60 mL/min.
   c) A doença renal não implica maior risco de eventos coronarianos em longo prazo após a SCASSST.
   d) Pacientes com insuficiência renal crônica não devem ser submetidos a cirurgia de revascularização miocárdica.

16. Paciente de 72 anos compareceu ao pronto-socorro com quadro de dor precordial em opressão há 2 horas. Referia antecedente de *diabetes mellitus*. Hemodinamicamente estável. Eletrocardiograma mostrava infradesnivelamento de ST com inversão de onda T de V2 a V6. Foi iniciada a administração de ácido acetilsalicílico (AAS) 300 mg, VO e enoxaparina subcutânea. Após administração de nitrato sublingual, apresentou melhora completa da dor. O cateterismo foi solicitado, devendo ser realizado no dia seguinte. Considerando a necessidade de dupla terapia antiplaquetária nesse paciente, pode-se indicar:
   a) Ticagrelor 180 mg de ataque, seguido por 90 mg a cada 12 h seria a melhor opção a ser administrada no momento da intervenção coronariana percutânea.
   b) Por causa da possibilidade de realização de cateterismo somente no dia seguinte, o uso de clopidogrel 600 mg torna-se preferencial.
   c) Prasugrel 60 mg de ataque, seguido de 10 mg/dia seria uma boa opção na chegada do paciente ao pronto-socorro, considerando a presença de diabetes.
   d) Não existem diferenças de eficácia/segurança entre os antiplaquetários disponíveis no mercado.

17. O paciente da questão anterior recebeu clopidogrel nos dois primeiros dias e foi submetido a angioplastia coronária com *stent* farmacológico de artéria descendente anterior com sucesso. Caso o médico do paciente queira trocar o antiplaquetário, qual orientação ele deve seguir?
   a) A troca é sempre recomendada, tanto para prasugrel quanto para ticagrelor.
   b) A troca não deve ser realizada sob nenhuma circunstância.

c) A troca pode ser realizada para ticagrelor, administrando-se dose de ataque de 180 mg independentemente do horário e da dose do clopidogrel previamente utilizado.
d) A maior validação que existe para troca refere-se entre clopidogrel e prasugrel, sendo essa a melhor opção a ser utilizada em SCASSST.

18. Qual o período de dupla antiagregação plaquetária indicado após a ocorrência de SCASSST?
a) 3 meses.
b) 12 meses.
c) 6 meses.
d) 24 meses.

19. Quanto ao uso de anticoagulantes em SCASSST, podemos afirmar que:
a) Fondaparinux é contraindicado em pacientes com *clearance* de creatinina < 20 mL/min.
b) O uso de fondaparinux foi superior ao de enoxaparina em mortalidade intra-hospitalar.
c) Heparina não fracionada (HNF) tem o mesmo grau de recomendação da enoxaparina.
d) A dose de ataque de enoxaparina 30 mg, endovenosa, deve ser utilizada em todos os pacientes submetidos a angioplastia coronária.

20. Em pacientes com SCA e história de uso de cocaína, a melhor estratégia no atendimento inicial, seria:
a) Administrar esmolol endovenoso.
b) Aguardar o efeito da cocaína passar para iniciar a terapia antiplaquetária.
c) Evitar o uso de benzodiazepínicos, mesmo sob intensa agitação, em razão do risco de rebaixamento do nível de consciência.
d) Evitar o uso de betabloqueadores e associar nitroglicerina na persistência da dor.

Respostas comentadas

1. Resposta: **C**

Em pacientes com dor torácica aguda, a utilização da angiotomografia de artérias coronárias mostrou ser uma estratégia segura em pacientes de risco baixo e intermediário, reduzindo a incidência, o tempo de internação e, provavelmente, os custos. Seu impacto sobre o número de procedimentos invasivos e sobre as taxas de revascularização ainda são conflitantes. Sua aplicação em pacientes com dor torácica aguda de risco baixo/intermediário está preconizada como alternativa ao teste de isquemia em várias diretrizes internacionais. Até hoje, não demonstrou reduzir a mortalidade. Na diretriz europeia, a angiotomografia está indicada como classe IIA com nível de evidência A em pacientes de risco baixo/intermediário nos quais o eletrocardiograma e a troponina são negativos. Além disso, a mesma diretriz contempla o uso do exame em pacientes que já fizeram todo o protocolo de dor torácica negativo e nos quais a suspeita de doença coronariana ainda seja alta. Na diretriz brasileira, essa indicação torna-se classe I com nível de evidência A. Na diretriz americana a angiotomografia está indicada como classe I com nível de evidência A em pacientes de risco intermediário nos quais o eletrocardiograma e a troponina são negativos ou inconclusivos. Em pacientes de baixo risco, o exame não é recomendado segundo essa diretriz.

2. Resposta: **A**

O uso de heparinas de baixo peso molecular mostrou em diversos estudos ser definitivamente superior à heparina não fracionada em pacientes com SCA. No Brasil, a medicação dessa classe amplamente disponível é a enoxaparina. A questão traz um paciente idoso, com mais de 75 anos e sem disfunção renal significativa (*clearance* de creatinina de 91 mL/min). Nessa situação, as diretrizes brasileiras e também a americana de SCASSST, recomendam o uso de enoxaparina na dose de 1 mg/kg, subcutânea, a cada 12 h, como classe I nível de evidência A. Já a diretriz europeia recomenda o uso da enoxaparina para pacientes que não serão submetidos precocemente à estratificação invasiva como classe IIa nível de evidência B. A correção da dose de enoxaparina em SCASSST de acordo com a idade é recomendada na diretriz brasileira quando acima dos 75 anos para 0,75 mg/kg de 12/12h. Em pacientes com *clearance* de creatinina < 30 mL/min, deve ser utilizado 1 mg/kg/dia. De acordo apenas com a diretriz europeia, pacientes com mais de 100 kg ou *clearance* de creatinina < 15 mL/kg não devem receber enoxaparina.

3. Resposta: **A**

A estratificação de risco isquêmico é um passo fundamental na avaliação de pacientes com SCASSST. Ela define a conduta inicial, a indicação/momento de realizar a cineangiocoronariografia e o destino do paciente em termos de necessidade de monitorização. A diretriz brasileira recomenda o uso dos escores "pontual" (Tabela 1), TIMI (Figura 1) e GRACE (Tabela 2). A diretriz americana recomenda os escores TIMI e GRACE. Já a diretriz europeia cita o uso do escore GRACE somente para estimar prognóstico. Além dos escores, é importante ressaltar que todo paciente com elevação de troponina, infradesnivelamento de segmento ST, angina recorrente/refratária ou instabilidade hemodinâmica deve ser sempre considerado de alto risco. É recomendável a classificação por mais de um método, e o pior cenário deve ser levado em conta nas decisões quanto a condutas.

Observando-se os escores, a paciente em questão é considerada de alto risco pelo escore TIMI (5 pontos) e pelo escore GRACE (174 pontos), além da presença de alteração eletrocardiográfica e da elevação da troponina, que, por si só, já estabeleceriam essa classificação.

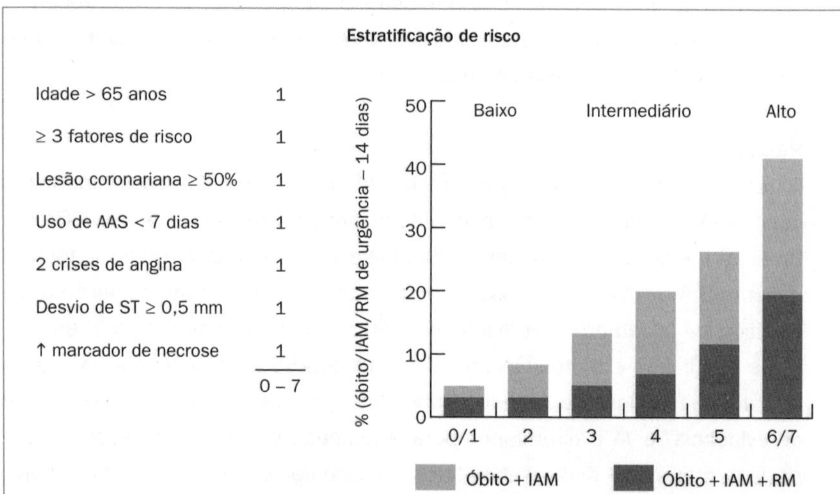

Figura 1 Escore de risco TIMI – baixo risco: 0-2 pontos; médio risco: 3-4 pontos; alto risco: > 5 pontos.

Tabela 1 Estratificação "pontual" de risco de morte ou infarto agudo do miocárdio nos pacientes com SCASSST

	Alto	Moderado	Baixo
Variável prognóstica	Pelo menos uma das características seguintes deve estar presente:	Nenhuma característica de alto risco, mas com alguma das seguintes:	Nenhuma característica de risco intermediário ou alto, mas com alguma das seguintes:
História	Agravamento dos sintomas nas últimas 48 horas. Mais de 75 anos de idade	Idade 70-75 anos Infarto prévio, doença cerebrovascular ou periférica, *diabetes mellitus*, cirurgia de revascularização, uso prévio de AAS	
Dor precordial	Dor prolongada (> 20 min em repouso)	Angina de repouso > 20 min, resolvida, com probabilidade de DAC moderada a alta Angina em repouso ≤ 20 min, com alívio espontâneo ou com nitrato	Novo episódio de angina classe III ou IV da CCS nas últimas duas semanas sem dor prolongada em repouso, mas com moderada ou alta probabilidade de DAC
Exame físico	Edema pulmonar, piora ou surgimento de sopro de regurgitação mitral, B3, novos estertores, hipotensão, bradicardia ou taquicardia		
Eletrocardiograma	Infradesnível do segmento ST ≥ 0,5 mm (associado ou não a angina), alteração dinâmica do ST, bloqueio completo de ramo, novo ou presumidamente novo. Taquicardia ventricular sustentada	Inversão da onda T > 2 mm; ondas Q patológicas	Normal ou inalterado durante o episódio de dor
Marcadores séricos de isquemia	Acentuadamente elevados (p. ex., TnTC 0,1 ng/mL	Discretamente elevados (p. ex., TnTC entre 0,03 e 0,1 ng/mL	Normais

AAS: ácido acetilsalicílico; DAC: doença arterial coronariana; min: minuto; TnTC: troponina T convencional.

Tabela 2 Escore de risco GRACE

GRACE (0-258 pontos)	Idade	Pontos
	< 40	0
	40-49	18
	50-59	36
	60-69	55
	70-79	73
	≥ 80	91
	Frequência cardíaca (bpm)	
	< 70	0
	70-89	7
	90-109	13
	110-149	23
	150-199	36
	> 200	46
	Pressão sistólica (mmHg)	
	< 80	63
	80-89	58
	100-119	47
	120-139	37
	140-159	26
	160-199	11
	> 200	0
	Creatinina (mg/dL)	
	0-0,39	2
	0,4-0,79	5
	0,8-1,19	8
	1,2-1,59	11
	1,6-1,99	14
	2-3,99	23
	> 4	31

(continua)

Tabela 2 Escore de risco GRACE *(continuação)*

GRACE (0-258 pontos)	Idade	Pontos
	Killip	
	Classe I	0
	Classe II	21
	Classe III	43
	Classe IV	64
	Parada cardíaca na admissão	43
	Elevação de marcadores	15
	Elevação/depressão ST	30

Risco	Pontos	%Morte hospitalar
Baixo	1-108	< 1
Intermediário	109-140	1-3
Alto	> 140	> 3

4. Resposta: **B**

O paciente em questão é considerado de alto risco conforme descrito anteriormente. Pacientes de alto risco devem ser estratificados de maneira invasiva por meio de cineangiocoronariografia nas primeiras 24 horas. Nesse aspecto, todas as sociedades recomendam essa abordagem no mesmo período. Segue a seguir o quadro de recomendações para estratificação coronária em SCASSST, sugerido pelas Sociedades Americana e Brasileira de Cardiologia (Tabela 3).

Tabela 3 Orientações quanto ao momento de estratificação coronariana em pacientes com SCASSST

Imediata (< 2 horas)	Invasiva precoce (< 24 horas)	Invasiva tardia (< 72 horas)	Testes não invasivos
Angina refratária Sinais e sintomas de IC ou insuficiência mitral nova Angina recorrente ou angina ao repouso ou com mínimo esforço, apesar do tratamento clínico já adotado	GRACE > 140 Troponina positiva Infradesnivelamento de ST TIMI > 4	TIMI 3 ou 4 GRACE entre 109 e 140 DM *Clearance* de creatinina < 60 mL/min FEVE < 40% Angina pós-IAM ICP nos últimos 6 meses CRM prévia	TIMI 0 ou 1 GRACE < 109 Nenhum dos critérios anteriormente citados

CRM: cirurgia de revascularização miocárdica; DM: *diabetes mellitus*; FEVE: fração de ejeção do ventrículo esquerdo; IAM: infarto agudo do miocárdio; IC: insuficiência cardíaca; ICP: intervenção coronariana percutânea; SCASSST: síndrome coronariana aguda sem supradesnivelamento do segmento ST.

A Sociedade Europeia de Cardiologia difere somente na recomendação de estratificação do supradesnível de ST transitório, colocando-o também como alto risco em menos de 24 horas.

5. Resposta: **B**

As complicações arritmogênicas ou choque cardiogênico têm se reduzido expressivamente nos últimos anos, principalmente em razão de intervenção coronariana precoce. No entanto, pacientes com disfunção ventricular ou múltiplas lesões coronarianas ainda apresentam risco mais elevado para complicações. De acordo com a diretriz brasileira, todos os pacientes com SCASSST de risco intermediário e alto devem ser internados em unidade coronária de terapia intensiva sempre que possível. Idealmente, o paciente deve permanecer na unidade pelo menos até que a conduta definitiva para o seu caso seja tomada. Caso seja encaminhado para uma intervenção coronária percutânea, deve voltar à unidade após o procedimento. Caso não ocorram complicações, como, por exemplo, desconforto significativo, instabilidade hemodinâmica e/ou elevação de marcadores bioquímicos de lesão miocárdica, deve receber alta da unidade no dia seguinte. Quando a opção de tratamento for revascularização miocárdica cirúrgica, o paciente deve idealmente permanecer na unidade até o momento da cirurgia. Nos casos aos quais o tratamento clínico medicamentoso for indicado, o paciente deve receber alta da unidade no dia seguinte ao da tomada dessa decisão, desde que estável e sem necessidade de medicação intravenosa.

Já de acordo com a diretriz europeia, pacientes com angina instável poderiam permanecer sem monitorização. Já pacientes com IAMSSST devem permanecer em unidade de terapia intensiva. Caso o paciente tenha baixo risco para ocorrência de arritmias (sem instabilidade hemodinâmica, sem arritmias documentadas, fração de ejeção > 40%, ausência de falha de reperfusão e sem lesões críticas residuais), a permanência recomendada é ≤ 24 horas ou até a revascularização. Nos casos em que o paciente apresente alguma dessas complicações, o tempo mínimo estipulado na unidade seria de 24 horas. A diretriz europeia mais recente recomenda considerar monitorização por mais de 24 horas ou até a intervenção percutânea em pacientes de baixo risco e manter monitorização por mais de 24 horas em pacientes de alto risco.

6. Resposta: **D**

O sangramento é associado a prognóstico adverso em SCASSST e, sempre que possível, todos os esforços deveriam ser realizados para reduzi-lo. Algumas variáveis podem nos auxiliar a classificar os pacientes em diferentes níveis de risco para sangramento maior durante a hospitalização. Segundo as diretrizes brasileira e europeia, a utilização de escores de sangramento em SCASSST tem recomendação classe I e nível de evidência B. Já na diretriz americana a recomendação é classe I com nível de evidência C. Dois escores podem ser utilizados nessa avaliação, sendo eles o escore CRUSADE (Tabela 4) e o escore derivado do estudo ACUITY (Tabela 5). Ambos os escores

Tabela 4 Algoritmo utilizado pelo escore CRUSADE para predizer risco de sangramento intra-hospitalar

Preditor	Pontos	Preditor	Pontos
Hematócrito (%)		Sexo	
< 31	9	Masculino	0
31-33,9	7	Feminino	8
34-36,9	3	Sinais de insuficiência cardíaca	
37-39,9	2	Não	0
> 40	0	Sim	7
Clearance de creatinina (mL/min)		Antecedente de doença vascular*	
< 15	39	Não	0
15-30	35	Sim	6
30-60	28	*Diabetes mellitus*	
60-90	17	Não	0
90-120	7	Sim	6
> 120	0		
Frequência cardíaca (bpm)		Pressão arterial sistólica (mmHg)	
< 70	0	< 90	10
71-80	1	91-100	8
81-90	3	101-120	5
91-100	6	121-180	1
101-110	8	181-200	3
111-120	10	> 201	5
> 121	11		
Risco de sangramento maior (pontos)	< 20	Muito baixo	
	21-30	Baixo	
	31-40	Moderado	
	41-50	Alto	
	> 50	Muito alto	

*Insuficiência arterial periférica ou acidente vascular cerebral.

foram desenvolvidos de coortes nas quais o acesso femoral foi predominante ou exclusivamente utilizado. Seu valor prognóstico pode ser menor no cenário de acesso radial. A sociedade europeia recomenda os dois escores já citados e implementa o uso do *Academic Research Comsortium for High Bleeding Risk* como alternativa viável, por ser o mais utilizado atualmente em publicações científicas.

O paciente em questão apresenta escore 56 pelo CRUSADE e 22 pelo ACUITY, sendo considerado de muito alto risco.

Tabela 5 Algoritmo utilizado pelo escore ACUITY para predizer risco de sangramento em 30 dias

Sexo		Masculino			Feminino		
		0			8		
Idade (anos)		< 50	50-59	60-69	70-79	≥ 80	
		0	3	6	9	12	
Creatinina (mg/dL)	< 1,0	1,0-1,19	1,2-1,39	1,4-1,59	1,6-1,79	1,8-1,99	≥ 2,0
	0	2	3	5	6	8	10
Leucócitos ($10^3/mm^3$)	< 10	10-12	12-14	14-16	16-18	18-20	≥ 20
	0	2	3	5	6	8	10
Anemia		Não		Sim			
		0		6			
Apresentação	IAMCSST		IAMSSST		Angina instável		
	6		2		0		
Medicações antitrombóticas	Heparina + IGP IIb/IIIa			Bivalirudina			
	0			-5			
Risco de sangramento maior (pontos)	< 10			Baixo			
	10-14			Moderado			
	15-19			Alto			
	≥ 20			Muito alto			

*IAMCSST: infarto agudo do miocárdio com supradesnível de ST; IAMSSST: infarto agudo do miocárdio sem supradesnível de ST; IGP IIb/IIIa: inibidor de glicoproteína IIb/IIIa.

7. Resposta: **C**

As diretrizes brasileira e americana de cardiologia não fazem nenhum comentário específico sobre o tipo de *stent* que preferencialmente deve ou não ser utilizado em SCASSST. A princípio, a indicação deve ser individualizada e, de acordo com disponibilidade, anatomia coronária e o paciente em questão.

A Diretriz Europeia de Cardiologia faz uma recomendação diferente e cita, que com base na segurança comparável e eficácia superior (ou seja, prevenção de estenose e necessidade de revascularização repetida), os *stents* farmacológicos de nova geração são recomendados no lugar de *stents* convencionais (classe de recomendação I com nível de evidência A). Além disso, mesmo em pacientes que necessitam de anticoagulação oral, *stents* farmacológicos de nova geração também podem ser considerados primeira opção (classe de recomendação IIa com nível de evidência B).

8. Resposta: **D**

Há um grande número de evidências dos benefícios da redução farmacológica do colesterol em pacientes com doença arterial coronariana e hipercolesterolemia, mesmo naqueles com discretas elevações do colesterol. De acordo com a diretriz brasileira, a abordagem terapêutica lipídica deve incluir a avaliação de perfil lipídico em jejum de todos os pacientes ainda nas primeiras 24 horas de hospitalização (classe de recomendação I e nível de evidência C. Para pacientes com SCASSST e LDL-colesterol ≥ 100 mg/dL, as estatinas devem ser utilizadas na ausência de contraindicações, visando alcançar uma meta de LDL-colesterol < 50 mg/dL (classe de recomendação I e nível de evidência A). Caso o paciente suporte, a estatina deve ser mantida indefinidamente. Caso o paciente já esteja em uso de estatina, esta não deve ser suspensa independentemente do nível do LDL-C.

Já de acordo com as diretrizes americana e europeia, uma estatina de alta potência e alta dose deve ser iniciada em todo paciente com SCASSST, desde que não haja contraindicação para tal. A meta nesses pacientes seria uma redução de 50% do LDL-colesterol inicial. A diretriz europeia ainda cita a possibilidade de intensificar a terapia naqueles que já faziam uso de estatina ou associar com ezetimibe ou dieta com fitosteróis quando o alvo terapêutico não for alcançado com a dose máxima de estatina. Por último, em casos que permaneçam sem queda expressiva do LDL-colesterol, a associação de inibidores de PCSK9 é recomendada.

9. Resposta: **A**

Anemia e/ou sangramentos em pacientes com SCASSST estão associados a risco elevado de eventos isquêmicos. No entanto, transfusão sanguínea desnecessária em pacientes hemodinamicamente estáveis pode reduzir a oxigenação dos tecidos, potencializar eventos trombóticos e também está associada com aumento de eventos combinados, inclusive morte no contexto da SCASSST. Dessa forma, deve ser evitada de rotina.

Na diretriz brasileira não há recomendação específica para tratamento de sangramentos e indicação de transfusões. A diretriz americana considera classe III de recomendação a transfusão sanguínea em pacientes com SCASSST, hemodinamicamente estáveis e com hemoglobina > 8,0 g/dL. A diretriz europeia indica a transfusão sanguínea somente quando o nível de hemoglobina for < 8,0 g/dL e/ou houver instabilidade hemodinâmica associada ao sangramento (classe de recomendação IIb e nível de evidência C).

10. Resposta: **B**

Cerca de 5 a 25% dos pacientes que apresentam uma SCASSST vão se submeter a algum procedimento cirúrgico nos próximos cinco anos após a colocação do *stent*. Isso aumenta o risco de sangramento quando há uso de dupla antiagregação e da mesma forma, pode elevar o risco de trombose de *stent* com a suspensão dos medicamentos.

A diretriz brasileira de SCASSST não comenta esse tema. No entanto, a que mais se aprofunda no assunto é a diretriz europeia. Segundo ela, quando o paciente é submetido a uma cirurgia não cardíaca após intervenção coronária percutânea, algumas recomendações devem ser seguidas:

- Sempre tentar manter a aspirina e retornar a dupla antiagregação o mais precoce possível após o procedimento.
- A suspensão do segundo antiplaquetário pode ser realizada a partir de um mês da angioplastia, independentemente do tipo de *stent* (classe de recomendação IIa e nível de evidência B).
- A suspensão dos antiplaquetários deve respeitar o período de três dias para o ticagrelor, cinco dias para o clopidogrel e sete dias para o prasugrel (classe de recomendação IIa e nível de evidência B).
- Em pacientes que tiveram IAMSSST a cirurgia deve tentar ser postergada por pelo menos 6 meses (classe de recomendação IIb e nível de evidência C).
- Se for necessário suspender ambos os antiplaquetários, uma ponte deve ser realizada com algum antiplaquetário endovenoso, principalmente se es-

tiver dentro do primeiro mês após a intervenção (classe de recomendação IIb e nível de evidência C).

11. Resposta: **C**

Essa classe de medicamentos bloqueia a via final comum da agregação plaquetária, independentemente do estímulo inicial. O uso desses medicamentos foi associado com maior risco de sangramentos maiores e a maior parte dos estudos foi realizado antes da realização de dupla antiagregação de rotina na emergência. De acordo com a diretriz brasileira, a principal indicação de um inibidor da glicoproteína IIb/IIIa se refere a pacientes com baixo risco hemorrágico, sob dupla antiagregação plaquetária, submetidos a intervenção coronária percutânea de alto risco (presença de alta carga trombótica) (classe de recomendação I e nível de evidência A). Nessa indicação, o medicamento deve ser iniciado somente após visualização da anatomia coronária na hemodinâmica. No entanto, a diretriz brasileira ainda considera o uso do medicamento em pacientes de alto risco nos quais se optou por não administrar o segundo antiplaquetário.

A diretriz americana considera iniciar o uso dos inibidores da glicoproteína IIb/IIIa somente na hemodinâmica em pacientes submetidos a estratificação invasiva precoce sob dupla antiagregação plaquetária e com características de alto risco (alta carga trombótica ou falha de reperfusão coronariana) (classe de recomendação IIb e nível de evidência B). A diretriz europeia cita a mesma indicação, no entanto, como classe de recomendação IIa e nível de evidência C, e contraindica o uso dessa classe antes de conhecida a anatomia coronariana (classe de recomendação III e nível de evidência A).

12. Resposta: **A**

A experiência clínica controlada do emprego de betabloqueadores na SCASSST é limitada, embora maior. A evidência de efeitos benéficos baseia-se em seu mecanismo de ação, em estudos clínicos controlados de pequeno porte e na extrapolação de resultados de estudos em infarto agudo do miocárdio com supradesnivelamento de ST. De acordo com a diretriz brasileira, todos os pacientes com SCASSST de risco intermediário e alto devem receber betabloqueadores via oral (classe de recomendação I e nível de evidência B). Já o uso de betabloqueadores endovenosos é considerado apenas como classe IIb e nível de evidência B).

Na diretriz americana, betabloqueadores orais devem ser iniciados nas primeiras 24 horas em pacientes que não apresentem sinais de insuficiência cardíaca ou baixo débito, alto risco para choque cardiogênico, bradicardias ou asma (classe de recomendação I e nível de evidência A). Em pacientes com SCASSST e disfunção ventricular, após estabilização dos sintomas de insuficiência cardíaca, o betabloqueador também deve ser iniciado. Já o uso de betabloqueadores endovenosos deve ser evitado em pacientes com SCASSST e alto risco para choque cardiogênico (> 70 anos, frequência cardíaca > 100 bpm, pressão arterial sistólica < 120 mmHg e apresentação tardia na unidade de emergência) (classe de recomendação III e nível de evidência B).

No consenso europeu, o uso precoce de betabloqueadores é recomendado em pacientes com sintomas isquêmicos e sem contraindicações (classe de recomendação I e nível de evidência C) ou naqueles com disfunção ventricular (fração de ejeção de ventrículo esquerdo < 40%) (classe de recomendação I e nível de evidência A). Além disso, para aqueles com uso crônico do medicamento, orienta-se não suspender, a menos que o paciente encontre-se em Killip III ou IV.

13. Resposta: **D**

Não existem estudos clínicos controlados que tenham testado os efeitos dos nitratos em desfechos clínicos e mortalidade na angina instável, embora seu uso seja universalmente aceito. Os estudos em SCASSST que os avaliaram foram pequenos e do tipo observacional. Portanto não existem informações conclusivas dos benefícios proporcionados por essa classe de medicamentos no alívio dos sintomas e na redução de eventos adversos graves (infarto agudo do miocárdio e óbito). Os nitratos podem ser usados via oral, sublingual ou endovenosa e estão contraindicados na presença de hipotensão arterial significativa (pressão arterial sistólica < 100 mmHg), uso prévio de sildenafil ou vardenafil nas últimas 24 horas ou tadalafil nas últimas 48 horas. A diretriz brasileira recomenda o uso de nitratos em pacientes com risco intermediário e alto (classe de recomendação I e nível de evidência C).

As diretrizes americana (classe de recomendação I e nível de evidência B) e europeia (classe de recomendação I e nível de evidência C) recomendam o uso de nitratos em pacientes sintomáticos, iniciando-se pela forma sublingual e utilizando a nitroglicerina somente quando houver isquemia persistente, sinais de insuficiência cardíaca ou hipertensão.

14. Resposta: **B**

A doença coronariana é responsável por 75% das mortes em pacientes diabéticos. Mais de 30% dos pacientes com SCASSST são diabéticos, e esse grupo apresenta maior taxa de eventos combinados (morte, reinfarto, insuficiência cardíaca) no acompanhamento.

A diretriz brasileira não faz nenhuma menção específica a esse subgrupo de pacientes. Já as diretrizes americana (classe de recomendação I e nível de evidência A) e europeia (classe de recomendação I e nível de evidência C) orientam que o tratamento medicamentoso e a estratégia de revascularização sejam semelhantes com ou sem diabetes.

Existem evidências, principalmente por meio de subanálises, de maior benefício de uso de medicamentos com inibidores de glicoproteínas IIb/IIIa, prasugrel e estratégia invasiva precoce em pacientes diabéticos.

A diretriz europeia complementa que a glicemia sérica deve permanecer < 180 mg/dL e que o uso de *stents* farmacológicos deve ser preferencial nesse grupo de pacientes. Além disso, em pacientes multiarteriais, com a doença coronariana estabilizada e risco cirúrgico baixo, a cirurgia de revascularização miocárdica deve ser recomendada como primeira opção em relação à intervenção coronária percutânea (classe de recomendação I e nível de evidência A).

15. Resposta: **A**

A insuficiência renal crônica é considerada um fator de risco independente para eventos coronarianos em longo prazo. A avaliação da função renal deve ser realizada em todos os pacientes com nefropatias à chegada. Além disso, a hidratação com solução salina isotônica e o uso de contraste de baixa osmolaridade ou isso-osmolar devem ser preconizados sempre que possível.

Mais uma vez, a diretriz brasileira não faz nenhuma recomendação específica a esse subgrupo de pacientes. Já as diretrizes europeia e americana comentam separadamente esse aspecto. Na diretriz europeia, a recomendação de tratamento medicamentoso é a mesma do restante da população, com a necessidade de ajuste de doses de antitrombóticos de acordo com a função renal. O uso de contraste iso-osmolar ou de baixa osmolaridade no menor volume possível é recomendado, em conjunto com pré e pós-hidratação com solução salina isotônica quando a expectativa de volume de contraste a ser utilizado superar 100 mL. Além disso, assim como no paciente diabético, o uso de *stents* farmacológicos é preferível em relação aos *stents* convencionais.

A realização de cirurgia de revascularização miocárdica pode ser indicada em pacientes multiarteriais, desde que o risco cirúrgico seja aceitável e a expectativa de vida, maior que 1 ano.

16. Resposta: **A**

A dupla antiagregação plaquetária em pacientes com SCASSST deve ser realizada de rotina, pois mostrou redução de eventos combinados. Atualmente, são três os medicamentos disponíveis: clopidogrel, prasugrel e ticagrelor.

No estudo TRITON, o prasugrel demonstrou ser superior ao clopidogrel em redução de eventos combinados. Pacientes com acidente vascular encefálico prévio ou acidente isquêmico transitório, ≥ 75 anos ou < 60 kg, apresentaram altas taxas de sangramentos maiores, devendo ser evitado nesses subgrupos. Além disso, o prasugrel foi testado após conhecimento da anatomia coronariana e indicação de intervenção coronária percutânea. Subanálises do estudo evidenciaram resultados favoráveis ao prasugrel principalmente em pacientes diabéticos. Já no estudo PLATO, o ticagrelor, administrado ainda no pronto-socorro, demonstrou ser superior ao clopidogrel também em redução de 16% na incidência de eventos combinados. Além disso, mostrou também reduzir óbitos por causas vasculares, sem aumentar os índices de sangramento.

De acordo com a diretriz brasileira de cardiologia, o clopidogrel deve ser administrado na dose de ataque de 300 a 600 mg, com manutenção de 75 mg ao dia em todos os portadores de SCASSST independente da estratégia inicial (conservadora ou invasiva) em pacientes de muito alto risco para sangramento ou necessidade de anticoagulação oral a longo prazo (classe de recomendação IIa e nível de evidência C). Prasugrel na dose de 60 mg de ataque seguidos por 10 mg ao dia pode ser usado em pacientes portadores de SCASSST de risco moderado ou alto, com anatomia coronária conhecida, tratados com intervenção coronária percutânea e sem fatores de risco para sangramento (idade ≥ 75 anos; com < 60 kg; acidente vascular encefálico ou acidente isquêmico transitório prévios) (classe de recomendação I e nível de evidência B). Ticagrelor (180 mg de ataque seguidos por 90 mg duas vezes ao dia) também aparece como opção em pacientes portadores de SCASSST de risco intermediário ou alto, independente da estratégia de tratamento posterior (clínico, cirúrgico ou percutâneo) (classe de recomendação I e nível de evidência B).

No entanto, recomenda-se não realizar pré-tratamento com segundo antiplaquetário inibidor do receptor P2Y12 nos pacientes instáveis e/ou com risco elevado, indicados para estratégia invasiva precoce, sendo sua utilização recomendada para sala de cateterismo quando anatomia coronariana conhecida e intervenção coronária percutânea (ICP) programada.

Não há indicação rotineira de se iniciar iP2Y12 como pré-tratamento em pacientes indicados para estratégia invasiva precoce (< 24h) (classe de recomendação I e nível de evidência B).

As diretrizes americana e europeia diferem em parte das recomendações brasileiras. Segundo essas diretrizes, o uso de ticagrelor e prasugrel deve ser indicado como primeira opção, em relação ao clopidogrel. Além disso, a dose de clopidogrel recomendada é de 600 mg de ataque. Atualmente, a diretriz europeia recomenda evitar pré-tratamento e usar prasugrel como a droga de escolha a ser administrada na hemodinâmica desde que o paciente seja submetido à estratégia invasiva precoce (< 24 horas) (classe de recomendação IIa e nível de evidência B).

17. Resposta: **C**

A troca de clopidogrel para ticagrelor foi a única situação testada em literatura. No estudo PLATO, 50% dos pacientes randomizados para ticagrelor tinham recebido dose inicial de clopidogrel de 300 a 600 mg. Nenhuma outra troca foi testada e, por falta de dados de segurança/eficácica, deve ser desencorajadas. No estudo TRITON, por exemplo, o uso de clopidogrel prévio à randomização era considerado critério de exclusão.

A diretriz europeia é a única a citar tal aspecto. Em pacientes com SCASSST que foram inicialmente tratados com clopidogrel, a troca para ticagrelor é recomendada precocemente na internação hospitalar administrando a dose de ataque de 180 mg independente da dosagem e do horário de uso do clopidogrel (classe de recomendação I e nível de evidência B).

Em todas as situações de troca em SCASSST, devem ser realizadas novas doses de ataque dos medicamentos que estão sendo iniciados. Caso seja feita a troca de clopidogrel para prasugrel, o prasugrel pode ser administrado independentemente da dosagem e do horário de uso do clopidogrel. Já no restante das combinações de trocas, deve-se aguardar 24 horas da última tomada de prasugrel ou ticagrelor antes de se iniciar o novo medicamento.

18. Resposta: **B**

De acordo com a diretriz brasileira, após o evento de SCASSST, o uso da terapia antiplaquetária dupla deve ser realizado por 12 meses, salvo contraindicações (classe de recomendação I e nível de evidência A).

A diretriz americana orienta como classe de recomendação I e nível de evidência B que a dupla antiagregação deva ser postergada acima de 12 meses, caso o paciente não possua contraindicações.

Por último, a diretriz europeia recomenda que independentemente do tipo de tratamento (cirúrgico, percutâneo ou clínico), após uma SCASSST, a dupla antiagregação plaquetária seja considerada após 12 meses quando o risco de sangramento for pequeno (escore PRECISE-DAPT < 25) (classe de recomendação IIb). Quando o risco de sangramento for elevado, a recomendação é de dupla antiagregação por apenas 6 meses.

19. Resposta: **A**

No contexto da SCASSST, no Brasil, existem três anticoagulantes à disposição: fondaparinux, enoxaparina e heparina não fracionada. Os detalhes referentes à dosagem de enoxaparina já foram comentados na questão 2.

Quanto ao fondaparinux, o estudo OASIS 5 comparou a dose de 2,5 mg subcutâneo *versus* enoxaparina 1 mg/kg, a cada 12 horas. No desfecho primário de eventos combinados até os 9 dias de internação, fondaparinux e enoxaparina foram semelhantes. No entanto, o fondaparinux mostrou importante redução de sangramentos comparado à enoxaparina. Após 30 e 180 dias, fondaparinux mostrou redução de mortalidade quando comparado à enoxaparina. A contraindicação principal de fondaparinux é *clearance* de creatinina < 20 mL/min.

Dessa forma, as diretrizes brasileira e americana indicam o uso de enoxaparina (classe de recomendação I e nível de evidência A) ou fondaparinux (classe de recomendação I e nível de evidência B) em todos os pacientes com SCASSST. Além disso, o uso de enoxaparina deve ser preferencial à heparina não fracionada, a não ser que cirurgia de revascularização miocárdica esteja planejada para as próximas 24 horas (classe de recomendação IIa e nível de evidência A). Uso de fondaparinux 2,5 mg por via subcutânea (SC) 1 vez/dia por 8 dias ou até a alta hospitalar como alternativa à enoxaparina deve ser considerado especialmente no paciente de elevado risco hemorrágico.

O monitoramento do fator anti-Xa em pacientes com *clearance* entre 15 e 30 mL/minuto e obesos com peso entre 100 e 150 kg em uso de enoxaparina é indicado de rotina.

Na diretriz europeia, fondaparinux é considerada a primeira opção considerando-se o contexto de eficácia e segurança, sendo que a enoxaparina deve ser a escolha quando fondaparinux não estiver disponível (classe de recomendação I e nível de evidência B). Ainda referente à diretriz europeia, a mesma recomenda o uso de heparina não fracionada como classe I no momento da ICP caso a programação seja de estratificação coronariana precoce e enoxaparina como IIA nesse mesmo contexto. Já o fondaparinux segue recomendação classe I e preferencial somente quando a coronariografia estiver programada em mais de 24 horas.

Em todos os consensos, o *crossover* entre heparina não fracionada e enoxaparina é formalmente contra indicado (classe de recomendação III e nível de evidência B).

20. Resposta: **D**

A diretriz brasileira não comenta especificamente sobre SCASSST relacionada a cocaína. No entanto, as diretrizes americana e europeia recomendam não utilizar betabloqueadores quando houver história de uso recente ou sinais de intoxicação aguda (classe de recomendação I e nível de evidência C). Benzodiazepínicos e nitroglicerina são indicados como terapia adjuvante, principalmente no contexto de taquicardia e hipertensão (classe de recomendação IIa e nível de evidência C). O restante do tratamento segue a mesma orientação já comentada anteriormente.

Referências bibliográficas

1. Nicolau JC, Feitosa-Filho G, Petriz JL, Furtado RHM, Précoma DB, Lemke W, et al. Diretrizes da Sociedade Brasileira de Cardiologia sobre Angina Instável e Infarto Agudo do Miocárdio sem Supradesnível do Segmento ST – 2021. Arq Bras Cardiol. 2021.
2. Collet J, Thiele H, Barbato E, Barthelemy O, Bauersachs J, Bhatt DL, et al. 2020 ESC Guidelines for themanagement of acute coronary syndromes in patients presenting without persistent ST-segment elevation. The Task Force for the management of acute coronary syndromes in patients presenting without per-sistent ST-segment elevation of the European Society of Car-diology (ESC). Eur Heart J. 2020;1-79.
3. Amsterdam EA, Wenger NK, Brindis RG, Casey DE Jr, Ganiats TG, Holmes DR Jr, et al. 2014 ACC/AHA guideline for the management of patients with non–ST-elevation acute coronary syndromes: a report of the American College of Cardiology/ American Heart Association Task Force on Practice Guidelines. Circulation. 2014;130:e344-e426.
4. Valgimigli M, Bueno H, Byrne RA, Collet JP, Costa F, Jeppsson A, et al. 2017 ESC focused update on dual antiplatelet therapy in coronary artery disease developed in collaboration with EACTS: the task force for dual antiplatelet therapy in coronary artery disease of the European Society of Cardiology (ESC) and of the European Association for Cardio-Thoracic Surgery (EACTS). Eur Heart J. 2018;39(3):213-60.
5. Gulati M, Levy PD, Mukherjee D, Amsterdam E, Bhatt DL, Birtcher KK, et al. 2021 AHA/ ACC/ASE/CHEST/SAEM/SCCT/SCMR guideline for the evaluation and diagnosis of chest pain: a report of the American College of Cardiology/American Heart Association Joint Committee on Clinical Practice Guidelines. J Am Coll Cardiol.78(22):e187-e285.
6. Byrne RA, Rossello X, Coughlan JJ, Barbato E, Berry C, Chieffo A, et al. 2023 ESC Guidelines for the management of acute coronary syndromes. Eur Heart J. 2023;44(38):3720-826.

Capítulo 9

Miocardites e pericardites

Questões

1. A principal etiologia da miocardite é:
   a) Viral.
   b) Bacteriana.
   c) Autoimune.
   d) Fúngica.

2. A apresentação da miocardite clínica compreende um amplo espectro de manifestações. Com base nos conhecimentos atuais, assinale a alternativa correta:
   a) Disfunção miocárdica está presente em todos os casos confirmados de miocardite.
   b) O padrão-ouro para confirmação etiológica ocorre somente por meio da biópsia endomiocárdica.
   c) A maioria dos pacientes apresenta algum quadro de infecção viral antes da apresentação.
   d) Há necessidade do resultado da biópsia para início do tratamento.

3. Sobre os exames complementares para diagnóstico e investigação da miocardite, podemos afirmar:
   a) O ecocardiograma transtorácico deve ser realizado para todos os pacientes independentemente dos sintomas de insuficiência cardíaca.

b) Os exames de medicina nuclear apresentam alta especificidade e portanto devem ser feitos de rotina.
c) A ressonância nuclear magnética com realce tardio revela correlação com pior prognóstico evolutivo a longo prazo.
d) Na suspeita de miocardite, a angiotomografia coronariana deve ser realizada em todos os pacientes.

4. Em razão da fisiopatologia da miocardite compatível com agressão dos cardiomiócitos pela inflamação, as alterações dos biomarcadores de lesão cardíaca e inflamação se mostram eficazes no auxílio diagnóstico. Sobre esse tema, assinale a afirmativa incorreta:
a) Os marcadores de necrose miocárdica apresentam comportamento em platô, diferentemente do que ocorre nas síndromes coronarianas agudas e níveis elevados de troponina conferem pior prognóstico.
b) A troponina se mostra mais específica que a fração CKMB, mas quando normal não exclui o diagnóstico de miocardite.
c) O nível de elevação de provas inflamatórias como PCR e VHS diferenciam a miocardite da pericardite.
d) O BNP e as citocinas inflamatórias também podem estar alterados.

5. Sobre o método padrão-ouro de diagnóstico da miocardite, selecione a alternativa correta quanto à BEM:
a) O resultado da BEM deve ser aguardada para início da terapêutica.
b) A análise da histologia, imuno-histoquímica e pesquisa viral por meio do método de PCR se faz essencial para se descartar infecção antes da imunossupressão em casos selecionados.
c) Quadros de insuficiência cardíaca grave de início recente (menos do que 2 semanas) na forma fulminante, sem etiologia definida, não justificam a realização de BEM.
d) Arritmias ventriculares, sem sintomas e sem causa definida, não justificam a realização de BEM.

6. Quanto ao tratamento da miocardite, assinale a alternativa incorreta:
a) Os anti-inflamatórios são a droga de escolha e devem ser iniciados na fase aguda e na presença de insuficiência cardíaca para redução de mortalidade.
b) Deve ser orientada a não realização de atividade física por até seis meses após a fase aguda.

c) A vacinação para vírus da influenza e tríplice viral (sarampo, caxumba e rubéola) deve ser evitada nos casos de miocardite aguda.
d) O implante de cardiodesfibrilador implantável (CDI) deve ser realizado durante a atividade aguda da doença após episódio de fibrilação ventricular grave.

7. A insuficiência cardíaca secundária à miocardite pode ter evoluções distintas, desde quadros de menor gravidade até formas fulminantes. Apesar da dificuldade no estabelecimento da etiologia, em grande parte dos casos não se deve postergar o tratamento farmacológico. Sobre esse tema, assinale a afirmativa incorreta:
a) A modulação do sistema renina-angiotensina-aldosterona atenua a progressão da disfunção ventricular, com diminuição da fibrose, da necrose e da inflamação miocárdica.
b) Os inibidores da enzima de conversão da angiotensina (IECA) e os bloqueadores do receptor de angiotensina (BRA) devem ser utilizados em todos os casos com disfunção ventricular, mesmo na ausência de sintomas e a suspensão de IECA e BRA deve ser realizada assim que exista melhora da disfunção ventricular.
c) O uso de betabloqueadores deve ser feito em todos os casos de disfunção ventricular até as doses máximas toleradas, salvo contraindicações, para redução da progressão da disfunção.
d) A anticoagulação oral está indicada para todos os pacientes com miocardite e fibrilação atrial, trombos intracavitários e fenômenos tromboembólicos prévios.

8. A terapia imunossupressora tem a capacidade de reduzir a mortalidade por meio da supressão da resposta inflamatória e da atividade imune, conduzindo a uma melhora clínica significativa em casos selecionados. Assinale a afirmativa incorreta:
a) O resultado da pesquisa viral negativa na BEM se faz necessária antes da realização da terapêutica imunossupressora.
b) Alguns estudos clínicos, apesar de suas falhas metodológicas, demonstraram benefício da imunossupressão em relação à terapêutica convencional para insuficiência cardíaca em miocardite de etiologia não definida.
c) A miocardite causada por doenças autoimunes, células gigantes, sarcoidose e hipersensibilidade são indicações para tratamento imunossupressor.
d) A realização da BEM de controle é necessária para guiar a intensidade e a duração do tratamento imunossupressor.

9. Sobre a terapia antiviral na miocardite, assinale a alternativa correta:
   a) A utilização da imunoglobulina endovenosa demonstrou benefício na melhora da função ventricular quando comparada à utilização de placebo em pacientes com cardiomiopatia dilatada não responsiva ao tratamento clínico.
   b) É contraindicado o tratamento com imunoglobulina em pacientes com insuficiência cardíaca aguda não responsiva ao tratamento clínico e sem positividade viral.
   c) A pesquisa positiva de adenovírus e enterovírus comprovada por biópsia endomiocárdica justifica o uso de imunoglobulina endovenosa para melhora clínica e da função ventricular.
   d) O uso de interferon-beta subcutâneo não demonstrou resultados favoráveis em razão da ausência de melhora da função ventricular.

10. Os pacientes em fase aguda da miocardite podem apresentar arritmias, tanto bradicardias quanto taquiarritmias, podendo apresentar tanto extrassístoles e taquicardias supraventriculares com bom prognóstico, quanto taquicardias ventriculares sustentadas e fibrilação ventricular com parada cardiorrespiratória. Sobre esse tópico, assinale a alternativa incorreta:
    a) O implante de CDI é recomendado, mesmo na fase aguda, como profilaxia secundária após fibrilação ventricular.
    b) A prática de atividade física é contraindicada na fase aguda.
    c) O uso de betabloqueador deve ser utilizado para prevenção de morte súbita em pacientes com miocardite aguda e disfunção ventricular.
    d) Recomenda-se o implante de CDI para cardiomiopatia dilatada em fase crônica da miocardite, com fração de ejeção do ventrículo esquerdo (FEVE) < 35% e classe funcional II e III da New York Heart Association (NYHA).

11. Em relação à etiopatogenia da pericardite, podemos afirmar, exceto:
    a) Apresenta-se como diagnóstico diferencial de dor torácica na emergência e na maioria dos casos é autolimitada e benigna.
    b) Em razão da dificuldade diagnóstica com métodos complementares, considera-se a etiologia idiopática como principal causa entre todos os casos, sendo a etiologia viral a mais prevalente entre as causas infecciosas.
    c) Em casos de infarto agudo do miocárdio observa-se pericardite apenas na primeira semana após o evento.
    d) Em cerca de 15% dos casos há acometimento miocárdico associado caracterizando a miopericardite.

12. O diagnóstico de pericardite é desafiador no serviço de emergência em razão da diversidade de quadros clínicos as quais se manifesta. Sobre esse tópico, assinale a alternativa correta:
   a) Cerca de 60% dos pacientes apresentam dor torácica.
   b) O atrito pericárdico é observado na maioria dos pacientes.
   c) A dor torácica típica da pericardite se exacerba com o decúbito dorsal e melhora com inclinação do tronco para a frente.
   d) As alterações eletrocardiográficas são patognomônicas.

13. Constituem fatores de pior prognóstico na pericardite e justificam o tratamento em regime de internação, exceto:
   a) Uso de anticoagulantes.
   b) Elevação de troponina.
   c) Derrame pericárdico discreto.
   d) Leucocitose com febre e sem outro foco suspeito.

14. Em relação aos exames complementares na pericardite, podemos afirmar:
   a) A elevação de troponina é marcador de comprometimento miocárdico associado e está presente em cerca de metade dos casos.
   b) A dosagem de marcadores inflamatórios (PCR e VHS) apresenta-se elevada em 100% dos casos e é de extrema importância para determinar a duração e a resolução terapêutica.
   c) A dosagem de BNP deve ser realizada para todos os pacientes com diagnóstico de pericardite aguda.
   d) Para todos os pacientes deve-se solicitar eletrocardiograma, radiografia de tórax e ecocardiograma transtorácico.

15. Em relação à realização de tomografia computadorizada e ressonância nuclear magnética, assinale a alternativa incorreta:
   a) A tomografia pode ser realizada para diagnóstico diferencial de pericardite aguda, doença neoplásica invasiva, obstruções coronarianas e complicações como derrame pericárdico e pericardite constritiva.
   b) É mandatório o uso de contraste iodado endovenoso na realização de tomografia para melhora da acurácia na detecção de inflamação pericárdica e complicadores.
   c) A ressonância magnética é adequada para quantificar o grau de espessamento pericárdico e inflamação miopericárdica.
   d) A realização de PET/CT com captação de glicose marcada não apresenta nenhuma indicação nas pericardites.

16. A biópsia pericárdica é um procedimento invasivo que pode ser utilizada para investigação diagnóstica adicional. Assinale a afirmativa incorreta:
    a) A videopericardioscopia possibilita ampla ressecção do pericárdio e visualização anatômica do tecido.
    b) A refratariedade ao tratamento clínico é indicação para a realização desse procedimento.
    c) A biópsia pode ser realizada concomitantemente à drenagem do derrame pericárdico com objetivo de elucidação etiológica por meio de análise histológica e imuno-histoquímica.
    d) Apesar de indicada em alguns casos, a SBC não recomenda como classe I a biópsia em nenhuma circunstância.

17. O tratamento da pericardite apresenta grande eficácia na melhora sintomática e na resolução clínica. Sobre as drogas utilizadas, podemos afirmar:
    a) Os corticoesteroides são drogas de primeira escolha e devem sem utilizados para diminuição da recorrência.
    b) O uso de colchicina está indicado para todos os casos por causa da comprovação na diminuição da recorrência de pericardite.
    c) Os anti-inflamatórios não hormonais devem ser utilizados apenas para casos refratários ao tratamento de primeira linha.
    d) A utilização de ácido acetilsalicílico (AAS), caso escolhido como droga terapêutica, deve ser na dose de 100 mg por dia.

18. A definição da pericardite recorrente é de um novo episódio que ocorre após 4 a 6 semanas sem os sintomas decorrentes do quadro inicial. Sobre essa entidade, assinale a alternativa incorreta:
    a) O uso de anti-inflamatórios deve ser prescrito por duração prolongada de semanas a meses.
    b) A colchicina deve ser prescrita por no mínimo 6 meses.
    c) Corticosteroide nunca deve ser utilizado em casos em que há falha do tratamento com anti-inflamatórios não hormonais e azatioprina deve ser utilizada em todos os casos em que exista falha no tratamento com anti-inflamatórios não hormonais.
    d) A pericardiectomia está indicada para o tratamento de casos refratários e nos muito sintomáticos.

19. A pericardite tuberculosa ocorre em 1-4% da população com tuberculose pulmonar e apresenta mortalidade de 17-40% após 6 meses do diagnós-

tico. Caso não seja tratada, chega a 85%, sendo esse agente responsável por 7% dos tamponamentos. Quanto a esse agente etiológico na gênese das afecções pericárdicas, podemos afirmar, exceto:

a) O diagnóstico é feito pela identificação do *Mycobacterium tuberculosis* no líquido e/ou tecido pericárdico e/ou pela presença de granuloma caseoso no pericárdio.
b) O líquido pericárdico apresenta alta contagem de proteína e 40-60% dos casos apresentam bacilo visualizado no exame direto.
c) O tratamento inicial deve ser realizado por 6 a 12 meses com quatro drogas (isoniazida, rifampicina, pirazinamida, etambutol).
d) A pericardiectomia deve ser realizada em todos os pacientes em razão da alta gravidade e da chance de desenvolvimento de pericardite constritiva.

20. A maioria dos casos de pericardite são causadas por vírus e podem apresentar desde evolução benigna autolimitada até quadro de tamponamento cardíaco, pericardite recorrente ou constritiva. Os vírus envolvidos são diversos e o diagnóstico etiológico preciso somente é estabelecido por meio de pesquisa viral no tecido epimiocárdico, pericárdico e no líquido pericárdico. O uso de corticosteroide na pericardite tem suas indicações precisas para uso como primeira linha de tratamento e apresenta contraindicações absolutas quanto seu uso e potenciais danos. Assinale a alternativa incorreta:

a) A prednisona somente deve ser utilizada caso exista comprovação da ausência de infecção viral ou outro agente etiológico na biópsia.
b) A pericardite autoimune e pericardite urêmica são contraindicações para uso de corticosteroide como primeira linha de tratamento.
c) É indicada como terapêutica inicial na presença de alergia aos anti-inflamatórios não hormonais.
d) Pode ser usada nos casos de pericardite recorrente em que não exista resposta aos demais tratamentos.

21. Sobre a apresentação clínica da miocardite, qual dos seguintes cenários NÃO é tipicamente associado à doença?

a) Quadro "IAM like" com dor torácica e troponina elevada.
b) Insuficiência cardíaca aguda com menos de 3 meses de duração.
c) Miocardite fulminante com choque cardiogênico.
d) Hipertensão arterial sistêmica descompensada.
e) Insuficiência cardíaca crônica.

22. Qual é o exame padrão-ouro não invasivo para o diagnóstico de miocardite?
 a) Ressonância cardíaca com gadolínio.
 b) Angiotomografia de coronárias.
 c) Ecocardiograma.
 d) Cintilografia com gálio-67.
 e) PET-CT com FDG-18.

23. Em relação às troponinas no diagnóstico de miocardite, qual das seguintes afirmações é VERDADEIRA?
 a) Possuem sensibilidade de aproximadamente 50% para miocardite.
 b) Uma troponina negativa exclui o diagnóstico de miocardite.
 c) São particularmente menos sensíveis nos quadros de insuficiência cardíaca.
 d) Possuem sensibilidade superior a 90% em todos os cenários de miocardite.
 e) Não são úteis no diagnóstico de miocardite.

24. Qual critério NÃO faz parte dos critérios de Lake Louise modificados para diagnóstico de miocardite?
 a) Pesquisa de edema miocárdico.
 b) Inflamação miocárdica.
 c) Fibrose miocárdica.
 d) Presença de estenose coronariana.
 e) Realce tardio pelo gadolínio.

25. Quando a biópsia endomiocárdica está indicada na avaliação de pacientes com miocardite?
 a) Pacientes não responsivos ao tratamento clínico ou com arritmias graves.
 b) Rotineiramente, em casos de insuficiência cardíaca aguda.
 c) Em todos os pacientes que apresentam dor torácica.
 d) Em todos os pacientes com diagnóstico confirmado de miocardite.
 e) Apenas em pacientes com suspeita de doença viral.

26. Qual das seguintes NÃO é uma indicação para sorologia viral na investigação de miocardite?
 a) Suspeita clínica de HIV.
 b) História de viagem recente para áreas endêmicas de Chagas.
 c) Rotina em todos os pacientes com suspeita de miocardite.
 d) Suspeita clínica de hepatite C.
 e) Casos suspeitos de covid-19.

27. Qual abordagem terapêutica NÃO é recomendada para pacientes com miocardite e disfunção ventricular?
   a) Betabloqueadores.
   b) IECA/BRA/sacubitril-valsartana.
   c) Anticoagulação oral sistêmica.
   d) Espironolactona.
   e) Inibidores de SGLT2.

28. Após quanto tempo a atividade física pode ser liberada em casos de miocardite de baixo risco?
   a) Imediatamente após o diagnóstico.
   b) 3-6 meses após normalização da função ventricular e biomarcadores.
   c) 1-2 semanas após normalização dos biomarcadores.
   d) 12 meses, independentemente da função ventricular.
   e) A atividade física é permanentemente contraindicada.

29. Qual das seguintes medidas NÃO faz parte do acompanhamento recomendado para pacientes com miocardite?
   a) Avaliação clínica e ecocardiograma periódica dependendo da gravidade de cada caso.
   b) Ressonância cardíaca de controle pode ser indicada em casos específicos.
   c) Vacinação para vírus imediatamente após o diagnóstico.
   d) Teste ergométrico e Holter para avaliar arritmias.

30. Em relação ao tratamento da miocardite, qual das seguintes afirmações é FALSA?
   a) Pacientes sem disfunção ventricular e com fibrose podem se beneficiar de betabloqueadores e IECA/BRA.
   b) A imunossupressão está indicada em casos de miocardite autoimune confirmada por biópsia.
   c) A terapia deve ser mantida mesmo após normalização da função ventricular.
   d) O tratamento com antivirais específicos é indicado em todos os casos de miocardite.

Respostas comentadas

1. Resposta: **A**

A miocardite é uma doença inflamatória do miocárdio com diversas etiologias descritas. A Sociedade Brasileira de Cardiologia (SBC) divide as causas em infecciosas (viral, bacteriana, fúngica, protozoários) e não infecciosas (doenças autoimunes, reações de hipersensibilidade, fármacos, doenças sistêmicas). A European Society of Cardiology (ESC) faz uma divisão em três estratos (infecciosa, imunomediada e tóxicas). As duas assumem a etiologia viral como a principal etiologia. Quando se trata do diagnóstico definitivo, há uma dificuldade na detecção e na definição do fator causal, uma vez que o diagnóstico definitivo ocorre por meio da análise histoquímica e imunológica após biópsia do tecido miocárdico – procedimento pouco realizado por causa de seu alto custo e das poucas indicações absolutas.

2. Resposta: **B**

Os sintomas da miocardite abrangem um amplo espectro de manifestações, desde formas subclínicas com sintomas de pródromos virais e dor torácica discreta até insuficiência cardíaca terminal e arritmias ventriculares graves. A presença de infecções virais ocorre em apenas 30% dos pacientes (SBC). Ambas as diretrizes (SBC: classe IIb, nível de evidência C) concordam que a biópsia endomiocárdica é exame padrão-ouro para diagnóstico etiológico, entretanto não há necessidade do resultado definitivo desse exame para início do tratamento.

3. Resposta: **A**

As duas sociedades concordam que o ecocardiograma transtorácico (SBC: classe I, nível de evidência B) e o eletrocardiograma (SBC: classe I, nível de evidência C) devem ser feitos para todos os pacientes com suspeita de miocardite, apesar de não existir alteração eletrocardiográfica patognomônica. A realização de ressonância magnética (RM) segundo a diretriz brasileira (SBC: classe I, nível de evidência B) deve ser realizada para todos os pacientes enquanto a sociedade europeia considera que esse exame pode ou não ser feito de rotina. A cintilografia com gálio-67 é o melhor exame de medicina nuclear para avaliação de inflamação miocárdica (SBC: classe IIb, nível de evidência B), mas a sociedade europeia não recomenda o exame de rotina. A angiotomografia de coronárias (SBC: classe IIa, nível de evidência C) para exclusão de coronariopatia obstrutiva grave como diagnóstico diferencial – a sociedade europeia não se posiciona quanto a indicações desse exame em suas diretrizes.

4. Resposta: **C**

Os marcadores laboratoriais de agressão miocárdica e inflamatória são grandes aliados no diagnóstico de miocardite, entretanto valores negativos não são suficientes para exclusão diagnóstica, mas podem guiar o acompanhamento desses pacientes com suspeita diagnóstica. Diferentemente do comportamento de curva da troponina frente à síndrome coronariana aguda (SCA), na miocardite sua elevação segue um padrão em platô, fato que auxilia na diferenciação da etiologia nesse contexto associada à correlação prognóstica ligada a níveis elevados de troponina. A SBC e a ESC concordam quanto à solicitação e à análise de marcadores inflamatórios e de troponina (SBC: classe IIa, nível de evidência B), porém somente a sociedade europeia ressalta o papel do BNP e das citocinas inflamatórias, as quais também apresentam baixa especificidade.

5. Resposta: **B**

As sociedades brasileiras e europeias concordam que a BEM é o padrão-ouro para o diagnóstico etiológico e histopatológico da miocardite, bem como é essencial na avaliação prognóstica de casos de extrema gravidade e evolução desfavorável que se beneficiam da imunossupressão –como miocardite de células gigantes, eosinofílica necrotizante e da sarcoidose. Ambas as sociedades concordam que a avaliação histológica, imuno-histoquímica e pesquisa de RNA ou DNA virais pelo método de *real time* – PCR deve ser realizada em todas as BEM, para análise de diagnósticos diferenciais. A realização de BEM (SBC: classe IIb, nível de evidência C) é indicada para casos de arritmias ventriculares sem etiologia definida.

6. Resposta: **D**

Ambas as sociedades afirmam que tratamento com anti-inflamatórios é contraindicado no tratamento da fase aguda, mesmo na presença de insuficiência cardíaca por aumento da mortalidade evidenciado em alguns estudos experimentais. A SBC também contraindica o tabagismo e o consumo excessivo de álcool (SBC: classe III, nível de evidência A). Orienta-se evitar a vacinação para gripe e tríplice viral durante a fase ativa da miocardite, (SBC: classe IIa, nível de evidência C). A sociedade europeia concorda com a recomendação de não realização de atividade física durante os primeiros 6 meses (SBC: classe III, nível de evidência C) após o diagnóstico de miocardite em razão do risco de deflagar arritmias malignas. A sociedade europeia orienta que o implante de CDI deve ser evitado até a resolução da doença, uma vez que o substrato pode ser reversível após o tratamento – não há abordagem sobre o tratamento de arritmias graves nas diretrizes brasileiras.

7. Resposta: **B**

Diferentemente da diretriz da ESC, a SBC traz recomendações claras quanto ao tratamento da insuficiência cardíaca e da disfunção ventricular secundárias à miocardite. O uso de inibidores da enzima conversora da angiotensina (IECA), bloqueadores do receptor de angiotensina (BRA), betabloqueador (SBC: classe I, nível de evidência C) é indicado para todos os pacientes com disfunção ventricular para diminuição da progressão da insuficiência cardíaca atuando no remodelamento cardíaca e diminuição do processo inflamatório nas células miocárdicas, ressaltando que não deve ser realizada a suspensão dessas drogas após a normalização da função ventricular (SBC: classe IIa, nível de evidência C). Também se recomenda a anticoagulação nos casos de fibrilação atrial paroxística ou permanente (SBC: classe I, nível de evidência C).

8. Resposta: **B**

Ambas as sociedades deixam claro que antes da imunossupressão deve ser realizada a BEM com pesquisa viral que resulte negativa, uma vez que a depressão do sistema imune na presença de infecção pode trazer resultados desfavoráveis para evolução da disfunção ventricular. Um estudo recente, realizado em apenas um centro, mostrou a eficácia do uso combinado de azatioprina e prednisona para casos com pesquisa viral negativa (indicação por até 24 semanas pela SBC). As duas sociedades afirmam que na presença de miocardite de células gigantes, doenças autoimunes, sarcoidose ou hipersensibilidade há indicação de terapia imunossupressora (SBC: classe I, nível de evidência B). A ESC ressalta a importância da realização de BEM de controle para decisão e avaliação da intensidade e tempo da terapêutica.

9. Resposta: **C**

A imunoglobulina endovenosa modula a resposta imune e inflamatória por meio da da redução da ativação de citocinas pró-inflamatórias e diminui a agressão miocárdica promovida pela infecção viral por reduzir a replicação e promover a eliminação viral. No *trial* IMAC (*Intervation on Myocarditis and Acute Cardiomyopathy*) a imunoglobulina foi ineficiente na melhora da cardiomiopatia dilatada de início recente, porém, em razão de uma falha metodológica, apenas cerca de 16% dos pacientes tinham endocardite sem etiologia definida comprovada por biópsia endomiocáridica sem pesquisa de presença viral. O uso do interferon-beta subcutâneo mostrou redução da carga viral em pacientes com cardiomiopatia dilatada e persistência viral, com melhora da função ventricular, sugerindo o benefício terapêutico reservado ao cenário de miocardites com processo inflamatório ativo, avaliado por imuno-histoquímica e identificação viral positiva. Apesar da diretriz brasileira recomendar (SBC: classe IIa, nível de evidência B) a sociedade europeia não dita recomendações específicas ao uso de imunoglobulina em razão da ausência de estudos multicêntricos randomizados. Ambas as diretrizes não ditam recomendações específicas para o uso de terapia antiviral, deixando a cargo da discussão entre especialistas. A SBC recomenda também a utilização de imunoglobulina endovenosa na miocardite fulminante após comprovação de infecção viral por meio de biópsia endomiocárdica não responsiva ao tratamento clínico.

10. Resposta: **A**

Diferentemente da diretriz europeia, a diretriz brasileira traz uma seção específica sobre eventos arrítmicos e prevenção de morte súbita. Na fase aguda da miocardite, a inflamação intensa propicia substrato para ocorrência de arritmias supraventriculares ou ventriculares com diversas manifestações e gravidades com o pior espectro possível representado pela parada cardiorrespiratória. O implante de CDI nas fases aguda e subaguda (menos de 6 meses) é contraindicado (SBC: classe III, nível de evidência C), assim como a prática de atividade física na fase aguda (SBC: classe I, nível de evidência B). Na fase crônica, a indicação para implante de CDI segue as mesmas diretivas da cardiomiopatia dilatada, indicada para pacientes com fração de ejeção ventricular menor ou igual a 35%, classe funcional 2 ou 3 e expectativa de vida de pelo menos 1 ano. O uso de betabloqueador em doses otimizadas pode ser utilizado para prevenção de morte súbita em pacientes com miocardite (SBC: classe I, nível de evidência A).

11. Resposta: **C**

A pericardite apresenta diversas etiologias, divididas didaticamente em infecciosas e não infecciosas. As causas virais são as principais representantes entre as infecciosas, sendo as bacterianas, fúngicas e parasitárias outras representantes. As doenças do sistema imune, metabólicas, neoplasias e traumas são outras etiologias já catalogadas. A pericardite secundária ao infarto agudo do miocárdio pode acontecer tanto na fase aguda quanto na fase crônica – até 6 meses após o evento – quadro denominado síndrome de Dressler. Caso haja comprometimento do tecido miocárdico, como ocorre em cerca de 15% dos casos, denomina-se miopericadite.

12. Resposta: **C**

Cerca de 5% das dores torácicas que comparecem ao serviço de emergência são devidas a pericardite, constituindo esse um diagnóstico desafiador. Cerca de 90% dos pacientes apresentam dor precordial enquanto apenas 30% apresentam atrito pericárdico – sinal com baixa sensibilidade e alta especificidade. As alterações eletrocardiográficas podem ser divididas em quatro estágios, que envolvem desde supradesnivelamento do segmento ST até ausência de alterações. O diagnóstico pode ser realizado segundo recomendação da diretriz europeia e pode ser realizado caso exista o mínimo de 2 de 4 dos seguintes critérios: dor torácica típica, atrito pericárdico, alterações eletrocardiográficas sugestivas (elevação difusa do segmento ST ou depressão do segmento PR) e derrame pericárdico novo ou em piora. A diretriz brasileira cita esses sinais e sintomas como sugestivos do diagnóstico, porém não adotam o mecanismo de pontuação para o diagnóstico.

13. Resposta: **C**

A SBC descreve um fluxograma em sua diretriz para contemplar e guiar a conduta admissional na pericardite. Após a suspeita, deve-se identificar fatores de alto risco (febre, leucocitose, elevação de troponina, derrames pericárdicos volumosos, disfunção miocárdica e uso de anticoagulantes) que justifiquem o tratamento em regime de internação. A ESC considera como preditores de pior prognóstico que justificam a internação os que se seguem: febre maior que 38ºC, derrame pericárdico extenso, tamponamento, ausência de resposta ao tratamento com anti-inflamatórios após 1 semana, miopericardite, imunossupressão, trauma e uso de anticoagulante oral.

14. Resposta: **D**

A SBC sugere a realização de exames complementares para auxílio na conduta terapêutica e diagnóstica da pericardite, sendo eles: dosagem de troponina (SBC: classe IIa, nível de evidência C), que está alterada em um terço dos casos marcadores inflamatórios alterados em 75% (SBC: classe I, nível de evidência B) ecocardiograma transtorácico e radiografia de tórax para todos com suspeita de pericardite (SBC: classe I, nível de evidência C). A dosagem de BNP/NT proBNP é contraindicada para todos os pacientes, em razão da ausência de evidências que justifiquem seu uso rotineiro. A sociedade europeia também considera a realização de eletrocardiograma, ecocardiograma, PCR e troponina (ESC: classe I, nível de evidência C) para todos os pacientes com suspeita de pericardite aguda.

15. Resposta: **D**

Os exames radiológicos complementares são de grande utilidade para auxílio na identificação tanto de complicadores bem como dos seus diagnósticos diferenciais. A diretriz brasileira orienta a realização de tomografia ou ressonância (SBC: classe IIa, nível de evidência B) para casos em que se busca diagnosticar pericardite aguda, crônica e a forma constritiva por causa da acurácia na visualização do tecido pericárdio e partes moles adjacentes. A diretriz europeia (ESC: classe I, nível de evidência C) afirma que a realização desses dois exames é uma avaliação diagnóstica possível para esses pacientes. A medicina nuclear permite a avaliação da presença de doenças inflamatórias (artrite reumatoide, lúpus), infecciosas (tuberculose, meningite, sepse pneumocócica), pericardite induzida por quimioterápicos e radioterapia e finalmente para investigação diagnóstica, caso necessário.

16. Resposta: **D**

A biópsia pericárdica está indicada na investigação diagnóstica em pacientes com pericardite persistente refratária ao tratamento clínico e pode ser adjuvante na drenagem pericárdica terapêutica para o tamponamento recidivante ou em derrames volumosos associados a importantes sintomas clínicos. A diretriz brasileira orienta a realização de biópsia na suspeita de tuberculose, neoplasia ou etiologia bacteriana ou fúngica e associada à videopericardioscopia (SBC: classe I, nível de evidência B) para aumentar a sensibilidade diagnóstica e como (SBC: classe IIa, nível de evidência B) no auxílio diagnóstico nos casos de derrames pericárdicos assintomáticos significativos. A análise histológica e de imuno-histoquímica, além da pesquisa viral por meio da reação em cadeia da polimerase podem ser realizadas para aumentar a acurácia diagnóstica da etiologia.

17. Resposta: **B**

Os anti-inflamatórios não hormonais associados à colchicina são o tratamento de primeira linha na pericardite aguda tanto da diretriz brasileira como da europeia (SBC: classe I, nível de evidência A; ESC: classe I, nível de evidência A). Os anti-inflamatórios devem ser utilizados por 2 a 4 semanas e a colchicina por 3 meses nos casos agudos e por 6 meses nos crônicos, com a suspensão guiada pela melhora clínica e pela queda das provas inflamatórias. A terapêutica com anti-inflamatórios não hormonais é o principal medicamento para o tratamento das pericardites idiopática e viral com objetivo de alívio da dor e resolução do processo inflamatório. A colchicina demonstrou ser efetiva como terapêutica coadjuvante da pericardite aguda para alívio da dor e na prevenção de recorrência ao fim de dezoito meses. A sociedade europeia contraindica o uso de corticoide como (ESC: classe III, nível de evidência A) como tratamento de primeira linha e a diretriz brasileira recomenda (SBC: classe I, nível de evidência B) o uso de prednisona apenas na ausência de resposta aos anti-inflamatórios e à colchicina na ausência de infecção viral ou outro agente etiológico comprovado por biópsia pericárdica. A dose de ácido acetilsalicílico (AAS) indicada é de 500 a 1.000 mg a cada 6 a 8 horas, dosagem muito maior que a utilizada como profilaxia secundária na doença isquêmica.

18. Resposta: **C**

Define-se como pericardite recorrente um novo episódio de pericardite aguda que ocorre após 4 a 6 semanas da resolução dos sintomas iniciais, sendo observado em cerca de 15 a 30% dos casos. Os mecanismos envolvidos na fisiopatologia podem ser decorrentes de tratamento inicial com dose e tempo inadequados, reativação de doença autoimune, reinfecção viral e uso inadequado de corticosteroide como primeira linha. Não usar colchicina aumenta em 50% a chance de recorrência. Está provado por trial clínico que o uso da colchicina é eficaz e mandatório para redução de recorrência. No episódio de recorrência, recomenda-se o uso de colchicina por 6 meses (SBC: classe I, nível de evidência B; ESC: classe I, nível de evidência A), bem como o uso de combinado de anti-inflamatórios não esteroides (AINE) como primeira linha por período prolongado de semanas a meses (classe IIa, nível de evidência B). A terapia com corticosteroide, contraindicada como tratamento de primeira linha (ESC: classe III, nível de evidência B), está indicada apenas em casos de recorrência frequente após falha do tratamento de primeira linha, entretanto, na ausência de resposta adequada ao corticoesteroide, pode-se lançar mão da azatioprina (SBC: classe IIb, nível de evidência C; ESC: classe IIB, nível de evidência C). A pericardiectomia é reservada apenas para casos com recorrência frequente, refratários e muito sintomáticos (SBC: classe IIb, nível de evidência C).

19. Resposta: **D**

A pericardite tuberculosa possui apresentação clínica variável, desde quadro agudo com ou sem derrame, tamponamento cardíaco silencioso, febre persistente, pericardite constritiva aguda, subaguda, efusiva ou crônica e calcificações pericárdicas. A diretriz brasileira, apesar de não especificar níveis de recomendações, sugere, além das quatro drogas clássicas para o tratamento da tuberculose, o uso de prednisona simultaneamente à terapia tuberculostática, com objetivo de reduzir a mortalidade (ESC: classe IIb, nível de evidência C) e de promover uma menor necessidade de pericardiocentese ou percardiectomia, como sugerido por metanálise. A cultura do líquido pericárdico tem sensibilidade modesta e especificidade de 100% e a alta atividade de ADA apresenta alta sensibilidade e especificidade. A sociedade europeia recomenda que a pericardiocentese deve ser realizada para todos os pacientes com suspeita clínica (ESC: classe IIa, nível de evidência C) e indica o tratamento empírico com antituberculínico para pacientes de áreas endêmicas para casos de derrame pericárdico exsudativo após exclusão de outras causas (ESC: classe I, nível de evidência C).

20. Resposta: B

Os corticoesteroides são drogas com potencial anti-inflamatório potente e capacidade imunossupressora dependente das doses utilizadas. Apesar de parecer a droga ideal para o tratamento da inflamação pericárdica, essa droga é recomendada para algumas situações especiais e raramente como primeira linha terapêutica, uma vez que seu uso pode facilitar a proliferação de agentes infecciosos e facilitar a recorrência. A diretriz brasileira orienta o uso de prednisona para as seguintes situações, sempre na ausência de infecção viral ou outro agente etiológico comprovado por biópsia epimiocárdica e pericárdica: na ausência de resposta aos antiinflamatórios não hormonais e à colchicina (SBC: classe I, nível de evidência B), para pericardite autoimune, doença do tecido conjuntivo ou pericardite urêmica (SBC: classe I, nível de evidência B) e para pericardite recorrente (SBC: classe IIa, nível de evidência C) e a triancinolona intrapericárdica para pericardite autorreativa (SBC: classe IIb, nível de evidência B). A ESC contraindica também a utilização na pericardite viral (SBC: classe III, nível de evidência C).

21. Resposta: D

A miocardite é caracterizada por uma inflamação do miocárdio que pode manifestar-se de diversas formas, incluindo quadros que mimetizam um infarto do miocárdio, insuficiência cardíaca de início agudo ou crônico, e estados críticos como choque cardiogênico. Essas manifestações são resultantes da resposta inflamatória no tecido miocárdico, que difere da hipertensão arterial sistêmica descompensada, uma condição com mecanismos patogênicos distintos, envolvendo a regulação da pressão arterial e não uma inflamação miocárdica direta.

22. Resposta: A

A ressonância magnética cardíaca (RMC) com gadolínio se estabelece como o exame de escolha devido à sua capacidade única de visualizar detalhadamente a estrutura e a função cardíacas, além de identificar características específicas da miocardite, como edema, necrose, fibrose e inflamação miocárdica. O gadolínio, um agente de contraste, realça áreas de dano cardíaco, permitindo uma distinção clara entre as áreas saudáveis e afetadas do coração, e fornece informações vitais sobre a presença e extensão da inflamação e fibrose, que são cruciais para o diagnóstico correto e o prognóstico da miocardite.

23. Resposta: C

As troponinas são biomarcadores cardíacos sensíveis e específicos para lesão miocárdica, mas sua sensibilidade varia conforme o cenário clínico. Em casos de miocardite que se apresentam com insuficiência cardíaca, a sensibilidade das troponinas pode ser reduzida devido à heterogeneidade da inflamação e à extensão variável do envolvimento miocárdico. Isso contrasta com cenários "IAM *like*" onde a liberação de troponinas é mais marcante em decorrência da lesão aguda. Portanto, uma troponina negativa não exclui miocardite, especialmente em contextos de insuficiência cardíaca, refletindo a complexidade da doença e a necessidade de uma avaliação diagnóstica mais ampla.

24. Resposta: D

Os critérios de Lake Louise modificados foram desenvolvidos para otimizar o uso da RMC na identificação de miocardite, focando na detecção de alterações inflamatórias específicas no tecido cardíaco. A inclusão da estenose coronariana como um critério diagnóstico seria inapropriada, visto que a miocardite é uma condição primariamente inflamatória, sem relação direta com a doença arterial coronariana, que é caracterizada por obstruções no fluxo sanguíneo devido a placas ateroscleróticas. A diferenciação entre essas condições é crucial, pois elas requerem abordagens de tratamento distintas.

25. Resposta: A

A biópsia endomiocárdica é indicada para pacientes que não apresentam melhora com o tratamento convencional ou desenvolvem complicações graves, como arritmias ou insuficiência cardíaca grave. Este procedimento permite a obtenção de amostras de tecido cardíaco para análise histológica, imuno-histoquímica e molecular, oferecendo informações precisas sobre a etiologia da inflamação miocárdica. Isso é particularmente importante para identificar casos de miocardite fulminante, miocardite autoimune ou viral, nos quais tratamentos específicos, como a imunossupressão ou antivirais, podem ser benéficos e potencialmente modificar o prognóstico. Em pacientes diagnosticados com miocardite linfocítica que apresentam testes negativos para vírus, a terapia imunossupressora por um período de até seis meses pode ser benéfica, o que pode resultar em melhoria na função ventricular. Por outro lado, quando há a presença de vírus, o tratamento pode ser direcionado com o uso de antivirais específicos, tais como interferon, telvibudina e aciclovir.

26. Resposta: C

A avaliação sorológica para infecções virais é seletiva e baseada na apresentação clínica e na história do paciente, focando em patógenos específicos como HIV, hepatite C e *Trypanosoma cruzi* (doença de Chagas), entre outros, conforme a epidemiologia e os sintomas do paciente. A triagem viral de rotina em todos os pacientes suspeitos de miocardite não é recomendada em decorrência da diversidade de etiologias possíveis para a inflamação miocárdica e a importância de direcionar os recursos diagnósticos para as investigações mais prováveis de render diagnósticos específicos e tratáveis.

27. Resposta: C

Enquanto o tratamento farmacológico da miocardite com disfunção ventricular segue as diretrizes estabelecidas para insuficiência cardíaca, incluindo o uso de betabloqueadores, inibidores da ECA, antagonistas dos receptores de angiotensina, espironolactona, e inibidores de SGLT2, a anticoagulação oral sistêmica não é uma recomendação padrão. A utilização de anticoagulantes é geralmente reservada para pacientes com condições específicas que aumentam o risco de tromboembolismo, como fibrilação atrial, não sendo indicada universalmente para todos os pacientes com miocardite.

28. Resposta: B

A decisão de retomar as atividades físicas em pacientes com miocardite deve ser baseada na recuperação clínica e na estabilização dos marcadores de lesão cardíaca. A espera de 3 a 6 meses permite uma avaliação cuidadosa da resolução da inflamação miocárdica e da recuperação da função cardíaca, minimizando o risco de complicações. Durante este período, é importante monitorar a função ventricular, os níveis de biomarcadores e a presença de arritmias para garantir que o paciente esteja em condição estável antes de retomar exercícios físicos, reduzindo assim o risco de recorrência ou piora da condição.

29. Resposta: C

A vacinação contra agentes infecciosos em pacientes com miocardite deve ser cuidadosamente planejada para evitar a imunização durante a fase ativa da doença. Aguardar pelo menos 3 meses após o diagnóstico permite que a inflamação miocárdica se estabilize e reduz o risco de potenciais efeitos adversos da vacinação sobre o estado inflamatório do coração. Este intervalo é recomendado para maximizar a eficácia da vacina e minimizar o risco de exacerbação da condição cardíaca.

30. Resposta: D

A terapia antiviral é direcionada com base na identificação específica de patógenos virais cardiotrópicos por meio de técnicas de biologia molecular, como a PCR. A prescrição de antivirais é, portanto, condicionada à detecção de uma infecção viral ativa que esteja contribuindo para a miocardite. Esta abordagem seletiva permite um tratamento mais direcionado e eficaz, evitando o uso desnecessário de antivirais em casos em que a inflamação miocárdica não tem uma etiologia viral clara ou, quando a causa é autoimune, outras modalidades de tratamento, como a imunossupressão, podem ser mais apropriadas.

Referências bibliográficas

1. Montera MW, Marcondes-Braga FG, Simões MV, Moura LAZ, Fernandes F, Mangine S, et al. Diretriz de Miocardites da Sociedade Brasileira de Cardiologia – 2022. Arq Bras Cardiol. 2022;119(1):143-211.
2. Adler Y, Charron P, Imazio M, Badano L, Barón-Esquivias G, Bogaert J, et al. Guidelines for the diagnosis and management of pericardial diseases The Task Force for the Diagnosis and Management of Pericardial Diseases of the European Society of Cardiology (ESC). Eur Heart J. 2015;36(42):2921-64.
3. Caforio ALP, Pankuweit S, Arbustini E, Basso C, Gimeno-Blanes J, Felix SB, et al. Current state of knowledge on aetiology, diagnosis, management, and therapy of myocarditis: a position statement of the European Society of Cardiology Working Group on Myocardial and Pericardial Diseases. Eur Heart J. 2013;34:2636-48.
4. Imazio M, Bobbio M, Cecchi E, Demarie D, Demichelis B, Pomari F, et al. Colchicine in addition to conventional therapy for acute pericarditis: results of the Colchicine for acute Pericarditis (COPE) trial. Circulation. 2005;112(13):2012-6.
5. Imazio M, Trinchero R, Brucato A, Rovere ME, Gandino A, Cemin R, et al. Colchicine for the prevention of the post-pericardiotomy syndrome (COPPS): a multicentre, randomized, double-blind, placebo-controlled trial. Eur Heart J. 2010;31(22):2749-54.
6. Imazio M, Brucato A, Cemin R, Ferrua S, Maggiolini S, Beqaraj F, et al. A randomized trial of colchicine for acute pericarditis, for the icap investigators. N Engl J Med. 2013;369(16):1522-8.
7. Montera MW, Mesquita ET, Colafranceschi AS, Oliveira Junior AM, Rabischoffsky A, Ianni BM, et al. Sociedade Brasileira de Cardiologia. I Diretriz Brasileira de Miocardites e Pericardites. Arq Bras Cardiol. 2013;100(4 supl. 1):1-36.

Capítulo 10

Síndrome coronariana aguda com supradesnivelamento do segmento ST

Questões

1. Qual o principal marcador bioquímico para o diagnóstico de infarto agudo do miocárdio (IAM)?
   a) CKMB.
   b) Troponina.
   c) Mioglobina.
   d) DHL.

2. Entre as medidas iniciais no atendimento do infarto agudo do miocárdio com supradesnivelamento de ST (IAMCSST) está a administração de oxigênio. Quando essa terapia é indicada?
   a) Todo paciente com dor torácica e suspeita de IAMCSST deve receber oxigenioterapia.
   b) Individualizar a indicação, priorizando os pacientes pneumopatas que não toleram hipóxia.
   c) Para todo paciente com saturação de oxigênio < 94% e/ou congestão pulmonar.
   d) Apenas para os pacientes com saturação de oxigênio < 90%.

3. Analgesia é ponto central na terapêutica do IAMCSST. A observação do rápido e completo alívio da dor após a reperfusão miocárdica reforça o conceito de que a dor anginosa é secundária à isquemia do músculo cardíaco. Assim, intervenções que visam ao restabelecimento do fluxo miocárdico ou medi-

das anti-isquêmicas costumam ser bastante eficientes no controle do fenômeno doloroso. Quais as principais considerações no controle da angina?

a) Nitrato deve ser sempre administrado, uma vez que está associado à redução de desfechos cardiovasculares.
b) A morfina deve ser usada indiscriminadamente, tendo em vista seu benefício na vasodilatação coronária e controle de ansiedade.
c) A analgesia não é prioridade no atendimento e deve ser administrada apenas após as medicações com impacto prognóstico no tratamento do IAMCSST.
d) Pacientes com angina podem receber nitrato e morfina para controle de sintomas, apesar dessas medicações não terem impacto prognóstico.

4. Em relação ao uso do ácido acetilsalicílico (AAS) podemos afirmar:
   a) O AAS deve ser administrado durante o cateterismo, apenas quando confirmada obstrução coronária.
   b) Deve ser administrado precocemente após o diagnóstico de IAM ser considerado provável na dose de 81-100 mg.
   c) Deve ser administrado precocemente após o diagnóstico de IAM ser considerado provável na dose de 160 a 325 mg.
   d) Tendo em vista as diversas contraindicações ao AAS, deve se ter muita cautela na sua administração.

5. Em relação ao segundo antiplaquetário, podemos afirmar:
   a) Deve se utilizar preferencialmente ticagrelor ou prasugrel em detrimento de clopidogrel, independentemente da estratégia de revascularização.
   b) Para pacientes submetidos à terapia trombolítica, o segundo antiplaquetário a ser utilizado deve ser o prasugrel, tendo em vista seu perfil de segurança nessa população.
   c) Para pacientes submetidos à terapia trombolítica o segundo antiplaquetário a ser utilizado deve ser o ticagrelor, tendo em vista seu perfil de segurança nessa população.
   d) Para pacientes submetidos à terapia trombolítica, o segundo antiplaquetário a ser utilizado deve ser o clopidogrel, por ter sido o único estudado nessa população.

6. Qual a dose de ataque de clopidogrel nos pacientes submetidos à terapia fibrinolítica?
   a) Clopidogrel 300 mg, em adição ao AAS. Os pacientes com ≥ 75 anos devem receber dose de ataque de 75 mg.

b) Clopidogrel 600 mg, em adição ao AAS. Os pacientes ≥ 75 anos devem receber dose de ataque de 300 mg.
c) Clopidogrel 300 mg, em adição ao AAS, independentemente da idade, tendo em vista a baixa taxa de complicação dessa terapêutica.
d) Clopidogrel 600 mg, em adição ao AAS, independentemente da idade, tendo em vista a baixa taxa de complicação dessa terapêutica.

7. Nos pacientes submetidos a intervenção coronariana percutânea (ICP) como estratégia de reperfusão primária, qual a melhor estratégia de dupla antiagregação.
a) Prasugrel na dose de 60 mg de ataque pode ser administrado em todos os pacientes, tendo em vista que essa medicação não tem contraindicações.
b) Ticagrelor 180 mg de ataque é uma opção para esse grupo de pacientes.
c) Clopidogrel não deve ser administrado quando a estratégia de reperfusão primária for ICP, tendo em vista os benefícios mais exuberantes do ticagrelor e do prasugrel.
d) Prasugrel é a droga de escolha nos pacientes idosos que serão submetidos à ICP.

8. Os inibidores da glicoproteína IIb/IIIa são antiplaquetários potentes. Qual sua indicação no IAMCSST?
a) Devem ser indicados rotineiramente em busca da tripla terapia antiplaquetária, diminuindo, dessa forma, os eventos isquêmicos em 30 dias.
b) Nos pacientes com alto risco de sangramento, é o segundo antiplaquetário de escolha.
c) Devem ser utilizados em associação a dupla antiagregação plaquetária nos pacientes submetidos a ICP em situações de: alta carga de trombo, *slow/no reflow* e outras complicações trombóticas.
d) São opção segura à terapia fibrinolítica, quando esta for contraindicada e o tempo previsto para ICP for maior que 90 minutos.

9. Nos pacientes submetidos à terapia fibrinolítica, qual a melhor estratégia de anticoagulação?
a) Nos pacientes com menos de 75 anos deve se realizar dose de ataque de 30 mg, EV, de enoxaparina seguido de 1 mg, SC, a cada 12 horas.
b) Não deve se anticoagular esses pacientes, uma vez que já receberão AAS 200 mg, clopidogrel 300 mg e a terapia fibrinolítica; logo, associar anticoagulação aumenta muito o risco de sangramento.

c) Iniciar anticoagulação plena 1 hora após a fibrinólise se houver sucesso dessa terapia.
d) Caso não ocorra reperfusão com fibrinólise, deve-se iniciar anticoagulação plena.

10. Os betabloqueadores diminuem o consumo de oxigênio pelo miocárdio, melhorando sua perfusão, diminuindo a taxa de complicações mecânicas e limitando o tamanho da área infartada. Qual a opção correta sobre essa medicação?
a) Os betabloqueadores endovenosos devem ser administrados precocemente em todos os casos.
b) Betabloqueador oral nas primeiras 24 horas e mantido em longo prazo, caso não existam contraindicações.
c) Nos pacientes que se apresentam com sinais de insuficiência cardíaca deve ser iniciada a administração de betabloqueadores, uma vez que nessa patologia demonstram claro benefício em longo prazo.
d) Os pacientes que têm contraindicação inicial a essa medicação não apresentam benefício com sua introdução posteriormente.

11. Sobre as estatinas, é possível afirmar:
a) Deve ser administrada apenas nos pacientes com LDL-C > 70 na admissão hospitalar.
b) Deve-se aguardar os primeiros 30 dias pós-infarto para iniciar essa terapêutica, uma vez que é uma medicação com benefício em longo prazo.
c) As estatinas são contraindicadas nas primeiras 24 horas pós-infarto, uma vez que seus efeitos colaterais são potencializados nesse período.
d) Sua administração deve ser iniciada na admissão hospitalar.

12. Qual situação não é uma contraindicação ao uso de fibrinolítico?
a) Sangramento intracraniano prévio.
b) Acidente vascular cerebral isquêmico nos últimos 3 meses.
c) Dissecção aguda da aorta.
d) Menstruação vigente.

13. Em relação à indicação de fibrinolíticos no IAMCSST, é correto afirmar:
a) É a terapia de escolha quando não houver disponibilidade de cateterismo no hospital e o tempo presumido para a ICP for maior que 90 minutos.

b) Seu benefício é mais evidente nos pacientes que se apresentam com mais de 3 horas do início dos sintomas.
c) Deve ser realizada apenas em centros com cardiologista e laboratório de hemodinâmica disponível.
d) É contraindicado em pacientes que já faziam uso de AAS ou clopidogrel.

14. Qual alternativa não é uma opção válida em relação aos fibrinolíticos para um paciente de 100 kg?
a) Estreptoquinase, EV, 1.500.000 UI em 1 hora.
b) Tenecteplase 50 mg, EV, em *bolus*.
c) Alteplase 15 mg, EV, em *bolus* seguido de 75 mg em 30 minutos e depois 50 mg em 60 minutos.
d) Alteplase 100 mg, EV, em *bolus*.

15. Após a administração de fibrinólise, indica-se ICP de resgate na seguinte situação:
a) Aumento de troponina 6 horas após o término da fibrinólise.
b) Sempre que se termina a fibrinólise, deve-se realizar imediatamente ICP.
c) Se o paciente mantiver dor torácica e/ou não houver redução de pelo menos 50% do supradesnivelamento no eletrocardiograma.
d) Se o paciente apresentar ritmo idioventricular acelerado.

16. São indicações de ICP primária exceto:
a) Paciente que se apresenta em choque cardiogênico e IAMCSST.
b) Paciente com IAMCSST estável clinicamente com início dos sintomas há 1 hora em hospital sem hemodinâmica e com previsão de transporte para cateterismo de 2,5 horas.
c) Paciente com IAMCSST, início dos sintomas há 1 hora em hospital com hemodinâmica disponível.
d) Paciente com IAMCSST, início dos sintomas há 2 horas em hospital sem hemodinâmica e com previsão de transporte para cateterismo de 2 horas, com neoplasia de sistema nervoso central.

17. Nos pacientes que procuram serviço de emergência com mais de 12 horas do início dos sintomas, qual a melhor conduta?
a) Caso seja identificado IAMCSST, deve-se proceder a fibrinólise se o paciente estiver em hospital sem cateterismo e sem previsão de transporte.

b) Em pacientes que mantém dor torácica, deve-se indicar ICP primária.
c) Independentemente dos sintomas, deve-se indicar ICP primária.
d) Mesmo que o paciente ainda apresente dor torácica, deve-se iniciar tratamento clínico e indicar cateterismo em até 24 horas.

18. Paciente com IAMCSST de parede inferior. Ao cateterismo, oclusão total de coronária direita (CD) e lesão de 70% em descendente anterior (DA) em terço médio. Qual a melhor conduta para esse caso?

a) Revascularização da lesão culpada e não culpada no mesmo procedimento, independentemente da estabilidade clínica do paciente.
b) Revascularização apenas da lesão culpada. Não há benefício de tratamento da lesão residual nessa internação.
c) Revascularização da lesão culpada nesse procedimento e revascularização da lesão em DA em segundo momento se o paciente estiver estável hemodinamicamente.
d) Mesmo se o paciente apresentar choque cardiogênico, deve-se revascularizar apenas a lesão culpada.

19. A dupla antiagregação plaquetária deve ser usada por quanto tempo após o IAMCSST no paciente submetido a implante de *stent*?

a) 1 ano.
b) 1 mês.
c) 3 meses.
d) 6 meses.

20. Quanto à mortalidade no IAMCSST, pode se afirmar:

a) O pico de mortalidade se dá após 30 dias e está associado ao desenvolvimento de insuficiência cardíaca.
b) A maior mortalidade do infarto está no período hospitalar, tendo em vista os diversos procedimentos a que o paciente é submetido na internação.
c) A mortalidade no IAMCSST está associada à alta taxa de sangramento dessa patologia, tendo em vista a terapia antitrombótica.
d) A principal causa de morte no IAMCSST são as arritmias, sendo a maior incidência antes da chegada do paciente ao hospital.

Respostas comentadas

1. Resposta: **B**

As três diretrizes são unânimes em afirmar que a troponina é o marcador de escolha no diagnóstico de infarto agudo do miocárdio, reservando a CKMB para as situações em que ela não estiver disponível. Apesar de a mioglobina ser um marcador de necrose precoce, este jamais deve ser solicitado isoladamente. A diretriz brasileira cita como classe de recomendação IIB que a mioglobina pode ser considerada para excluir a hipóteses de infarto em adição a um marcador mais tardio (CK-MB ou troponina), para os pacientes que se apresentam precocemente na emergência, antes de 6 horas do início dos sintomas.

A utilização do DHL para diagnóstico de infarto é contraindicada, tendo nível de recomendação classe III pela diretriz brasileira. Vale ressaltar que na presença de supradesnivelamento do segmento ST no eletrocardiograma, as medidas para infarto agudo do miocárdio com supradesnivelamento do segmento ST (IAMCSST) devem ser iniciadas antes e independentemente do resultado da troponina. No contexto do IAMCSST, a troponina tem grande importância em relação ao prognóstico, e não ao diagnóstico.

2. Resposta: **C**

Segundo a diretriz brasileira, a oxigenioterapia é indicada rotineiramente em pacientes com saturação de oxigênio < 94%, congestão pulmonar ou na presença de desconforto respiratório. Entretanto, as diretrizes americana e europeia indicam essa terapia apenas se a saturação de oxigênio < 90%, ressaltando que a diretriz mais atual é a europeia, publicada em 2017. As três diretrizes reforçam que a hiperóxia é prejudicial, pois a administração de oxigênio por tempo prolongado pode causar vasoconstrição sistêmica e aumento da pressão arterial, reduzindo o débito cardíaco. Vale ressaltar que em pacientes com doença pulmonar obstrutiva crônica, a oxigenioterapia deve ser administrada com cautela.

3. Resposta: **D**

Analgesia é um dos pontos fundamentais no atendimento ao IAMCSST, apesar de não ter impacto prognóstico. Pacientes com IAM exibem hiperatividade do sistema nervoso simpático. Essa descarga adrenérgica aumenta a necessidade de oxigênio pelo miocárdio, justificando a indicação de medicações analgésicas que possam aliviar tanto a dor como a ansiedade com as quais o paciente se encontra. Os antianginosos de escolha são nitrato e morfina. Nos pacientes complicados com edema agudo do pulmão, o sulfato de morfina pode ser administrado por via endovenosa na dose de 2 a 4 mg, diluído, podendo ser repetido em intervalos de 5 a 15 minutos. A diretriz brasileira coloca o uso de morfina como classe I, já a diretriz europeia coloca como classe IIa, uma vez que alguns pacientes podem ter uma demora na absorção dos antiplaquetários pela morfina. A diretriz americana sugere o uso de morfina como droga de escolha no controle da dor, mas não categoriza em classe de evidência.

4. Resposta: **C**

Evidências científicas quanto à eficácia e à segurança da utilização do AAS em pacientes com IAM são relevantes, podendo ser consideradas definitivas. Existem poucas contraindicações à utilização do AAS no cenário do IAM, destacando-se as seguintes condições: hipersensibilidade conhecida, úlcera péptica ativa, discrasia sanguínea ou hepatopatia grave. O AAS deve ser administrado a todos os pacientes com IAM, tão rápido quanto possível, após o diagnóstico ser considerado provável, na dose de 160 a 325 mg (deve ser mastigado para facilitar sua absorção). Alguma pequena variação em relação à dose de ataque de aspirina está presente entre as diretrizes, tendo em vista as formulações locais dos comprimidos, mas as três diretrizes indicam o uso precoce de aspirina como classe I.

5. Resposta: **D**

O prasugrel e o ticagrelor não foram estudados em pacientes com infarto agudo do miocárdio com supradesnivelamento do segmento ST (IAMCSST) que receberam fibrinolítico. Por isso as três diretrizes contraindicam seu uso nesse cenário, restando apenas o clopidogrel para os pacientes submetidos a essa terapêutica.

6. Resposta: **A**

A dose de ataque de clopidogrel nos pacientes submetidos a terapia fibrinolítica é de 300 mg, entretanto nos pacientes com ≥ 75 anos essa dose deve ser substituída pela dose de 75 mg, uma vez que o risco de sangramento significativo aumenta substancialmente nessa população.

7. Resposta: **B**

As diretrizes brasileira e americana colocam como opção de segundo antiplaquetário nos pacientes submetidos a ICP: clopidogrel 600 mg, ticagrelor 180 mg ou prasugrel 60 mg. Já a diretriz europeia sugere que as drogas de escolha seriam ticagrelor e prasugrel, reservando clopidogrel para os pacientes que apresentam contraindicação a outras drogas ou quando clopidogrel for o único disponível.

Prasugrel é contraindicado nos pacientes com acidente vascular cerebral/acidente isquêmico transitório prévio, nos idosos ≥ 75 anos ou em pacientes com < 60 kg.

8. Resposta: **C**

O emprego rotineiro dos inibidores da GP IIb/IIIa no IAMCSST não se mostra comprovadamente benéfico nesse contexto, podendo até mesmo acarretar maiores taxas de sangramentos. O uso individualizado durante a ICP primária dessa classe de medicações, em situações de alta carga de trombos, *no reflow* ou em outras complicações trombóticas pode ser considerado a despeito da ausência de fortes evidências. Outra questão ainda sem resposta seria qual a melhor forma de se utilizarem a tirofibana e o abciximabe na vigência dos novos antiagregantes prasugrel e ticagrelor. As três diretrizes classificam como IIa essa indicação de inibidores da GP IIb/IIIa.

9. Resposta: **A**

O benefício da anticoagulação nas síndromes coronárias agudas foi evidenciado antes mesmo da utilização do AAS e da terapia fibrinolítica. A diretriz brasileira sugere para enoxaparina: se o paciente tiver menos de 75 anos de idade: 30 mg, EV, em *bolus* seguido por 1,0 mg/kg, SC, a cada 12 horas; para pacientes com mais de 75 anos, não utilizar o *bolus* inicial e reduzir a dose para 0,75 mg/kg, SC, a cada 12 horas. Caso o *clearance* da creatinina estimado seja < 30 mL/minuto, utilizar a dose de 1,0 mg/kg a cada 24 horas. Manter o tratamento até a revascularização por ICP ou, caso essa não ocorra, pelo período de internação ou até 8 dias. Classe I nas três diretrizes.

10. Resposta: **B**

Na ausência de contraindicações, essa classe de medicamento deve ser iniciada dentro das primeiras 24 horas, de preferência por via oral, após a admissão do paciente, reservando-se a via endovenosa para casos selecionados (isquemia recorrente, hipertensão arterial não controlada, taquicardia sinusal não relacionada a insuficiência cardíaca). As principais contraindicações ao betabloqueador são: congestão pulmonar, evidência de baixo débito, risco aumentado de choque cardiogênico. Pacientes com contraindicação inicial ao betabloqueador devem ser reavaliados posteriormente para rever a elegibilidade. Betabloqueadores são classe I nas três diretrizes.

11. Resposta: **D**

Estatina potente em dose máxima (atorvastatina 40-80 mg ou rosuvastatina 20-40 mg) está indicada nas síndromes coronárias agudas, iniciando a terapêutica na admissão hospitalar. Após os primeiros 30 dias, a terapia hipolipemiante deve ser ajustada para adequar a uma meta terapêutica de LDL-c < 70 mg, conforme orientação da diretriz brasileira. A diretriz americana enfatiza os benefícios da estatina em altas doses, independentemente do valor de LDL-c, tendo em vista que mesmo pacientes com LDL-c < 70 mg/dL se beneficiam dessa classe de droga. Já a diretriz europeia, assim como a brasileira, sugere estatina em alta dose desde o início da internação, objetivando um LDL-c < 70 mg/dL ou uma redução de pelo menos 50% nos valores iniciais de LDL-c. A diretriz europeia é a única a contemplar as evidências mais recentes e sugere que os pacientes que não alcançam LDL-c < 70 mg/dL com a dose máxima tolerada de estatina podem se beneficiar de uma outra classe de droga, como o inibidor de PCSK9 ou o ezetimibe, para uma redução adicional do risco cardiovascular.

12. Resposta: **D**

A fibrinólise é uma estratégia de reperfusão consagrada, utilizada na prática clínica desde o início dos anos 1980. Essa estratégia de reperfusão é particularmente importante em situações em que ICP não está disponível em tempo hábil. Suas principais contraindicações estão no quadro a seguir (Quadro 1).

Quadro 1 Contraindicações ao uso de fibrinolíticos no infarto agudo do miocárdio com supradesnivelamento do segmento ST (IAMCSST)

Absolutas	Relativas
Sangramento ativo exceto menstruação Histórico de tumor, aneurisma ou malformação arteriovenosa intracraniana AVC isquêmico há menos de 3 meses AVC hemorrágico em qualquer época Suspeita de dissecção de aorta não descartada	AVC isquêmico há mais de 3 meses ou doenças intracranianas não listadas como contraindicações absolutas Cirurgia de grande porte ou ressuscitação cardiopulmonar prolongada e traumática (< 3 semanas) Úlcera péptica ativa
Trauma significante nos últimos 3 meses Discrasia sanguínea	Uso atual de antagonistas da vitamina K Hipertensão não controlada (PA sistólica > 180 mmHg ou PA diastólica > 110 mmHg) História de hipertensão arterial crônica significativa e não controlada Gravidez Punções não compressíveis Sangramento interno recente < 2-4 semanas Exposição prévia a estreptoquinase

AVC: acidente vascular cerebral; PA: pressão arterial.

13. Resposta: **A**

O maior benefício do uso dos fibrinolíticos é visto nos pacientes tratados nas primeiras horas do IAMCSST. Quanto mais rapidamente se inicia a fibrinólise, maior será o benefício em relação à preservação da função ventricular e à redução da mortalidade. Em hospitais onde não está disponível serviço de hemodinâmica, deve-se iniciar a fibrinólise o mais rápido possível, quando os sintomas tiverem iniciado há menos de 12 horas e o tempo presumido para ICP (contando o transporte) for maior que 90 minutos.

14. Resposta: **D**

Segue tabela com medicações e doses indicadas na fibrinólise (Tabela 1).

Tabela 1 Doses de fibrinolíticos utilizados no infarto agudo do miocárdio com supradesnivelamento do segmento ST (IAMCSST)

Medicação	Dose	Observações
Estreptoquinase	1.500.000 UI diluídos em 100 mL de soro fisiológico 0,9 %, EV, infundido em 30 a 60 minutos	Pode causar hipotensão e anafilaxia Não repetir em menos de 1 ano Manter dois acessos venosos calibrosos
Tenecteplase (Metalyse®)	30 mg se < 60 kg 35 mg se entre 60 kg e < 70 kg 40 mg se entre 70 kg e < 80 kg 45 mg se entre 80 kg e < 90 kg 50 mg se > 90 kg *Considerar metade da dose calculada por kg em pacientes > 75 anos de idade	Não necessita de bomba de infusão Fibrinolítico de escolha na trombólise pré-hospitalar
Alteplase (Actilyse®)	15 mg em *bolus* EV, seguido de infusão de 0,75 mg/kg (máximo de 50 mg) em 30 minutos e a seguir 0,5 mg/kg (máximo de 35 mg) em 1 hora	Também utilizado no AVC agudo (doses e critérios de exclusão diferentes do IAMCSST)

AVC: acidente vascular cerebral; EV: endovenoso; IAMCSST: infarto agudo do miocárdio com supradesnivelamento do segmento ST.

15. Resposta: **C**

A ICP de resgate é definida como a estratégia de recanalização realizada precocemente quando há falha clínica e ou eletrocardiográfica de reperfusão. Os principais critérios de falha de reperfusão são: manutenção dos sintomas isquêmicos, persistência ou ausência de redução de pelo menos 50% do supradesnivelamento no eletrocardiograma, instabilidade elétrica (fibrilação ventricular/taquicardia ventricular), instabilidade hemodinâmica. O ritmo idioventricular acelerado é uma arritmia de reperfusão benigna que está associada ao sucesso de reperfusão com fibrinolítico ou ICP. Todo paciente que não preenche critérios de reperfusão deve ser encaminhado imediatamente para ICP de emergência.

16. Resposta: **B**

A ICP primária é a utilização do cateter-balão, com ou sem implante do *stent* coronário, sem o uso prévio de fibrinolítico, com o objetivo de restabelecer o fluxo coronário anterógrado de maneira mecânica. Essa técnica, quando disponível, constitui-se na opção preferencial para a obtenção da reperfusão coronária, se iniciada até 90 minutos após a confirmação do diagnóstico do IAM, assim como para os pacientes com evidências de uma contraindicação para fibrinólise ou na vigência de choque cardiogênico.

17. Resposta: **B**

Pacientes cujo primeiro contato médico e suspeição diagnóstica de IAMCSST sejam efetivados com retardo superior a 12 horas até 24 horas podem ser submetidos a ICP primária mediante a evidência de isquemia miocárdica persistente, assim como de suas eventuais consequências (instabilidade hemodinâmica e ou arritmias ventriculares graves). Nesse cenário, a terapia fibrinolítica não costuma ser indicada, priorizando-se a transferência para um centro com hemodinâmica. A diretriz europeia coloca como classe I a ICP primária no paciente sintomático com mais de 12 horas de evolução e classe IIa a ICP primária no paciente assintomático com mais de 12 horas do início dos sintomas.

18. Resposta: **C**

Doença coronária multiarterial está presente em aproximadamente 50% dos pacientes com IAMCSST e está associada a pior prognóstico. As três diretrizes sugerem que, no paciente multiarterial, seja tratada a lesão culpada no procedimento índex e que as lesões residuais sejam abordadas em segundo momento, desde que o paciente apresente estabilidade hemodinâmica. A diretriz brasileira e a europeia indicam revascularização completa no procedimento índex nos casos de choque cardiogênico. Entretanto, o estudo CULPRIT-SHOCK, publicado no fim de 2017, demonstrou aumento de mortalidade com a revascularização completa em pacientes com IAMCSST e choque cardiogênico, logo essa recomendação pode ser revista nas próximas diretrizes.

19. Resposta: **A**

Os pacientes que receberam implante de *stent* devem ser submetidos a dupla antiagregação plaquetéria por pelo menos 1 ano, subgrupos selecionados podem ter essa terapia prolongada por até 36 meses. Os pacientes submetidos a trombólise que não receberam implante de *stent* devem usar clopidogrel por um mês. Prolongar essa terapia por um ano fica a critério do clínico.

20. Resposta: **D**

Metade dos óbitos resultantes de IAM ocorre precocemente, antes da chegada ao hospital, e 25% de mortes adicionais ocorrem nas 48 horas seguintes. Na maior parte desses óbitos, o ritmo que se apresenta é o de fibrilação ventricular ou taquicardia ventricular. O maior risco de arritmias ocorre durante as primeiras 4 horas após o início dos sintomas.

Referências bibliográficas

1. Piegas LS, Timerman A, Feitosa GS, Nicolau JC, Mattos LAP, Andrade MD, et al. V Diretriz da Sociedade Brasileira de Cardiologia sobre tratamento do infarto agudo do miocárdio com supradesnível do segmento ST. Arq Bras Cardiol. 2015;105(2):1-105.
2. O'Gara PT, Kushner FG, Ascheim DD, Casey DE Jr, Chung MK, de Lemos JA, et al. American College of Cardiology Foundation/American Heart Association Task Force on Practice Guidelines. 2013 ACCF/AHA guideline for the management of ST-elevation myocardial infarction: a report of the American College of Cardiology Foundation/American Heart Association Task Force on Practice Guidelines. Circulation 2013;127(4):e362-425. Erratum in: Circulation. 2013;128(25):e481.
3. Byrne RA, Rossello X, Coughlan JJ, Barbato E, Berry C, Chieffo A, et al. ESC Scientific Document Group. 2023 ESC Guidelines for the management of acute coronary syndromes. Eur Heart J. 2023;44(38):3720-826.

Capítulo 11

Dispositivos eletrônicos cardioimplantáveis

Questões

1. No contexto de indicação de cardiodesfibrilador implantável (CDI), qual alternativa contempla melhor os conceitos de morte súbita, prevenção primária e prevenção secundária?
   a) Morte súbita: perda abrupta e transitória da consciência e do tônus postural, seguida de recuperação rápida e completa. Prevenção primária: indicação de CDI em pacientes com alto risco de desenvolver arritmias fatais. Prevenção secundária: indicação de CDI em pacientes com morte súbita abortada.
   b) Morte súbita: cessação súbita da atividade cardíaca com perda do estado de consciência, levando a ausência de atividade respiratória e circulação sanguínea. Prevenção primária: indicação de CDI em pacientes com morte súbita abortada. Prevenção secundária: indicação de CDI em pacientes com alto risco de desenvolver arritmias fatais.
   c) Morte súbita: cessação súbita da atividade cardíaca com perda do estado de consciência, levando a ausência de atividade respiratória e circulação sanguínea. Prevenção primária: indicação de CDI em pacientes com alto risco de desenvolver arritmias fatais. Prevenção secundária: indicação de CDI em pacientes com morte súbita abortada.
   d) Morte súbita: cessação súbita da atividade cardíaca com perda do estado de consciência, levando a ausência de atividade respiratória e circulação

sanguínea. Prevenção primária: indicação de CDI em pacientes com alto risco de desenvolver arritmias ventriculares. Prevenção secundária: indicação de CDI em pacientes com morte súbita abortada.

2. Qual dos pacientes terá mais benefício com CDI e quais estudos fundamentaram a essa conduta?
   a) J.M.H, 84 anos, com antecedentes de miocardiopatia isquêmica, fração de ejeção de ventrículo esquerdo (FEVE) de 64%, com história de síncope sem etiologia definida. Estudos AVID, DINAMIT e MIRACLE.
   b) M.L.K, 56 anos, com história de miocardiopatia dilatada, FEVE 38%, com história de palpitação. Estudos DEFINITE, STICH e MADIT.
   c) V.M.J, 62 anos, com história de miocardiopatia isquêmica, FEVE 28%, com história de morte súbita abortada. Estudos AVID, CIDS e CASH.
   d) F.B.M, 58 anos, com história de miocardiopatia chagásica, FEVE 32%, internado por quadro de taquicardia ventricular (TV) incessante.

3. Na prevenção primária de morte súbita em pacientes com disfunção ventricular de etiologia isquêmica, qual alternativa não contempla indicação de CDI?
   a) Paciente com fração de ejeção de 30% com Holter apresentando taquicardia ventricular sustentada assintomático.
   b) Paciente com fração de ejeção de 35% com indução de taquicardia ventricular sustentada no estudo eletrofisiológico.
   c) Paciente com fração de ejeção de 20%, no 42° dia pós-infarto agudo do miocárdio.
   d) Paciente com fração de ejeção de 30%, com lesões angiográficas passíveis de correção cirúrgica ou percutânea.

4. A indicação de CDI para profilaxia primária em pacientes com disfunção ventricular de etiologia não isquêmica tem perdido força nos últimos anos. Qual das alternativas melhor justifica este cenário?
   a) Os estudos em prevenção primária foram realizados apenas em pacientes com etiologia isquêmica, sendo a indicação dos não isquêmicos uma extrapolação científica.
   b) O estudo SCD-HeFT foi o primeiro estudo a contemplar somente pacientes não isquêmicos, mostrando benefício incontestável do CDI como profilaxia primária na diminuição de mortalidade nesse perfil de paciente.

c) A dúvida na indicação de CDI em prevenção primária de pacientes não isquêmicos, trazida pela subanálise do estudo SCD-HeFT, ganhou mais robustez com os estudos DEFINITE e DANISH, que não demonstraram benefício de CDI nesse perfil de paciente.
d) A alta taxa de fibrose miocárdica nos pacientes não isquêmicos faz com que estes tenham menos gatilhos arritmogênicos, diminuindo a necessidade de CDI.

5. Sobre a prevenção de morte súbita em pacientes portadores de síndromes genéticas e canaliculopatias, assinale a alternativa correta.
a) Os pacientes com síndrome de Brugada que apresentaram morte súbita abortada devem ser estratificados de maneira minuciosa para a necessidade de implante de CDI.
b) Na avaliação da indicação de CDI para pacientes com miocardiopatia hipertrófica, os seguintes dados auxiliam na estratificação do risco de morte súbita: história familiar de morte súbita, síncope sem causa aparente, gradiente em via de saída de ventrículo esquerdo (VE), espessura do septo interventricular, taquicardia ventricular não sustentada (TVNS) no Holter.
c) Pacientes com síndrome do QT longo tipo I são candidatos ao implante de CDI quando o intervalo QT é maior que 400 ms. Os pacientes com síndrome do QT longo tipo III são candidatos ao implante de CDI independentemente do intervalo QT.
d) Todos os pacientes com suspeita de displasia arritmogênica do ventrículo direito (DVAD) merecem avaliação com ressonância magnética e, caso confirmado, em decorrência da alta chance de morte súbita, está indicado o CDI.

6. A insuficiência cardíaca (IC) permanece como importante causa de morbidade e mortalidade e, a despeito da terapia medicamentosa otimizada, parte dos pacientes permanece sintomática. Nesse contexto, a terapia de ressincronização cardíaca (TRC) surge como opção. Qual das alternativas melhor contempla os benefícios da ressincronização, quando bem indicada?
a) A TRC atua melhorando o sincronismo eletromecânico cardíaco, resultando em benefício funcional e de remodelamento reverso, porém não tem benefício em reduzir necessidade de internação e mortalidade.
b) A TRC tem potencial de reduzir taxas de internação e de mortalidade por meio de ressincronização eletromecânica com melhora funcional, porém

não existe benefício em remodelamento reverso, uma vez que a miocardiopatia já está estabelecida.

c) A TRC atua melhorando o sincronismo eletromecânico cardíaco, resultando em benefício funcional e de remodelamento reverso, porém sem impacto no aumento na tolerância para exercício.

d) A TRC atua melhorando o sincronismo eletromecânico cardíaco, resultando em benefício funcional e de remodelamento reverso, além de reduzir a necessidade de internação e mortalidade.

7. Paciente do gênero masculino, 54 anos, com miocardiopatia dilatada com FEVE 25%, em uso de carvedilol 25 mg 12/12h, enalapril 20 mg 12/12h, espironolactona 25 mg/dia e furosemida 40 mg/dia. Chega em consulta com eletrocardiograma (ECG) que evidencia um bloqueio de ramo esquerdo (BRE), com QRS de 154 ms. Refere dispneia aos mínimos esforços. Com pressão arterial e frequência cardíaca controlada. Sobre a TRC nesse paciente, assinale a alternativa correta.

a) Para indicação formal da TRC para este paciente é necessário algum exame de imagem (ecocardiograma ou ressonância magnética cardíaca) que comprove a dissincronia.

b) A etiologia não isquêmica da cardiopatia deste paciente aumenta a possibilidade deste paciente ser um mau respondedor à TRC.

c) Está indicado a TRC para este paciente sem necessidade de nenhum outro exame adicional.

d) O paciente em questão tem indicação de TRC por apresentar disfunção ventricular com fração de ejeção de 25%, com bloqueio de ramo esquerdo, CF III a despeito da terapia medicamentosa otimizada, porém o fato da duração do QRS apresentar-se fora da faixa de 120-150 ms faz esse paciente ser considerado um mau respondedor da TRC.

8. Sabemos que um terço dos pacientes submetidos a TRC não respondem adequadamente, sendo a etiologia da miocardiopatia um importante tópico a ser avaliado. Sobre esse tema, assinale a alternativa correta.

a) Não há diferença entre pacientes com miocardiopatia isquêmica e não isquêmica em relação à resposta de TRC.

b) Pacientes com miocardiopatia não isquêmica apresentam maior porcentagem de fibrose miocárdica, podendo ser melhores respondedores.

c) Pacientes com miocardiopatia isquêmica apresentam maior porcentagem de fibrose miocárdica, o que facilita a condução do estímulo elétrico, podendo ser melhores respondedores.
d) Pacientes com miocardiopatia não isquêmica apresentam menor porcentagem de fibrose miocárdica, o que facilita a condução do estímulo elétrico, podendo ser melhores respondedores.

9. Qual dos pacientes abaixo é o melhor candidato à terapia de ressincronização miocárdica?
a) Paciente com miocardiopatia não isquêmica, com FEVE = 32%, QRS = 155 ms com bloqueio de ramo esquerdo (BRE), classe funcional (CF) III, com todas as medicações para insuficiência cardíaca (IC) otimizada.
b) Paciente com miocardiopatia isquêmica, com FEVE = 40%, QRS = 130 ms com BRE, CF III, com todas as medicações para IC otimizada.
c) Paciente com miocardiopatia isquêmica, com FEVE = 35%, QRS = 130 ms com bloqueio de ramo direito (BRD), CF III, com todas as medicações para IC otimizada.
d) Paciente com miocardiopatia não isquêmica, com FEVE = 35%, QRS = 120 ms com BRD, CF III, com todas as medicações para IC otimizada.

10. Um paciente retorna em consulta no 40º dia de pós-operatório de implante de ressincronizador cardíaco, referindo que não apresentou melhora de classe funcional. Reavaliando a história clínica é encontrado que o paciente tinha miocardiopatia isquêmica com fibrose em parede posterior, FEVE = 34%, com BRE e duração de QRS de 140 ms. Durante a avaliação do dispositivo é observada taxa de estímulo biventricular de 80%. Qual a provável causa para resposta inadequada desse paciente à TRC?
a) A presença de miocardiopatia isquêmica com fibrose na parede posterior do ventrículo esquerdo dificulta a condução elétrica e diminui a taxa de ressincronização.
b) Não consta na história do paciente nenhum exame que evidencie a dissincronia ventricular, sendo questionável a indicação de TRC.
c) O paciente apresentava indicação de TRC, porém a porcentagem de estímulo biventricular ideal é acima de 90% e esse deve ser o motivo pelo qual o paciente não apresentou melhora da classe funcional.
d) O paciente apresentava indicação de TRC e não apresenta na história nenhum fator que justifique a manutenção da classe funcional, devendo ser realizado um teste ergoespirométrico para objetivar os sintomas.

11. Paciente do gênero feminino, 72 anos, previamente hígida, retorna em consulta ambulatorial com exames de retorno para investigação de síncope de repetição. Ecocardiograma com FEVE = 52%, sem disfunções valvares e medidas cardíacas normais, *tilt test* negativo e Holter com 26 pausas sinusais, sendo 9 com mais de 3 segundos e a maior com tempo 5 segundos. Qual alternativa contempla a melhor conduta para esta paciente?

a) Trata-se de uma paciente com doença do nó sinusal, sintomática (síncopes de repetição), sem outras causas que justifiquem o quadro, recebendo, portanto, indicação formal de implante de marca-passo.

b) Os estudos que avaliaram pacientes com doença do nó sinusal submetidos a implante de marca-passo não demostraram benefício em mortalidade, portanto, no caso desta paciente não está indicado implante de marca-passo.

c) Os sintomas da paciente ainda não podem ser completamente justificados pela doença do nó sinusal, não sendo indicado marca-passo até uma avaliação mais criteriosa.

d) Paciente com provável síncope vagal, do tipo cardioinibitória, com indicação formal de implante de marca-passo.

12. Paciente com quadro de síncope a esclarecer com eletrocardiograma (ECG) de base evidenciando bloqueio de ramo esquerdo (BRE). Realizado estudo eletrofisiológico que evidenciou um intervalo HV de 90 ms. Qual a melhor conduta para este paciente?

a) Pacientes com distúrbio de condução intraventricular, com quadro de síncope sem etiologia definida, com intervalo HV maior que 70 msg têm indicação de implante de marca-passo.

b) O paciente merece uma investigação mais detalhada da síncope para indicar o marca-passo.

c) Pacientes com distúrbio de condução intraventricular, com quadro de síncope sem etiologia definida, independentemente do intervalo HV têm indicação de implante de marca-passo.

d) Pacientes com quadro de síncope e distúrbio de condução intraventricular só ganham indicação de marca-passo com intervalo HV maior que 100 ms.

13. Paciente do gênero feminino, 58 anos, com diagnóstico de osteoporose e síncope vasovagal, com resposta cardioinibitória documentada em *tilt test* e em *loop-recorder*. Retorna em consulta ambulatorial referindo que, a despeito de todas as medidas comportamentais e farmacológicas, continua com quadro de síncopes de repetição e que no último evento apresentou um quadro de fratura de fêmur. Qual alternativa sugere a melhor opção para essa paciente?

a) A melhor conduta para esse caso é reforçar as medidas comportamentais (aumento da ingesta hídrica, realização de manobras de contrapressão física e treinamento postural) e insistir com a terapêutica medicamentosa com midodrina e fludrocortisona.
b) Nesse caso, a paciente deve ter uma investigação mais minuciosa da causa de síncope, visto que não está definida a causa da síncope.
c) A paciente já tem o diagnóstico definitivo de síncope vasovagal cardioinibitória, refratária a medidas comportamentais e ao tratamento clínico, sendo uma opção razoável a indicação do implante de marca-passo definitivo.
d) Por se tratar de uma síncope neuromediada está contraindicado o implante de marca-passo, devendo ser otimizadas mais uma vez as medidas comportamentais e o tratamento clínico, além de orientar o caráter benigno da síncope.

14. Paciente, J.B.L, 78 anos, previamente hígido, encaminhado do posto de saúde pois estava com frequência cardíaca de 38 bpm. No pronto-socorro o paciente está assintomático, sem queixas, com eletrocardiograma (ECG) evidenciando um BAVT, com frequência de escape de 35 bpm e complexo QRS com duração de 154 ms. O caso foi avaliado e foi indicado implante de marca-passo definitivo. Sobre o caso clínico, assinale a alternativa correta.

a) O paciente teve o diagnóstico acidental do BAVT, estando assintomático e estável hemodinamicamente, não devendo ser indicado o marca-passo definitivo nesse momento.
b) Nesse caso, deve ser passado marca-passo transvenoso em caráter de urgência e avaliada após 48 horas a indicação do marca-passo definitivo.
c) O paciente apresenta um quadro de BAVT por provável quadro degenerativo, porém como o paciente apresenta mais de 75 anos, não há evidência de benefício de implante de marca-passo nessa população.
d) O paciente apresenta quadro de BAVT por provável etiologia degenerativa, com frequência de escape baixa e QRS largo, sendo indicada a passagem de marca-passo transvenoso e assim que disponível a realização do implante do marca-passo definitivo.

15. Paciente do gênero masculino, 58 anos, advogado, sem antecedentes pessoais patológicos, com quadros de síncopes durante a confecção do nó da gravata. Retorna em acompanhamento ambulatorial, com documentação de assistolia de 5 segundos após estimulação mecânica do seio carotídeo. Qual alternativa contempla a melhor conduta para esse paciente?

a) O paciente apresenta o diagnóstico de hipersensibilidade do seio carotídeo, com período de assistolia documentada maior que 3 segundos, sem nenhum uso de medicações cardioinibitórias associadas, recebendo indicação de marca-passo definitivo.
b) O diagnóstico de hipersensibilidade do seio carotídeo ainda não está documentado, devendo ser realizada investigação mais minuciosa da síncope antes de indicar o implante de marca-passo.
c) O paciente apresenta o quadro de hipersensibilidade do seio carotídeo, porém, pelo caráter benigno dessa entidade nosológica, a indicação de marca-passo é considerada classe III.
d) Nesse caso, está documentado o quadro de hipersensibilidade do seio carotídeo, porém, como apresenta o tempo assistolia menor que 6 segundos, devem ser reforçadas medidas comportamentais sem indicação de marca-passo nesse momento.

16. Paciente apresentou quadro de infarto agudo do miocárdio de parede inferior. No cateterismo cardíaco, foi encontrada coronária direita fechada, sendo então realizada a angioplastia com colocação de *stent* com 6 horas do início do quadro. No 2° dia pós-infarto, o paciente cursou com quadro de BAVT com necessidade de passagem de marca-passo transvenoso. Assinale a alternativa correta sobre o caso clínico apresentado.

a) Pacientes que apresentam BAVT, na fase aguda do infarto, devem ser submetidos ao implante de marca-passo definitivo mesmo que esses voltem ao ritmo sinusal, pelo risco de BAVT intermitente.
b) A principal causa do BAVT nesse paciente é a oclusão da artéria do nó sinusal, e como foi realizada angioplastia e essa artéria foi reperfundida existe grande chance de reversão para o ritmo sinusal, sem necessidade de implante de marca-passo definitivo.
c) O marca-passo definitivo está indicado visto que o evento ocorreu mesmo após a abertura da artéria, não devendo ser associado a uma complicação pós-infarto.
d) O motivo do distúrbio de condução atrioventricular desse paciente foi pelo reflexo Bezold-Jarish com aumento do tônus vagal. Esse evento costuma ser transitório, não devendo ser indicado marca-passo na fase aguda do infarto.

17. Paciente com quadro de miocardiopatia hipertrófica, em classe funcional III, a despeito das medicações otimizadas, com ecocardiograma apresentando septo de 20 mm e gradiente de via de saída de ventrículo esquerdo de 55 mmHg ao repouso. Foi realizada tentativa de alcoolização de septo sem sucesso e o paciente se recusa a realizar miectomia. Qual alternativa contempla uma opção para esse paciente?
   a) O paciente é refratário a alcoolização do septo, mantendo quadro sintomático, e só tem como opção a cirurgia, devendo ser reforçada a necessidade do procedimento até o convencimento do paciente.
   b) Uma opção para esse paciente é a indicação do implante de marca-passo, com objetivo de modificar a sequência de ativação ventricular gerando redução do gradiente e posterior melhora sintomática.
   c) As maiores taxas de sucesso da alcoolização septal são observadas na segunda intervenção, devendo ser realizada uma nova tentativa.
   d) O implante de marca-passo não é uma opção nesse caso visto que o paciente não apresenta um quadro de miocardiopatia obstrutiva, já que o gradiente da via de saída do ventrículo esquerdo é menor que 50 mmHg.

18. Paciente com miocardiopatia chagásica, com quadro de taquicardias ventriculares mal toleradas. Foi indicado o implante de CDI. Retorna em primeira consulta após implante, com dúvidas quanto ao funcionamento do dispositivo e quais atividades poderiam comprometer o desempenho do CDI. Sobre as orientações gerais pós-implante do dispositivo implantável, assinale a alternativa incorreta.
   a) Não existe contraindicação ao uso de eletrodomésticos em geral, porém deve ser assegurado que estejam em boas condições de uso para evitar a ocorrências de terapias inapropriadas.
   b) O uso de telefones celulares é permitido, porém devem ser usados no ouvido contralateral à localização do gerador e não devem ser guardados em bolsos superiores de camisas ou casacos.
   c) Não existe contraindicação à passagem por detectores de metais e antifurtos, porém, os pacientes deverão permanecer o menor tempo possível sob ação desses detectores e a passagem deve ser feita rapidamente.
   d) Atualmente, não existe mais contraindicação à realização de ressonância magnética para os pacientes portadores de dispositivos cardioimplantáveis.

19. Paciente motorista de caminhão que implantou um marca-passo atrioventricular por BAVT há 2 meses chegou aflito na consulta médica, pois conheceu um amigo, da mesma área de trabalho, que tem um CDI e teve que se aposentar. Sobre as orientações para pacientes profissionais de direção com dispositivos cardioimplantáveis, assinale a alterativa correta.

a) Não existem divergências entre pacientes com CDI, TRC ou marca-passo. Uma vez implantado um desses dispositivos, está permanentemente proibido o retorno às atividades laborativas.
b) Os pacientes com CDI estão permanentemente proibidos, porém pacientes com marca-passo e TRC podem voltar as suas atividades após 4 semanas do implante do dispositivo.
c) Os pacientes com CDI e TRC estão permanentemente proibidos de exercer atividade de direção veicular profissional, porém pacientes com marca--passo podem voltar às suas atividades após 4 semanas do implante do dispositivo.
d) Não existe limitação em pacientes com CDI, TRC ou marca-passo. Após 4 semanas do implante todos podem voltar às suas atividades laborativas.

20. Entre as novas tecnologias de estimulação cardíaca artificial, o marca-passo sem eletrodo (*leadless*) vem ganhando cada vez mais relevância. Quais pacientes não teriam benefício bem definido para sua indicação?

a) Pacientes com dificuldades de via de acesso por causa da presença de cabos eletrodos abandonados e/ou obstrução grave do trajeto venoso.
b) Pacientes de alto risco de endocardite de dispositivo eletrônico (p. ex., pacientes dialíticos, imunossuprimidos ou cateter de longa permanência) ou pacientes já em tratamento de endocardite de dispositivo eletrônico.
c) Idosos frágeis, com pouca mobilidade ou acamados.
d) Crianças e jovens.

21. Quais pacientes têm benefício do marca-passo hissiano/septal profundo (fisiológico)?

I. Feminino, 54 anos, fibrilação atrial de alta resposta ventricular com indicação de ablação do nó AV para controle de frequência e sintomas.
II. Masculino com doença do nó sinusal (DNS) sintomática e QRS = 130 ms com padrão de BRE.
III. Masculino IAM prévio com FEVE = 56% e BAVT intermitente.

IV. Feminino, 74 anos com síncopes de repetição, Holter com pausa sinusal na vigília de 5,3 segundos, intervalo pR = 200 ms e QRS = 90 ms.

V. Masculino, 62 anos, miocardiopatia dilatada e ICC classe funcional III e FEVE = 23% BRE com QRS de 150 ms e BAVT.

a) Beneficiam-se os pacientes I, II e III.
b) Beneficiam-se os pacientes I, III e V.
c) Beneficiam-se os pacientes I e III.
d) Beneficiam-se todos os pacientes.

Respostas comentadas

1. Resposta: **C**

Para avaliar a indicação do CDI, é fundamental a compreensão do conceito de morte súbita, prevenção primária e prevenção secundária para entender o cenário da indicação. As diretrizes americana, europeia e brasileira não apresentam divergências do ponto de vista conceitual. Morte súbita é cessação súbita da atividade cardíaca com perda do estado de consciência, levando a ausência de atividade respiratória e circulação sanguínea; prevenção primária é indicação de CDI em pacientes com alto risco de desenvolver arritmias fatais e prevenção secundária é indicação de CDI em pacientes com morte súbita abortada.

2. Resposta: **C**

O paciente contemplado na alternativa *C* apresenta uma cardiopatia estrutural com disfunção importante (miocardiopatia isquêmica com fração de ejeção de ventrículo esquerdo de 28%) e apresentou quadro de morte súbita abortada. Pacientes com disfunção importante e especialmente com etiologia isquêmica apresentam alta taxa de fibrose, que funciona como um gatilho para arritmias ventriculares. Uma vez que esse paciente já apresentou quadro de morte súbita abortada, ele entra no escopo da prevenção secundária.

Os estudos AVID (*Antiarrhythmics Versus Implantable Defibrillators) e CIDS (Canadian Implantable Defibrillator Study*) analisaram pacientes com cardiopatia estrutural com morte súbita abortada ou quadro de TV espontânea ou induzida mal tolerada e randomizaram para implante de CDI *versus* antiarrítmicos com benefício para o implante de CDI. O estudo CASH (*Cardiac Arrest Study-Hamburg*) avaliou pacientes sobreviventes de parada cardiovascular por arritmias ventriculares também com benefício para implante de CDI.

Para este cenário, o paciente da alternativa *C* seria o que tem maior benefício do implante de CDI, recebendo um GR I, com NE A nas diretrizes brasileira, americana e europeia.

3. Resposta: **D**

No contexto da prevenção primária, a indicação do CDI é pautada nos pacientes com maior risco de morte súbita. Pacientes com cardiopatia estrutural e disfunção ventricular apresentam risco aumentado de arritmias ventriculares, especialmente quando a etiologia é isquêmica.

Diversos estudos (*Multicenter Automated Defibrillator Implantation Trial* – MADIT I, Multicenter Unsustained Tachycardia Trial Investigators – MUSTT, MADIT II e *Sudden Cardiac Death in Heart Failure* Trial – SCD-HeFT) avaliaram esse perfil de paciente "disfunção ventricular de etiologia isquêmica" para estimar quais teriam maior risco de morte súbita. O perfil identificado com maior benefício do implante de CDI e, por esse motivo, com GR I em todas as diretrizes é o paciente com fração de ejeção (FE) < 35% em classe funcional II ou III; pacientes com FE < 30% em classe funcional I e pacientes com FE < 40% com taquicardia ventricular não sustentada (TVNS) ou taquicardia ventricular sustentada (TVS) induzida ao estudo eletrofisiológico.

No período pós-infarto existe um processo inflamatório miocárdico que predispõe a ocorrência de arritmias ventriculares. O estudo DINAMIT (*Defibrillator in Acute Myocardial Infarction*) testou a hipótese de realizar o implante de CDI precocemente no infarto e evidenciou que não há benefício, por esse motivo a indicação é para pacientes com mais de 40 dias após o infarto.

A alternativa *D* está incorreta e é ponto pacífico em todas as diretrizes, pois pacientes com disfunção ventricular de etiologia isquêmica apresentando arritmias ventriculares com lesões coronarianas passíveis de correção (cirúrgica ou percutânea) devem ser submetidos ao procedimento de revascularização antes de formalizar a indicação do CDI.

4. Resposta: **C**

Prevenção primária em paciente com cardiopatia estrutural não isquêmica é um ponto de atrito entre diretrizes. A melhor recomendação na diretriz brasileira é IIa, ao passo que a americana e a europeia têm recomendação I. O motivo da divergência surge porque alguns estudos que avaliaram especificamente pacientes com cardiopatia não isquêmica (CAT, DEFINITE e DANISH) não demostraram benefício do implante de CDI nessa população.

A dúvida se o benefício encontrado na população "isquêmica" é mantido nos "não isquêmicos" é sustentada pelo racional fisiopatológico de que os "não isquêmicos" apresentam menor taxa de fibrose e consequentemente menor chance de arritmias ventriculares.

O estudo que embasa as recomendações das diretrizes é o *Sudden Cardiac Death in Heart Failure* Trial (SCD-HeFT), que evidenciou benefício do implante de CDI, porém a população contemplada pelo estudo compreendia pacientes com etiologia isquêmica e não isquêmica. Dessa forma, a alternativa que melhor justifica a perda de força da indicação de CDI em pacientes com disfunção ventricular de etiologia não isquêmica é a *C*.

5. Resposta: **B**

Pacientes com síndromes genéticas ou canaliculopatias que já apresentaram morte súbita abortada têm indicação consensual de CDI em todas as diretrizes. Para indicação do CDI em prevenção primária é necessária uma avaliação criteriosa para avaliar quais pacientes têm maior chance de apresentar morte súbita para objetivar a indicação.

A alternativa *B* contempla corretamente uma série de pontos avaliados para estratificação do paciente com miocardiopatia hipertrófica. A diretriz europeia sugere a utilização de um escore calculado com diversas variáveis e calcula o risco de morte súbita em 5 anos. É considerado "risco baixo" quando menor do que 4%, "risco intermediário" entre 4 e 6% e "alto risco" maior que 6%.

Pacientes com síndrome do QT longo, com intervalo QT maior que 500 recebem indicação IIb para implante de CDI (diretrizes europeia e americana). A brasileira estende a indicação para os tipos II e III com expectativa de pelo menos 1 ano.

Todos os pacientes com suspeita de displasia arritmogênica do ventrículo direito (DAVD) merecem a realização da ressonância magnética para comprovação diagnóstica, porém a indicação de CDI não é para todos os pacientes com o diagnóstico. Os pacientes que mais se beneficiam do CDI são os que já tiveram morte súbita abortada; que apresentam arritmias ventriculares mal toleradas; síncope sem etiologia esclarecida; doença extensa com disfunção ventricular importante e história familiar de morte súbita.

6. Resposta: **D**

A terapia de ressicronização miocárdica, quando bem indicada, tem potencial de melhorar a disfunção eletromecânica (sincronismo cardíaco), estreitar QRS, promover remodelamento reverso, além de aumentar o desempenho miocárdico com incremento do débito cardíaco. Os benefícios são também observados em desfechos duros, com redução de hospitalização por insuficiência cardíaca e mortalidade como evidenciado nos estudos COMPANION (*Comparison of Medical Therapy, Pacing and Defibrillation in Heart Failure Trial*) e CARE-HF (*The Cardiac Resynchronization – Heart Failure*).

7. Resposta: **C**

O paciente em questão tem fração de ejeção menor que 35%, ritmo sinusal, bloqueio de ramo esquerdo, QRS maior que 150 msg, em classe funcional III a despeito da terapia medicamentosa otimizada. Esse perfil de paciente apresenta GR I, com NE A para implementação de terapia de ressincronização cardíaca em todas as diretrizes, sem necessidade de exame para documentação de dissincronia.

Pacientes com QRS entre 120-149 msg ainda recebem indicação consensual em todas as diretrizes, porém com GR e NE discordantes. A brasileira mantém GR I e NE A, a europeia com GR I e NE B, por fim a americana com GR IIa e NE B. A perda de força nos pacientes com QRS menor que 150 ocorre pelo fato que metanálise dos principais estudos em TRC mostrou que o benefício é questionável nessa população.

O GR guiado pelos distúrbios de condução é outro ponto de atrito, visto que os principais estudos sobre TRC evidenciaram benefício para os pacientes com bloqueio de ramo esquerdo (BRE), porém outros distúrbios de condução apresentam resultados questionáveis. As diretrizes americanas e europeias apresentam GR IIa e a brasileira não se posiciona especificamente quanto ao distúrbio de condução.

8. Resposta: **D**

A questão aborda a temática de qual etiologia de miocardiopatia responde melhor à TRC. Para que o ressincronizador seja efetivo, são necessários cardiomiócitos em contato direto com os eletrodos, para que haja despolarização com sucessiva resposta mecânica. Se o estímulo for aplicado em um tecido fibrótico, a condução elétrica ficará comprometida.

Pacientes com miocardiopatia isquêmica apresentam alta taxa de fibrose (com padrão transmural), ao passo que os pacientes com miocardiopatias não isquêmicas habitualmente têm taxas menores de fibrose. Por esse motivo, os pacientes com miocardiopatias não isquêmicas costumam ter uma resposta melhor que os pacientes com miocardiopatias isquêmicas.

Apesar dessa inferência, nenhum estudo com TRC randomizou pacientes apenas com miocardiopatias isquêmicas ou não isquêmica e as análises de subgrupo não apresentam poder para confirmar esse benefício de resposta nas miocardiopatias não isquêmicas. Assim, não há diferença de recomendação específica nas diretrizes de implante de TRC de acordo com a etiologia das miocardiopatias.

9. Resposta: **A**

Essa questão resgata os conceitos abordados nas duas últimas questões, reforçando que os pacientes que melhor respondem à TRC são os de etiologia não isquêmica, com FEVE menor que 35%, QRS maior que 150 msg, bloqueio de ramo esquerdo, em classe funcional II ou III, a despeito da terapia medicamentosa otimizada.

10. Resposta: **C**

A presença de fibrose miocárdica é um fator que pode atrapalhar a condução do estímulo pelos eletrodos do ressincronizador, porém isso ocorre quando o local onde o eletrodo ficará inserido apresenta fibrose. O local de inserção do eletrodo ventricular esquerdo na TRC é na parede lateral do ventrículo esquerdo (VE). A solicitação da ressonância cardíaca para pesquisa de fibrose, antes da realização da TRC, tem especial indicação justamente para avaliar o local de fibrose e qual será a repercussão para a ressincronização.

No caso clínico da questão, a presença de fibrose na parede posterior deve interferir pouco na ressincronização. O bloqueio de ramo esquerdo (BRE) é um fator que sugere boa resposta à TRC. A duração QRS é menor que 150 msg, mas está entre 120-149 msg, o que perde pouco peso científico, mas ainda com indicações robustas nas diretrizes (brasileira IA, americana IIaB e europeia IB). O fator determinante para esse paciente apresentar uma reposta inadequada à TRC é o fato da taxa de estímulo biventricular estar menor que 90%.

11. Resposta: **A**

O caso clínico refere-se a uma paciente com 72 anos de idade, que está apresentando quadro de síncopes. No Holter, a paciente apresentou 26 pausas (9 acima de 3 segundos com a maior de 5 segundos) e na avaliação adicional foram excluídas outras possíveis causas. A paciente não fazia uso de nenhuma medicação, sugerindo quadro de disfunção do nó sinusal, possivelmente de etiologia degenerativa.

A paciente em questão apresenta doença do nó sinusal documentada (Holter), com sintomas (síncopes de repetição) atribuíveis à incompetência cronotrópica, recebendo portanto indicação de implante de marca-passo com GR I em todas as diretrizes, com divergências quanto ao NE (diretrizes brasileira e americana: C, europeia: B).

12. Resposta: **A**

Na avaliação eletrofisiológica dos pacientes em investigação de síncope, o intervalo HV é de extrema relevância. Esse intervalo mede o tempo da condução do impulso elétrico do tronco do feixe de His até o início da ativação ventricular e pode auxiliar na estimativa do risco de bloqueios atrioventriculares avançados e morte súbita.

As indicações de implante de marca-passo permanente nesse paciente não são completamente convergentes. A diretriz americana indica-o para todos os pacientes com intervalo HV maior que 100 ms, independentemente de sintomas com GR IIa e NE B. A diretriz europeia indica-o para pacientes com intervalo HV maior que 70 ms com sintomas sugestivos (síncopes, pré-síncopes ou tonturas sem causa determinada) com GR I e NE C. Por fim a diretriz brasileira indica-o para os dois perfis de pacientes, com intervalo HV maior que 100 ms assintomático e para pacientes com intervalo HV maior que 70 ms com sintomas sugestivos com GR IIa e NE C.

13. Resposta: **C**

A paciente apresenta quadro de síncope vasovagal com componente cardioinibitório documentado. Pelo caráter benigno, esses pacientes habitualmente são conduzidos com orientações comportamentais e em alguns casos com tratamento medicamentoso, sem necessidade de intervenções mais invasivas. Na falha das medidas iniciais é razoável considerar o implante de marca-passo definitivo. Para esse perfil de paciente, "síndrome vasovagal, com componente cardio-inibitório importante, com síncopes de repetição, refratário às medidas comportamentais e medicamentosas implementadas", as diretrizes europeia e americana indicam implante de marca-passo definitivo com GR IIb e NE B. A diretriz brasileira aumenta o GR IIa, porém com menor NE C.

14. Resposta: **D**

Paciente com 78 anos, sem comorbidades prévias, apresenta achado acidental de BAVT em eletrocardiograma (ECG) feito em exames de rotina. Pela faixa etária, a provável etiologia para distúrbio de condução atrioventricular é degenerativa. Independentemente de sintomas, esse paciente merece indicação de marca-passo transvenoso ainda no pronto-socorro, pois apresenta frequência cardíaca menor que 40 bpm e QRS largo (maior que 150 ms), o que indica maior risco de arritmias ventriculares e parada cardiorrespiratória.

Excluídas causas metabólicas e medicamentosa, esse paciente, a despeito da ausência de sintomas, merece o implante de marca-passo definitivo consensual em todas as diretrizes com GR I e NE C.

15. Resposta: **A**

A hipersensibilidade do seio carotídeo ocorre por uma excitabilidade aumentada dos barorreceptores do seio carotídeo, o que promove uma descarga vagotônica e pode gerar tanto resposta cardioinibitória como resposta vasodepressora por redução da atividade simpática, culminando com quadro de síncope.

Paciente apresenta quadro de síncopes de repetição ao amarrar o nó da gravata, história clássica de hipersensibilidade do seio carotídeo, com diagnóstico documentado de assistolia maior que 3 segundos após exame confirmatório. As diretrizes concordam com o GR I, havendo discordância no nível de evidência; a brasileira e a europeia colocam como B e a americana, como C.

16. Resposta: **D**

Pacientes pós-infarto de parede inferior podem apresentar quadro de BAVT. Por muito tempo esse conceito foi relacionado à oclusão da artéria sinusal (ramo da artéria coronariana direita). Hoje sabemos que esse evento ocorre sobretudo pelo reflexo Bezold-Jarish, que é uma resposta vagotônica cardioinibitória desencadeada pela isquemia dos mecanorreceptores localizados na parede inferior do ventrículo esquerdo. A bradiarritmia costuma ser de caráter transitório, com resolução após a reversão da isquemia.

A indicação de marca-passo pós infarto é para pacientes com quadro de bloqueio atrioventricular total persistente (mais de 15 dias após o infarto) com GR I e NE C em todas as diretrizes.

17. Resposta: **B**

Pacientes com miocardiopatia hipertrófica obstrutiva (gradiente máximo em via de saída do ventrículo esquerdo maior que 50 mmHg ao repouso), mantendo-se sintomáticos a despeito da terapia medicamentosa otimizada, apresentam indicação de abordagem invasiva. As primeiras opções são a cirurgia (miectomia) ou a intervenção percutânea (alcoolização do septo).

No caso clínico da questão, o paciente recusa a cirurgia e já tentou fazer uma abordagem por via hemodinâmica, sem sucesso, não estando indicadas repetições do mesmo procedimento. Uma opção possível para esse caso seria o implante do marca-passo definitivo que modifica a sequência de ativação ventricular, podendo gerar redução do gradiente e melhora sintomática.

As diretrizes apresentam certa discordância entre os graus de recomendação (GR) e o nível de evidência (NE). A brasileira e a europeia apresentam GR IIb com NE C e B respectivamente. A diretriz americana apresenta mais força na indicação com GR IIa e NE A.

18. Resposta: **D**

Após implante de CDI existe uma série de recomendações para proteção e bom funcionamento do dispositivo. A diretriz brasileira divide em três:

- Aceitável: seguro, sem riscos ao dispositivo.
- Aceitável com risco: pode provocar danos ao dispositivo, porém não é consensual.
- Inaceitável: provoca risco ao dispositivo, sendo proibitivo.

No caso da questão, as alternativas *A*, *B* e *C* contemplam ocasiões "aceitáveis com riscos", porém a alternativa *D* está incorreta, pois muito embora seja possível realizar o exame em alguns casos, ainda hoje existem limitações da realização de ressonância magnética para pacientes com dispositivos implantáveis.

19. Resposta: **C**

Direção automobilística em pacientes com dispositivos cardioimplantáveis não é um tópico abordado de maneira explícita nas diretrizes. De maneira geral, os pacientes devem ser separados em profissionais da área de transporte automobilístico ou usuários para direção privada, com recomendações específicas para cada grupo.

No caso da questão, dois pacientes usam direção profissionalmente. Para os pacientes que foram submetidos ao implante de marca-passo, o tempo recomendado de afastamento é de 4 semanas. Para os pacientes que implantaram CDI, o tempo de afastamento é permanente. A tabela a seguir ilustra de maneira geral os tempos de afastamento conforme o dispositivo implantado e a demanda para o uso da direção.

Tempo de afastamento para as atividades

Dispositivo implantado	Direção privada	Direção profissional
Marca-passo	2 semanas	4 semanas
Ressincronizador	3 meses	Permanente
Cardiodesfibrilador	3 meses	Permanente

20. Resposta D

Um registro publicado no *Heart Rhythm* em 2018 mostrou que o sistema *leadless* apresentou uma redução de 63% de complicações gerais em 2 anos, em relação ao sistema convencional, principalmente ao reduzir problemas com loja e cabo eletrodos. Como o marca-passo sem eletrodo possui um sistema de entrega via femoral, eventuais obstruções de vasos venosos no trajeto convencional são superados, sendo esse sistema uma boa opção técnica para esses pacientes. Em pacientes com alto risco para endocardite ou em tratamento de endocardite, em decorrência do tamanho reduzido e da ausência de eletrodos, o *leadless* reduz a chance de infecção.

Com técnica relativamente rápida de instalação e pouco invasiva, o *leadless* é considerado uma opção para pacientes idosos frágeis e/ou limitados em que o marca-passo convencional em modo VVI seria considerado.

As contraindicações ao *leadless* são crianças e jovens por causa das incertezas quanto à duração da bateria e capacidade de extração desse sistema a longo prazo; pacientes com filtro de veia cava ou anatomia de vasos femorais e cava inferior desfavoráveis e obesos mórbidos.

21. Resposta A

A estimulação de feixe de His ou ramo esquerdo, também chamada de estimulação fisiológica ou septal profunda, tem benefício em relação à estimulação ventricular convencional por obter QRS menores e mais fisiológicos, pois aproveitam o sistema de condução nativo do paciente, reduzindo a dissincronia induzida pela estimulação do ventrículo direito, com redução significativa de internação por IC nos portadores de marca-passo. As diretrizes brasileiras recomendam sua indicação para pacientes com DNS e indicação de marca-passo em pacientes com distúrbios de condução intraventricular (Gr IIa, NE C). Nos casos de necessidade de ablação da junção AV para controle da frequência cardíaca nos pacientes com FA (Gr IIa, NE C) e pacientes com bloqueio AV e indicação de marca-passo sem disfunção ventricular (Gr IIb, NE B), que contemplam os pacientes I, II e III. Já a paciente IV apresenta um quadro clássico de indicação de marca-passo definitivo por DNS, porém não possui distúrbio de condução intraventricular, ou bloqueio AV grave que torne esperado uma alta porcentagem de *pace* ventricular. Com programação adequada essa paciente passaria a ser estimulada em AAI preservando sua condução extrínseca e não havendo necessidade de estimulação septal profunda. A utilização de estimulação septal profunda para o paciente com bloqueio AV e disfunção ventricular vem sendo alvo de muitos estudos em andamento, porém até o momento ainda não há evidências robustas de não inferioridade à terapia de ressincronização indicada ao paciente V.

Referências bibliográficas

1. Glikson M, Nielsen JC, Kronborg MB, Michowitz Y, Auricchio A, Barbash IM, et al. 2021 ESC Guidelines on cardiac pacing and cardiac resynchronization therapy Developed by the Task Force on cardiac pacing and cardiac resynchroniza-tion therapy of the European Society of Cardiology (ESC) with the special contribu-tion of the European Heart Rhythm Association (EHRA). Eur Heart J. 2021;42:3427-520.
2. Martinelli Filho M, Zimerman LI, Lorga AM, Vasconcelos JTM, Rassi A Jr. Guidelines for implantable electronic cardiac devices of the Brazilian Society of Cardiology. Arq Bras Cardiol. 2007;89(6):e210-e238.
3. Epstein AE, DiMarco JP, Ellenbogen KA, et al. ACC/AHA/HRS 2008iGuidelines for device--based therapy of cardiac rhythm abnormalities. Circulation. 2008;117:e350-e408.
4. Tracy CM, Epstein AE, Darbar D, et al. 2012 ACCF/AHA/HRS Focused update incorporated into the ACCF/AHA/HRS 2008 guidelines for device-based therapy of cardiac rhythm abnormalities. J Am Coll Cardiol. 2013;61(3).
5. Brignole M, Aurucchio A, Esquivias GB, 2013 ESC Guidelines on cardiac pacing and cardiac resynchronization therapy. Eur Heart J. 2013;34:2281-329.
6. Fuganti CJ, Melo CS, Moraes Jr AV. Diretrizes brasileiras de dispositivos Cardíacos eletrônicos implantáveis do Departamento de Estimulação Cardíaca Artificial (DECA) da Sociedade Brasileira de Cirurgia Cardiovascular. Diretrizes DECA/SBCCV; 2015.
7. Priori SG, Lundqvist BC, Mazzanti A. 2015 ESC Guidelines for the management of patients with ventricular arrhythmias and the prevention of sudden cardiac death. Eur Heart J. 2015;36:2793-867.
8. Yancy CW, Jessup M, Bozkurt B, Butler J, Casey DE Jr, Drazner MH, et al. 2013 ACCF/AHA guideline for the management of heart failure: a report of the American College of Cardiology Foundation/American Heart Association Task Force on Practice Guidelines. J Am Coll Cardiol. 2013;62(16):e147-239.
9. Ponikowski P, Voors AA, Anker SD, Bueno H, Cleland JGF, Coats AJS, et al. 2016 ESC Guidelines for the diagnosis and treatment of acute and chronic heart failure: The Task Force for the diagnosis and treatment of acute and chronic heart failure of the European Society of Cardiology (ESC). Eur J Heart Fail. 2016;18(8):891-975.
10. Teixeira RA, Fagundes AA, Baggio Junior JM, Oliveira JC, Medeiros PTJ, Valdigem BP, et al. Diretriz brasileira de dispositivos cardíacos eletrônicos implantáveius - 2023. Arq Bras Cardiol. 2023;120(1):e20220892.
11. Boersma LV, El-Chami M, Steinwender C, Lambiase P, Murgatroyd F, Mela T, et al. Practical considerations, indications, and future perspectves for leadless and extravascular cardiac implantable electronic devices: a position paper By EHRA/HRS/LAHRS/APHRS. Europace. 2022;24(10):1691-708.
12. El-Chami MF, Johansen JB, Zaidi A, Faerestrand S, Reynolds D, Garcia-Seara J, et al. Leadless pacemaker implant in patients with pre-existing infections: Results from the Micra postapproval registry. J Cardiovasc Electrophysiol. 2019;30(4):569-74.
13. El-Chami MF, Al-Samadi F, Clementy N, Garweg C, Martinez-Sande JL, Piccini JP, et al. Update performace of Micra Transcatheter pacemaker in the real word setting. A comparision to the investigational study and transvenous historical control. Hear Rythm. 2015;15(12):1800-7.

Capítulo 12

Transplante cardíaco

Questões

1. Consistem em indicações de transplante cardíaco, exceto:
   a) Insuficiência cardíaca (IC) avançada e volume de oxigênio (VO_2) pico $\leq$ 14 mL/kg/min em pacientes intolerantes a betabloqueadores.
   b) Doença arterial coronariana com angina refratária sem possibilidade de revascularização.
   c) Fração de ejeção de ventrículo esquerdo (FEVE) $\leq$ 15% em pacientes classe funcional II com terapia medicamentosa otimizada.
   d) Arritmias ventriculares sintomáticas e refratárias ao manejo com fármacos, dispositivos e procedimentos de ablação.

2. São contraindicações absolutas para o transplante cardíaco, exceto:
   a) Painel imunológico > 10%.
   b) Uso de drogas ilícitas atual.
   c) Incompatibilidade ABO entre receptor e doador.
   d) História de má adesão à terapia medicamentosa em múltiplas ocasiões.

3. Uma paciente de 54 anos, sexo feminino, com cardiomiopatia dilatada em estágio D, classe funcional IV persistente, é referenciada para transplante cardíaco. É multípara com antecedente de quatro partos prévios e recebeu múltiplas transfusões sanguíneas em sua última internação hospitalar. O painel imunológico (PRA) inicial era de 93% e após dessensibilização com imunoglobulinas e rituximabe caiu para 72%.

Um potencial doador foi encontrado e seus anticorpos contra antígenos leucocitários humanos (HLA) eram A1, B57, C35, DP2, DQ23, DR7.

No último painel da receptora foi utilizada técnica de citometria de fluxo para determinar a aptidão dos anticorpos encontrados (*mean fluorescense intensity* – MFI):

- MFI > 10.000: A2, A68, B57, B58, DR1, DR103, DQ2
- MFI > 7.500: A24, DR9, DR51
- MFI > 5.000: A11, DR10, DR53, DQ5, DQ6
- MFI < 500: A1, A3, A23, B56, DR7

Você decide rejeitar o órgão ofertado. Qual dos argumentos a seguir você utilizaria?

a) O paciente deveria ter um *crossmatch* prospectivo.
b) O *crossmatch* virtual é negativo.
c) O *crossmatch* virtual é positivo para um antígeno não aceitável.
d) O *crossmatch* virtual é positivo para múltiplos antígenos não aceitáveis.

4. Na avaliação da hemodinâmica pulmonar do potencial candidato a transplante cardíaco, o teste de vasorreatividade pulmonar está indicado em todas as opções, exceto:
   a) Gradiente transpulmonar > 15 mmHg.
   b) Resistência vascular pulmonar ≥ 3 Wood.
   c) Pressão sistólica de artéria pulmonar ≥ 50 mmHg.
   d) Pressão venosa central (PVC) ≥ 18 mmHg.

5. São critérios de priorização em fila de transplante cardíaco, exceto:
   a) Dependência de inotrópicos e/ou vasopressores.
   b) Dependência de balão intra-aórtico ou outros dispositivos de assistência circulatória mecânica de curta duração.
   c) Hemodiálise.
   d) Ventilação mecânica.

6. Dos potenciais doadores de órgãos a seguir, qual poderia ser recomendado para transplante cardíaco?
   a) Homem de 26 anos, previamente hígido, vítima de acidente de moto *vs.* auto, apresenta trauma cranioencefálico grave e choque hemorrágico secundário a fratura de fêmur. No momento em uso de noradrenalina 2,5 mcg/kg/min e vasopressina 0,08 UI/min.

b) Mulher de 18 anos, previamente hígida, apresentou parada cardíaca na academia por 10 minutos. Cineangiocoronariografia e ecocardiograma transtorácico normais.
c) Homem de 45 anos, previamente hígido, apresentou infarto com supra-ST anterior-extenso seguido de parada cardíaca em fibrilação ventricular por 20 minutos. Submetido a angioplastia de artéria descendente anterior proximal. Ecocardiograma sem disfunção ventricular.
d) Mulher de 32 anos, previamente hígida, apresentou hemorragia subaracnóidea aguda aneurismática. No momento, apresenta-se hipertensa em uso de nitroprussiato de sódio 2 mcg/kg/min.

7. Paciente de 62 anos, sexo masculino, com antecedentes de *diabetes mellitus* tipo 2 e cardiomiopatia isquêmica avançada foi submetido a transplante cardíaco quando se encontrava em INTERMACS 3 em uso de dobutamina. Painel imunológico = 0%.
O doador tinha 34 anos, era do sexo masculino, previamente hígido, vítima de trauma. Tempo de isquemia do órgão de 4 horas e 30 minutos. *Crossmatch* virtual negativo.
Após 18 horas do transplante bem-sucedido, evoluiu com piora hemodinâmica com necessidade de assistência circulatória mecânica com balão intra-aórtico e oxigenação por membrana extracorpórea (ECMO). Ao ecocardiograma, FEVE = 30%, sem derrame pericárdico. Cateter de artéria pulmonar no momento da descompensação evidenciou pressão venosa central (PVC) = 20 mmHg, pressão de oclusão arterial pulmonar (POAP) = 28 mmHg e índice cardíaco = 1,2 L/min/m^2. Realizada biópsia endomiocárdica sem evidência de infiltrado inflamatório. *Crossmatch* real retrospectivo negativo. Sem sangramentos. Sem sítio infeccioso aparente, hemoculturas negativas. Dentre as opções a seguir, qual o provável diagnóstico?
a) Disfunção primária do enxerto.
b) Rejeição hiperaguda.
c) Rejeição tardia.
d) Doença vascular do enxerto.

8. O esquema de imunossupressão de manutenção no primeiro ano após o transplante cardíaco envolve mais comumente as classes de medicação a seguir, exceto:
a) Corticoesteroides.
b) Inibidores da calcineurina.

c) Inibidores do sinal de proliferação.
d) Antiproliferativos.

9. Na escolha do antiproliferativo para terapia de manutenção, qual alternativa contempla o uso de azatioprina preferível sobre o micofenolato?
   a) Infecção por citomegalovírus, herpes simples e zoster de repetição.
   b) Sintomas gastrointestinais.
   c) Antecedente de doença de Chagas.
   d) Todas estão corretas.

10. Os inibidores do sinal de proliferação (sirolimus e everolimus) devem ser evitados em:
   a) Transplantados cardíacos com doença vascular do enxerto (DVE).
   b) Pacientes submetidos a transplante cardíaco há menos de 30 dias.
   c) Transplantados cardíacos com deterioração de função renal em uso de inibidor da calcineurina.
   d) Transplantados cardíacos com infecção por citomegalovírus (CMV) recorrente.

11. Em relação ao manejo do CMV após o transplante cardíaco:
   a) Antigenemia para CMV é o método de escolha para o diagnóstico; guiar tratamento preemptivo e monitorizar resposta terapêutica.
   b) A profilaxia primária com valganciclovir via oral (VO) ou ganciclovir endovenoso (EV) está indicada em receptores soronegativos de doadores soropositivos por 3 a 6 meses.
   c) Após o tratamento de uma rejeição, a terapia preemptiva ou profilaxia não está indicada.
   d) A infecção por CMV está relacionada a maior incidência de doença vascular do enxerto, porém não tem relação com rejeição aguda.

12. Quanto à profilaxia primária para toxoplasmose todas estão corretas, exceto:
   a) Está indicada para receptores soropositivos e soronegativos.
   b) O uso de sulfametoxazol-trimetoprima (800/160 mg) diário ou 3x por semana é uma opção de profilaxia.
   c) Pode ser realizada com pirimetamina isoladamente (25 mg/dia).
   d) Contempla medidas de higiene como evitar ingesta de carnes mal cozidas e vegetais crus.

13. No tratamento das rejeições agudas é comum realizar pulsoterapia com corticoesteroides. Nesta situação, é importante adotar todas as profilaxias a seguir, exceto:

a) Pesquisa de fezes para estrongiloides ou tratamento empírico com ivermectina 200 mcg/kg/dia por 2 dias.
b) Sulfametoxazol-trimetoprima por 3 a 6 meses para profilaxia de *Pneumocystis jiroveci*.
c) Valaciclovir ou aciclovir por 30 a 90 dias para profilaxia de herpes simplex.
d) Vancomicina 1.000 mg endovenosa (EV) 12/12h por 3 dias para profilaxia de infecções bacterianas por Gram-positivos.

14. Sabe-se que a biópsia endomiocárdica (BEM) é o exame "padrão-ouro" para diagnóstico de rejeição celular e humoral após o transplante cardíaco, entretanto, não é procedimento isento de complicações. Sobre a BEM:

a) Só deve ser realizada após 6 meses do transplante em decorrência do risco de perfuração do coração recém-transplantado.
b) Só deve ser realizada se a cintilografia com gálio-67 for positiva.
c) Só deve ser realizada em pacientes sintomáticos.
d) Deve ser realizada de rotina em pacientes de alto risco para rejeição após o primeiro ano do transplante.

15. Quanto à pesquisa de anticorpo doador-específico (DSA: *donor specific antibody*) por meio do painel imunológico após o transplante cardíaco:

a) Deve-se solicitar o painel imunológico somente na suspeita de rejeição mediada por anticorpos.
b) Deve-se seriar o painel imunológico com 1, 3, 6 e 12 meses após transplante.
c) Deve-se seriar o painel imunológico a cada 5 anos após o primeiro ano.
d) O painel imunológico não muda o tratamento, portanto não deve ser solicitado após o transplante.

16. No manejo clínico de pacientes com anticorpo doador-específico (DSA: *donor specific antibody*) positivo após o transplante cardíaco:

a) O painel imunológico após o transplante não influencia no tratamento.
b) Deve-se avaliar disfunção do enxerto e histologia para indicação do tratamento específico.

c) Na presença de disfunção o tratamento específico é contraindicado por risco de edema agudo de pulmão.
d) A presença de DSA positivo isolado define o diagnóstico de rejeição medida por anticorpos e, portanto, sempre indica o tratamento específico.

17. Paciente de 42 anos, masculino, submetido a transplante cardíaco há 4 meses por cardiomiopatia hipertrófica com disfunção ventricular esquerda, apresenta história de rejeição 2R tratada há 2 meses, atualmente em uso de ciclosporina, micofenolato e prednisona, dá entrada no pronto-socorro com quadro que se iniciou há 3 dias de náuseas, dor em andar superior do abdome e dispneia aos esforços classe funcional da New York Heart Association (NYHA) II. No exame físico, regular estado geral, pressão arterial (PA) = 100 x 70 mmHg, frequência cardíaca = 120 bpm, sat. = 94%, perfusão periférica preservada, ausculta pulmonar com estertores crepitantes finos bilateralmente, ausculta cardíaca com presença de B3, sem outros achados. Foi realizado ecocardiograma, que evidenciou hipocinesia difusa de ventrículo esquerdo (VE) com FEVE = 38%. Biópsia endomiocárdica com infiltrado inflamatório linfo-histiocitário multifocal com três focos de agressão dos cardiomiócitos. Nível sérico de ciclosporina = 250 ng/mL.
O grau de rejeição celular aguda segundo a classificação ISHLT 2005 e o tratamento recomendado, respectivamente, são:
a) Grau 2R, pulsoterapia com metilprednisolona 1 g/dia por 3 dias + timoglobulina por 5 a 7 dias guiada por CD3, linfócitos, CD4 e CD8 + ajuste de imunossupressão oral + pesquisa de rejeição humoral.
b) Grau 2R, pulsoterapia com metilprednisolona 1 g/dia por 3 dias + ajuste de imunossupressão oral.
c) Grau 3R, pulsoterapia com metilprednisolona 1 g/dia por 3 dias + timoglobulina por 5 a 7 dias guiada por CD3, linfócitos, CD4 e CD8 + ajuste de imunossupressão oral.
d) Grau 3R pulsoterapia com metilprednisolona 1 g/dia por 3 dias + ajuste de imunossupressão oral + pesquisa de rejeição humoral.

18. Frente às rejeições recorrentes no paciente da questão anterior, recomenda-se, no acompanhamento ambulatorial:
a) Modificar ciclosporina por tacrolimus.
b) Modificar micofenolato por azatioprina.
c) Modificar micofenolato por everolimus.
d) Timoglobulina profilática a cada 4 semanas.

19. A classe de medicações mais associada a disfunção renal crônica após o transplante cardíaco é:
   a) Inibidores da calcineurina.
   b) Inibidores do sinal de proliferação.
   c) Antiproliferativos.
   d) Corticoesteroides.

20. As estatinas em pacientes transplantados estão associadas a todas as funções a seguir, exceto:
   a) Prevenir episódios de rejeição fatais.
   b) Diminuir o risco de câncer terminal.
   c) Reduzir a incidência de doença vascular do enxerto.
   d) Melhorar a função ventricular do enxerto.

21. Sabendo-se que a doença vascular do enxerto é a principal causa de morbidade e mortalidade tardia em transplantados cardíacos, quais das medidas a seguir estão associadas à prevenção desta patologia?
   a) Estatina, inibidores do sinal de proliferação, diltiazem e inibidores da enzima conversora da angiotensina (IECA).
   b) Estatina, infecção prévia por CMV, controle de hipertensão arterial sistêmica (HAS) e *diabetes mellitus* (DM).
   c) Estatina, inibidor da calcineurina e betabloqueadores.
   d) Estatina, antiproliferativos (em especial o micofenolato) e antagonista da aldosterona.

22. Em relação ao transplante cardíaco em pacientes com cardiomiopatia chagásica, as afirmações a seguir estão corretas, exceto:
   a) A cardiomiopatia chagásica tem pior prognóstico quando comparada às demais etiologias, porém o resultado do transplante nesse subgrupo de pacientes é melhor do que nas outras etiologias.
   b) Na avaliação pré-transplante cardíaco deve-se atentar para a possibilidade de megaesôfago e megacólon que, dependendo da gravidade clínica, podem contraindicar o transplante.
   c) Por ser portador de infecção por *Trypanosoma cruzi* deve receber a menor intensidade de imunossupressão possível.
   d) A pesquisa de *T. cruzi* no sangue após o transplante cardíaco não tem utilidade pois o tratamento de reativação de Chagas não é recomendado.

Respostas comentadas

1. Resposta: **C**

O transplante cardíaco (TxC) é mais comumente realizado em pacientes com IC avançada e em choque cardiogênico com dependência de drogas inotrópicas e/ou suporte circulatório mecânico (classe I, NE C). Entretanto, pode ser indicado para pacientes com IC avançada ambulatoriais em classe funcional III ou IV persistentes e fatores de mau prognóstico, ou após avaliação com teste ergoespirométrico com:

- VO_2 pico ≤ 12 mL/kg/min se em uso de betabloqueador (classe I, NE B);
- VO_2 pico ≤ 14 mL/kg/min se intolerante a betabloqueador (classe I, NE B);
- VO_2 pico ≤ 50% em pacientes com menos de 50 anos de idade ou mulheres (classe IIa, NE B);
- Equivalente ventilatório de gás carbônico (V_E/V_{CO2} *slope* > 35) se teste ergoespirométrico submáximo (RER < 1,05) (classe IIb, NE B).

O TxC pode ser indicado ainda no contexto de arritmias ventriculares refratárias (classe I, NE C), angina refratária sem possibilidade de revascularização (classe IIa, NE C) e tumores cardíacos com potencial de cura após explante do coração (classe IIa, NE B); a disfunção sistólica em pacientes pouco sintomáticos (CF I e II), como visto na alternativa *C*, não é, por si só, um critério para indicação de TxC (classe III, NE C).

2. Resposta: **A**

A primeira etapa da avaliação imunológica do potencial receptor ao transplante cardíaco consiste no painel imunológico ou PRA (*panel-reactive antibodies*), que detecta anticorpos contra antígenos HLA (antígenos leucocitários humanos). Quanto mais elevado, maior a dificuldade para se encontrar um órgão compatível. O painel imunológico acima de 10% já foi contraindicação ao transplante cardíaco no passado. Atualmente, sabe-se que a detecção destes anticorpos não necessariamente implica reação. A orientação, portanto, é que esses pacientes sejam incluídos em fila e se realize uma segunda etapa na avaliação imunológica (a prova cruzada ou *crossmatch*), antes do transplante, assim que um possível doador estiver disponível.

Outras potenciais contraindicações para o transplante cardíaco estão na Tabela 1

Tabela 1 Contraindicações para transplante cardíaco

Idade > 70 anos	Baixo suporte social
Comorbidades com baixa expectativa de vida	DM com controle inadequado ou lesões em órgão alvo
Infecção sistêmica ativa	Embolia pulmonar recente
IMC > 35 kg/m^2	Hipertensão pulmonar fixa (RVP) > 5 Wood
Doença cerebrovascular ou doença vascular periférica	Neoplasias
Doença hepática ou doença pulmonar avançadas	Insuficiência renal (TFG < 30 mL/min/1,73 m^2)
Doença psiquiátrica grave	Tabagismo ativo
Síndromes demenciais	

IMC: índice de massa corpórea; DM: *diabetes mellitus*; RVP: resistência vascular pulmonar; TFG: taxa de filtração glomerular.

3. Resposta: **C**

O *crossmatch* virtual consiste em parear os perfis imunológicos do doador e receptor na busca de possíveis anticorpos presentes no receptor contra antígenos do doador antes do transplante cardíaco, evitando incompatibilidades. Quando um coração é ofertado, o complexo de histocompatibilidade HLA (antígenos leucocitários humanos) do doador é avaliado quanto a antígenos na superfície das células (MHC classe I: A, B e C) e antígenos presentes nos leucócitos (MHC classe II: DP, DQ e DR). O soro do receptor é avaliado por meio de uma técnica de citometria de fluxo, que permite não só a detecção e a caracterização dos anticorpos presentes, mas também a afinidade deles expressa em *mean fluorescense intensity* (MFI). Anticorpos que mostram maior afinidade *in vitro* são potencialmente mais citotóxicos *in vivo*. Em geral, valores de MFI > 10.000 são inaceitáveis para transplante por serem altamente citotóxicos.

No passado, apenas o *crossmatch* prospectivo ou real estava disponível. Este consiste na obtenção de tecido do baço ou linfonodos do doador que são testados contra o soro do receptor, processo longo, por volta de 6 horas, e que restringia geograficamente a oferta de órgãos às proximidades do receptor. Atualmente, faz-se o *crossmatch* virtual assim que o órgão é ofertado e, uma vez que este é negativo, procede-se com o transplante. O *crossmatch* real também é realizado, porém seu resultado é retrospectivo, ou seja, após o transplante, e auxiliará no manejo da terapia de imunossupressão.

Nesta questão, o receptor tem anticorpos específicos para B57 (MFI > 10.000), DR7 e A1 (MFI < 500). Como os anticorpos para A1 e DR7 são fracamente positivos, não contraindicariam o transplante. Entretanto, como B57 é fortemente positivo, o transplante deve ser recusado por alto risco de rejeição hiperaguda.

4. Resposta: **D**

O cateterismo direito deve ser realizado em todos os pacientes candidatos a TxC (classe I, NE C). Em pacientes ambulatoriais em fila de TxC, a recomendação é repetir anualmente ou se houver mudança de quadro clínico. Ao se observar sinais de hipertensão pulmonar (HP): pressão sistólica de artéria pulmonar ≥ 50 mmHg ou gradiente transpulmonar ≥ 15 mmHg ou resistência vascular pulmonar ≥ 3 Wood, recomenda-se realizar o teste de vasorreatividade pulmonar com vasodilatador (nitroprussiato de sódio, sildenafil ou óxido nítrico) (classe I, NE C). Se houver queda destes parâmetros para valores aceitáveis para o TxC, constata-se que a hipertensão pulmonar é reversível e a HP não é uma contraindicação para o procedimento. Se não houver queda, recomenda-se internação com monitorização hemodinâmica contínua, otimização do tratamento com diuréticos, vasodilatadores pulmonares, inotrópicos e reavaliação dos parâmetros em 24-48 horas (classe IIa, NE C). A International Society of Lung and Heart Transplantation (ISHLT) recomenda ainda que, mediante falha na redução dos parâmetros de hipertensão pulmonar com o tratamento clínico, deve-se empregar dispositivos de assistência circulatória mecânica com reavaliação em 3 a 6 meses para então firmar o diagnóstico concreto de hipertensão pulmonar irreversível e contraindicação para TxC. A pressão venosa central elevada é marcador de hipervolemia e/ou disfunção ventricular direita e não é um sinal específico de hipertensão pulmonar importante.

5. Resposta: **C**

A realização de hemodiálise não é critério de priorização em fila de TxC. Vale lembrar que pacientes com disfunção renal crônica podem ser considerados para transplante duplo coração-rim. No passado, a presença de doença renal concomitante era uma contraindicação para o TxC.

Os principais critérios de priorização em fila de transplante são:

- Dependência de inotrópicos e/ou vasopressores.
- Dependência de balão intra-aórtico ou outros dispositivos de assistência circulatória mecânica de curta duração.
- Ventilação mecânica.
- Determinação por câmara técnica da secretaria de transplantes (no caso de arritmias incessantes, por exemplo).

6. Resposta: **D**

O potencial doador de coração deve ter, idealmente, idade inferior a 50 anos, ausência de doença cardíaca prévia e ausência de neoplasia maligna, exceto tumor cerebral primário.

Doadores em uso de catecolaminas em altas doses (dopamina > 10 mcg/kg/min ou noradrenalina > 2 mcg/kg/min) por tempo prolongado, vítimas de parada cardíaca inexplicada e portadores de doença coronariana significativa são contraindicados para doação de coração, como observado respectivamente nos casos A, B e C.

Outras contraindicações para a doação de coração são:

- Malformação cardíaca significativa.
- Disfunção ventricular grave apesar de ressuscitação hormonal e hemodinâmica.
- Septicemia (infeção localizada não é contraindicação).
- Sorologia positiva para HIV, hepatite B, hepatite C ou HTLV I e II. Estudos recentes com doadores portadores de HIV ou hepatite C são promissores, porém essas condições ainda seguem como contraindicação para grande parte dos centros.
- Alcoolismo acentuado ou uso de drogas endovenosas.

7. Resposta: **A**

A disfunção primária do enxerto é definida por FEVE ≤ 40% detectada nas primeiras 24 horas após o transplante cardíaco levando à necessidade progressiva de drogas vasoativas ou dispositivos de assistência circulatória mecânica. Para o diagnóstico devem ser excluídas rejeição hiperaguda, sepse, disfunção ventricular direita secundária a hipertensão pulmonar e sangramento. O transplante em questão envolvia alto risco de disfunção primária do enxerto já que cinco fatores de risco estavam presentes. Os principais fatores de risco relacionados ao receptor são:

- PVC > 10 mmHg.
- Idade > 60 anos.
- Antecedente de diabetes.
- Dependência de inotrópicos.

Os principais fatores de risco relacionados ao doador são:

- Idade > 30 anos.
- Tempo de isquemia do órgão > 240 minutos.

8. Resposta: **C**

A maioria dos esquemas de imunossupressão de manutenção no primeiro ano de transplante cardíaco consiste no uso de três fármacos, sendo um corticoesteroide, um inibidor da calcineurina (ciclosporina ou tacrolimus) e um antiproliferativo (micofenolato ou azatioprina). Esquemas alternativos são empregados no caso de falha no esquema tríplice (rejeições frequentes), toxicidade medicamentosa ou necessidade de menor imunossupressão.

9. Resposta: **D**

Os antiproliferativos ou antimetabólicos (azatioprina e micofenolato) inibem a proliferação dos linfócitos T e B ao interferirem na síntese de ácidos nucleicos. O micofenolato é o antiproliferativo de escolha (classe I, NE A) já que está associado a menores taxas de óbito e rejeição quando comparado à azatioprina, além de apresentar possível efeito protetor à doença vascular do enxerto e neoplasias. Entretanto, um estudo brasileiro evidenciou que em pacientes chagásicos há menor taxa de reativação da doença de Chagas e óbito quando se emprega a azatioprina. O micofenolato também está associado a maior incidência de infecções oportunistas virais e importantes efeitos colaterais gástricos que podem impossibilitar o uso da medicação com necessidade de substituição pela azatioprina (classe I, NE C). O principal efeito colateral da azatioprina é a leucopenia, mas também está associada a hepatotoxicidade e pancreatite.

10. Resposta: **B**

A classe mais nova de imunossupressores utilizada em TxC é a dos inibidores do sinal de proliferação ou inibidores da mTOR (*mammalian target of rapamycin*). Exercem seu efeito imunossupressor ao inibir a transdução de IL-2 e consequentemente bloquear a proliferação de linfócitos B e T.

São recomendados nas seguintes situações:

- Em associação ao inibidor da calcineurina em dose reduzida, visando redução da doença vascular do enxerto (classe IIa, NE B).
- Em substituição ao inibidor da calcineurina em pacientes com deterioração progressiva da função renal a despeito da redução na dose do inibidor de calcineurina (classe IIa, NE B).
- Em associação ao inibidor da calcineurina em dose baixa em pacientes com infeção por CMV recorrente (classe IIb, NE C).
- Desenvolvimento de neoplasias após TxC.

O perfil de efeitos colaterais limita o uso do everolimus e sirolimus no esquema de imunossupressão inicial (primeiros 30 dias do TxC), já que estão associados a prolongamento do tempo de cicatrização e deiscência da ferida operatória e aumento na incidência de infecções bacterianas. Além disso, estão associados também a hiperlipidemia, ulcerações orais, edema de membros inferiores, leucopenia, trombocitopenia, anemia e raros casos de toxicidade pulmonar.

11. Resposta: **B**

O CMV é o agente oportunista mais frequente após o transplante cardíaco. Está associado a maior incidência de doença vascular do enxerto, rejeição aguda, infecções bacterianas e fúngicas e desenvolvimento de diabetes no pós-transplante. Recomenda-se a profilaxia primária com valganciclovir via oral (VO) ou ganciclovir VO no caso de receptores soronegativos de doadores soropositivos por 3 a 6 meses (classe I, NE B).

Nos demais casos, a profilaxia primária não se mostrou superior à terapia preemptiva, ou seja, àquela baseada na monitorização laboratorial regular da antigenemia para CMV (detecção do antígeno pp65) ou reação em cadeia da polimerase (PCR) quantitativo para CMV. A escolha entre profilaxia primária universal ou terapia preemptiva fica a critério do serviço de transplante.

O exame PCR quantitativo é o método de escolha para diagnosticar, guiar o tratamento preemptivo e monitorar a resposta ao tratamento (classe I, NE C), já que a antigenemia apresenta uma série de dificuldades metodológicas para sua realização.

Após o tratamento de uma rejeição, recomenda-se terapia preemptiva ou profilaxia por pelo menos 30 dias (classe IIa, NE C).

12. Resposta: **A**

A infecção por *Toxoplasma gondii* ocorre mais comumente nos primeiros 3 meses após o transplante e tem alta letalidade. A profilaxia primária está indicada por 6 meses em receptores soronegativos de doadores soropositivos. Pode ser realizada com sulfametoxazol-trimetoprima (800/160 mg) 3x por semana (classe I, NE B) ou com pirimetamina isoladamente (25 mg/dia) (classe IIa, NE C). Recomenda-se realizar sorologia mensal até o 6o mês. Medidas de higiene são recomendadas, como evitar ingesta de carnes malcozidas e vegetais crus.

A profilaxia para *Pneumocystis jiroveci* é recomendada universalmente e envolve o uso de sulfametoxazol-trimetoprima (800/160 mg) 3x por semana por 6 meses (classe I, NE B).

13. Resposta: **D**

Ao realizar pulsoterapia com doses elevadas de corticoesteroides para o tratamento das rejeições agudas, recomendam-se as seguintes profilaxias:

- Pesquisa de fezes para estrongiloides ou tratamento empírico com ivermectina 200 mcg/kg/dia por 2 dias.
- Sulfametoxazol-trimetoprima por 3 a 6 meses para profilaxia de *Pneumocystis jiroveci* (classe IIa, NE B).
- Valaciclovir ou aciclovir por 30 a 90 dias para profilaxia de *Herpes simplex* (classe I, NE B).
- Terapia preemptiva ou profilática para citomegalovírus por pelo menos 30 dias (classe IIa, NE C).

A profilaxia antibacteriana com antibiótico está recomendada apenas na indução anestésica para a realização do transplante cardíaco até no máximo 48 horas.

14. Resposta: **D**

A biópsia endomiocárdica (BEM) é indicada de rotina ao longo do primeiro ano após o transplante com frequência definida conforme protocolos institucionais (classe I, NE C). Após o primeiro ano é indicada de rotina apenas em pacientes de risco elevado para rejeição tardia (classe IIa, NE C). Nos demais casos, pode-se monitorizar sinais de rejeição por meio da clínica e exames como ecocardiograma e cintilografia com gálio-67 a cada 6 meses. Sempre que houver suspeita de rejeição realizar nova BEM.

15. Resposta: **B**

Indivíduos sensibilizados pré-transplante apresentam maior risco de rejeição humoral aguda e crônica. Porém, esta sensibilização pode ocorrer após o transplante com a formação de anticorpos *de novo* denominados doador-específicos (DSA). Estes anticorpos estão associados a maior risco de desenvolvimento de doença vascular do enxerto e, portanto, pior prognóstico a longo prazo. Recomenda-se a realização do painel imunológico:

- 1, 3, 6 e 12 meses após o transplante (classe IIa, NE C) ou mais frequentemente em pacientes sensibilizados e de acordo com julgamento clínico.
- Anualmente a partir do primeiro ano após o transplante (classe IIa, NE C).
- Diante da suspeita de rejeição mediada por anticorpos (classe I, NE C).

16. Resposta: **B**

A presença de anticorpos doador-específicos (DSA) isoladamente não define o diagnóstico de rejeição humoral. Para isso, deve-se associar outras informações como quadro clínico, disfunção do enxerto, características do infiltrado inflamatório e deposição de complemento observados na biópsia (presença de C4d ou C3d). Recomenda-se não só a monitorização do painel imunológico de rotina, mas também a pesquisa imuno-histológica para rejeição humoral nas biópsias de rotina realizadas no primeiro ano (classe I, NE B). Os achados da biópsia são descritos como pAMR 0 a 3 (*pathologic antibody mediated rejection*).

Quando DSA estiver positivo isoladamente, recomenda-se monitorizar a função ventricular, a vigilância para doença vascular do enxerto e otimizar a terapia de manutenção. Uma vez que o paciente desenvolva, além do DSA positivo, disfunção ventricular ou alteração histológica, a terapia específica (corticoesteroide, plasmaferese, imunoglobulina, rituximabe etc.) pode ser recomendada conforme sintomas e gravidade dos achados da biópsia. A rejeição humoral é classificada em hiperaguda (até 7 dias do TxC), precoce (até 30 dias do TxC) e tardia (após 30 dias do TxC).

17. Resposta: **A**

A rejeição celular aguda (RCA) é caracterizada por resposta inflamatória predominantemente mediada por células T, com infiltrado de linfócitos e macrófagos. É mais frequente no primeiro ano após o transplante, porém pode ocorrer a qualquer momento. Por se tratar de um coração denervado, os sintomas iniciais de rejeição são comumente frustros. A triagem inicial na suspeita é realizada com o ecocardiograma, embora a disfunção ventricular seja uma manifestação tardia da rejeição. O principal método diagnóstico é a biópsia endomiocárdica (BEM), que deve sempre ser realizada na suspeita de RCA. A classificação histológica da ISHLT de 2005 divide a RCA em diferentes graus conforme a Tabela 2.

Tabela 2 Classificação de rejeição celular em enxerto cardíaco

Grau 0R	Ausência de infiltrado inflamatório
Grau 1R	Infiltrado inflamatório linfo-histiocitário perivascular ou intersticial sem dano celular ou com foco único de agressão aos cardiomiócitos
Grau 2R	Infiltrado inflamatório linfo-histiocitário multifocal com dois ou mais focos de agressão aos cardiomiócitos
Grau 3R	Infiltrado inflamatório linfo-histiocitário difuso com presença de polimorfonucleares e associado a múltiplos focos de agressão aos cardiomiócitos

O tratamento da RCA leva em consideração o grau da biópsia e a presença de disfunção ventricular (Tabela 3). No caso de rejeição 2R com disfunção de enxerto, a recomendação é metilprednisolona 1 g/dia, endovenosa, por 3 a 5 dias + timoglobulina por 5 a 7 dias + ajuste de imunossupressão oral. Sempre que houver disfunção ventricular recomenda-se a pesquisa de rejeição humoral concomitante.

Tabela 3 Recomendação de tratamento para rejeição celular aguda

Biópsia	Disfunção ventricular	
	Ausente	Presente
1R	Ajustar esquema imunossupressor oral	Pesquisar rejeição humoral e doença vascular do enxerto
2R	PO recente: metilprednisolona EV PO tardio: prednisolona VO	Metilprednisolona EV + timoglobulina
3R	Metilprednisolona EV + timoglobulina (se rejeição persistente)	Metilprednisolona EV + timoglobulina

EV: endovenoso; PO: pós-operatório; VO: via oral.

18. Resposta: **A**

Nos casos de rejeições recorrentes ou refratárias com doses ou nível sérico de imunossupressão de manutenção adequados, sugere-se inicialmente a conversão de ciclosporina para tacrolimus (classe I, NE B). Em pacientes em uso de azatioprina, sugere-se a conversão desta para micofenolato. Se o paciente estiver em uso de tacrolimus e micofenolato em doses otimizadas que persistam com rejeições celulares, pode-se substituir uma das drogas (preferencialmente o antiproliferativo) por um inibidor de sinal (sirolimus/everolimus), ou acrescentar ao regime metotrexato ou ciclofosfamida.

19. Resposta: **A**

Os inibidores da calcineurina (ciclosporina ou tacrolimus) são os maiores determinantes da disfunção renal crônica após o transplante cardíaco. Inicialmente, estas drogas aumentam a atividade simpática e a vasoconstrição por ativação do sistema renina-angiotensina, disfunção endotelial e aumento de endotelina. Tardiamente provocam lesões estruturais associadas a fibrose intersticial. A prevenção da insuficiência renal associada a estas drogas envolve uso de dores menores, evitar níveis séricos elevados e tratamento rigoroso da hipertensão arterial, diabetes e dislipidemia. Uma vez instalada a disfunção renal, a conversão dos inibidores da calcineurina para um inibidor da mTOR (sirolimus ou everolimus) pode retardar ou atenuar o processo.

20. Resposta: **D**

As estatinas estão associadas a prevenção de episódios de rejeição fatais, redução do risco de câncer terminal e redução da incidência de doença vascular do enxerto. Recomenda-se que sejam introduzidas 1 a 2 semanas após o transplante independentemente dos níveis séricos de colesterol. Quando associadas aos inibidores de calcineurina aumentam o risco de rabdomiólise, portanto são preconizadas doses mais baixas da estatina (p. ex., dose máxima de sinvastatina = 20 mg).

21. Resposta: **A**

A doença vascular do enxerto (DVE) é decorrente de proliferação intimal difusa, concêntrica, que acomete todos os vasos epicárdicos e intramurais. Em contraste, a doença aterosclerótica em geral é focal, excêntrica e de acometimento proximal. A DVE tem etiologia multifatorial associada principalmente à rejeição celular ou humoral, hipercolesterolemia e infecção por CMV. Para a prevenção preconiza-se tratamento dos fatores de risco cardiovasculares (hipertensão arterial sistêmica, *diabetes mellitus*, obesidade, tabagismo) e profilaxia adequada para CMV. Além disso, recomenda-se o uso precoce de estatinas (classe I, NE A), diltiazem (classe I, NE B) e inibidores da enzima de conversão da angiotensina (classe IIb, NE B). Em relação à imunossupressão, micofenolato, sirolimus e everolimus mostraram redução na incidência e progressão da DVE. Recomenda-se a substituição do antiproliferativo por um inibidor do sinal de proliferação quando se diagnostica a DVE. O ácido acetilsalicílico (AAS) não foi bem estudado neste contexto, porém é recomendado empiricamente uma vez que se tenha o diagnóstico de DVE. Para a triagem, a recomendação é cineangiocoronariografia após o primeiro ano de transplante (classe I, NE C). A frequência de cineangiocoronariografias após é definida conforme protocolo de cada serviço, levando-se em consideração fatores individuais como a função renal do paciente em questão. O retransplante pode ser indicado em casos de DVE avançada com disfunção sistólica (classe IIa, NE C).

22. Resposta: **D**

Paciente com IC por cardiomiopatia chagásica tem pior prognóstico quando comparada às demais etiologias, porém o resultado do transplante nesse subgrupo é melhor do que nas outras etiologias em decorrência do perfil de pacientes mais jovens, com menos comorbidades, menores taxas de cirurgias cardíacas prévias e de hipertensão pulmonar grave. Na avaliação pré-transplante cardíaco é importante a investigação ativa de megaesôfago e megacólon, os quais, dependendo da gravidade de acometimento, podem contraindicar o transplante. Dado que o paciente é portador do *Trypanosoma cruzi*, deve-se utilizar a menor intensidade de imunossupressão possível (classe I, NE C) e o antiproliferativo de escolha é a azatioprina (classe IIa, NE C) por haver sugestão de que esta promove menores taxas de reativação chagásica quando comparada ao micofenolato. Recomenda-se o monitoramento pós-transplante com pesquisa de *T. cruzi* de rotina no sangue (classe I, NE C) e nas biópsias endomiocárdicas (classe I, NE C). Não há evidência para tratamento profilático, porém uma vez que se tenha suspeita de reativação, seja cardíaca ou extracardíaca, o tratamento é indicado com benzonidazol (classe I, NE C).

Referências bibliográficas

1. Mudge GH, Goldstein S, Addonizio LJ, Caplan A, Mancini D, Levine TB, et al. 24th Bethesda conference: cardiac transplantation. Task Force 3: Recipient guidelines/prioritization. J Am Coll Cardiol. 1993;22(1):21-31.
2. Mehra M, Kobashigawa J, Starling R, Russel S, Uber P, Parameshwar J, et al. Listing criteria for heart transplantation: International Society for Heart and Lung Transplantation guidelines for the care of cardiac transplant candidates – 2006. J Heart Lung Transplant. 2006;25(9):1024-42.
3. Bacal F, Marcondes-Braga FG, Rohde LEP, Xavier Júnior JL, de Souza Brito F, Moura LZ, et al. 3a Diretriz Brasileira de Transplante Cardíaco. Arq Bras Cardiol. 2018; 111(2):230-289.
4. Costanzo MR, Costanzo MR, Dipchand A, Starling R, Anderson A, Chan M, et al. The International Society of Heart and Lung Transplantation guidelines for the care of heart transplant recipients. J Heart Lung Transplant. 2010;29(8):914-56.
5. Davis MK, Hunt SA. State of the art: cardiac transplantation. Trends in Cardiovascular Medicine. 2014;24(8):341-9.
6. Fang JC, Ewald GA, Allen LA, Butler J, Westlake Canary CA, Colvin-Adams M, et al. Advanced (stage D) heart failure: a statement from the Heart Failure Society of America Guidelines Committee. J Card Fail. 2015;21(6):519-34.
7. Mehra MR, Canter CE, Hannan MM, Semigran MJ, Uber PA, Baran DA, et al. The 2016 International Society for Heart Lung Transplantation listing criteria for heart transplantation: a 10-year update. J Heart Lung Transplant. 2016;35(1):1-23.
8. Kobashigawa J. Clinical trials in heart transplantation: the evolution of evidence in immunosuppression. J Heart Lung Transplant [Internet]. 2017;36(12):1286-90.
9. Stehlik J, Kobashigawa J, Hunt SA, Reichenspurner H, Kirklin JK. Honoring 50 years of clinical heart transplantation. Circulation. 2017;137(1):71-87.
10. Kobashigawa J, Colvin M, Potena L, Dragun D, Crespo-Leiro MG, Delgado JF, et al. The management of antibodies in heart transplantation: An ISHLT consensus document. J Heart and Lung Transplant. 2018;37:537-47.

Capítulo 13

Fibrilação atrial

Questões

1. Em relação à classificação da fibrilação atrial (FA), assinale a alternativa incorreta:
   a) FA paroxística: aquela que é revertida espontaneamente ou com intervenção médica em até 7 dias a partir do seu início.
   b) FA persistente: aquela com duração > 7 dias.
   c) FA persistente de longa duração: aquela com duração > 180 dias.
   d) FA permanente: casos em que tentativas de reversão para ritmo sinusal não serão mais instituídas.

2. Homem de 54 anos, com hipertensão arterial sistêmica (HAS), *diabetes mellitus* (DM), sem outras comorbidades, dá entrada na emergência queixando-se de episódios paroxísticos de palpitação do tipo aceleração dos batimentos cardíacos há 2 dias, com duração de cerca de 1 hora por episódio. O sintoma recorreu há 30 minutos. Nega dor torácica, dispneia, síncope ou alteração do nível de consciência. No exame clínico encontra-se em bom estado geral, corado, hidratado, com frequência cardíaca (FC) = 152 bpm (irregular), pressão arterial (PA) = 120 x 80 mmHg, saturação de oxigênio (SpO_2) = 96%, restante do exame normal. No eletrocardiograma (ECG), fibrilação atrial = 148 bpm. Traz ecocardiograma ambulatorial recente, sem cardiopatia estrutural. Qual a melhor opção terapêutica dentre as listadas a seguir?

a) Controle de frequência cardíaca com betabloqueador intravenoso, iniciar anticoagulação parenteral plena (heparina não fracionada intravenosa ou heparina de baixo peso molecular subcutânea até anticoagulação oral com dose efetiva), anticoagulação oral com varfarina por 3 semanas com INR 2,0-3,0, cardioversão elétrica sincronizada, manutenção de anticoagulação (CHADS-VASc = 2).
b) Realização de ecocardiograma transesofágico. Se ausência de trombos, iniciar anticoagulação parenteral plena (heparina não fracionada intravenosa ou heparina de baixo peso molecular subcutânea), realizar cardioversão elétrica sincronizada, manutenção de anticoagulação oral por 4 semanas e suspensão após (CHADS-VASc = 2).
c) Controle de ritmo com amiodarona intravenosa seguida de amiodarona oral até completar impregnação (10 g). Não indicada anticoagulação oral (CHADS-VASc = 0).
d) Controle de ritmo com propafenona oral (estratégia "*pill in the pocket*") precedida por dose de betabloqueador oral 30 minutos antes, em regime hospitalar por se tratar de primeiro episódio. Não está indicada anticoagulação (CHADS-VASc = 0).

3. Paciente feminina, 75 anos, com HAS, DM, doença renal crônica não dialítica (creatinina = 3,0 mg/dL; *clearance* de creatinina = 18 mL/min), acidente vascular cerebral (AVC) prévio sem sequelas, apresenta novo diagnóstico de fibrilação atrial. No exame apresenta-se em bom estado geral, com 60 kg, FC = 100 bpm, PA = 164 x 70 mmHg, restante do exame normal fora a arritmia descrita. Qual a melhor estratégia antitrombótica dentre as alternativas a seguir?
   a) Não está indicado antitrombótico pelo elevado risco hemorrágico (HAS-BLED = 4).
   b) Ácido acetilsalicílico (AAS) 100 mg/d, pois CHADS = 6, CHADS-VASc = 7 e alto risco hemorrágico (HAS-BLED = 4).
   c) Varfarina conforme INR alvo 2,0-3,0, pois CHADS = 5, CHADS-VASc = 7.
   d) Varfarina conforme INR alvo 2,0-3,0, pois CHADS = 6, CHADS-VASc = 7.

4. Paciente do sexo masculino, 75 anos, é trazido pelo resgate ao serviço de emergência após sofrer síncope enquanto aguardava atendimento na fila do banco. No exame apresenta-se desorientado, sudoreico, pálido, com FC = 184 bpm, PA = 60 x 30 mmHg, bulhas arrítmicas taquicárdicas, sem

sopros, ausculta respiratória normal. Monitorização cardíaca revelou fibrilação atrial de alta resposta. Qual a melhor conduta de emergência?

a) Cardioversão elétrica sincronizada imediata.
b) Realização de ecocardiograma transesofágico para descartar trombos; caso ausentes, proceder cardioversão elétrica sincronizada.
c) Amiodarona 150 mg em 10 minutos seguida de 900 mg em 24 horas.
d) Metoprolol 5 mg intravenoso em 5 minutos.

5. A varfarina é o anticoagulante mais estudado na fibrilação atrial. Assinale a alternativa que estabelece corretamente a relação de fármacos utilizados em conjunto com a potencialização ou redução de seu efeito:

a) Potencializam: amiodarona, propranolol, ezetimibe, sinvastatina, omeprazol, cimetidina, ciprofloxacina, fluconazol, metronidazol.
b) Reduzem: azatioprina, carbamazepina, barbitúricos, rifampicina.
c) Mais de uma alternativa está correta.
d) Nenhuma alternativa está correta.

6. Em relação aos novos anticoagulantes orais (NOAC), assinale a alternativa incorreta:

a) Estudos randomizados e controlados demonstraram não inferioridade ou superioridade deles em relação à varfarina: RE-LY (dabigatrana), ROCKET-AF (rivaroxabana), ARISTOTLE (apixabana) e ENGAGE-AF (edoxabana).
b) NOAC demonstraram, em geral, menor risco de sangramento intracraniano em relação à varfarina.
c) NOAC (dabigratana, rivaroxabana, apixabana e edoxabana) são preferíveis em relação à varfarina para pacientes com indicação de anticoagulação, sendo necessário seu ajuste de dose para pacientes com insuficiência renal crônica estágio IV e V (*clearance* de creatinina < 30 mL/min).
d) Em caso de sangramentos clinicamente significantes com NOAC, está indicada suspensão das próximas doses, carvão ativado até 2 horas da ingestão, hemodiálise (dabigatrana) e/ou complexo protrombínico. Antídotos específicos foram desenvolvidos, porém ainda não estão largamente disponíveis.

7. Homem, 66 anos, com HAS, AVC prévio, insuficiência renal crônica (IRC) não dialítica (creatinina = 3,8 mg/dL; *clearance* de creatinina = 14 mL/min), apresenta novo diagnóstico de fibrilação atrial. No exame, bom estado ge-

ral, FC = 116 bpm, PA = 170 x 80 mmHg, exame clínico normal fora a arritmia citada. Ecocardiograma sem cardiopatia estrutural. Escolha a melhor estratégia terapêutica dentre as alternativas a seguir:

a) Controle de frequência cardíaca com betabloqueador associado à anticoagulação com varfarina, pois CHADS = 3, CHADS-VASc = 4.
b) Controle de frequência cardíaca com betabloqueador. Anticoagulação contraindicada, pois HAS-BLED = 4.
c) Controle de frequência cardíaca com betabloqueador associado à anticoagulação com dabigatrana 110 mg, 2x/d, pois CHADS = 3, CHADS-VASc = 4.
d) Controle de ritmo com propafenona, sotalol ou amiodarona. Anticoagulação com rivaroxabana 15 mg, 1x/d, pois CHADS = 3, CHADS-VASc = 4.

8. Correlacione as drogas antiarrítmicas a seguir com seus possíveis efeitos adversos.

I. Betabloqueadores.
II. Amiodarona.
III. Propafenona.
IV. Sotalol.

A. Depressão moderada da contratilidade miocárdica, gosto metálico, visão borrada, constipação, tonturas, agranulocitose.
B. Broncoespasmo, fadiga, depressão mental, pesadelos.
C. *Torsades de pointes*, bradicardia, fadiga, astenia, dispneia.
D. Pneumonite, neuropatia periférica, ataxia, fotossensibilização, hipo e hipertireoidismo, depósitos corneanos, hepatite.

a) I-D; II-B; III-C; IV-A.
b) I-C; II-D; III-A; IV-B.
c) I-C; II-A; III-D; IV-D.
d) I-B; II-D; III-A; IV-C.

9. I. T., 28 anos, antecedente de valvopatia reumática e implante de prótese mecânica aórtica há 2 anos, apresenta-se na consulta médica ambulatorial com queixa de palpitações. Nega dispneia, dor torácica, síncope ou outros sintomas cardiovasculares. No exame físico, bom estado geral, FC = 90 bpm, PA = 112 x 70 mmHg, ritmo cardíaco irregular, sopro sistólico ejetivo +/4 com pico mesossistólico, pulsos amplos e arrítmicos. Ausculta respi-

ratória e restante do exame físico normal. No ECG: fibrilação atrial. Escolha a melhor opção antitrombótica para o paciente descrito:

a) AAS 100 mg/dia.
b) Dabigatrana 150 mg, 2x/d.
c) Varfarina conforme INR alvo de 2,0 a 3,0.
d) Varfarina conforme INR alvo de 2,5 a 3,5.

10. C. S., 65 anos, com HAS, DM e dislipidemia (DLP), é internado por conta de infarto sem supradesnível do segmento ST. Foi realizada cineangiocoronariografia, que revelou doença arterial coronária (DAC) triarterial com lesão grave de artéria descendente anterior proximal, e optou-se por revascularização miocárdica cirúrgica. Observou-se boa evolução pós-operatória e o paciente foi extubado com desmame completo de drogas vasoativas. Apresentou no primeiro pós-operatório fibrilação atrial com FC = 130 bpm, PA = 140 x 90 mmHg, frequência respiratória (FR) = 16 ipm, saturação de oxigênio (SpO_2) = 96%, exame clínico normal fora a arritmia citada, assintomático, sem evidência infecciosa. Qual a melhor conduta inicial em relação à arritmia citada?

a) Controle de frequência cardíaca com betabloqueadores ou bloqueadores de canais de cálcio intravenosos (IV).
b) Cardioversão elétrica sincronizada imediata.
c) Cardioversão química imediata com amiodarona IV.
d) Início imediato de anticoagulação parenteral plena por conta de elevado risco tromboembólico.

11. J. C. S., 65 anos, com HAS, DM, dislipidemia (DLP), IAM prévio com angioplatia de artéria circunflexa, FA permanente em anticoagulação com varfarina, apresentou infarto agudo do miocárdio (IAM) com supradesnível do segmento ST, sendo submetido a angioplastia primária com *stent* convencional de artéria descendente anterior proximal com 1 hora do início dos sintomas. Ecocardiograma revelou fração de ejeção (FE) = 55%, com discreta hipocinesia apical. Exame clínico revelou frequência cardíaca = 90 bpm, PA = 148 x 90 mmHg, assintomático, exames laboratoriais normais. Qual a melhor estratégia antitrombótica para o paciente citado?

a) AAS + clopidogrel até 1 ano pós-angioplastia, com manutenção de AAS 100 mg/d após.

b) AAS + clopidogrel + varfarina (ajustada para INR 2,0-3,0) por até 6 meses pós-angioplastia, com manutenção de AAS + varfarina após.
c) AAS + varfarina até 1 ano pós-angioplastia, com manutenção de AAS 100 mg/d após.
d) AAS + clopidogrel + rivaroxabana até 1 mês pós-angioplastia; após, clopidogrel + rivaroxabana até 12 meses pós-angioplastia, quando deve ser mantida rivaroxabana isoladamente.

12. Paciente de 45 anos, com HAS, cardiomiopatia isquêmica (fração de ejeção = 30%), apresenta diagnóstico de fibrilação atrial, FC = 126 bpm, PA = 130 x 90 mmHg em consulta ambulatorial. Refere dispneia classe funcional (CF) II, sem sinais de congestão direita ou esquerda, sem sinais de baixo débito. Em uso de carvedilol 3,125 mg 2x/d e enalapril 10 mg 2/xd. Exames laboratoriais normais. Qual a melhor estratégia terapêutica?

a) Introdução de anticoagulante oral (varfarina com ajuste de INR para alvo 2,0-3,0 ou NOAC). Otimização progressiva de dose de carvedilol e enalapril até maiores doses-alvo ou maior dose tolerada, seguida de introdução de digoxina se necessário para controle de frequência cardíaca e melhora sintomática. Avaliação em relação à ablação da FA ou cardioversão eletiva.
b) Introdução de anticoagulante oral (varfarina com ajuste de INR para alvo 2,0-3,0 ou NOAC). Encaminhamento para cardioversão elétrica sincronizada imediata por conta de descompensação da insuficiência cardíaca pela fibrilação atrial.
c) Introdução de anticoagulante oral (varfarina com ajuste de INR para alvo 2,0-3,0 ou NOAC). Manutenção de medicações em uso. Introdução de propafenona 150 mg 2x/d para controle de ritmo.
d) Introdução de anticoagulante oral (varfarina com ajuste de INR para alvo 2,0-3,0 ou NOAC). Manutenção de medicações em uso. Introdução de amiodarona 200 mg (doses decrescentes para impregnação oral, seguida de manutenção de 200 mg/d) para controle de ritmo.

13. Paciente do sexo feminino, 50 anos, com HAS, IAM prévio, FA paroxística em uso de varfarina conforme o tempo de protrombina (TP), refere em consulta ambulatorial diversos episódios de taquicardia associados a dispneia, de início e término abruptos. Não deseja realizar ablação da arritmia. Ecocardiograma com fração de ejeção (FE) = 55%, sem disfunção segmentar. Qual a melhor estratégia para controle de ritmo dentre as alternativas a seguir?

a) Propafenona 450-900 mg/d ou estratégia "*pill in the pocket*".
b) Sotalol 160-480 mg/d.
c) Amiodarona 200-400 mg/d.
d) Digoxina 0,125-0,25 mg/d.

14. Homem de 24 anos procura o pronto-socorro com queixa de palpitações taquicárdicas há 20 minutos. Nega comorbidades conhecidas ou medicações em uso, ecocardiograma ambulatorial normal. Estável hemodinamicamente, ECG de entrada representado a seguir. Escolha a alternativa com o diagnóstico e a melhor conduta terapêutica para o caso:

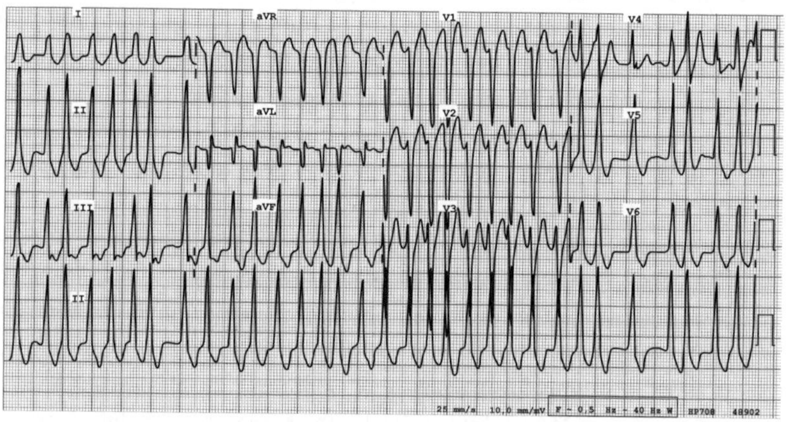

a) Fibrilação atrial associada a aberrância de condução pelo ramo esquerdo. Cardioversão elétrica imediata e programação de ablação por cateter da fibrilação atrial após.
b) Fibrilação atrial associada a pré-excitação ventricular. Cardioversão elétrica imediata e programação de ablação por cateter da via acessória após.
c) Taquicardia ventricular polimórfica. Cardioversão elétrica e posterior implante de cardioversor desfibrilador implantável (CDI).
d) Trata-se de taquicardia ventricular (*torsades de pointes*) associada à síndrome do QT longo congênito. Cardioversão elétrica e posterior implante de CDI.

15. Mulher, 45 anos, hipertensa e diabética, apresenta-se ao pronto-socorro com queixa de palpitações taquicárdicas, sudorese profusa, tremores, insônia e perda de peso inexplicada há cerca de 30 dias. No exame físico apresenta proptose, bócio, FC = 154 (irregular), PA = 150 x 90 mmHg, sem outros achados dignos de nota. ECG: fibrilação atrial. Exames laboratoriais: TSH indetectável (valor de referência = 0,49-4,68 ng/dL), T4 livre 4,0 (valor de referência = 0,7-1,8 ng/dL), demais normais. Qual o melhor tratamento na emergência?
   a) Controle de frequência cardíaca com betabloqueador, anticoagulação parenteral seguida de anticoagulação oral a longo prazo além do tratamento do hipertireoidismo.
   b) Controle de frequência cardíaca com betabloqueador além do tratamento do hipertireoidismo.
   c) Anticoagulação parenteral, cardioversão elétrica sincronizada seguida de anticoagulação oral a longo prazo além do tratamento do hipertireoidismo.
   d) Anticoagulação parenteral, controle de ritmo com amiodarona (dose de ataque seguida da dose de impregnação) seguida de anticoagulação oral a longo prazo além do tratamento do hipertireoidismo.

16. J. C., 19 anos, atleta profissional (rugby), é encaminhado ao cardiologista após diagnóstico de fibrilação atrial em avaliação médica após queixa de palpitações e cansaço desproporcional induzidos pelo esforço. Sem outras comorbidades. Exame físico normal, FC = 108 bpm (irregular), PA = 112 x 70 mmHg. Ecocardiograma sem cardiopatia estrutural. Qual a melhor opção terapêutica para o caso?
   a) Controle de frequência cardíaca com betabloqueador oral.
   b) Anticoagulação oral com varfarina ou NOAC, conforme desejo do paciente.
   c) Controle de ritmo com amiodarona.
   d) Ablação da fibrilação atrial.

17. Gestante de 20 semanas, 25 anos, antecedente de estenose mitral reumática, sem outras comorbidades conhecidas, é atendida em consulta ambulatorial cardiológica obstétrica. Queixa-se de palpitações taquicárdicas há 2 dias. No exame, apresenta-se em bom estado geral, corada, hidratada, acianótica, eupneica, com FC = 130 bpm (irregular), PA = 110 x 70 mmHg, frequência respiratória (FR) = 16 ipm, saturação de oxigênio (SpO_2) = 96%. ACV: ritmo cardíaco irregular, B1 hiperfonética, B2 hiperfonética, estalido de abertura de valva mitral, sopro diastólico em ruflar 3+/6 em

foco mitral, ausculta respiratória e restante do exame físico normais. ECG: fibrilação atrial. Escolha a melhor opção terapêutica para a arritmia citada durante a gestação:

a) Controle de frequência cardíaca com atenolol via oral associado a enoxaparina plena até 12-24 horas da data prevista para o parto.
b) Controle de frequência cardíaca com propranolol via oral associado a varfarina (dose ajustada para INR 2,0-3,0) até a 36ª semana de gestação; após, trocar anticoagulante por enoxaparina plena subcutânea até 12-24 horas da data prevista para o parto.
c) Cardioversão química com amiodarona 200 mg, 8/8 horas, por 2 semanas, seguida de 200 mg, 12/12 horas, por 2 semanas, seguida por 200 mg/dia de manutenção. Anticoagulação não indicada (CHADS-VASc = 0).
d) Cardioversão elétrica sincronizada. Anticoagulação não indicada (CHADS-VASc = 0).

18. Homem de 34 anos, diagnóstico de fibrilação atrial paroxística, sem outras comorbidades conhecidas, uso prévio de propafenona e sotalol (suspensos por intolerância), duas cardioversões elétricas com recorrência da arritmia. Em uso de atenolol 100 mg/d e digoxina 0,25 mg/d, queixa-se de palpitações frequentes. No exame, bom estado geral, FC = 120 bpm, PA = 120 x 80 mmHg, bulhas arrítmicas normofonéticas em 2 tempos, sem sopros, restante do exame normal. Qual a melhor opção terapêutica para o caso?

a) Cardioversão elétrica sincronizada com carga de 200 J.
b) Associação de amiodarona às medicações utilizadas, com dose de impregnação e posterior manutenção de 200 mg/d.
c) Ablação por cateter da fibrilação atrial.
d) Tratamento cirúrgico da fibrilação atrial (cirurgia de Maze).

19. Homem, 45 anos, FA paroxística (duas tentativas de ablação prévias sem sucesso), cardiomiopatia isquêmica (fração de ejeção = 40%), CDI por profilaxia secundária (morte súbita abortada), vem ao pronto-socorro (PS) por choques do CDI. Passagens prévias pelo PS, há 30 dias e há 10 dias pelo mesmo motivo, com otimização terapêutica e ajuste de limiares do dispositivo em ambas as ocasiões. Avaliações eletrônicas revelaram diversas terapias inapropriadas do CDI geradas por episódios de fibrilação atrial de alta resposta. Em uso de carvedilol 50 mg 2x/d, amiodarona 200 mg 2x/d, enalapril 20 mg 2x/d e varfarina conforme TP. Escolha a melhor alternativa para controle dos sintomas:

a) Tratamento cirúrgico da FA (cirurgia de Maze).
b) Nova tentativa de ablação da FA.
c) Ablação do nó atrioventricular.
d) *Upgrade* de CDI para ressincronizador associado ao CDI.

20. Paciente do sexo masculino, 32 anos, diagnóstico de cardiomiopatia hipertrófica não obstrutiva, sem outras comorbidades, apresenta-se na consulta ambulatorial assintomático. Seu médico observa ritmo cardíaco irregular, solicita ECG e realiza diagnóstico de fibrilação atrial. Exame físico normal fora a arritmia citada, FC = 84 bpm, PA = 124 x 72 mmHg. Ecocardiograma com fração de ejeção preservada. Dentre as alternativas a seguir, qual a melhor conduta terapêutica para o caso?

a) Indicado apenas acompanhamento clínico, pois frequência cardíaca controlada e CHADS-VASc = 0.
b) Indicado controle de ritmo com cardioversão elétrica sincronizada para evitar sintomas. Anticoagulação não indicada CHADS-VASc = 0.
c) Indicada anticoagulação com varfarina com INR alvo 2,0-3,0. Pode ser realizado controle de FC com betabloqueador ou bloqueador de canal de cálcio não diidropiridínico ou controle de ritmo com amiodarona.
d) Não indicada anticoagulação (CHADS-VASc = 0). Pode ser realizado controle de FC com betabloqueador ou bloqueador de canal de cálcio não diidropiridínico ou controle de ritmo com amiodarona.

Respostas comentadas

1. Resposta: **C**

FA persistente de longa duração é considerada aquela com duração maior que 1 ano, como mostra a Tabela 1.

Tabela 1 Classificação da fibrilação atrial

Denominação	Definição
FA paroxística	Duração ≤ 7 dias, espontaneamente ou por intervenção médica. Maioria autolimitada < 48 horas
FA persistente	Duração > 7 dias
FA persistente de longa duração	Duração ≥ 1 ano
FA permanente	Não será(ão) realizada(s) nova(s) tentativa(s) de reversão para ritmo sinusal conforme decisão médica e do paciente
FA não valvar*	Ausência de estenose mitral reumática, prótese valvar mecânica ou biológica ou valvoplastia mitral prévia
FA valvar*	Presença de estenose mitral reumática, prótese valvar mecânica ou biológica ou valvoplastia mitral prévia

FA: fibrilação atrial. * A Diretriz ESC 2020 alerta que a as terminologias FA valvar/não valvar, FA solitária e FA crônica são potencialmente confundidoras e devem ser abandonadas.

A European Society of Cardiology (ESC) propõe ainda a classificação "Primodiagnóstico da FA", conforme o nome indica, para a FA que não havia sido previamente diagnosticada, independentemente da presença ou gravidade dos sintomas relacionados a esta arritmia.

A nova diretriz da American Heart Association (AHA) considera a FA um *continuum* e a classifica em estágios:

1. Risco de FA (fatores de risco modificáveis, como obesidade, HAS, apneia do sono, ingesta alcoólica e diabetes, e não modificáveis, como fatores genéticos, gênero masculino e idade).
2. Pré-FA: presença de anormalidades anatômicas que predispõem a FA (alargamento atrial, ectopias atriais frequentes, episódios curtos de taquicardia atrial).
3. FA: paroxística (3A), persistente (3B), persistente de longa duração (3C), ablação de FA bem-sucedida (3D).
4. FA permanente.

2. Resposta: **A**

Trata-se de um paciente de 54 anos, masculino, hipertenso e diabético, com FA documentada. Para todos os pacientes com diagnóstico de FA e estabilidade hemodinâmica, três avaliações precisam ser realizadas:

- Determinar se a arritmia teve início há mais ou menos 48 horas.
- Determinar se há necessidade, ou não, de anticoagulação de curto e de longo prazo.
- Determinar controle de frequência cardíaca exclusivo *versus* controle de ritmo cardíaco (reversão para ritmo sinusal ou não); caso esta última opção for a escolhida, pode-se seguir pela "via rápida" ou "via lenta", que detalharemos a seguir.

Para todos os pacientes em que não for possível certificar que a arritmia tem duração menor que 48 horas, como o caso estudado, consideramos a duração maior que 48 horas. Essa decisão tem por objetivo evitar o risco tromboembólico gerado pela cardioversão química ou elétrica: em FA < 48 h, risco = 0,8%; em FA > 48 h, risco = 6%. Para pacientes com FA < 48 h e baixo risco tromboembólico, há a opção de não utilizar anticoagulação para a cardioversão ou em longo prazo. Para todos os demais pacientes, ela deve ser realizada. A anticoagulação pode ser iniciada com heparina não fracionada em bomba de infusão contínua (dose de ataque e manutenção de R terapêutico), heparina de baixo peso molecular em dose plena ou novos anticoagulantes, conforme escolha médica e do paciente, observando ajustes de dose e contraindicações para cada modalidade.

O paciente em questão apresenta escores CHADS = 2 e CHADS-VASc = 2 e indicação de anticoagulação a longo prazo, independentemente da estratégia escolhida em relação ao ritmo. A anticoagulação deve ser realizada independentemente da classificação da FA (paroxística, persistente, permanente etc.) orientada pelos fatores de risco para tromboembolismo que o paciente possui. O escore CHADS identifica os pacientes de maior risco tromboembólico, ou seja, aqueles que indubitavelmente deveriam ser anticoagulados. O escore CHADS-VASc realiza um refinamento com a inclusão de novas variáveis de risco (descritas na Tabela 2), auxiliando a identificar os pacientes de baixo risco (CHADS-VASc = 0), para os quais a anticoagulação de longo prazo não está indicada. As opções de anticoagulação oral serão detalhadas nas próximas questões, bem como a avaliação de risco hemorrágico. Apenas com as informações citadas conseguimos excluir as alternativas *B*, *C* e *D*, que não indicam anticoagulação a longo prazo.

Tabela 2 Escores CHADS e CHADS-VASc e suas pontuações

Escore CHADS		Escore CHADS-VASc	
Fator de risco	Pontuação	Fator de risco	Pontuação
C = insuficiência cardíaca (*cardiac failure*)	1	C = insuficiência cardíaca (*cardiac failure*)*	1
H = hipertensão arterial	1	H = hipertensão arterial	1
A = idade ≥ 75 anos (*age*)	1	A = idade ≥ 75 anos (*age*)	2
D = *diabetes mellitus*	1	D = *diabetes mellitus*	1
S = AVC/AIT prévios (*stroke*)	2	S = AVC/AIT prévios (*stroke*)	2
		V = doença vascular: IAM prévio, doença vascular periférica, placa aórtica (*vascular disease*)	1
		A = idade 65-74 anos (*age*)	1
		Sc = sexo feminino (*sex category*)	1

AVC: acidente vascular cerebral; AIT: acidente isquêmico transitório; IAM: infarto agudo do miocárdio.
* Insuficiência cardíaca clínica (incluindo IC FE reduzida e IC FE preservada) ou presença de disfunção sistólica moderada a acentuada (mesmo assintomático) ou cardiomiopatia hipertrófica.

As diretrizes brasileiras, americanas e europeias são unânimes em contraindicar anticoagulação a longo prazo para CHADS-VASc = 0 e indicar para CHADS-VASc ≥ 2 no sexo masculino. A Sociedade Brasileira de Cardiologia (SBC) indica anticoagulação para CHADS-VASc ≥ 2, independentemente do sexo; para o sexo feminino, a ESC e a American Heart Association (AHA) recomendam anticoagulação para CHADS-VASc ≥ 3.

Para os pacientes com CHADS-VASc igual a 1 e FA não valvar, as diretrizes diferem em suas recomendações:

- SBC: pode ser utilizada anticoagulação com varfarina ou NOAC ou nenhuma anticoagulação.
- ESC e AHA (CHADS-VASc = 1 e sexo masculino ou = 2 em sexo feminino): pode ser utilizada anticoagulação com varfarina ou NOAC ou nenhuma anticoagulação, sendo contraindicado o AAS em monoterapia ou dupla antiagregação plaquetária independentemente do risco embólico motivado pela FA.

Em caso de contraindicação a drogas anticoagulantes e estas forem indicadas, a SBC recomendava a combinação de AAS e clopidogrel – combinação esta contraindicada nas diretrizes internacionais mais recentes.

Vale lembrar que existem outros critérios de estratificação de risco da FA, como ATRIA (*Anticoagulant and Risk Factors in Atrial Fibrillation*) e GARFIELD-AF (*Global Anticoagulant Registry in the Field-FA Fibrillation*), porém menos utilizados.

O risco absoluto de AVC é central para a recomendação de anticoagulação e pode ser caracterizado como baixo (< 1% ao ano), intermediário (1-2% ao ano) e alto (> 2% ao ano).

Em relação ao controle de ritmo na emergência, é fundamental o reconhecimento de sinais de insuficiência cardíaca ou disfunção ventricular (FE < 40%) para a escolha da medicação adequada. Para pacientes sem as doenças citadas, as drogas mais adequadas são betabloqueadores intravenosos (IV) ou bloqueadores de canais de cálcio não diidropiridínicos IV (como o diltiazem) com o objetivo de alcançar FC < 110 bpm; em uma segunda etapa, pode ser associado digitálico intravenoso. Para pacientes com fração de ejeção (FE) < 40%, a ESC recomenda a menor dose efetiva de betabloqueador IV ou amiodarona IV em caso de FE gravemente reduzida ou sinais de IC com o objetivo de alcançar FC < 110 bpm; em uma segunda etapa, pode ser associado digitálico IV. A frequência cardíaca alvo a longo prazo é controversa, pois estudos não mostraram diferença em eventos clínicos compostos para o controle leniente (FC alvo < 110 bpm) e controle estrito (FC < 80 bpm); logo, o primeiro é aceitável como estratégia inicial, a menos que o paciente apresente insuficiência cardíaca ou sintomas decorrentes da arritmia.

Por fim, devemos escolher entre manter apenas controle de frequência cardíaca com as drogas citadas ou realizar cardioversão (química ou elétrica). Para essa escolha, devem ser consideradas disponibilidade de recursos do serviço, experiência médica e escolha do paciente, levando em consideração que estudos demonstraram que, para a FA persistente, o controle de FC foi ao menos tão adequado quanto o controle de ritmo para o controle de sintomas, especialmente entre os mais idosos (para os quais não houve diferença estatística entre estas opções em relação à mortalidade e taxas de acidente vascular cerebral isquêmico).

Caso se decida pela cardioversão, pode-se seguir pela "via rápida" ou "via lenta". A via rápida consiste em realizar ecocardiograma transesofágico (ECO-TE) na urgência para descartar trombos em câmaras cardíacas esquerdas; caso ausentes, realizar dose inicial da anticoagulação escolhida, realizar cardioversão (química ou elétrica) seguida por anticoagulação por mais 4 semanas (caso paciente não tenha indicação de anticoagulação em definitivo). Caso se encontre trombos no exame ou por opção médica do paciente, seguiremos pela via lenta, que consistem em realizar anticoagulação parenteral inicial (ou NOAC) + anticoagulação oral efetiva por 3 semanas, repetir novo ECO-TE para afastar a persistência de trombos (conforme última diretriz da AHA), realizar cardioversão (química ou elétrica), seguida de anticoagulação por mais 4 semanas ou definitiva. Ressaltamos que, no caso da varfarina, é fundamental que todos os INR do período sejam 2,0-3,0; caso um dos controles seja < 2,0, deve-se reiniciar a contagem do tempo.

Entre as drogas que podem ser utilizadas para a cardioversão química disponíveis no Brasil, temos a propafenona e a amiodarona. Para pacientes sem cardiopatia estrutural ou coronariopatia, a propafenona pode ser usada em dose de 450-600 mg oral, precedida por dose de betabloqueador ou bloqueador de canal de cálcio não diidropiridínico 30 minutos antes, visando prevenir resposta ventricular rápida em caso de transformação da FA em *flutter* atrial de resposta rápida. Trata-se da estratégia "*pill in the pocket*", que pode ser reutilizada em recorrências extra-hospitalares para pacientes bem orientados.

A amiodarona é a opção para cardioversão em cardiopatias estruturais, coronariopatia, geralmente sendo utilizada dose de ataque de 150-300 mg em 10-30 minutos (dose máxima 2,2 g/24 horas), seguida de impregnação oral até completar dose acumulada de 6-10 g ao longo de 2-4 semanas.

3. Resposta: **C**

A paciente em questão apresenta CHADS = 5 e CHADS-VASc = 7 (vide escores na questão anterior), logo, elevado risco tromboembólico e indicação de anticoagulação. Porém, também apresenta elevado risco hemorrágico, analisado classicamente pelo escore HAS-BLED, como mostra a Tabela 3.

Pacientes com escore HAS-BLED ≥ 3 têm elevado risco hemorrágico, porém ele isoladamente não contraindica a anticoagulação. Este escore serve de alerta para o risco apresentado, inferindo-se aconselhamento do paciente, ajuste de medicações e escolha apropriada da melhor droga anticoagulante para cada caso.

Tabela 3 Escore HAS-BLED

Fator de risco	Pontuação
Hipertensão (PAS > 160 mmHg)	1
Anormalidade na função renal (Cr > 2,26 mg/dL, diálise ou transplante renal) ou hepática (bilirrubinas > 2x normal, transaminases > 3x normal, cirrose hepática)	1 para cada
AVC prévio (*stroke*)	1
Sangramento prévio (*bleeding*) ou predisposição a sangramento	1
INR lábil (*labile* INR): < 60% na faixa terapêutica em uso de antagonista de vitamina K	1
Idade > 65 anos (*elderly*)	1
Drogas predisponentes (AAS, clopidogrel, AINH) ou álcool (≥ 8 doses/semana)	1 para cada

AAS: ácido acetilsalicílico; AINH: anti-inflamatório não hormonal; AVC: acidente vascular cerebral; Cr: creatinina; INR: relação internacional normalizada; PAS: pressão arterial sistólica.

4. Resposta: **A**

No caso de fibrilação atrial ou qualquer outra taquiarritmia associada a sinais ou sintomas de instabilidade (hipotensão, insuficiência cardíaca, isquemia miocárdica) gerados por ela, quando descartadas outras causas secundárias, a prioridade é o controle imediato do ritmo com cardioversão elétrica sincronizada, independentemente do risco tromboembólico do paciente. Dose de ataque de medicações anticoagulantes parenterais são recomendadas, caso o paciente já não utilize anticoagulantes de forma habitual, porém sem atrasar o procedimento. Logo, a melhor alternativa é a *A*.

5. Resposta: **C**

As alternativas *A* e *B* estão corretas em suas associações. A varfarina inibe a gamacarboxilação dos fatores de coagulação dependentes de vitamina K (II, VII, IX, X). Observar que mais de 200 drogas interagem com a varfarina, sendo as citadas as associações mais conhecidas. Ressaltamos ainda que a ingestão alcoólica aguda diminui o metabolismo da varfarina, aumentando seu efeito, e que ocorre a clássica redução do efeito da varfarina por ingestão de alimentos ricos em vitamina K (vegetais, chá verde, fígado), cuja quantidade ingerida deve permanecer constante na alimentação do paciente.

Vale ressaltar que a nova diretriz da ESC estabelece a meta de tempo em INR terapêutico (TTR) ≥ 70%; caso o paciente mantenha-se abaixo desta meta, avaliar possibilidade de troca para NOAC (reforçando adesão à terapia) ou esforços para otimizar TTR (aconselhamento/avaliações laboratoriais mais frequentes).

6. Resposta: **C**

Novos anticoagulantes orais (NOAC) são alternativas eficazes e com menor risco de hemorragias intracranianas em relação à varfarina para FA não valvar, com as vantagens de menor tempo para alcançar nível sérico eficaz (e mais rápida depuração após sua suspensão), não necessidade de coleta periódica de coagulograma para ajuste de dose e ausência do amplo rol de interações alimentares e medicamentosas da varfarina. A diretriz da SBC os indica como opção à varfarina para FA não valvar (classe I, nível de evidência A), enquanto a ESC e a AHA dão preferência aos NOAC para os pacientes elegíveis (classe I, nível de evidência A). Estão contraindicados no caso de FA associada a estenose mitral clinicamente significativa ou prótese valvar mecânica.

A dabigatrana (Pradaxa®) foi validada pelo estudo RE-LY, que revelou superioridade da dose 150 mg 2x/d em relação à varfarina na prevenção de AVC e embolia sistêmica (sem diferenças nos desfechos de segurança) e não inferioridade na dose 110 mg 2x/d (com redução de 20% das taxas de sangramento).

A rivaroxabana (Xarelto®) foi analisada no estudo ROCKET-AF nas doses de 20 mg 1x/d e 15 mg 1x/d para doentes com disfunção renal (ClCr = 30-49 mL/min). Também foi não inferior à varfarina na prevenção de AVC e embolia sistêmica, com redução significativa de AVC hemorrágico e hemorragias intracranianas, sem impacto na mortalidade.

O estudo ARISTOTLE demonstrou que a apixabana (Eliquis®) foi superior à varfarina em relação à prevenção de AVC e embolia sistêmica, com redução significativa de sangramento maior (31%) e mortalidade por todas as causas (11%). A dose utilizada foi 5 mg 2x/d, ajustada para 2,5 mg 2x/d em pacientes com ao menos dois dos três fatores de risco para sangramento a seguir: idade > 80 anos, peso < 60 kg e creatinina ≥ 1,5 mg/dL.

A edoxabana (Lixiana®) foi estudada pelo ENGAGE-AF nas doses de 60 mg 1x/d e 30 mg 1x/d (para pacientes com peso < 60 kg, ClCr < 50 mg/dL ou uso de inibidores de glicoproteína P como verapamil). Apenas com a dose alta (60 mg/dia) houve redução de AVC isquêmico e hemorrágico.

Todos os estudos citados excluíram pacientes com insuficiência renal avançada (no caso da apixabana, creatinina sérica > 2,5 mg/dL ou ClCr < 25 mL/min; nos demais, ClCr < 30 mL/min); logo, são contraindicados pela diretriz da SBC para pacientes nessas condições. As novas diretrizes da ESC e da AHA admitem o uso com cautela de rivaroxabana, apixabana e edoxabana em dose reduzida para pacientes com ClCr = 15-29 mL/min. Na nova diretriz da AHA, o apixabana é admitido como opção à varfarina para pacientes com *clearance* de creatinina < 15 mL/min ou hemodiálise, assim como rivaroxabana 15 mg/dia (opção de anticoagulação apenas para FA, sendo contraindicado para outros casos e ressaltada a limitação de dados farmacocinéticos).

Como limitações ao seu amplo uso estão o custo elevado em relação à varfarina e receios pela não disponibilidade de antídotos específicos amplamente disponíveis. Conforme descrito na alternativa *D*, em caso de sangramentos clinicamentes significantes com NOAC, está indicada suspensão das próximas doses, carvão ativado até 2 horas da ingestão, hemodiálise (dabigatrana) e/ou complexo protrombínico. O idarucizumabe é um anticorpo monoclonal aprovado para reversão do efeito da dabigatrana, enquanto o andexanet alfa é indicado para reversão dos efeitos dos inibidores do fator Xa (rivaroxabana, apixabana e edoxabana) em caso de hemorragia não controlável ou ameaçadora à vida. Recentemente foi desenvolvido o ciraparantag, droga sintética que se liga aos inibidores diretos de fator Xa e os inibe, bem como a dabigatrana e heparina – tal droga encontra-se em fase investigacional e, caso se prove efetiva, irá prover potencialmente uma reversão de anticoagulação mais ampla que o idarucizumabe e andexanet alfa.

7. Resposta: **A**

O paciente apresenta elevado risco tromboembólico (CHADS = 3, CHADS-VASc = 4) e também elevado risco hemorrágico HAS-BLED = 4. Conforme discutido em questões anteriores, este último não contraindica a anticoagulação, porém alerta para a necessidade de maior atenção do médico do paciente em relação ao controle de causas reversíveis de risco hemorrágico (como hipertensão arterial sistêmica – HAS – não controlada), busca pela menor dose anticoagulante possível e consultas mais frequentes.

Os novos anticoagulantes estão contraindicados para pacientes com insuficiência renal classe V (com exceção do apixabana e rivaroxabana, admitidos pela AHA) como já discutido anteriormente.

8. Resposta: **D**

A questão trata dos principais efeitos colaterais associados às principais drogas antiarrítmicas utilizadas no Brasil e bastante cobrados em concursos. A alternativa que faz a correta associação é a *D*.

9. Resposta: **D**

Pacientes portadores de próteses mecânicas apresentam indicação de anticoagulação com varfarina (novos anticoagulantes são contraindicados nessa situação), assim como na presença de estenose mitral anatomicamente moderada a importante. Para esta última condição, a SBC admite a terapia com AAS 100 mg/d (IIb, nível de evidência B), não contemplada pela AHA nem pela SBC. Na presença de FA e valvopatias anatomicamente importantes, ressaltamos que não se aplica o escore de CHADS-VASc, pois essa avaliação subestima o risco de pacientes com escore ≤ 1, e, portanto, todos os pacientes devem ser anticoagulados.

Atenção para o INR terapêutico para a anticoagulação da FA nas diferentes valvopatias. Na ausência de FA, a relação internacional normatizada (INR) no tempo de protrombina alvo para prótese valvar mecânica mitral é 2,5 a 3,5, enquanto na posição aórtica é 2,0 a 3,0. Porém, na presença de FA e próteses valvares mecânicas, o INR alvo para ambos os casos é 2,5 a 3,5. Já na FA em portadores de valva nativa ou prótese biológica em anticoagulação com varfarina, segue-se a recomendação padrão de INR 2,0 a 3,0.

No caso de FA em outras valvopatias (incluindo estenose aórtica e insuficiência mitral/aórtica) ou com prótese biológica ou cirurgia de reparo valvar, varfarina segue com grau de recomendação I para as diretriz da SBC, enquanto NOAC (dabigatrana, rivaroxabana, apixabana e edoxabana) apresentam menor grau de recomendação e evidência na diretriz da SBC (para FA e valvopatias não mitrais com valva nativa, IIa para as SBC, nível de evidência C; para FA e prótese biológica, IIb, nível de evidência C pela SBC). As novas diretrizes da ESC e da AHA recomendam NOAC em preferência à varfarina (classe I, nível de evidência A) para todos os pacientes portadores de FA e elegíveis a anticoagulação oral, com exceção dos portadores de próteses valvares mecânicas e estenose mitral moderada a importante.

10. Resposta: **A**

A incidência de arritmias atriais após cirurgias cardíacas abertas varia de 20 a 50% dos casos. Fatores de risco incluem idade avançada, sexo masculino, uso de digoxina, insuficiência vascular periférica, doença pulmonar obstrutiva crônica (DPOC), cardiopatias valvares, aumento de átrio esquerdo, cirurgia cardíaca prévia, suspensão de betabloqueadores, pericardite, tônus simpático elevado no pós-operatório e taquiarritmias prévias no pré-operatório.

Geralmente, a FA pós-operatória é autolimitada; o ritmo sinusal se restaura em mais de 90% dos pacientes 6-8 semanas após a cirurgia. Porém, os pacientes que apresentam essa forma de arritmia apresentam maior mortalidade hospitalar em relação aos que não a desenvolvem (4,7% x 2,1%), além de maiores tempo de internação hospitalar e mortalidade a longo prazo.

Para prevenir a FA pós-operatória em pacientes submetidos a cirurgias cardíacas, estão indicados fármacos betabloqueadores – SBC e AHA: classe I, nível de evidência (NE) A; ESC: classe I, NE B. As diretrizes recomendam como segunda opção amiodarona para pacientes com elevado risco de desenvolver FA pós-operatória.

No caso de FA de alta resposta em pacientes assintomáticos e estáveis hemodinamicamente, a SBC e a AHA recomendam a utilização de drogas bloqueadoras do nó atrioventricular (betabloqueadores preferencialmente, bloqueadores de canais de cálcio não diidropiridínicos se os primeiros forem contraindicados) para controle de frequência cardíaca (classe I, NE B; para a ESC: classe IIa, NE B). Já a ESC recomenda a consideração de drogas antiarrítmicas para tentar manter o ritmo sinusal (classe IIa, NE C), também recomendada como segunda opção pela SBC e AHA (IIa, NE B). A cardioversão elétrica pode ser também utilizada, sendo classe I de recomendação pela ESC e AHA para pacientes instáveis hemodinamicamente e opção para os estáveis, devendo seguir as orientações ambulatoriais. A nova diretriz da AHA recomenda reavaliação ambulatorial do ritmo cardíaco em 30 a 60 dias após a cirurgia para os pacientes tratados com controle de frequência cardíaca (classe IIa, NE B), bem como considerar cardioversão eletiva caso FA persistente (classe IIa, NE C).

A anticoagulação também está indicada conforme o risco tromboembólico do paciente, sendo o momento de introdução após o início da arritmia ainda controverso e devendo-se observar o risco hemorrágico de pacientes em pós-operatório. Como regra, FA pós-operatória com duração maior que 48 horas em pacientes de risco alto devem receber anticoagulação assim que o risco hemorrágico for aceitável.

11. Resposta: **D**

Pacientes com FA e síndrome coronariana aguda com angioplastia recente são um desafio para a escolha da melhor combinação antitrombótica. Devem ser levados em conta três fatores:

- O tipo de *stent* (convencional ou farmacológico).
- O risco trombótico (CHADS-VASc).
- O risco hemorrágico.

Pacientes com síndrome coronariana aguda e angioplastia recente apresentam elevado risco de trombose de *stent*, com necessidade de dupla antiagregação plaquetária. Porém, essa combinação é inferior em relação à anticoagulação para a prevenção de fenômenos tromboembólicos não coronarianos. Logo, as diretrizes atuais da ESC e SBC recomendam, no geral, curto período de "tripla terapia" (tradicionalmente, ácido acetilsalicílico + clopidogrel + varfarina/NOAC), cujas particularidades explicitaremos adiante, seguida por período de dupla terapia (um antiagregante plaquetário associado a varfarina/NOAC) até 12 meses do evento e, a seguir, monoterapia com varfarina/NOAC; já a diretriz da AHA orienta avaliar o risco de trombose de *stent* e considerar dupla terapia preferencialmente (inibidor de P2Y12 + anticoagulante), e rápida descontinuação da aspirina caso optado por tripla terapia (1 a 4 semanas). O antiagregante plaquetário mais recomendado para a tripla combinação é o clopidogrel, uma vez que o prasugrel tem evidências de maior risco hemorrágico, enquanto o ticagrelor foi menos estudado nessas condições.

A nova diretriz da AHA de 2019 modificou suas recomendações ao incorporar dados dos estudos WOEST, PIONEER AF-PCI e RE-DUAL PCI. Orienta dupla terapia para pacientes com CHADS-VASc ≥ 2 com o objetivo de redução do risco hemorrágico, com mesmo nível de recomendação e evidência da tripla terapia (IIa B): inibidor P2Y12 (clopidogrel ou ticagrelor) associado a varfarina; clopidogrel associado a rivaroxabana 15 mg/dia; clopidogrel associado a dabigatrana 110 mg 2x/dia. A tripla terapia é admitida para pacientes com CHADS-VASc ≥ 2 (IIb B) com alto risco isquêmico, independentemente do tipo de stent, porém é recomendada transição mais precoce para dupla terapia com anticoagulante oral associado a inibidor P2Y12 (em 4 a 6 semanas).

A nova diretriz da ESC recomenda tripla terapia por até 1 semana, com cessação precoce do AAS e continuação de dupla terapia com anticoagulante oral e inibidor de P2Y12 (preferivelmente clopidogrel) por até 12 meses se o risco de trombose de *stent* é baixo e a preocupação acerca do risco hemorrágico prevalece, a despeito do tipo de *stent* utilizado – após 12 meses, indicada anticoagulação oral isolada. Caso o risco isquêmico prevaleça em relação ao risco hemorrágico, a tripla terapia pode ser estendida por até 1 mês.

Ressaltamos que é fundamental o uso de protetor gástrico durante o período de dupla ou tripla terapia.

O paciente em questão apresenta síndrome coronariana aguda (SCA) recente com angioplastia (*stent* convencional) e elevados riscos trombótico e hemorrágico, portanto, a melhor alternativa dentre as opções em questão é a *D*.

12. Resposta: **A**

O paciente em questão apresenta insuficiência cardíaca (IC) com fração de ejeção reduzida e novo diagnóstico de FA. Apresenta indicação inequívoca de anticoagulação (sexo masculino, CHADS e CHADS-VASc = 2), que pode ser realizada com varfarina ou novos anticoagulantes orais. Em relação à estratégia de controle de frequência cardíaca ou ritmo, observamos que o paciente ainda não se encontra com terapia medicamentosa otimizada para IC. A diretriz da AHA recomenda para os pacientes com IC, após controle de frequência cardíaca com betabloqueadores e/ou digoxina, avaliação de elegibilidade para ablação da FA (suspeita de taquicardiomiopatia secundária à FA, IC em estágio inicial, ausência de fibrose significativa, FA paroxística ou de início recente, pacientes jovens com poucas comorbidades), cardioversão (elétrica ou química) ou ablação do NAV + marca-passo em pacientes refratários (falha de controle de FC ou ritmo cardíaco).

A cardioversão imediata é indicada para pacientes hemodinamicamente instáveis. Para pacientes estáveis, o controle de ritmo pode ser necessário para pacientes sintomáticos apesar da otimização terapêutica da insuficiência cardíaca ou intolerantes às medicações recomendadas. Nesse caso, pode-se optar pela cardioversão elétrica (conforme discutido em questões anteriores), cardioversão química com amiodarona ou ablação da fibrilação atrial. Observar que propafenona e sotalol são contraindicados no caso de fração de ejeção reduzida.

A nova diretriz da AHA dá ênfase, também, às medidas não farmacológicas para modificação e prevenção dos fatores de risco associados à FA, que devem ser estimulados a todos os pacientes: manejo da obesidade/perda de peso, atividade física, cessação do tabagismo, moderação no consumo de álcool, tratamento da hipertensão e controle de outras comorbidades.

13. Resposta: **B**

Pacientes com doença arterial coronariana (DAC), porém sem cardiopatia estrutural, podem realizar controle de ritmo com sotalol via oral, sendo obrigatória após a introdução a monitorização hospitalar ou ambulatorial precoce em 7 dias do intervalo QT (conforme o serviço) por se tratar de uma droga que prolonga o potencial de ação, o que leva ao risco de *torsades de pointes*.

Propafenona está contraindicada na presença de cardiopatia estrutural ou DAC. Amiodarona é uma opção para controle de ritmo, porém, em virtude de sua ampla gama de efeitos colaterais, não é a primeira opção para o perfil da paciente em questão.

A digoxina não é uma droga antiarrítmica, sendo automaticamente excluída das opções.

14. Resposta: **B**

Trata-se de paciente com pré-excitação ventricular, com sintomas e documentação de taquicardia (síndrome de Wolf-Parkinson-White) e fibrilação atrial conduzida anterogradamente pela via acessória. Para esses pacientes, a administração intravenosa de betabloqueadores, digitálicos, bloqueadores de canais de cálcio e adenosina é contraindicada, pois pode facilitar a condução aos ventrículos pela via acessória, podendo ocasionar hipotensão arterial, baixo débito e fibrilação ventricular.

Está indicada a cardioversão elétrica imediata e programação de ablação por cateter da via acessória assim que for possível (especialmente em casos em que a via acessória tem período refratário curto – intervalo RR < 250 ms). A AHA também cita como opção terapêutica, para pacientes hemodinamicamente estáveis, procainamida intravenosa (IV) ou ibutilida IV e contraindica amiodarona IV para tais casos (citada como opção pela SBC, 2009).

15. Resposta: **A**

Pacientes com hipertireoidismo apresentam elevada prevalência de FA (5-15%), sendo esta mais frequente naqueles acima de 60 anos. O tratamento na emergência deve incluir controle de frequência cardíaca com betabloqueadores ou bloqueadores de canais de cálcio na contraindicação aos primeiros e anticoagulação. A SBC e a AHA recomendam anticoagulação para todos os pacientes em tireotoxicose, com reavaliação do ritmo e indicação de anticoagulação quando o eutireoidismo for estabelecido (classe I, NE B).

Deve-se evitar a cardioversão de pacientes em tireotoxicose, pois é usualmente ineficaz. Está indicado o tratamento do hipertireoidismo conforme recomendações específicas (PTU, metimazol, radio iodoterapia ou cirurgia).

16. Resposta: **D**

Atletas com FA não apresentam contraindicação automática a sua modalidade esportiva, desde que assintomáticos, sem cardiopatia estrutural, com resposta ventricular adequada ao esforço realizado (sem medicação ou com medicação para controle de frequência cardíaca, desde que esta seja permitida pela modalidade) e sem indicação de anticoagulação oral (esta contraindica esporte competitivo). Porém, em pacientes sintomáticos ou com FA recorrente, a melhor opção é a ablação da FA. Após o procedimento o paciente deve ser reavaliado em 3 meses: caso se mantenha assintomático, sem uso de medicações antiarrítmicas e com teste ergométrico sem recorrência da arritmia, podem ser liberados para qualquer modalidade esportiva.

17. Resposta: **B**

Gestantes com fibrilação atrial devem realizar controle de frequência cardíaca com betabloqueadores (categoria de segurança C; exceção: atenolol, categoria D – deve ser evitado), bloqueadores de canais de cálcio não diidropiridínicos (categoria C) ou digoxina (categoria C).

Cardioversão química é pouco estudada em gestantes, sendo a amiodarona contraindicada por graves efeitos adversos fetais (categoria D). A cardioversão elétrica está indicada em casos de instabilidade hemodinâmica ou taquiarritmias com falha terapêutica medicamentosa, com baixas taxas de efeitos adversos ao binômio maternofetal; deve ser realizada em centro com monitorização fetal e disponibilidade de cesárea de emergência. Deve ser realizada anticoagulação prévia durante 3 semanas e posterior por pelo menos 4 semanas da mesma forma que para pacientes não gestantes (observar restrições ao anticoagulante descritas a seguir).

Em relação à anticoagulação, conforme discutido em questão prévia, fibrilação atrial associada a estenose mitral apresenta indicação de anticoagulação independentemente do escore CHADS-VASc (este escore deve ser utilizado para gestantes não valvopatas para determinar a necessidade de anticoagulação segundo a ESC). Por conta do efeito teratogênico da varfarina, esta droga não deve ser utilizada no primeiro trimestre da gestação (a última diretriz da AHA aceita uma dose $\leq$ 5 mg/dia de varfarina no 1° trimestre), sendo indicadas heparinas (heparina não fracionada ou heparina de baixo peso molecular em doses anticoagulantes). A varfarina está indicada no segundo trimestre até 1-4 semanas antes do parto, quando deve ser novamente substituída por heparinas para evitar hemorragias periparto. Novos anticoagulantes estão contraindicados na gestação pela carência de dados a respeito de segurança e teratogenicidade.

18. Resposta: **C**

O paciente em questão apresenta a indicação clássica para ablação: sintomático, FA paroxística refratária ou intolerante a pelo menos uma droga anti-arrítmica das classes I ou III, quando a estratégia de controle de ritmo é desejada (SBC: classe I, nível de evidência – NE – A).

Outras indicações: FA persistente refratária em pacientes sintomáticos ou intolerantes a pelo menos uma das drogas citadas acima; FA paroxística sintomática recorrente como primeira terapia (antes de medicações antiarrítmicas) quando desejo do paciente; FA persistente de longa duração, sintomáticos, intolerantes a pelo menos uma das drogas citadas; como primeira opção em FA persistente. A última diretriz da AHA recomenda a ablação por cateter da FA para todas as indicações acima com o maior nível de evidência atualmente (classe I, NE A), assim como para o *flutter* atrial sintomático ou clinicamente significativo.

O objetivo principal da ablação da FA é o isolamento elétrico das veias pulmonares. Dentre as várias técnicas disponíveis, a ablação por radiofrequência (RF) convencional ponto a ponto, com auxílio de mapeamento eletroanatômico e/ou ecocardiografia intracardíaca, é a mais utilizada. A crioablação, que utiliza cateter balão para obter isolamento circunferencial das veias pulmonares, é uma técnica igualmente validada.

Estas abordagens usualmente são suficientes para casos paroxísticos; nas formas persistentes, especialmente as de longa duração, com átrios já remodelados, abordagens adicionais podem ser necessárias, incluindo a criação de lesões lineares, e a ablação de potenciais fragmentados complexos, de plexos ganglionares, de ninhos de FA identificados por análise espectral e, recentemente, de rotores.

O tipo da arritmia e o grau de remodelamento atrial no momento do procedimento são determinantes no sucesso da ablação: na FA paroxística e persistente com átrios normais (ou pouco remodelados), os resultados são excelentes, com sucesso de cerca de 70% sem uso de fármacos antiarrítmicos e 80-90% com associação dessas drogas. No entanto, os resultados ainda são desapontadores nas formas persistente de longa duração ou quando o átrio esquerdo for > 50 mm.

As complicações maiores da ablação ocorrem em cerca de 4,5% dos casos, incluindo tamponamento cardíaco (1,3-3,8%), fístula atrioesofágica (rara: 0,04%, porém de elevada letalidade), AVC e/ou acidente isquêmico transitório (AIT) (0,94%) e óbito (0,15%). Logo, recomenda-se que o procedimento seja realizado com profissionais e centros experientes.

Após o procedimento, todos os pacientes devem ser anticoagulados por 3 meses (a contraindicação à anticoagulação é critério de exclusão para realizar a ablação), sendo a anticoagulação suspensa após este período apenas para os pacientes de baixo risco tromboembólico. Ressalta-se que a ablação não é "curativa" – pode haver recorrências por reconexão das veias pulmonares ou progressão do substrato atrial – sendo necessário monitorar o paciente por períodos prolongados para assegurar o controle da arritmia.

19. Resposta: **C**

O paciente em questão apresenta a indicação clássica para ablação do nó atrioventricular (NAV): FA gerando terapias inapropriadas do CDI, em que outros métodos terapêuticos foram ineficazes ou não puderam ser usados para restauração e manutenção do ritmo sinusal ou controle da frequência ventricular (SBC: classe I, nível de evidência C). Indicações IIa incluem FA em pacientes portadores de ressincronizador, para otimização da ressincronização (nível de evidência B), e como estratégia de controle de frequência cardíaca quando a terapia medicamentosa é inadequada e o controle de ritmo não é possível. Esse procedimento é contraindicado para pacientes bem controlados clinicamente.

20. Resposta: **C**

Pacientes com cardiomiopatia hipertrófica apresentam elevada prevalência de FA (cerca de 25%), situação em que há alto risco tromboembólico independentemente dos fatores de risco tradicionais (CHADS-VASc). Assim, a anticoagulação oral para esses pacientes está indicada a despeito da pontuação obtida no escore citado. A varfarina costumava ser o anticoagulante de escolha para tais casos por conta de maior experiência clínica, ainda que não existam evidências de que os NOAC não possam ser utilizados nesta condição – a nova diretriz da ESC estabelece a preferência por NOAC na ausência de contraindicações absolutas (FA na presença de prótese valvar mecânica e estenose valvar mitral moderada a importante) e a diretriz da AHA considera os NOAC opções aceitáveis à varfarina no caso da cardiomiopatia hipertrófica. Além disso, podem ser adotadas estratégias de controle de frequência cardíaca ou controle de ritmo cardíaco, sendo esta última preferencial (opções: amiodarona; disopiramida associada a betabloqueadores ou bloqueadores de canais de cálcio não diidropiridínicos) ou ablação da FA nos casos refratários a drogas antiarrítmicas ou estas não são toleradas. Digoxina deve ser evitada por aumentar o gradiente da via de saída do ventrículo esquerdo.

Referências bibliográficas

1. Zimerman LI, Fenelon G, Martinelli Filho M, Grupi C, Atié J, Lorga Filho A, et al. Sociedade Brasileira de Cardiologia. Diretrizes brasileiras de fibrilação atrial. Arq Bras Cardiol. 2009;92(6 supl.1):1-39.
2. Magalhães LP, Figueiredo MJO, Cintra FD, Saad EB, Kuniyoshi RR, Teixeira RA, et al. II Diretrizes brasileiras de fibrilação atrial. Arq Bras Cardiol. 2016;106(4Supl.2):1-22.

3. Lorga Filho AM, Azmus AD, Soeiro AM, Quadros AS, Avezum Junior A, Marques AC, et al. Sociedade Brasileira de Cardiologia. Diretrizes brasileiras de antiagregantes plaquetários e anticoagulantes em cardiologia. Arq Bras Cardiol. 2013;101(3Supl.3):1-93.
4. January CT, Wann LS, Alpert JS, Calkins H, Cigarroa JE, Cleveland JC Jr, et al. 2014 AHA/ ACC/ HRS guideline for the management of patients with atrial fibrillation: a report of the American College of Cardiology/American Heart Association Task Force on Practice Guidelines and the Heart Rhythm Society. J Am Coll Cardiol. 2014;64:e1-76.
5. Heidenreich PA, Solis P, Estes NAM 3rd, Fonarow GC, Jurgens CY, Marine JE, et al. 2016 ACC/AHA clinical performance and quality measures for adults with atrial fibrillation or atrial flutter: a report of the American College of Cardiology/American Heart Association Task Force on Performance Measures. J Am Coll Cardiol. 2016;68:525-68.
6. January CT, Wann LS, Calkins H, Chen LY, Cigarroa JE, Cleveland JC Jr, et al. 2019 AHA/ ACC/HRS focused update for 2014 AHA/ACC/ HRS guideline for the management of patients with atrial fibrillation: a report of the American College of Cardiology/American Heart Association Task Force on Practice Guidelines and the Heart Rhythm Society. Circulation. 2019; 139.
7. Kirchhof P, Benussi S, Kotecha D, Ahlsson A, Atar D, Casadei B, et al. 2016 ESC Guidelines for the management of atrial fibrillation developed in collaboration with EACTS. Eur Heart J. 2016;37:2893-962.
8. Hindricks G, Potpara T, Dagres N, Arbelo E, Bax JJ, Blomstrom-Lundqvist C, et al. 2020 ESC Guidelines for the diagnosis and management of atrial fibrillation developed in collaboration with the European Association of Cardio-Thoracic Surgery (EACTS). Eur Heart J. 2021;42(5):373-498.
9. Joglar JA, Chung MK, Armbruster AL, Benjamin EJ, Chyou JY, Cronin EM, et al. 2023 ACC/ AHA/ACCP/HRS guideline for the diagnosis and management of atrial fibrillation: a report of the American College of Cardiology/American Heart Association Joint Committee on Clinical Practice Guidelines. Circulation. 2024;149(1):e1-e156.

Capítulo 14

Endocardite infecciosa

Questões

1. Paciente de 29 anos, masculino, previamente hígido, procura pronto atendimento com queixa de febre diária há 21 dias, associada a dispneia, edema de membros inferiores e cansaço. No exame físico é identificado sopro regurgitativo 3+/6+ em foco mitral. Em relação à solicitação de ecocardiograma transesofágico (ECO TE) nesse paciente, assinale a alternativa correta:
   a) Só deve ser solicitado caso o ecocardiograma transtorácico (ECO TT) não confirme a suspeita de endocardite infecciosa (EI).
   b) Deve ser solicitado como o primeiro exame de imagem para investigação diagnóstica.
   c) Deve ser solicitado mesmo que o ECO TT confirme achados de EI para descartar complicações relacionadas ao processo infeccioso.
   d) Nunca deve ser solicitado.

2. Acerca da solicitação de exames laboratoriais para investigação de EI, como dosagem de complemento, velocidade de hemossedimentação (VHS), proteína C-reativa (PCR), bilirrubinas, plaquetas, creatinina, assinale a alternativa correta:
   a) Devem ser solicitados para todos os pacientes pois fazem parte do critério diagnóstico de endocardite.
   b) Nunca devem ser solicitados pois não confirmam nem excluem o diagnóstico de endocardite.

c) Devem ser solicitados rotineiramente pois apesar de não terem efeito diagnóstico de endocardite podem ser utilizados em escores prognósticos, além de auxiliarem na identificação de possíveis disfunções orgânicas.
d) Nunca devem ser solicitados pois não fornecem informações diagnósticas e prognósticas.

3. Paciente de 80 anos, com antecedente de *diabetes mellitus*, hipertensão arterial sistêmica, dislipidemia e com quadro clínico de perda ponderal há 6 meses, associada a hematoquezia e afilamento de fezes, procura pronto-socorro por quadro de febre há 2 semanas associado a dor abdominal. Em investigação diagnóstica foi identificada nova regurgitação valvar, associada a vegetação em válvula mitral. Qual o agente etiológico mais provável da endocardite do paciente?
   a) *Staphylococcus aureus.*
   b) *Streptococcus viridans.*
   c) *Bartonella* sp.
   d) *Streptococcus gallolyticus.*

4. Paciente de 79 anos, masculino, com antecedente de troca valvar aórtica cirúrgica há 5 meses por estenose aórtica sintomática (com implante de prótese biológica), procura pronto atendimento com febre há 3 semanas (39°C), sem foco infeccioso identificável por anamnese e exame físico. O ECO TT não visualizou alterações sugestivas de endocardite infecciosa, assim como o ECO TE. Hemocultura (HMC) com identificação de *Staphylococcus aureus* sensível a oxacilina em dois frascos de hemoculturas, PCR e VHS marcadamente elevados. Assinale a alternativa que contém a melhor forma de prosseguir a investigação/conduta deste caso:
   a) Deve-se tratar empiricamente como uma possível infecção de pele (celulite) com oxacilina endovenosa por 7 dias.
   b) Solicitar tomografia computadorizada por emissão de pósitrons (PET-CT) com glicose marcada (^{18}F-FDG) para avaliar captação próxima à bioprótese.
   c) Deve-se considerar excluída a possibilidade de EI e investigar outro sítio para a infecção.
   d) Considerar contaminação da HMC, suspender antibiótico e dar alta com reavaliação clínica ambulatorial precoce.

5. Acerca do tempo total para prescrição de antibiótico em pacientes com EI, assinale a alternativa que descreve corretamente os princípios gerais da antibioticoterapia:
   a) Todos os pacientes devem receber antibiótico endovenoso por 6 semanas.
   b) Deve-se optar preferencialmente por antibióticos com ação bacteriostática.
   c) Para endocardites de prótese deve-se sempre associar rifampicina, independentemente do agente infeccioso.
   d) O tempo de duração depende do agente infeccioso, da valva nativa ou da prótese e do perfil de sensibilidade aos antibióticos de cada microrganismo.

6. Paciente internado por EI de valva nativa mitral, sendo isolado *S. bovis* em três frascos de hemocultura. O paciente evoluiu com insuficiência mitral importante e houve necessidade de troca valvar na internação. A equipe de infectologia recomendou a utilização de ceftriaxone por 4 semanas. Qual é o marco de tempo zero para começar a contagem das 4 semanas do antibiótico?
   a) Primeira dose de ceftriaxone.
   b) Primeiro dia com hemocultura negativa, se a cultura da válvula nativa (retirada na cirurgia) for negativa.
   c) Primeiro dia com hemocultura negativa, independentemente da cultura da válvula nativa (retirada na cirurgia).
   d) Data da cirurgia.

7. Paciente de 70 anos, masculino, em tratamento na enfermaria de clínica de uma EI de valva aórtica, isolado *S. gallolyticus* em três frascos de hemocultura. No 5° dia de antibiótico apresenta aumento do intervalo PR no eletrocardiograma (duração de 210 ms), permanecendo sem sintomas, sem alteração de exame físico e hemodinamicamente estável. Qual a melhor conduta neste momento?
   a) Trocar antibiótico, encaminhar para leito de telemetria.
   b) Solicitar novo ecocardiograma.
   c) Solicitar PET-CT.
   d) Indicar troca valvar cirúrgica de emergência.

8. Paciente de 35 anos, previamente hígida, iniciou quadro de febre, calafrios diários há 6 semanas. Quatro semanas após início da febre começou a quei-

xar-se de cansaço para as suas atividades habituais, associado a dispneia paroxística noturna e ortopneia. Internada na enfermaria para investigação do quadro com sete pares de hemoculturas negativos. No ECO TT foi identificada vegetação de 6 mm em valva mitral, associada a insuficiência mitral importante. Após anamnese detalhada, a paciente relatou que comprou um gato há 3 meses. Qual exame deve ser solicitado nesse momento?

a) Cultura com protocolo para identificar crescimento fúngico.
b) Sorologia para *Coxiella burnetii.*
c) Sorologia para *Bartonella* spp.
d) PCR para *S. bovis* em hemocultura.

9. Paciente com diagnóstico de endocardite infecciosa de valva mitral com indicação de abordagem cirúrgica por sinais de infecção não controlada (abscesso paravalvar) apresenta acidente vascular encefálico com hemiparesia desproporcionada à direita, sem alteração do nível de consciência. Foi realizada tomografia computadorizada (TC) de crânio, que descartou sangramento intracraniano. Quanto tempo deve se esperar para a realização da abordagem cirúrgica valvar vista a complicação neurológica?
   a) 4 semanas.
   b) 7 dias.
   c) 3 meses.
   d) A cirurgia não deve ser adiada pela complicação neurológica.

10. Qual dos pacientes abaixo com diagnóstico de EI tem indicação de abordagem cirúrgica para controle da infecção?
   a) 68 anos, infecção de prótese mecânica aórtica por estafilococos coagulase-negativos.
   b) 40 anos, infecção de valva nativa mitral por *S. viridans*.
   c) 33 anos, infecção de valva tricúspide por *C. albicans*.
   d) 41 anos, infecção de valva mitral por *C. burnetii*.

11. Sabe-se que a intervenção cirúrgica precoce pode evitar a embolização de vegetações para sistema nervoso central, baço, fígado, rins, membros inferiores. Assinale a alternativa que contém a melhor conduta para prevenção de evento embólico em pacientes com EI:
   a) Intervenção cirúrgica para todos os pacientes em vegetação > 10 mm.
   b) Intervenção cirúrgica para todos os pacientes com vegetação > 10 mm e *S. aureus* em hemocultura.

c) Antibiótico adequado e precoce.
d) Introdução de aspirina para todos os pacientes com vegetações > 5 mm, salvo contraindicações absolutas.

12. Paciente com EI de valva aórtica em uso de antibiótico há 6 dias guiado por hemocultura apresenta dispneia súbita na enfermaria, secundária a edema agudo de pulmão não hipertensivo, instabilidade hemodinâmica. Solicitado ECO TT de emergência que identifica insuficiência aórtica aguda importante. A despeito do suporte inicial, o paciente permanece hipotenso, com lactato venoso elevado, oligúria e com necessidade de drogas vasoativas e de ventilação mecânica e FiO_2 de 100% para manter relação PaO_2/FiO_2 de 100. Qual a melhor conduta nesse momento?
a) Intervenção cirúrgica de emergência.
b) Passagem de balão intra-aórtico.
c) Iniciar furosemida em bomba de infusão contínua.
d) Oxigenação por membrana extracorpórea (ECMO) venovenosa.

13. Paciente de 34 anos, masculino, com insuficiência aórtica importante, de etiologia reumática, assintomático, em acompanhamento ambulatorial, sem indicação de intervenção cirúrgica no momento. Realizará implante de aparelho ortodôntico em toda arcada dentária superior e inferior. Acerca da melhor conduta para prevenção de endocardite infecciosa frente ao procedimento proposto, assinale a alternativa correta:
a) Administrar amoxicilina 2 g, via oral, 30 a 60 minutos antes do procedimento.
b) Administrar penicilina benzatina 1.200.000 UI, intramuscular, 7 dias antes do procedimento.
c) Não há necessidade de profilaxia de endocardite bacteriana para este paciente.
d) Azitromicina 500 mg, via oral, 30 a 60 minutos antes do procedimento.

14. Paciente de 20 anos, feminino, com estenose mitral moderada de etiologia reumática em acompanhamento clínico e ecocardiográfico, será submetida a extração dentária, sem episódios prévios de endocardite. Qual a melhor conduta para prevenção de endocardite infecciosa?
a) Bochechar antisséptico alcoólico antes e após procedimento.
b) Não há indicação de profilaxia antibiótica.

c) Uso de antibiótico oral 30-60 minutos antes do procedimento.
d) Bochechar cloredixine antes e após o procedimento.

15. Para pacientes com indicação de profilaxia antibiótica antes de procedimento dentário, qual o antibiótico e a dose recomendada como primeira opção?
a) Amoxicilina 500 mg, via oral, 8/8h no dia do procedimento.
b) Azitromicina 500 mg, via oral, 30-60 minutos antes do procedimento.
c) Clindamicina 600 mg, via oral, 30-60 minutos antes do procedimento.
d) Amoxicina 2 g, via oral, 30-60 minutos antes do procedimento.

Respostas comentadas

1. Resposta: **C**

   Tanto a diretriz da European Society of Cardiology (ESC) como a da American Heart Association (AHA) recomendam o uso do ECO TE após confirmação diagnóstica de EI para descartar complicações locais (fístula, abscesso). A diretriz europeia recomenda que o ECO TE seja feito em todos os pacientes (a única exceção são aqueles com EI isolada de valvas nativas à direita em que o ECO TT foi de boa qualidade), enquanto a diretriz americana recomenda a utilização do ECO TE de maneira algo mais restritiva. Esta recomenda o ECO TE quando o ECO TT não fornece o diagnóstico, quando há suspeita ou diagnóstico de complicações (para melhor avaliação), quando há dispositivos eletrônicos com eletrodos implantados, alto risco de complicações, mudança no quadro clínico de um paciente com EI e infecção por estafilococo/estreptococo/fungos. Ela também sugere o uso em pacientes com febre persistente e prótese valvar. Pacientes que serão submetidos à cirurgia valvar também devem ter ECO TE. A ampliação da utilização do ECO TE, deve-se à baixa sensibilidade do ECO TT (aproximadamente 50%) quando comparado ao ECO TE (90%) para detecção de complicações locais (principalmente abscessos pequenos na fase inicial de doença).

2. Resposta: **C**

   A solicitação de exames laboratoriais na suspeita de EI é fundamental. Apesar de não fazerem parte dos critérios de Duke modificado (diretriz da AHA), nem dos critérios modificados da ESC, com exceção do fator reumatoide, servem para auxiliar o diagnóstico, aumentar a suspeição da EI (como por exemplo: paciente com valvopatia, apresentando febre e elevação de provas inflamatórias sem foco infeccioso definido) e fornecer informações prognósticas (escores de risco cirúrgico e/ou escores de gravidade como *Sequential Organ Failure Assessment* – SOFA).

3. Resposta: **D**

   Trata-se de um paciente com quadro clínico sugestivo de neoplasia intestinal (perda de peso, afilamento de fezes). Sabemos que existe uma forte associação entre adenoma e carcinoma colônico com EI causada pelo *S. gallolyticus* (ou *S. bovis* biotipo I) , não se sabe no entanto se a EI é mera consequência da lesão intestinal ou se pode funcionar como desencadeante de lesão cancerígena.

4. Resposta: B

Tabela 1 Critérios diagnósticos de endocardite infecciosa – Duke modificado e European Society of Cardiology (ESC)

	Duke modificado	Critério da ESC (2023)
Critérios maiores	1. HMC positiva para EI – Microrganismo típico[a] em dois frascos separados – Microrganismo compatível com EI persistentemente positivo em HMC[b] – 1 HMC positiva para *Coxiella burnetii* ou IgG + com título ≥ 1:800 2. ECO positivo[c] para EI	1. HMC positiva para EI – Microrganismo típico[a] em dois frascos separados – Microrganismo compatível com EI persistentemente positivo em HMC[b] – 1 HMC positiva para *Coxiella burnetii* ou IgG + com título ≥ 1:800 2. Imagem positiva para EI – ECO positivo[c] – PET-CT ou SPECT-CT – Tomografia cardíaca
Critérios menores	1. Fator predisponente, usuário de drogas endovenosas, condição cardíaca predisponente 2. Febre > 38°C 3. Fenômenos vasculares (embolia arterial, infarto pulmonar, aneurisma micótico, hemorragia intracraniana ou conjuntival, lesões de Janeway)	1. Fator predisponente (ex: cardiopatia de moderado a alto risco ou usuário de drogas injetáveis) 2. Febre > 38°C 3. Fenômenos vasculares embólicos (eventos embólicos silenciosos detectados por imagem, embolia arterial, infarto pulmonar, aneurisma micótico, hemorragia intracraniana ou conjuntival, lesões de Janeway)
Critérios menores	4. Fenômenos Imunológicos: glomerulonefrite, nódulos de Osler, manchas de Roth, fator reumatoide positivo 5. Evidência microbiológica que não preenche critério maior	4. Fenômenos Imunológicos: glomerulonefrite, nódulos de Osler, manchas de Roth, fator reumatoide positivo 5. Evidência microbiológica que não preenche critério maior. Sorologia sugestiva de infecção ativa por um microrganismo compatível com EI

a: *Streptococcus viridans*, *Streptococcus gallolyticus*, grupo HACEK, *Staphylococcus aureus* ou enterococo adquirido na comunidade sem foco primário.
b: duas amostras separadas por > 12h ou >50% de pelo menos 4 amostras coletadas em um intervalo de pelo menos 1h entre a primeira e a última amostra.
c: massa intracardíaca vegetante na válvula ou estruturas de suporte, no fluxo de jatos regurgitantes, abscesso, deiscência de prótese ou regurgitação valvar nova.
ECO: ecocardiograma; EI: endocardite infecciosa; HMC: hemocultura; PET-CT: tomografia computadorizada por emissão de pósitrons; TC: tomografia computadorizada.
Critério clínico: 2 maiores; ou 1 maior e 3 menores; ou 5 menores.
EI possível: 1 maior e 1 menor; ou 3 menores.

Trata-se de um paciente com quadro de EI possível pelo critério de Duke modificado (1 critério maior [hemocultura] e 2 critérios menores [febre e fator predisponente]) (Tabela 1), com implante de prótese valvar no último ano. A última diretriz da ESC recomenda para estes pacientes a tomografia computadorizada por emissão de pósitrons (PET-CT) por ter boa acurácia para o diagnóstico de endocardite infecciosa, por meio da identificação de processo inflamatório intenso focal ou heterogêneo na prótese valvar. A AHA não incorpora a PET-CT como critério diagnóstico para endocardite infecciosa em sua última diretriz.

5. Resposta: **D**

O tempo de antibioticoterapia é diferente para EI de valva nativa ou de prótese valvar; a recomendação geral é de 2-6 semanas para valva nativa e ao menos 6 semanas para endocardite de prótese valvar. Deve-se levar em conta também as características de cada agente infeccioso (para EI não complicadas causadas por *S. bovis ou S. pneumoniae*, pode-se encurtar o tempo de antibiótico para 2 semanas, enquanto para *C. burnetii* deve-se prescrever antibióticos por no mínimo 18 meses). Por isso é fundamental solicitar a avaliação de um infectologista no momento do diagnóstico e isolamento do agente infeccioso para escolher a melhor decisão de qual antibiótico prescrever, necessidade de associação, tempo de duração e via. A opção sempre é por agentes bactericidas, que aumentam a taxa de erradicação do agente infeccioso e reduzem o risco de recorrência. Tanto a diretriz da ESC como a da AHA são concordantes quanto a essa recomendação

6. Resposta: **B**

As diretrizes da ESC e da AHA concordam que a data para iniciar a "contagem" do tempo de antibiótico é a data da primeira hemocultura negativa (em pacientes com alguma hemocultura positiva), e que para pacientes que necessitam de troca valvar cirúrgica não há necessidade de zerar o tempo do antibiótico pela cirurgia em si – deve-se aguardar o resultado da cultura do material retirado na cirurgia e considerar um novo curso de antibiótico apenas se houver crescimento de agente infeccioso.

7. Resposta: **B**

As diretrizes da ESC e da AHA são bem incisivas quanto a recomendação para repetir ECO TT e/ou ECO TE em caso de suspeita de nova complicação de endocardite infecciosa (grau de recomendação IB). Neste caso, o aumento do intervalo PR, com consequente bloqueio atrioventricular (AV) de primeiro grau (PR maior que 200 ms), sugere complicação da endocardite de valva aórtica, com extensão do processo infeccioso para a região perianular da valva – o nó AV é muito próximo ao ânulo da valva aórtica. O bloqueio AV de primeiro grau é o defeito de condução mais comum com o envolvimento da região paravalvar aórtica na endocardite infecciosa, mas bloqueios AV avançados também podem ocorrer de acordo com a extensão do acometimento infeccioso no sistema de condução.

8. Resposta: **C**

Temos aqui um caso de endocardite com hemoculturas negativas. Provavelmente a principal causa para este cenário é o uso de antibióticos previamente às culturas, o que diminui sua sensibilidade. No entanto, existem outras possibilidades, como fungos e bactérias fastidiosas (bactérias que não costumam crescer com os meios de cultura habituais), além de endocardite não infecciosa.

As diretrizes recomendam uma avaliação detalhada para fatores de risco epidemiológicos do paciente para investigação dessas causas. O método diagnóstico vai depender da etiologia buscada, mas em geral envolve sorologias, meios de cultura específicos e/ou PCR (*polymerase chain reaction*) do sangue ou tecido.

A diretriz da ESC sugere que em pacientes com endocardite com hemoculturas negativas considere-se sorologias para *Coxiella burnetii*, *Bartonella* spp., *Aspergillus* spp., *Legionella pneumophila*, *Brucella* spp. e *Mycoplasma pneumoniae*, além de indicativos para endocardite não infecciosa (fator reumatoide, avaliação de anticorpos antifosfolípides, etc.) Em pacientes submetidos à cirurgia o material deve ser enviado para pesquisa de microrganismos e avaliação histopatológica.

Neste caso, com a exposição a gato doméstico deve-se obrigatoriamente complementar a investigação com sorologia para *Bartonella sp*. Outros agentes a serem considerados neste contexto são *Brucella* e *Coxiella*, principalmente se história compatível com exposição a animais de fazenda e leite não pasteurizado.

A diretriz da AHA apresenta possíveis agentes envolvidos a depender da epidemiologia (Tabela 2).

Tabela 2

Exposição	Microrganismo
Gato/cachorro	*Bartonella, Pasteurella*
Leite não pasteurizado/ animais de fazenda	*Brucella* *Coxiella burnetii*
Dispositivos invasivos	Fungos
Transplantados de órgãos sólidos	*Aspergillus fumigatus, Candida* sp

9. Resposta: **D**

As complicações neurológicas ocorrem em 15-30% dos pacientes com EI, usualmente por embolização de vegetações. O risco da realização da cirurgia cardíaca após insulto isquêmico aumenta, visto que durante a heparinização realizada para a circulação extracorpórea (CEC) aumenta-se o risco de complicações hemorrágicas. Existem poucas evidências sobre o momento ideal da intervenção em um paciente com endocardite infecciosa com indicação de abordagem cirúrgica de urgência. Em pacientes com AVC isquêmico, a tendência geral é não atrasar a cirurgia, caso esta seja indicada. No caso de AVC hemorrágico, avaliações adicionais devem ser realizadas.

A diretriz de 2023 da ESC sugere que em pacientes com EI e AVC isquêmico seja avaliado o *status* neurológico e a capacidade de recuperação da qualidade de vida. Caso estime-se que a recuperação seja possível, avalia-se então se há indicação cirúrgica de emergência/urgência (choque, infecção não controlada, IC, alto risco de embolização). Se houver indicação cirúrgica por algum destes motivos, sugere que proceda-se à cirurgia.

Nos casos de AVC hemorrágico, a tendência geral é aguardar 4 semanas após o evento. A diretriz de 2023 da ESC traz um fluxograma que sugere avaliar se há sinais clínicos e radiológicos que favorecem cirurgia de urgência, nos casos em que esta é indicada (volume de sangramento < 30 mL ou NIHSS < 12). Se estes sinais forem favoráveis é possível considerar seguir com a cirurgia. Caso contrário, tentar adiar a cirurgia para 4 semanas.

Evidentemente, a decisão de operar um paciente com complicações neurológicas é complexa e deve ser sempre discutida em *Heart Team* e com auxílio da equipe de neurologia.

10. Resposta: **C**

As indicações cirúrgicas em paciente com EI podem ser divididas didaticamente em três grupos:

- Insuficiência cardíaca causada pela EI.
- Infecção não controlada.
- Prevenção de evento embólico.

A indicação de infecção não controlada é subdivida em: infecção localmente não controlada (fístula, abscesso, vegetação em crescimento, aneurisma), sepse, hemoculturas persistentemente positivas a despeito de antibiótico adequado e controle de focos a distância e infecção causada por fungos ou agentes multirresistentes. No entanto, a classe de recomendação, o nível de evidência e o melhor momento de abordagem de acordo com cada uma das indicações variam entre as diretrizes. A Tabela 3 compara as principais indicações e recomendações das diretrizes da ESC e da AHA. Especificamente em relação aos agentes que indicam cirurgia, a AHA cita no texto que em infecções de prótese por *S. aureus* a cirurgia tem um papel importante, mas não dá recomendações expressas. A ESC dá um grau de recomendação IIa para infecções de prótese por *S. aureus* ou Gram-negativos não-HACEK. No que tange o critério de hemocultura persistente, a recomendação geral é para pacientes com hemocultura persistente após 5 a 7 dias de antibiótico apropriado. Por fim, a diretriz da ESC caracteriza "sepse persistente após antibioticoterapia apropriada e controle adequado de focos metastáticos" como infecção não controlada, entrando no mesmo grau de indicação de hemoculturas persistentemente positivas.

Tabela 3 Recomendações de tratamento cirúrgico de endocardite infecciosa

		Diretriz europeia (ESC)	Diretriz americana (AHA)
Infecção localmente não controlada	Classe de recomendação	I	I
	Nível de evidência	B	B
	Momento de intervenção	Urgência	Precoce
Infecção fúngica ou agente multirresistente	Classe de recomendação	I	I
	Nível de evidência	C	B
	Momento de intervenção	Urgência/eletiva	Precoce
HMC persistentemente positiva	Classe de recomendação	IIa	I
	Nível de evidência	B	B
	Momento de intervenção	Urgência	Precoce
Prótese valvar e *S. aureus* ou Gram-negativo (não-HACEK)	Classe de recomendação	IIa	–
	Nível de evidência	C	–
	Momento de intervenção	Urgência	–
Gram-negativos não-HACEK, especialmente *Pseudomonas*	Classe de recomendação	–	IIb
	Nível de evidência	–	B
	Momento de intervenção	–	–

AHA: American Heart Association; ESC: European Society of Cardiology; HMC: hemocultura; urgência: em alguns dias, em geral < 7 dias; precoce: em 48 horas.

11. Resposta: **C**

A predição do risco embólico depende de uma série de fatores como tamanho e mobilidade das vegetações, presença de embolia prévia, EI multivalvular e o agente infeccioso. A melhor medida para redução do evento embólico é a instituição de antibiótico adequado – a maior parte dos eventos embólicos ocorre nas primeiras 2 semanas do uso do antibiótico, principalmente nos primeiros dias com declínio rápido após (por este motivo, a indicação de cirurgia para prevenção de evento embólico tem maior benefício nas duas primeiras semanas de uso de antibiótico). A adição de antiplaquetários não diminuiu a incidência de evento embólico em um ensaio clínico randomizado. Portanto, a indicação de cirurgia para prevenção de evento embólico deve levar em conta:

- Presença de evento embólico prévio.
- Outras complicações da EI.
- Tamanho e mobilidade da vegetação.
- Duração da antibioticoterapia.

A Tabela 4 resume as principais indicações e recomendações da diretriz da AHA em relação ao tratamento cirúrgico na prevenção de eventos embólicos.

Tabela 4 Indicações e recomendações de tratamento cirúrgico de endocardite infecciosa como prevenção de eventos embólicos – AHA

EI aórtica/mitral com embolia recorrente e vegetações persistentes a despeito de ATB apropriado	Classe de recomendação	IIa
	Nível de evidência	B
	Momento de intervenção	Precoce
EI aórtica/mitral com regurgitação importante e vegetação móvel e grande (> 10 mm)	Classe de recomendação	IIa
	Nível de evidência	B
	Momento de intervenção	Precoce
EI aórtica/mitral com vegetação móvel e grande (> 10 mm) e outras indicações relativas de cirurgia ou em prótese valvar	Classe de recomendação	IIb
	Nível de evidência	C
	Momento de intervenção	Precoce

AHA: American Heart Association; ATB: antibiótico; EI: endocardite infecciosa; precoce: em 48 horas.

A Tabela 5 resume as principais indicações e recomendações da diretriz da ESC em relação ao tratamento cirúrgico para prevenção de eventos embólicos.

Tabela 5 Indicações e recomendações de tratamento cirúrgico de endocardite infecciosa como prevenção de eventos embólicos – ESC

EI aórtica/mitral com vegetação persistentemente ≥ 10 mm e um ou mais evento embólico em uso de ATB	Classe de recomendação	I
	Nível de evidência	B
	Momento de intervenção	Urgência
EI aórtica/mitral com vegetação ≥ 10 mm e outras indicações de cirurgia	Classe de recomendação	I
	Nível de evidência	C
	Momento de intervenção	Urgência
EI aórtica/mitral com vegetação ≥ 10 mm, sem outras indicações, e baixo risco cirúrgico	Classe de recomendação	IIb
	Nível de evidência	B
	Momento de intervenção	Urgência

ATB: antibiótico; EI: endocardite infecciosa; ESC: European Society of Cardiology; urgência: em 3 a 5 dias.

12. Resposta: **A**

Trata-se de um paciente com endocardite infecciosa apresentando insuficiência cardíaca aguda (edema agudo de pulmão) secundária à disfunção valvar – insuficiência aórtica importante, refratária às medidas iniciais. A diretriz da ESC e da AHA recomendam cirurgia nesses casos. Habitualmente esta é uma indicação de cirurgia de emergência. A passagem de balão intra-aórtico é contraindicada em pacientes com insuficiência aórtica moderada/grave. O uso de furosemida em bomba de infusão contínua auxiliaria no controle de volemia, mas não serviria como solução definitiva, e a passagem de oxigenação por membrana extracorpórea (ECMO) venovenosa melhoraria a oxigenação e oferta de oxigênio para os tecidos, mas não auxiliaria no choque cardiogênico.

A Tabela 6 resume as principais indicações e recomendações da diretriz da AHA em relação ao tratamento cirúrgico para pacientes que se manifestam com IC/disfunção valvar.

Tabela 6 Indicações e recomendações de tratamento cirúrgico de endocardite infecciosa para pacientes que se manifestam com IC/disfunção valvar – AHA

Disfunção valvar levando a insuficiência cardíaca	Classe de recomendação	I
	Nível de evidência	B
	Momento de intervenção	Precoce

AHA: American Heart Association; precoce: em 48 horas.

A Tabela 7 resume as principais indicações e recomendações da diretriz da ESC em relação ao tratamento cirúrgico para pacientes que se manifestam com IC/disfunção valvar.

Tabela 7 Indicações e recomendações de tratamento cirúrgico de endocardite infecciosa para pacientes que se manifestam com IC/disfunção valvar – ESC

Disfunção valvar ou fístula causando congestão pulmonar refratária ou choque cardiogênico	Classe de recomendação	I
	Nível de evidência	B
	Momento de intervenção	Emergência
Disfunção valvar levando a insuficiência cardíaca ou sinais ecocardiográficos de baixa tolerância hemodinâmica	Classe de recomendação	I
	Nível de evidência	B
	Momento de intervenção	Urgência

ESC: European Society of Cardiology; urgência: em 3 a 5 dias.

13. Resposta: **C**

A profilaxia antibiótica é indicada em pacientes de risco que serão submetidos a procedimentos dentários específicos, como extrações dentárias, cirurgias bucais ou procedimentos que necessitem de manipulação da gengiva ou região periapical dos dentes.

Neste caso, por se tratar de um procedimento com baixo risco de bacteremia significativa associada ao procedimento, não há indicação de utilização de antibiótico profilático antes do procedimento, a despeito da valvopatia anatomicamente importante. Todas as diretrizes concordam nesse sentido, sendo inclusive essa recomendação abordada na diretriz da SBC. A Tabela 8 lista procedimentos de acordo com seu risco de bacteremia, conforme a diretriz da SBC. Para procedimentos de baixa probabilidade de bacteremia o uso de antibiótico tem classe de recomendação IIb e nível de evidência C pela diretriz da SBC e III/C pela diretriz da ESC. A diretriz da AHA não fornece recomendação para essa situação.

Tabela 8

Alta probabilidade de bacteriemia	Baixa probabilidade de bacteremia
– Manipulação de tecido gengival, região periodontal ou perfuração de mucosa oral	– Anestesia local em tecido não infectado – Radiografia odontológica – Colocação, remoção ou ajuste de aparelhos ortodônticos – Queda natural de dente de leite – Sangramento após trauma em mucosa oral ou lábios

Em relação a outros tipos de procedimentos, como em tratos respiratório, gastrointestinal e urológico, as diretrizes divergem. A SBC mantém recomendação IIa de realização de profilaxia em pacientes de alto risco para endocardite grave que serão submetidos a procedimentos com lesão de mucosa respiratória, gastrointestinal ou genitourinária. A diretriz da ESC traz, em sua última edição, uma recomendação IIb para profilaxia para pacientes de alto risco que serão submetidos a procedimentos invasivos dos tratos respiratório, gastrointestinal, genitourinário, pele ou musculoesquelético.

Pacientes considerados de alto risco para endocardite infecciosa grave são aqueles com prótese valvar, endocardite infecciosa prévia, cardiopatia congênita não corrigida ou corrigida parcialmente ou corrigida com material protético e pacientes transplantados cardíacos que evoluem com valvopatia.

14. Resposta: **C**

A utilização da profilaxia antibiótica da endocardite infecciosa em valvopatas, antes de procedimentos dentários, é um tema bem controverso entre as diretrizes. Muito se deve pela ausência de estudos randomizados controlados sobre este tema. Em 2015 o Instituto Nacional de Saúde e Excelência Clínica (NICE – sigla em inglês) do Reino Unido elaborou uma diretriz contraindicando a utilização da profilaxia antibiótica antes de procedimentos dentários mesmo em indivíduos de alto risco para endocardite bacteriana grave, sendo que as diretrizes da AHA de 2007 e da ESC de 2015 também já tinham restringido as indicações de antibiótico. Indo na contramão das diretrizes internacionais, a da SBC manteve a indicação mais leniente/abrangente de antibiótico profilático para nossa população, levando-se em conta que em nossa população a incidência de efeitos adversos da amoxicilina é baixa; que a saúde bucal da nossa população é diferente da europeia/americana e o perfil dos pacientes com valvopatias no Brasil – onde a febre reumática ainda é a principal etiologia com características estruturais e imunológicas peculiares. A Tabela 9 lista as indicações de antibiótico profilático de acordo com cada diretriz. Note que pela diretriz brasileira esse paciente teria indicação de profilaxia antibiótica (classe I; nível de evidência C).

Tabela 9 Indicações de antibiótico profilático de acordo com cada diretriz

	SBC (2020)	AHA (2021)	ESC (2023)	NICE (2015/2016)
Pacientes de alto risco para El grave	Prótese valvar cardíaca, El prévia, cardiopatia congênita não reparada ou corrigida parcialmente ou corrigida com material protético, transplantado cardíaco com valvopatia	Prótese valvar ou material prostético utilizado para reparo valvar El prévia Cardiopatia congênita cianótica não corrigida Cardiopatia congênita totalmente corrigida, mas com material/ dispositivo protético em até 6 meses após correção ou corrigida parcialmente e com defeito adjacente à prótese Transplante cardíaco com valvopatia	Prótese valvar ou material prostético utilizado para reparo valvar El prévia Cardiopatia congênita cianótica não tratada Cardiopatia congênita tratada com cirurgia ou procedimentos percutâneos e *shunt* paliativo, comunicações ou outras próteses (se não houver prótese valvar ou defeitos residuais, profilaxia é recomendada apenas nos primeiros 6 meses do procedimento) Dispositivos de assistência ventricular	Doença valvar adquirida com estenose ou insuficiência Prótese valvar Cardiomiopatia hipertrófica El prévia Cardiopatia congênita estrutural, incluindo as totalmente corrigidas, excluindo-se CIA, CIV ou PCA totalmente corrigida e sem refluxo residual
Outros pacientes sob risco de El	Valvopatia moderada a importante	N/A	Reparo transcateter de valvas mitral ou tricúspide (IIaC) Transplantados cardíacos (IIbC)	N/A

(continua)

Tabela 9 Indicações de antibiótico profilático de acordo com cada diretriz *(continuação)*

	SBC (2020)	AHA (2021)	ESC (2023)	NICE (2015/2016)
Quando fazer profilaxia	Paciente com valvopatia moderada a importante submetido a procedimento odontológico de alto risco (1C) ou paciente de alto risco para EI grave submetido a procedimento com lesão de mucosa genitourinária, gastrointestinal ou respiratória (IIaC)	Paciente de alto risco submetido a procedimento odontológico de alto risco	Paciente de alto risco submetido a procedimento odontológico de alto risco (IB) Paciente de alto risco submetido a procedimento invasivo do trato respiratório, gastrointestinal, genitourinário, musculoesquelético ou pele (IIbC)	Não fazer de rotina

AHA: American Heart Association; CIA: comunicação interatrial; CIV: comunicação interventricular; EI: endocardite infecciosa; ESC: European Society of Cardiology; NICE: Instituto Nacional de Saúde e Excelência Clínica; PCA: persistência do canal arterial; SBC: Sociedade Brasileira de Cardiologia.

15. Resposta: **D**

Para pacientes com indicação de profilaxia antibiótica antes do procedimento dentário é consenso entre as diretrizes que a primeira opção é amoxicilina 2 g, via oral, 30 a 60 minutos antes do procedimento. Para pacientes alérgicos a amoxicilina outras opções seriam clindamicina 600 mg, cefalexina 2 g, azitromicina 500 mg ou claritromicina 500 mg, sempre 30 a 60 minutos antes do procedimento.

Referências bibliográficas

1. NICE Guidelines. Prophylaxis against infective endocarditis: antimicrobial prophylaxis against infective endocarditis in adults and children undergoing interventional procedures. Updated July 2016.
2. Tarasoutchi F, Montera MW, Grinberg M, Barbosa MR, Piñeiro DJ, Sánchez CRM, et al. Diretriz brasileira de valvopatias – SBC 2011/I Diretriz interamericana de valvopatias – SIAC 2011. Arq Bras Cardiol. 2011;97(5 supl. 1):1-67.
3. Tarasoutchi F, Montera MW, Ramos AIO, Sampaio RO, Rosa VEE, Accorsi TAD, et al. Atualização das Diretrizes Brasileiras de Valvopatias – 2020. Arq Bras Cardiol. 2020; 115(4):720-75.
4. Delgado V, Ajmone Marsan N, Waha S, Bonaros N, Brida M, Burri H, et al.; ESC Scientific Document Group. 2023 ESC Guidelines for the management of endocarditis. Eur Heart J. 2023;44(39):3948-4042. Erratum in: Eur Heart J. 2023; Erratum in: Eur Heart J. 2024;45(1):56.
5. Baddour LM, Wilson WR, Bayer AS, Fowler VG Jr, Bolger AF, Levison ME, et al. Infective endocarditis in adults: diagnosis, antimicrobial therapy, and management of complications. AHA/IDSA guidelines. Circulation. 2005;14;111(23):e394-434.
6. Fernandes JRC, Grinberg M. Profilaxia de endocardite infecciosa: uma realidade brasileira diferente? Arq Bras Cardiol. 2013;101(2).
7. Wilson W, Taubert KA, Gewitz M, Lockhart PB, Baddour LM, Levison M, et al. Prevention of infective endocarditis. AHA Guidelines. Circulation. 2007;116(15):1736-54.
8. Wilson WR, Gewitz M, Lockhart PB, Bolger AF, DeSimone DC, Kazi DS, et al. American Heart Association Young Hearts Rheumatic Fever, Endocarditis and Kawasaki Disease Committee of the Council on Lifelong Congenital Heart Disease and Heart Health in the Young; Council on Cardiovascular and Stroke Nursing; and the Council on Quality of Care and Outcomes Research. Prevention of Viridans Group Streptococcal Infective Endocarditis: a scientific statement From the American Heart Association. Circulation. 2021;143(20):e963-e978. Erratum in: Circulation. 2021;144(9):e192.

Capítulo 15

Insuficiência cardíaca

Questões

1. Em relação aos peptídeos natriuréticos na insuficiência cardíaca (IC), qual a afirmação correta?
   a) Fazem parte do sistema neuro-hormonal e quando ativados promovem efeitos deletérios nos pacientes com IC.
   b) São metabolizados pela neprilisina e promovem vasodilatação e aumento de excreção de sódio e água.
   c) Aumentam igualmente na IC com fração de ejeção de ventrículo esquerdo (FEVE) preservada ou reduzida.
   d) Quando em níveis elevados, aceleram o processo de remodelamento miocárdico com aumento de fibrose e hipertrofia miocárdica.

2. Sobre a utilização de biomarcadores na IC é correto afirmar:
   a) Em pacientes em uso de sacubitril/valsartana, a monitorização com biomarcadores deve ser feita com BNP.
   b) Deve-se dosar rotineiramente BNP ou NT-proBNP com objetivo de guiar terapia medicamentosa em pacientes com IC descompensada.
   c) O valor mais importante do BNP ou NT-proBNP quando utilizado para fins diagnósticos é o valor preditivo negativo do teste para afastar IC.
   d) BNP ou NT-proBNP no seguimento de pacientes com IC crônica ambulatorial diminui taxas de internação e deve ser utilizado.

3. Sobre o seguimento e o tratamento não farmacológico da IC crônica, qual a alternativa incorreta?
   a) Atividades aeróbicas e reabilitação cardiovascular em pacientes com IC e FEVE reduzida crônica estável e sintomáticos não são recomendadas por não apresentarem efeitos em diminuição de mortalidade.
   b) O rastreamento clínico e por métodos de imagem deve ser realizado em todos os familiares de primeiro grau em pacientes com miocardiopatia dilatada, hipertrófica ou não compactada.
   c) A restrição a sódio deve ser individualizada, porém restrita a 7 g de sódio por dia.
   d) A utilização de monitoramento ou suporte a distância (telemonitoramento) para pacientes com IC selecionados, persistentemente sintomáticos e de alto risco podem ser considerados.

4. Em relação ao tratamento farmacológico da IC crônica e FEVE reduzida, qual afirmativa está incorreta?
   a) Em pacientes com IC crônica e disfunção de VE sintomáticos (CF NYHA II e III) em uso de inibidor da enzima conversora da angiotensina (IECA) ou bloqueador do receptor da angiotensina (BRA), a substituição por sacubitril/valsartana – inibidor da neprilisina e do receptor de angiotensina (INRA) é recomendada para redução de morbidade e mortalidade.
   b) Em pacientes com IC com FEVE reduzida sintomáticos com terapia inicial otimizada, a utilização de inibidores do cotransportador de sódio e glicose 2 (iSGLT2) é recomendada para redução do risco de hospitalização por IC e mortalidade.
   c) Antagonistas dos receptores mirenarolocorticoides são recomendados para disfunção ventricular esquerda sintomática em associação com IECA/BRA/INRA e betabloqueadoes para reduzir morbidade e mortalidade.
   d) A utilização de ivabradina tem grau de recomendação I nas diretrizes para pacientes com IC, FEVE ≤ 35% em ritmo sinusal com frequência cardíaca (FC) ≥ 70 bpm e classe funcional da New York Heart Association (CF NYHA) II-IV em uso de IECA ou BRA e betabloqueador em doses máximas toleradas.

5. Em relação ao tratamento farmacológico da insuficiência cardíaca crônica e FEVE reduzida, qual afirmativa está incorreta?
   a) Os bloqueadores de canal de cálcio têm uso restrito e só podem ser utilizados em casos específicos.
   b) As recomendações de tratamento farmacológico para pacientes chagásicos são iguais às de pacientes não chagásicos.

c) É indiferente a utilização de IECA ou BRA para tratamento desses pacientes.
d) A digoxina pode ser utilizada em pacientes em ritmo sinusal e persistentemente sintomáticos com terapia otimizada com objetivo de melhora de sintomas.

6. Paciente de 55 anos, negro com miocardiopatia hipertensiva e FEVE = 30%, em uso de doses otimizadas de sacubitril/valsartana, dapagliflozina, carvedilol, aldactone e furosemida. Ambulatorialmente em CF NYHA III, PA = 130 X 80 mmHg, FC = 80 bpm e sem sinais de hipervolemia. Apresenta eletrocardiograma com ritmo sinusal, bloqueio de ramo direito (BRD) e duração de QRS de 130 ms. Das intervenções a seguir, qual a de maior grau de recomendação no tratamento desse paciente pela Diretriz Brasileira de Insuficiência Cardíaca Crônica?
a) Início de ivabradina.
b) Início de hidralazina + nitrato.
c) Início de digoxina
d) Implante de marca-passo como terapia de ressincronização.

7. Sobre a utilização do inibidor da neprilisina e do receptor de angiotensina (INRA) na IC, é correto afirmar:
a) Em pacientes com FEVE reduzida e CF NYHA II ou III persistente com doses otimizadas de betabloqueador e aldactone, a substituição do IECA pelo ARN pode ser considerada caso o paciente apresente intolerância ao IECA.
b) Pode ser associado a IECA em pacientes persistentemente sintomáticos e com hipertensão não controlada.
c) Na ausência de contraindicações, pode ser utilizado como terapia inicial em pacientes com ICFEr e sem tratamento prévio.
d) Pode ser utilizado como monoterapia inicial em pacientes com IC e FEVE reduzida.

8. Em pacientes com IC e FEVE reduzida, qual dessas condições não deve ser considerada uma razão para início de baixas doses de sacubitril/valsartana (24/26 mg)?
a) Pacientes idosos.
b) Utilização atual de enalapril 20 mg, 2 vezes ao dia.
c) Utilização atual de valsartana 40 mg, 2 vezes ao dia.
d) Taxa de filtração glomerular = 50 mL/min/1,73 m^2.

9. Qual das seguintes afirmações sobre as recomendações das atuais diretrizes de IC crônica está incorreta?
   a) Pacientes com IC e FEVE entre 40 e 49% podem ser classificados como IC com fração de ejeção levemente reduzida.
   b) As recomendações de implante de cardiodesfibrilador implantável (CDI) em pacientes com IC são iguais para etiologia isquêmica e não isquêmica.
   c) A combinação de sacubitril/valsartana é a primeira indicação de medicações da classe dos antagonistas do receptor de neprilisina (ARN).
   d) Diltiazem e verapamil são contraindicados na IC com FEVE reduzida em decorrência do efeito inotrópico negativo e da possibilidade de piora de sintomas de IC.

10. Sobre as recomendações das atuais diretrizes de insuficiência cardíaca crônica, qual das seguintes alternativas está incorreta?
    a) Deve-se evitar a suspensão de IECA em pacientes com IC sintomática que estejam gestantes.
    b) Inibidores do cotransportador 2 de sódio e glicose (iSGLT2) são considerados a terapia de primeira linha no tratamento de pacientes com diabetes e insuficiência cardíaca com FEVE reduzida, caso não haja contraindicação.
    c) A reposição intravenosa de ferro em pacientes com IC sintomática e deficiência de ferro pode ser considerada para diminuir sintomas de IC, reduzir hospitalização e melhorar a capacidade de exercício e a qualidade de vida.
    d) A utilização de iSGLT2 em pacientes com IC FEVEr, além de estar relacionada com redução de morte e hospitalização por IC, pode apresentar redução de progressão de doença renal a longo prazo.

11. Em relação à cardiotoxicidade relacionada aos quimioterápicos, é incorreto afirmar:
    a) A cardiotoxicidade atribuída ao trastuzumabe é normalmente transitória e reversível.
    b) O tratamento com trastuzumabe deve ser interrompido em pacientes que evoluam com sintomas de IC e apresentem queda de FEVE > 15% em relação ao basal.
    c) Recomenda-se o uso de dexrazoxane pré-quimioterapia com antraciclinas para a prevenção de IC em pacientes de alto risco para cardiotoxicidade.
    d) A cardiotoxicidade das antraciclinas independe da sua dose cumulativa.

12. Em relação à indicação de cardiodesfibrilador implantável (CDI) em pacientes com IC, qual a alternativa incorreta?

a) Está indicado como profilaxia primária antes da alta hospitalar em pacientes que sofreram infarto agudo do miocárdio (IAM) extenso e FEVE ≤ 35% em decorrência do risco de arritmia ventricular precoce após o IAM.

b) Está indicado como profilaxia primária em pacientes com miocardiopatia isquêmica crônica, FE ≤ 35%, CF NYHA II ou III na vigência de tratamento clínico otimizado, sem indicação de revascularização miocárdica e expectativa de vida maior que 1 ano.

c) Está indicado em pacientes com síncopes recorrentes e indução de taquicardia ventricular sustentada (TVS) instável ou fibrilação ventricular no estudo eletrofisiológico invasivo.

d) Está indicado em pacientes com doença cardíaca estrutural com documentação de TVS espontânea estável ou instável.

13. São indicações de implante de terapia de ressincronização cardíaca (TRC) em pacientes com IC e terapia medicamentosa otimizada com objetivo de diminuir a mortalidade, exceto:

a) Pacientes sintomáticos, em ritmo sinusal, com FEVE ≤ 35% e bloqueio de ramo esquerdo (BRE) com duração de QRS ≥ 150 ms.

b) Pacientes sintomáticos com FEVE ≤ 40%, presença de marca-passo atrioventricular ou CDI com elevada taxa de estímulo ventricular e que evoluam com piora de sintomas de IC.

c) Pacientes sintomáticos, em ritmo sinusal com FEVE ≤ 35% e bloqueio de ramo direito (BRD) com duração de QRS ≥ 160 ms

d) Pacientes sintomáticos, em ritmo sinusal com FEVE ≤ 35% e BRE com duração de QRS entre 130-149 ms.

14. São contraindicações para implante de dispositivo de assistência ventricular (DAV) de longa permanência, exceto:

a) Contraindicação a uso de cumarínicos.

b) Hipertensão pulmonar importante.

c) Disfunção importante de ventrículo direito (VD).

d) Doença neoplásica com prognóstico não favorável.

15. Homem de 75 anos portador de miocardiopatia dilatada idiopática e FEVE de 35%. Previamente em CF NYHA I em uso de carvedilol 6,25 mg 12/12 horas, captopril 25 mg 8/8 horas e espironolactona 25 mg/dia. Procura pronto atendimento por quadro de tontura e pré-síncope. Ao exame físico apresentava FC = 35 bpm, PA = 120 X 80 mmHg, boa perfusão periférica e sem sinais de congestão pulmonar ou sistêmica. Realizado eletrocardiograma (a seguir). Qual a melhor alternativa em relação ao tratamento desse paciente?

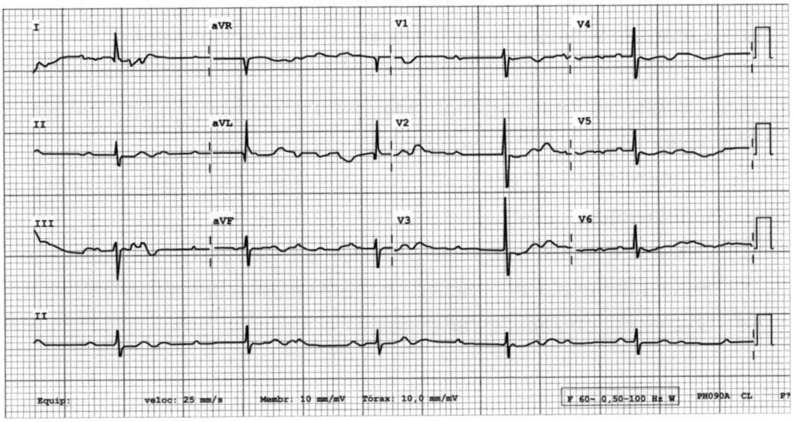

a) Suspensão de carvedilol e se houver melhora sintomática e de frequência cardíaca, manter seguimento ambulatorial com metade da dose de betabloqueador.
b) Implante de marca-passo (MP) definitivo atrioventricular, mantendo ambulatorialmente o uso de betabloqueador.
c) Implante de MP definitivo com terapia de ressincronização (TRC) com objetivo de evitar piora/início de sintomas de IC induzidos pelo MP.
d) Paciente tem indicação de implante de MP com TRC com objetivo de diminuição de mortalidade e reinternação por IC.

16. Homem de 60 anos com antecedente de IAM há 3 anos e cardiopatia isquêmica com FEVE de 30%. Ambulatorialmente em CF NYHA III e em uso de carvedilol 25 mg 12/12 horas, enalapril 20 mg 12/12 horas, espironolactona 25 mg/dia, furosemida 80 mg/dia, AAS 100 mg/dia e atorvastatina 40 mg/dia. Procura unidade de emergência por piora de sintomas de dispneia, náuseas e diminuição de diurese nas últimas 24 horas. Ao

exame físico encontra-se consciente e orientado, PA = 85 X 60 mmHg, FC = 70 bpm, presença de estase jugular, extremidades frias e vasoconstritas e estertores pulmonares. Qual seria a melhor alternativa referente ao tratamento inicial desse paciente?

a) Prova volêmica com 250 mL de cristaloide e reavaliação de pressão arterial e diurese.
b) Início de inotrópico e diurético endovenoso.
c) Início de noradrenalina para aumento de níveis pressóricos e posteriormente início de inotrópico e diurético endovenoso.
d) Expansão volêmica com cristaloide e início de inotrópico.

17. Em relação ao caso anterior, qual seria a melhor conduta em relação às medicações para IC de uso ambulatorial?

a) Manter carvedilol, enalapril, espironolactona nas doses utilizadas ambulatorialmente.
b) Diminuir em 50% a dose de carvedilol e enalapril.
c) Suspender enalapril e diminuir em 50% a dose do carvedilol.
d) Suspender enalapril e carvedilol.

18. Sobre os dispositivos de assistência ventricular (DAV) mecânica na IC, assinale a alternativa incorreta:

a) Os DAV de longa permanência de fluxo contínuo são superiores aos dispositivos de fluxo pulsátil.
b) O implante de balão intra-aórtico (BIA) não é efetivo em pacientes com choque cardiogênico após infarto agudo do miocárdio e não deve ser utilizado nesse contexto.
c) Insuficiência aórtica importante e insuficiência arterial periférica grave são contraindicações para o implante de BIA.
d) A oxigenação por membrana extracorpórea (ECMO) é um dispositivo temporário de instalação rápida e fornece suporte cardiopulmonar parcial ou total em pacientes com choque cardiogênico refratário e/ou insuficiência respiratória aguda.

19. Homem de 58 anos com cardiopatia isquêmica, FEVE = 25% e CF NYHA III ambulatorial. Internado há 2 semanas por IC descompensada, hipotensão arterial e sinais de baixo débito cardíaco com necessidade de uso de dobutamina 10 mcg/kg/min. Evolui há 48 horas com piora progressiva de fun-

ção renal e hipotensão, necessitando de aumento progressivo de dose de inotrópico. Qual a classificação INTERMACS do paciente nesse momento?

a) INTERMACS 1.
b) INTERMACS 2.
c) INTERMACS 3.
d) INTERMACS 4.

20. Em relação ao caso anterior, qual a conduta mais aceitável para o paciente nesse momento?

a) Início de bisoprolol e otimização de vasodilatadores orais.
b) Cineangiocoronariografia em decorrência da possibilidade de isquemia miocárdica como fator desencadeante da descompensação.
c) Passagem de balão intra-aórtico ou dispositivo de assistência circulatória paracorpórea e avaliação para transplante cardíaco.
d) Associação de levosimendana à dobutamina.

Respostas comentadas

1. Resposta: B

Existem 4 tipos de peptídeos natriuréticos: peptídeo atrial natriurético (ANP), peptídeo natriurético do tipo B (BNP), peptídeo natriurético do tipo C (CNP) e peptídeo natriurético do tipo D (DNP). O ANP e o BNP são produzidos nos átrios e ventrículos do coração e agem de forma compensatória à distensão e ao aumento de pressão dessas câmaras com efeitos antagônicos da renina e aldosterona. Provocam vasodilatação sistêmica venosa e arterial, aumento da permeabilidade vascular, efeitos anti-inflamatórios, antiproliferativos e antifibróticos. Indiretamente, esses peptídeos inibem os efeitos vasoconstritores da angiotensina II, das catecolaminas e da endotelina. No rim, promovem vasodilatação renal, aumento da taxa de filtração glomerular e excreção de sódio e água por inibição da bomba Na^+-K^+-ATPase e dos canais de sódio epiteliais. Portanto, não produzem efeitos deletérios na IC e nem aceleram o processo de remodelamento miocárdico.

A neprilisina é uma enzima responsável pela degradação do ANP, BNP, bradicina, peptídeo gene-relacionado à calcitonina, entre outros.

Tanto o BNP quanto a molécula inativa NT-proBNP aumentam na IC com FEVE reduzida e preservada quando comparado com indivíduos normais. Entretanto, os níveis plasmáticos são geralmente maiores em pacientes com IC com FEVE reduzida e mesma classe funcional. Apesar disso, as diretrizes utilizam os mesmos valores para o diagnóstico das duas entidades.

2. Resposta: C

Em pacientes ambulatoriais com IC crônica, a utilização de biomarcadores como BNP e NT-proBNP são úteis na avaliação prognóstica e de gravidade de doença.

Pacientes em uso de sacubitril/valsartana, a monitorização com biomarcadores deve ser feita com NT-proBNP, visto que o sacubitril inibe a degradação do BNP, aumentando seus níveis plasmáticos.

A diretriz de IC da American Heart Association (AHA) recomenda a utilização de BNP e NT-proBNP na admissão de pacientes com IC descompensada para definir prognóstico (grau de recomendação I; NE: A) e antes da alta para estabelecer prognóstico e acompanhamento da trajetória ambulatorial (grau de recomendação IIa; NE: B). Em pacientes ambulatoriais a recomendação é com o objetivo de estratificação de risco (grau de recomendação I; NE: A).

A atualização da diretriz de IC da Sociedade Brasileira de Cardiologia (SBC) modificou a recomendação de medidas seriadas de BNP ou NT-proBNP para guiar tratamento com alvo de biomarcador a ser atingido, entretanto com grau de recomendação IIb, nível de evidência B, portanto sem recomendação de forma rotineira.

Assim, a utilização rotineira para guiar terapia medicamentosa em pacientes com IC descompensada e a utilização para diminuição de hospitalização em pacientes com IC crônica não são bem estabelecidas.

O valor preditivo negativo para afastar o diagnóstico de IC é maior tanto em situações agudas como em quadros crônicos (0,94-0,98) quando comparado com os valores preditivos positivos. As diretrizes da European Society of Cardiology (ESC) sugerem valores diferentes para situações agudas (BNP < 100 pg/mL, NT-proBNP < 300 pg/mL) e crônicas (BNP < 35 pg/mL, NT-proBNP < 125 pg/mL). Dessa forma, os peptídeos natriuréticos têm maior valor na exclusão de IC do que na confirmação da doença.

3. Resposta: A

Reabilitação cardiovascular e exercícios aeróbicos apresentam grau de recomendação I nas diretrizes da SBC, ESC e AHA com objetivo de melhora da qualidade de vida e capacidade de exercício. Apesar da diretriz da SBC não contemplar a redução de hospitalização e mortalidade na IC crônica sintomática relacionada a reabilitação cardiovascular e exercícios aeróbicos, as diretrizes da ESC e da AHA relacionam essas modalidades com a diminuição de hospitalização por IC.

A diretriz de IC da SCB recomenda (I-C) o rastreamento inicial, clínico e por método de imagem, de familiares em primeiro grau de pacientes com miocardiopatias (incluindo hipertrófica, dilatada idiopática, cardiopatia arritmogênica de ventrículo direito, miocárdio não compactado e restritiva). O rastreamento periódico para familiares de primeiro grau pode ser realizado (grau de recomendação IIa-C).

A atualização da diretriz da SBC recomenda (IIa-B) que se evite ingesta excessiva de sódio (> 7 g de cloreto de sódio por dia) para todos pacientes com IC crônica. A diretriz da AHA recomenda a restrição de sódio na dieta em pacientes sintomáticos para diminuir sintomas de IC (IIa-C).

As atualizações recentes das diretrizes da SBC, ESC e AHA passaram a considerar o telemonitoramento invasivo (monitores hemodinâmicos implantáveis) e não invasivos como ferramentas auxiliares diagnósticas e terapêuticas em pacientes com IC sintomática e com critérios de alto risco para melhora de desfechos clínicos.

4. Resposta: D

As diretrizes da SBC, AHA e ESC recomendam (I-B) a substituição do IECA ou BRA pelo sacubitril/valsartana em pacientes ICFEr sintomáticos já em uso de terapia otimizada com o objetivo de redução de mortalidade e morbidade.

As diretrizes da SBC, AHA e ESC recomendam (I-A) terapia com inibidores do cotransportador de sódio e glicose 2 em pacientes ICFEr sintomáticos já em uso de terapia otimizada com o objetivo de redução de mortalidade e hospitalização por IC, independentemente da presença de *diabetes mellitus*.

As diretrizes da SBC, AHA e ESC recomendam (I-A) a utilização de antagonista de aldosterona em pacientes com IC e FEVE reduzida que permanecem sintomáticos em associação com IECA/BRA/INRA e betabloqueadoes com o objetivo de diminuição de mortalidade e hospitalização.

A recomendação das diretrizes da SBC, AHA e ESC de utilização de ivabradina é IIa-B para pacientes com IC, FEVE $\leq$ 35% em ritmo sinusal com FC $\geq$ 70 bpm e classe funcional II-IV da NYHA em uso de IECA ou bloqueador do receptor da angiotensina (BRA) e betabloqueador em doses máximas toleradas.

5. Resposta: C

Bloqueadores de canal de cálcio não mostraram nenhum benefício e possuem potencial malefício em pacientes com IC e FEVE reduzida, devendo ser evitados. Entretanto, as diretrizes da SBC e da AHA consideram o besilato de anlodipino como uma possibilidade terapêutica no tratamento de hipertensão arterial persistente e doença cardíaca isquêmica por ser mais bem tolerado e por apresentar resultados neutros em relação à mortalidade e morbidade em grandes estudos randomizados.

A diretriz da SBC considera todas as recomendações de tratamento para pacientes chagásicos iguais para pacientes não chagásicos, apesar da mudança de nível de evidência para essas recomendações.

As diretrizes da SBC, AHA e ESC de IC recomendam a utilização de BRA em pacientes com FEVE reduzida e intolerantes ao tratamento inicial ao IECA (exceto por insuficiência renal) com objetivo de diminuição de mortalidade e morbidade. Portanto, deve-se utilizar o BRA na IC caso haja intolerância ao tratamento inicial com IECA. Diferentemente do IECA, os BRA não apresentam inibição da quininase e são associados a menores taxas de angioedema e tosse. A associação de IECA e BRA não deve ser feita de forma rotineira, em decorrência do risco elevado de efeitos colaterais e deve ser reservada para pacientes com sintomas refratários e que não toleram antagonista da aldosterona com avaliação restrita de função renal e níveis séricos de potássio.

O papel da digoxina na IC com FEVE reduzida está relacionado com a diminuição de sintomas e hospitalização em pacientes otimizados de terapia medicamentosa e persistentemente sintomáticos, mesmo em ritmo sinusal. O grau de recomendação é diferente em cada diretriz – SBC: IIa-B; AHA: IIb-B; ESC: IIb-B.

6. Resposta: B

O paciente da questão tem indicação das 4 intervenções. Entretanto, pela diretriz de IC da SBC somente o início de hidralazina + nitrato apresenta grau de recomendação I-B (afrodescendentes em CF NYHA III em uso de terapêutica otimizada). A diretriz de IC da AHA também apresenta o grau de recomendação I-A, enquanto a diretriz da ESC apresenta grau de recomendação IIa-B para associação de hidralazina + nitrato nesse caso.

A recomendação das diretrizes da SBC, AHA e ESC de utilização de ivabradina é IIA para pacientes com IC, FEVE ≤ 35% em ritmo sinusal com FC ≥ 70 bpm e classe funcional II-IV da NYHA em uso de IECA ou BRA e betabloqueador em doses máximas toleradas.

A introdução de digoxina em pacientes persistentemente sintomáticos e otimizados de terapia medicamentosa mesmo em ritmo sinusal para diminuição de sintomas e hospitalização. Grau de recomendação das diretrizes SBC e AHA: IIa-B; ESC: IIb-B.

O grau de recomendação para a terapia de ressincronização para esse caso (FEVE ≤ 35% em ritmo sinusal, CF NYHA III, BRD e QRS 130 ms) é diferente em cada diretriz, não sendo indicado pela atualização da diretriz de IC da SBC:

- SBC: III-A.
- AHA: IIb-B.
- ESC: IIa-B.

7. Resposta: C

A combinação de sacubitril/valsartana é a primeira medicação da classe dos ARN liberada para uso em pacientes com IC. Não há evidência para sua utilização como monoterapia inicial em pacientes com IC, entretanto as diretrizes da SBC, AHA e ESC consideram possível o inicio de tratamento de INRA para ICFEr em pacientes sem tratamento prévio com grau de recomendações diferentes (IIa-B, I-A, IIb-B, respectivamente) como parte da terapia inicial de IC.

A utilização de INRA não é recomendada nos seguintes cenários:

- INRA não deve ser administrado concomitantemente com IECA ou em até 36 horas da última dose de IECA pelo risco de angioedema (III-B).
- INRA não deve ser administrado em pacientes com histórico de angioedema (III-B).

8. Resposta: B

Uma das complicações mais frequentes da utilização do ARN sacubitril/valsartana é a hipotensão arterial. No estudo PARADIGM, a hipotensão arterial ocorreu em 14% dos pacientes no grupo ARN contra 9,2% no grupo controle que utilizou enalapril ($p < 0,001$).

Iniciar a medicação em doses baixas (24/26 mg) é uma das medidas para se evitar hipotensão em pacientes que apresentam maior risco como: idosos, disfunção renal moderada (*clearance* de creatinina 30-60 mL/min/1,73 m2) e utilização prévia em IECA ou BRA em doses baixas. A dose alvo de enalapril é 20 mg 2X/dia e de valsartan 160 mg 12/12 horas. Portanto, em pacientes utilizando dose alvo de enalapril previamente, não há necessidade de se iniciar sacubitril/valsartana em doses baixas.

9. Resposta: B

As diretrizes da SBC, AHA e ESC modificaram a nomenclatura da IC com fração de ejeção entre 41 e 49% para IC com IC FEVE levemente reduzida (*midly reduced*). Previamente, esse intervalo de FEVE era considerado com FE intermediária com moderada.

A classificação de IC pelas principais diretrizes de acordo com a FEVE é descrita na Tabela 1.

Tabela 1

Diretrizes	FEVE	Classificação
ESC 2021	FEVE ≥ 50%	IC FEVE preservada
SBC 2021	FEVE 41-49%	IC FEVE levemente reduzida (*midly reduced*)
AHA 2022	FEVE ≤ 40%	IC FEVE reduzida

AHA: American Heart Association; ESC: European Society of Cardiology; FEVE: fração de ejeção do ventrículo esquerdo; IC: insuficiência cardíaca; SBC: Sociedade Brasileira de Cardiologia.

As recomendações das diretrizes da SBC e da ESC para implante de CDI como profilaxia primária em pacientes com IC e FEVE reduzida são diferentes em relação à etiologia isquêmica ou não isquêmica:

- Grau de recomendação I, nível de evidência A: pacientes com FEVE ≤ 35%, CF NYHA II-III de etiologia isquêmica na vigência de tratamento clínico otimizado, pelo menos com 40 dias após infarto ou 90 dias após revascularização miocárdica, com boa expectativa de vida em um ano.
- Grau de recomendação IIa, nível de evidência A: pacientes com FEVE ≤ 35%, CF NYHA II-III de etiologia não isquêmica na vigência de tratamento clínico otimizado com mais de 6 meses de evolução.

Entretanto, a diretriz da AHA manteve as mesma recomendação para implante de CDI em pacientes com IC e FEVEr (≤ 35%) sintomática (NYHA II e III) para pacientes com etiologia isquemia ou não isquêmica (I-A)

A combinação de sacubitril/valsartana é a primeira medicação da classe dos ARN liberada para uso em pacientes com IC.

Diltiazem e verapamil são bloqueadores de canal de cálcio e contraindicados na IC com FEVE reduzida pelas diretrizes da SBC, AHA e ESC em decorrência do efeito inotrópico negativo.

10. Resposta: A

Em decorrência do risco de fetoxicidade, recomenda-se a suspensão imediata de IECA e BRA em gestantes. Hidralazina e nitrato devem ser a alternativa em substituição ao IECA ou BRA. A utilização de betabloqueadores e diurético é permitida em gestantes.

Diabetes mellitus é uma comorbidade frequente na IC e sua presença está relacionada com piora de sintomas e aumento de mortalidade. A metformina é segura e eficaz no tratamento de diabetes em pacientes com IC, entretanto, após as publicações do DAPA-HF e EMPEROR-Reduced, os iSGLT2 se tornaram as medicações de escolha no tratamento de DM de forma isolada ou em combinação com a metformina. A utilização de iSGLT2, além de se mostrar segura em pacientes com IC, reduziu morte e hospitalização por IC. AS diretrizes da SCB, AHA e ESC recomendam os iSGLT2 como terapia de primeira escolha em pacientes com ICFEr e DM (I-A).

As sulfonilureias estão associadas com aumento do risco de piora de IC e seu uso deve ser realizado com cuidado. As tiazolidinedionas (glitazonas) aumentam a retenção de sódio e água e estão associadas a piora de sintomas de IC e hospitalização, não sendo recomendadas no tratamento de diabetes em pacientes com IC. Não há evidência em relação à segurança do uso de gliptinas e análogos de GLP-1 na IC.

A reposição de ferro endovenoso (carboximaltase férrica) em pacientes com IC com FEVE reduzida sintomática e deficiência de ferro (ferritina < 100 µg/L ou ferritina entre 100 e 299 µg/L com saturação de transferrina < 20%), mesmo na ausência de anemia, está relacionada com melhora de qualidade de vida, capacidade de exercício e redução de hospitalização. A reposição intravenosa de ferro é recomendada nas diretrizes da SBC (IIa-A), ESC e AHA (IIa-B).

No estudo EMPEROR-Reduced, a utilização de empagliflozina em pacientes com IC FEVEr, independentemente da presença de DM, esteve relacionado com redução da progressão de disfunção renal.

11. Resposta: D

A miocardiopatia dilatada por quimioterápicos corresponde a 1% de todas as causas de IC e a ocorrência de disfunção ventricular sistólica e diastólica assintomática ou sintomática varia de 5 a 30%. A cardiotoxicidade por quimioterápicos é mais frequente nos portadores de fatores de risco como: extremos de idade, disfunção ventricular prévia, hipertensão arterial, diabetes, associação de quimioterápicos, radioterapia mediastinal e suscetibilidade genética.

A cardiotoxicidade pode ser classificada em tipo I e tipo II e suas características estão descritas na Tabela 2.

Tabela 2 Tipos de cardiotoxicidade

Cardiotoxicidade	Drogas	Relação com dose cumulativa	Reversibilidade
Tipo I	Antracicilinas (doxorrubicina, ciclofosfamida)	Sim	Não
Tipo II	Trastuzumabe Sunitinibe Sorafenibe	Não	Sim (maioria dos casos)

A disfunção ventricular por quimioterápicos nem sempre se manifesta de maneira evidente. Dessa forma, recomenda-se monitorização cardiológica de rotina com realização seriada de ecocardiograma e dosagem de troponina e BNP séricos.

O trastuzumabe causa disfunção ventricular em até 28% dos casos. A disfunção geralmente é transitória e reversível dos miócitos, sem que haja relação com a dose, resultando em melhor prognóstico quando comparado com a disfunção causada pelas antraciclinas.

De forma geral, recomenda-se interrupção do tratamento com trastuzumabe se houver queda da FEVE > 15% do basal ou FEVE < 30%. Em pacientes assintomáticos com essa queda de FEVE recomenda-se início de tratamento com IECA e betabloqueador por 2-4 semanas e caso haja melhora de FEVE > 45% pode se reiniciar o trastuzumabe.

O dano das antraciclinas (doxorrubucina) é proporcional à maior dose cumulativa. Administrações repetidas das antraciclinas podem resultar em lesão dose-dependente de cardiomiócitos e dano no interstício, associadas com disfunção diastólica precoce e disfunção sistólica tardia, as quais são observadas tanto em modelos experimentais como na prática clínica. A diretriz de IC da SBC recomenda dexrazoxane rotineiramente com prevenção para cardiotoxicidade por antraciclina em mulheres portadoras de câncer de mama metastático cuja dose cumulativa ultrapasse 300 mg/m^2.

12. Resposta: A

As diretrizes de IC não recomendam o implante de CDI como profilaxia primária na fase aguda de IAM em pacientes que evoluam com disfunção ventricular (FE $\leq$ 35%) em decorrência da falta de evidência de benefício nesse contexto. O tempo mínimo após um IAM sugerido para implante de CDI como profilaxia primária é de 40 dias pelas diretrizes.

Outras contraindicações para o implante de CDI como profilaxia primária são: cardiomiopatia isquêmica com indicação de revascularização; cardiomiopatia com FEVE > 35%; baixa expectativa de vida em um ano; IC com CF NYHA IV e sintomas refratários apesar de terapia otimizada; pacientes com indicação de transplante cardíaco ou dispositivo de assistência ventricular.

A documentação de TVS em pacientes com IC ou doença cardíaca estrutural ou indução de arritmia ventricular sustentada em estudo eletrofisiológico em pacientes com IC e síncope são indicações de implante de CDI.

13. Resposta: B

A indicação de *upgrade* de marca-passo ou CDI para um dispositivo de TRC em pacientes com IC e FEVE reduzida depende da presença de sintomas com terapia medicamentosa otimizada e tem como objetivo a redução de morbidade, não apresentando evidências em relação à diminuição de mortalidade. Assim, pacientes com marca-passo ou CDI com disfunção ventricular importante mas que estejam em CF NYHA I ou não evoluam com piora de sintomas não apresentam indicação de *upgrade* para TRC.

14. Resposta: B

As principais contraindicações para implante de DAV de longa permanência estão na Tabela 3.

Tabela 3 Contraindicações para implante de DAV de longa permanência

Absolutas	Relativas
Intolerância ao uso de cumarínicos	AVC com déficit motor parcial
Ausência de cuidadores capacitados	Desnutrição em grau avançado
Distúrbios psiquiátricos graves ou não adesão às recomendações da equipe	Doença vascular arterial periférica significativa
Doença neoplásica com prognóstico não favorável	
Doença pulmonar obstrutiva grave	
Disfunção hepática grave	
Infecção ativa	
Alterações hematológicas (Plaq. < 50.000 mm^3 e trombofilias)	
Disfunção do VD moderada a grave	
Doença renal crônica dialítica	
Diabetes de difícil controle	

AVC: acidente vascular cerebral; Plaq.: plaquetas; VD: ventrículo direito.

Os DAV necessitam de anticoagulação sistêmica para evitar o risco de eventos trombóticos. A disfunção de VD é uma complicação importante após o implante de DAV e está relacionada com aumento de até 6 vezes o risco de mortalidade e morbidade no pós-operatório. A presença prévia ao implante de disfunção importante de VD aumenta consideravelmente as taxas de complicação após o implante de DAV.

A presença de hipertensão pulmonar importante, apesar de ser uma contraindicação para o transplante cardíaco (TC), não é uma contraindicação para implante de DAV. Parte dos pacientes contraindicados ao TC por hipertensão pulmonar importante que implantam um DAV evoluem com diminuição das pressões pulmonares a longo prazo.

15. Resposta: C

O paciente em questão apresenta IC com FEVE reduzida medicada e previamente assintomática evoluindo com BAVT sintomático. Apresenta indicação formal de implante de marca-passo (MP) com expectativa de alta porcentagem de estímulo ventricular artificial em decorrência do grau de bloqueio e da necessidade de utilização de betabloqueador pela disfunção ventricular esquerda.

A estimulação isolada do ventrículo direito de paciente com disfunção ventricular levará a dissincronia entre os ventrículos e possivelmente aparecimento ou piora de sintomas de IC. Dessa forma, existe a recomendação de implante de TRC com objetivo de diminuir morbidade em pacientes com IC e FEVE reduzida com indicação de MP e expectativa de estímulo ventricular elevado, independente da CF prévia (SBC: grau de recomendação: IIa-B; ESC: grau de recomendação: I-A; AHA: grau de recomendação: IIa-B).

16. Resposta: B

O paciente em questão apresenta disfunção ventricular, piora de sintomas de IC, sinais e sintomas de baixo débito cardíaco, disfunção orgânica (oligúria), hipotensão e sinais de hipervolemia, portanto com diagnóstico de choque cardiogênico.

O fato de apresentar sinais claros de hipervolemia sugere que não seja respondedor à prova de volume e a utilização de diurético endovenoso é necessária para melhorar os sintomas e a sobrecarga volêmica.

A presença de hipotensão e sinais e sintomas de baixo débito indicam o início de infusão de inotrópico como primeira linha de tratamento de choque cardiogênico. As diretrizes da SBC e ESC recomendam a associação de vasopressor (preferencialmente a noradrenalina) no choque cardiogênico se o paciente persistir com hipotensão após o início de inotrópico.

17. Reposta: D

As diretrizes de IC recomendam que, em pacientes com IC crônica, deve-se manter as medicações de uso ambulatorial que modificam a evolução da doença (IECA/BRA, betabloqueadores, antagonista da aldosterona) durante internação de uma descompensação cardíaca, desde que não haja instabilidade hemodinâmica ou contraindicação na manutenção das mesmas.

Em relação aos betabloqueadores na descompensação de IC crônica, a diretriz da SBC recomenda:

- Manter os BB nos pacientes sem evidência de hipotensão arterial ou de baixo débito cardíaco (grau de recomendação: I-A).

- Iniciar BB nos pacientes estáveis clinicamente e hemodinamicamente sem sinais de congestão (grau de recomendação: I-B).
- Reduzir a dose do BB em 50% ou suspender na admissão em pacientes com sinais de baixo débito (grau de recomendação: I-B).
- Reduzir a dose do BB em 50% nos pacientes com hipotensão arterial sem baixo débito (grau de recomendação: IIa-C).
- Suspender os BB em pacientes com choque cardiogênico ou séptico, estenose aórtica crítica, asma brônquica descompensada, bloqueio atrioventricular avançado (grau de recomendação: I-C).

Como o paciente apresenta o diagnóstico de choque cardiogênico com hipotensão e sinais de baixo débito, deve-se suspender as medicações de uso crônico.

18. Resposta: B

Os dispositivos de assistência ventricular (DAV) esquerda de longa permanência apresentaram uma evolução tecnológica importante nos últimos anos com aprimoramento nos princípios de propulsão, tipo de fluxo e redução de suas dimensões, tornando-se mais eficientes e com menores índices de complicações. Atualmente, utilizam-se os DAV de longa permanência de fluxo contínuo que se mostraram superiores em termos de sobrevida em 2 anos e diminuição de eventos trombóticos comparados com os dispositivos de fluxo pulsátil no estudo *HeartMate II Trial*.

O BIA é o dispositivo de curta permanência mais utilizado em todo o mundo em decorrência de sua disponibilidade e facilidade de implante. Entretanto, o ganho de suporte hemodinâmico no choque cardiogênico é modesto, com aumento de débito cardíaco na ordem de 15%. A maioria dos estudos com BIA foram no cenário de choque cardiogênico após infarto do miocárdio. O estudo *IABP-SHOCK II Trial*, que não mostrou diferença de mortalidade após 30 dias em pacientes com diagnóstico de choque cardiogênico após IAM tratados com BIA ou terapia usual, levou a uma diminuição do grau de recomendação da utilização desse dispositivo no contexto nas principais diretrizes europeias e americanas. Entretanto, em decorrência de alguns questionamentos sobre a conclusão desse estudo e por se tratar do dispositivo mais disponível no nosso meio e de fácil implante, as diretrizes de assistência circulatória mecânica da SBC recomendam o implante de BIA no choque cardiogênico mesmo em situações após IAM (grau de recomendação IIa, nível de evidência B).

Por se tratar de dispositivo de contrapulsação aórtica, a presença de insuficiência aórtica importante é contraindicação para o implante de BIA. A insuficiência arterial periférica grave é uma contraindicação para todos os dispositivos de implante percutâneo periférico.

19. Resposta: B

No contexto da IC avançada, a classificação clínica da New York Heart Association deixa de ser útil em relação ao prognóstico e à indicação de terapias avançadas como DAV, visto que abrange uma variedade de situações clínicas como pacientes ambulatoriais estáveis até internados com choque cardiogênico refratário. Assim, com o objetivo de classificar mais adequadamente os pacientes com IC avançada, facilitando o entendimento do *status* hemodinâmico, predizendo o tempo em que a intervenção deve ser realizada e estratificando o risco do implante, a *Interagency Registry of Mechanically Assisted Circulatory Support* (INTERMACS) criou a classificação INTERMACS composta de 7 perfis clínicos (Figura 1).

No caso em questão, o paciente apresenta uma piora progressiva de função orgânica, necessitando de aumento de doses de inotrópico nas últimas 48 horas, portanto INTERMACS 2.

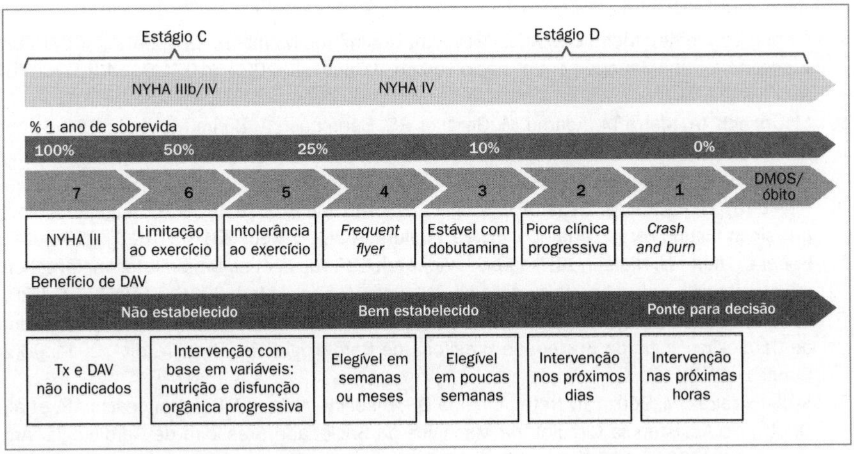

Figura 1 Classificação INTERMACS.

DAV: dispositivo de assistência ventricular; NYHA: New York Heart Association; Tx: transplante.

20. Resposta: C

O paciente encontra-se com INTERMACS 2 com piora progressiva de função orgânica e aumento de dose de inotrópico. Nesse cenário, com o objetivo de atingir a estabilização hemodinâmica, diminuir a disfunção orgânica e propiciar suporte circulatório adequado até que se ofereça uma terapia avançada para a IC terminal (transplante cardíaco ou dispositivo de longa permanência), está indicado o implante de dispositivo de assistência circulatória paracorpórea ou BIA e avaliação para uma terapia avançada.

Betabloqueadores são contraindicados no contexto de choque cardiogênico.

Como o paciente já apresentava disfunção ventricular importante, CF NYHA III previamente à internação e não há referência de síndrome coronariana como fator de descompensação, a cineangiocoronariografia não deve mudar a evolução do choque cardiogênico nesse caso.

A levosimendana, por apresentar propriedades vasodilatadoras sistêmicas, deve ser evitada em pacientes hipotensos e em choque cardiogênico grave.

Referências bibliográficas

1. Marcondes-Braga FG, Moura LAZ, Issa VS, Vieira JL, Rohde LE, Simões MV, et al. Atualização de Tópicos Emergentes da Diretriz de Insuficiência Cardíaca – 2021. Arq Bras Cardiol. 2021;116(6):1174-212.
2. Writing Committee Members; ACC/AHA Joint Committee Members. 2022 AHA/ACC/HFSA Guideline for the Management of Heart Failure. J Card Fail. 2022:S1071-9164(22)00076-8.
3. McDonagh TA, Metra M, Adamo M, Gardner RS, Baumbach A, Böhm M, et al.; ESC Scientific Document Group. 2021 ESC Guidelines for the diagnosis and treatment of acute and chronic heart failure. Eur Heart J. 2021;42(36):3599-726.
4. McMurray JJ, Packer M, Desai AS, Gong J, Lefkowitz MP, Rizkala AR, et al. Angiotensin-neprilysin inhibition versus enalapril in heart failure. N Engl J Med. 2014;371(11):993-1004.
5. Køber L, Thune JJ, Nielsen JC, Haarbo J, Videbæk L, Korup E, et al. Defibrillator implantation in patients with nonischemic systolic heart failure. N Engl J Med. 2016;375(13):1221-30.
6. Kalil-Filho R, Hajjar LA, Bacal F, Hoff PM, Diz Mdel P, Galas FR, et al. I Diretriz Brasileira de Cardio-Oncologia da Sociedade Brasileira de Cardiologia. Arq Bras Cardiol. 2011;96(2 Suppl 1):1-52.
7. Ayub-Ferreira SM, Souza JD Neto, Almeida DR, Biselli B, Avila MS, Colafranceschi AS, et al. Diretriz de Assistência Circulatória Mecânica da Sociedade Brasileira de Cardiologia. Arq Bras Cardiol. 2016;107(2 Suppl 2):1-33.
8. Zannad F, Ferreira JP, Pocock SJ, Anker SD, Butler J, Filippatos G, et al. SGLT2 inhibitors in patients with heart failure with reduced ejection fraction: a meta-analysis of the EMPEROR-Reduced and DAPA-HF trials. Lancet. 2020;396(10254):819-829.

Capítulo 16

Taquiarritmias

Questões

1. Há uma clara associação entre a presença de fibrilação atrial (FA) e o risco de desenvolver acidente vascular cerebral (AVC) durante a vida. A anticoagulação pode reduzir muito as taxas desses eventos em populações específicas. O escore de risco preferencial para avaliação desses pacientes é o CHA_2DS_2-VASc, que leva em conta, exceto:
   a) Insuficiência cardíaca.
   b) Dislipidemia.
   c) AVC prévio.
   d) Doença arterial periférica.

2. Na FA de alta resposta ventricular com estabilidade hemodinâmica quando há via acessória (VA), ocasionando pré-excitação, com o objetivo de reduzir o risco de degeneração para fibrilação ventricular (FV), o tratamento de escolha é:
   a) Diltiazem endovenoso.
   b) Amiodarona endovenosa.
   c) Metoprolol endovenoso.
   d) Cardioversão elétrica sincronizada.

3. A decisão acerca da anticoagulação ou não da FA ou do *flutter* atrial deve levar em conta características individuais e personalizadas do indivíduo. Dessa forma, pacientes com muito alto risco de sangramento podem não se beneficiar com os efeitos da anticoagulação. O escore HAS-BLED é o mais utilizado para a avaliação do risco de sangramento em portadores dessas arritmias. Assinale a seguir a condição clínica que de acordo com o escore não está relacionada a riscos aumentados de sangramento:
   a) Etilismo.
   b) Insuficiência cardíaca.
   c) AVC prévio.
   d) Alteração de função hepática.

4. Em pacientes portadores de FA não valvar em que a anticoagulação é recomendada e que possuem contraindicação para anticoagulação oral com varfarina e com novos anticoagulantes orais (NOAC), pode-se optar pela seguinte terapêutica a fim de reduzir ao máximo o risco de eventos tromboembólicos:
   a) Ticagrelor.
   b) Ácido acetilsalicílico (AAS).
   c) Clopidogrel.
   d) AAS + clopidogrel.

5. Qual o anticoagulante de escolha para pacientes portadores de FA não valvar com indicação de anticoagulação oral e que sejam portadores de insuficiência renal, visando um menor risco de sangramento?
   a) Edoxaban.
   b) Apixabana.
   c) Varfarina.
   d) Dabigatrana.

6. Para pacientes com FA em que se opta pela cardioversão elétrica sincronizada (CVE), a segurança do procedimento é fundamental. O uso de anticoagulantes previamente à CVE reduz a chance de eventos cerebrovasculares em diversas análises em pacientes com alto risco de eventos trombóticos. Qual das seguintes é a alternativa correta?
   a) Pacientes com FA de duração ≥ 48 horas devem receber anticoagulação plena por 3 semanas antes da cardioversão.

b) Pacientes com exame de imagem excluindo trombo intracardíaco podem realizar a cardioversão imediatamente.
c) Após a cardioversão, deve ser mantida a anticoagulação por no mínimo 4 semanas.
d) Todas as anteriores.

7. Quanto à oclusão percutânea do apêndice atrial esquerdo (AAE) para pacientes portadores de FA, podemos afirmar que:
   a) Os agentes anticoagulantes orais ainda são a principal escolha para prevenção de fenômenos embólicos.
   b) Para pacientes com alto risco de fenômenos tromboembólicos e contraindicação ao uso de anticoagulantes, a oclusão do AAE pode ser o tratamento de escolha.
   c) Após a oclusão do AAE, ainda se faz necessária a utilização de dupla antiagregação plaquetária por algumas semanas após o procedimento.
   d) Todas as alternativas estão corretas.

8. Em relação ao uso de antiarrítmicos na FA qual é a alternativa correta?
   a) A cardioversão química da FA pode ser realizada no domicílio pelo próprio paciente com a administração oral da propafenona, estratégia conhecida como "*pill in the pocket*".
   b) O sotalol é um fármaco com resultados significativos na reversão aguda da arritmia.
   c) Ablação do nó atrioventricular (AV) pode ser utilizada como primeira linha de tratamento em pacientes sintomáticos.
   d) Digoxina é uma opção efetiva para controle de resposta ventricular em pacientes com via acessória e FA de alta resposta.

9. Em pacientes portadores de FA paroxística sintomática recorrente sem uso prévio de medicação antiarrítmica:
   a) A ablação do nó AV com implante de marca-passo definitivo é opção inicial, pesando-se riscos e benefícios.
   b) Procedimentos percutâneos não são a primeira opção para pacientes que nunca receberam terapia antiarrítmica oral.
   c) A anticoagulação não é necessária nesses casos.
   d) A ablação por cateter da fibrilação atrial para manutenção do ritmo sinusal pode ser realizada como opção inicial de tratamento, pesando-se riscos e benefícios.

10. Ainda sobre a ablação por cateter da FA para manutenção do ritmo sinusal, podemos afirmar que:
   a) Normalmente pode ser utilizada tanto para controle de ritmo (isolamento de veias pulmonares) como para controle de frequência ventricular (ablação do nó AV).
   b) A despeito da eficácia, a ablação da FA é um procedimento de alta complexidade, com risco de complicações maiores em torno de 2-3%.
   c) A ablação de FA pode não ser curativa e recorrências são comuns.
   d) Todas as anteriores.

11. Em relação ao tratamento ideal das taquicardias supraventriculares tipo reentrada nodal (TRN), sem instabilidade hemodinâmica, podemos dizer que:
   a) A manobra vagal deve ser evitada e vem caindo em desuso, em decorrência principalmente de sua baixa eficácia.
   b) Uma dose inicial de adenosina 12 mg pode ser utilizada.
   c) A manobra vagal modificada é mais efetiva do que a manobra vagal tradicional, no entanto, a maior possibilidade é que não se obtenha reversão para o ritmo sinusal.
   d) O uso de betabloqueadores ou bloqueadores de canal de cálcio é indicado para reversão ao ritmo sinusal.

12. Sobre a manobra vagal, pode-se dizer que:
   a) Também é efetiva em fazer a reversão do ritmo de *flutter* atrial.
   b) Tem alta eficácia mesmo fora do ambiente hospitalar.
   c) Pacientes podem ser instruídos a realizar a manobra em determinadas situações.
   d) É segura em pacientes idosos com sopro carotídeo ao exame físico.

13. Sobre a taquicardia atrial multifocal:
   a) Betabloqueadores são contraindicados.
   b) A ablação do nó AV não é considerada opção terapêutica em casos refratários.
   c) O tratamento inicial deve ser tratar as causas secundárias.
   d) Diltiazem deve ser evitado por contribuir para a piora do mecanismo gerador dessa arritmia.

14. Em pacientes portadores de via acessória, caracterizando síndrome de Wolff-Parkinson-White, podemos dizer que:
 a) A ablação por cateter tem pouca eficácia na eliminação da via acessória.
 b) O estudo eletrofisiológico pode ser considerado em pacientes assintomáticos para estratificação inicial de risco.
 c) Ablação ainda não é um procedimento com níveis razoáveis de segurança para essa população.
 d) O uso de antiarrítmicos não tem papel no tratamento desses pacientes.

15. O risco de pacientes com pré-excitação desenvolverem arritmias malignas está diretamente relacionado à capacidade da via acessória em conduzir o estímulo elétrico. Dessa forma, selecione a alternativa que melhor indica um achado de exame complementar relacionado à menor chance de arritmia maligna nesses pacientes:
 a) Presença de múltiplas vias acessórias.
 b) Intervalo R-R menor que 250 ms entre dois complexos pré-excitados durante episódio de FA.
 c) Período refratário da via acessória menor que 240 ms.
 d) Perda intermitente de condução pela via acessória durante teste de esforço ou Holter de 24 horas.

16. Entre as medidas que podem ser consideradas para redução do risco de morte súbita cardíaca (MSC) em pacientes com fração de ejeção de ventrículo esquerdo igual ou inferior a 40%, estão:
 a) Inibidores da enzima de conversão da angiotensina (IECA) ou bloqueador do receptor da angiotensina (BRA).
 b) Betabloqueadores.
 c) Antagonista da aldosterona.
 d) Todas as anteriores.

17. Em pacientes portadores de miocardiopatia isquêmica apresentando taquicardia ventricular, podemos dizer que:
 a) Aqueles com registro de taquicardia ventricular (TV) sustentada devem ser sempre submetidos à revascularização miocárdica.
 b) Tem indicação imediata de uso de cardiodesfibrilador implatável (CDI).
 c) Estudo eletrofisiológico e ablação por cateter não tem benefício nesta população.
 d) Betabloqueadores, amiodarona e sotalol são opções para evitar novos episódios de TV.

18. Selecione a seguir a alternativa que melhor descreve condutas empregadas a fim de se reduzir o risco de morte súbita cardíaca (MSC) na miocardiopatia hipertrófica (MCH):
    a) Evitar prática de esportes competitivos.
    b) Implante de cardiodesfibrilador implantável (CDI) em pacientes sobreviventes de parada cardiorrespiratória em taquicardia ventricular (TV).
    c) Rastrear parentes de primeiro grau de pacientes portadores da doença com eletrocardiograma e ecocardiograma.
    d) Todas as anteriores.

19. Sobre a displasia arritmogênica de ventrículo direito (DAVD), está incorreto afirmar:
    a) A prática de atividade física competitiva deve ser evitada.
    b) A primeira linha de tratamento para prevenção de arritmias malignas deve ser com betabloqueadores.
    c) O implante de CDI está indicado para pacientes que apresentam taquicardia ventricular não sustentada (TVNS) no Holter de 24 horas.
    d) Amiodarona pode ser considerada para melhora de sintomas.

20. Sobre a síndrome de Brugada, qual a alternativa correta?
    a) O diagnóstico normalmente é feito com o uso do eletrocardiograma de alta resolução.
    b) Deve-se evitar uso de medicações específicas, consumo de álcool e tratar prontamente febre.
    c) O implante de CDI raramente se faz necessário e traz pouco benefício na redução de morte súbita cardíaca (MSC).
    d) O uso de quinidina e procainamida é proscrito.

Respostas comentadas

1. Resposta: **B**

As diretrizes da Sociedade Brasileira de Cardiologia (SBC), da European Society of Cardiology (ESC) e da American Heart Association (AHA) que tratam de FA adotam o CHA_2DS_2-VASc como escore para avaliação de risco para fenômenos tromboembólicos. Conforme observado na Tabela 1, dislipidemia não faz parte desse escore.

Tabela 1 Escore de CHA_2DS_2-VASc

CHA_2DS_2-VASc	Pontuação
Congestive heart failure (insuficiência cardíaca congestiva)	1
Hipertensão arterial sistêmica	1
Age (idade) ≥ 75 anos	2
Diabetes mellitus	1
Stroke (histórico de acidente vascular cerebral, ataque isquêmico transitório, embolia periférica ou embolia pulmonar)	2
Vascular disease (doença arterial coronariana ou doença arterial obstrutiva periférica)	1
Age (idade) 65-74 anos	1
Sexo feminino	1

2. Resposta: **D**

A diretriz da SBC de FA (2016) contraindica o uso de betabloqueadores, digoxina e bloqueadores de canal de cálcio no contexto de FA com via acessória por serem drogas que podem diminuir a condução pelo nó atrioventricular e facilitar a condução pela via anômala e degeneração para fibrilação ventricular. A diretriz da AHA de FA (2023) contraindica o uso de amiodarona endovenosa para esses casos, sugerindo o uso de ibutilida ou procainamida, drogas que atuam aumentando o período refratário atrial e podem alentecer a condução pela via acessória e reverter o ritmo para sinusal, mas essas medicações não são padronizadas no Brasil.

Lembrando que casos instáveis devem ser tratados com cardioversão elétrica sincronizada e que mesmo o paciente estável pode evoluir a qualquer momento com instabilidade ou fibrilação ventricular, necessitando de terapia elétrica. Dessa forma, na falta das medicações seguras para cardioversão farmacológica (ibutilida ou procainamida) a melhor conduta, apesar do paciente estar estável, é realizar a cardioversão elétrica sincronizada. Além disso, o tratamento com a ablação por cateter da via acessória nesse grupo de pacientes é considerado o tratamento de escolha no acompanhamento (possui eficácia de até 95% com baixo risco de complicações) pela diretriz mais recente da AHA. Classe I, Nível de evidência B.

3. Resposta: **B**

Tanto a diretriz brasileira quanto a americana para manejo da FA são categóricas em reforçar o benefício da anticoagulação para grande parcela dos casos. Ambas as diretrizes também preconizam que o risco de sangramento deve ser individualizado. Especialmente em pacientes com escore de risco para eventos trombóticos CHADS-VASc igual a 1, o escore HAS-BLED (descrito na Tabela 2) pode auxiliar a tomada de decisão. Vale lembrar que a diretriz americana reforça que não se deve utilizar o escore isoladamente para tomada de decisão, uma vez que a maioria dos fatores de risco associados ao sangramento também estão associados ao maior risco de eventos tromboembólicos. Dessa forma, o escore auxilia em identificar fatores modificáveis de risco de sangramento e a decisão sobre a manutenção da anticoagulação, o melhor anticoagulante e a dose ideal deve ser individualizada e reavaliada periodicamente. Entre as variáveis levadas em consideração, a insuficiência cardíaca não é uma delas.

Tabela 2 Escore HAS-BLED

Risco HAS-BLED	Pontuação
Hipertensão arterial sistêmica não controlada (PAS > 160 mmHg)	1
Alteração de função renal ou hepática (1 ponto para cada)	1 ou 2
***S**troke* (histórico de AVC prévio)	1
***B**leeding* (sangramento prévio)	1
Labilidade de INR (< 60% do tempo no alvo terapêutico)	1
***E**lderly* (idade > 65 anos)	1
Drogas (AINE ou antiplaquetários) ou álcool (1 ponto para cada)	1 ou 2

INR: razão normalizada internacional do tempo de protrombina.

4. Resposta: **D**

A Diretriz da SBC (2016) traz a recomendação do esquema ácido acetilsalicílico (AAS) + clopidogrel (grau de recomendação IIa, nível de evidência B) como opção à anticoagulação oral em pacientes portadores de FA não valvar.

Por outro lado, a diretriz americana (2023) e a diretriz europeia (2020) contraindicam o uso de antiplaquetários para prevenção de eventos tromboembólicos, pois em alguns estudos (ACTIVE W publicado no *Lancet* em 2006 e ACTIVE A publicado no NEJM 2009) essa associação teve risco de sangramento próximo ao dos anticoagulantes sem garantir eficácia similar na prevenção dos eventos embólicos.

Dessa forma, adotando a diretriz brasileira, a recomendação é a dupla antiagregação plaquetária, mas deve-se sempre ponderar e individualizar o tratamento a fim de se reduzir ao máximo os riscos de malefício.

5. Resposta: **C**

A função renal deve ser sempre avaliada em pacientes antes do início da anticoagulação. A diretriz brasileira (2016) recomenda que pacientes com disfunção renal (sem especificar níveis específicos de *clearance* de creatinina) não devem receber NOAC, sendo varfarina a melhor opção. Na diretriz americana (2023), o uso dos NOAC não é contraindicado em pacientes com insuficiência renal, sendo apenas necessário o ajuste da dose de acordo com o *clearance* de creatinina. Com a maior experiência com a utilização dos NOAC nos últimos anos e a maior disponibilidade dos antagonistas específicos, a nova diretriz brasileira de FA deve modificar sua recomendação e seguir as diretrizes internacionais mais recentes em que incluem os NOAC como opção para pacientes com doença renal crônica não dialítica, com ajuste de dose individual (Tabela 3).

Tabela 3 Diretriz ESC de fibrilação atrial

		Dabigatrana	Rivoroxabana	Apixabana	Edoxabana
Taxa de filtração glomerular	> 95 mL/min	2x 150 mg	20 mg	2x 5 mg / 2x 2,5 mg*	60 mg
	50-94 mL/min	2x 150 mg	20 mg	2x 5 mg / 2x 2,5 mg*	60 mg
	30-49 mL/min	2x 150 mg	15 mg	2x 5 mg / 2x 2,5 mg*	30 mg
	15-29 mL/min	Não usar	15 mg	2x 2,5 mg	30 mg
	Diálise	Não usar	Não usar	Não usar	Não usar

*Apixabana 2,5 mg 2x se 2 critérios de: ≥ 80 anos, ≤ 60 kg ou creatinina ≥ 1,5 mg/dL.

6. Resposta: **D**

As diretrizes mais recentes de FA (AHA e ESC) recomendam que a cardioversão elétrica sincronizada seja precedida de exame de imagem descartando trombo intracardíaco ou no mínimo 3 semanas de anticoagulação plena para evitar o risco de fenômenos embólicos periprocedimento. Após a realização da cardioversão, o paciente deve permanecer anticoagulado por no mínimo 4 semanas e ser reavaliado após esse período para definir a manutenção do tratamento de acordo com seu risco em eventos tromboembólicos (escore de CHA2DS2-VASc).

7. Resposta: **D**

As diretrizes citam artigos mencionando a não inferioridade da oclusão percutânea do apêndice atrial esquerdo (AAE) quando comparado à anticoagulação com varfarina, especialmente em pacientes de alto risco para eventos trombóticos e de sangramento. A oclusão percutânea do AAE pode ser considerada nos pacientes com contraindicação ao uso de anticoagulantes (ex.: sangramento intracraniano sem causa reversível) para prevenção de AVC. No entanto, vale lembrar que apesar de eliminar a necessidade de anticoagulação, é recomendado que após o implante dos dispositivos percutâneos o paciente permaneça algumas semanas em uso de dupla antiagregação plaquetária, o que pode contribuir para uma taxa de até 10% de eventos adversos nesse grupo de pacientes, incluindo sangramentos graves.

8. Resposta: **A**

Nas diretrizes mais recentes (AHA e ESC), a administração domiciliar de propafenona pelo paciente para reversão de crise de FA é uma estratégia que pode ser utilizada. Entretanto, a primeira administração da medicação deve ser realizada em ambiente hospitalar para descartar possíveis efeitos colaterais associados (ex.: aumento importante de intervalo QT; degeneração para *flutter* com condução 1:1). De acordo com as mesmas diretrizes, o sotalol não é recomendado como medicação para reversão do episódio agudo de FA, mas pode ser usado como droga para manutenção de ritmo sinusal e para controle de frequência em longo prazo. A ablação do nó atrioventricular, segundo as diretrizes americana e europeia, é uma escolha apenas para pacientes refratários com intolerância às medicações antiarrítmicas, quando o controle de frequência não é adequadamente alcançado e quando o controle de ritmo também foi ineficaz. Por fim, todas as diretrizes (americana, europeia e brasileira) são enfáticas em contraindicar o uso de digoxina em pacientes com pré-excitação ventricular, pelo risco aumentado de degeneração para fibrilação ventricular.

9. Resposta: **D**

O controle do ritmo com drogas antiarrítmicas (AA) e com a ablação de FA são os tratamentos de escolha na maioria dos pacientes com FA. No entanto, quando as outras estratégias de controle de frequência cardíaca e de ritmo foram insuficientes, a ablação do nó AV para controle da frequência cardíaca (FC) se estabeleceu como estratégia terapêutica aceitável.

A anticoagulação para esses casos segue regras semelhantes à de pacientes com FA permanente ou persistente e deve ser individualizada em cada caso, pesando-se o risco de eventos trombóticos e o risco de sangramento.

Por fim, as diretrizes mais recentes (ESC e AHA) apontam que a ablação por cateter da FA para manutenção do ritmo sinusal pode ser a primeira escolha em pacientes virgens de tratamento com drogas AA (normalmente pacientes jovens com episódios de FA paroxística sintomática e poucas comorbidades), desde que a decisão seja tomada em conjunto com o paciente, pesando-se riscos e benefícios do procedimento.

10. Resposta: **D**

As recomendações quanto à ablação por cateter são semelhantes nas duas recentes diretrizes (ESC e AHA). O procedimento pode ser indicado para FA paroxística ou persistente, refratária a drogas antiarrítmicas (AA), para controle de ritmo ou frequência e até como primeira terapia em alguns casos, como já abordado. No entanto, trata-se de procedimento invasivo, com riscos de complicação (2-3%), com necessidade de serviços de excelência e equipados para sua realização. Ainda assim, pode ocorrer recorrência da arritmia e os pacientes devem estar cientes da chance de insucesso.

11. Resposta: **C**

A diretriz da ESC (2019) traz a manobra vagal como primeira intervenção no manejo das arritmias supraventriculares tipo reentrada nodal (TRN), sendo essa a primeira opção para seu adequado manejo na emergência quando não há sinais de instabilidade hemodinâmica. No entanto, mesmo utilizando a manobra modificada, as chances de reversão ainda são por volta de 35 a 40% somente. Em caso de persistência da arritmia, uma dose inicial de adenosina 6 mg endovenosa deve ser utilizada. O uso de betabloqueadores ou bloqueadores de canal de cálcio só deve ser opção para controle de frequência cardíaca em casos refratários.

12. Resposta: **C**

A diretriz da ESC (2019) recomenda a manobra vagal para reverter as taquicardias supraventriculares estáveis e normalmente é efetiva nos ritmos em que o nó atrioventricular faz parte do circuito (taquicardia por reentrada nodal e taquicardia por reentrada atrioventricular). Em outras arritmias, em que o nó atrioventricular não participa do circuito de reentrada (ex.: *flutter* atrial, fibrilação atrial) a manobra não é efetiva em reverter o ritmo para sinusal. Como comentado na questão anterior, a taxa de sucesso da manobra vagal em reverter o ritmo para sinusal é em torno de 40%. A realização da compressão do seio carotídeo, tipo de manobra vagal, é contraindicada em pacientes com AVC prévio ou sopro carotídeo.

A diretriz da AHA (2016) traz a recomendação de se instruir pacientes e familiares a realizarem a manobra em casa em casos de diagnóstico já sabido e como medida para controle das crises.

13. Resposta: **C**

As taquicardias atriais multifocais, de acordo com as diretrizes mais recentes (ESC 2019), têm como tratamento inicial o controle de comorbidades comumente associadas (doença pulmonar, doença valvar, hipertensão pulmonar, hipomagnesemia). A ablação do nó AV pode ser considerada em casos refratários e que estejam evoluindo com taquicardiomiopatia. Por fim, o uso de betabloqueadores e bloqueadores de canais de cálcio, conforme as diretrizes, pode ser empregado para o controle de sintomas e de frequência cardíaca nessa arritmia, tanto no contexto agudo quanto no acompanhamento clínico.

14. Resposta: **B**

A ablação por cateter da via acessória tem altas taxas de sucesso (> 95%) e boa segurança clínica nesses pacientes (< 0,5% complicações maiores) e é recomendada nas diretrizes da ESC principalmente para pacientes com arritmias manifestas e sintomáticos. As recomendações trazem ainda a sugestão de realização de estudo eletrofisiológico para auxiliar na estratificação de risco em pacientes assintomáticos, uma vez que o risco de arritmias malignas se relaciona mais com as propriedades da via acessória do que com a presença ou não de sintomas. No entanto, alguns pacientes podem ser manejados apenas com o uso de antiarrítmicos inicialmente, sem necessidade de procedimentos invasivos.

15. Resposta: **D**

Em pacientes portadores de via acessória, é importante determinar o risco de evolução para arritmias malignas que aumentam a chance de morte súbita. A diretriz da ESC (2019) enfatiza que os achados funcionais durante o estudo eletrofisiológico são de grande importância para essa avaliação e, como já vimos, podem justificar a ablação por cateter de pacientes assintomáticos. No entanto, exames menos invasivos como o Holter de 24 horas e o teste ergométrico podem fornecer informações prognósticas valiosas. A evidência de perda de condução intermitente pela via acessória durante o esforço físico ou durante a monitorização ambulatorial correlaciona-se com baixa chance de condução rápida pelo feixe e menores chances de arritmias malignas.

16. Resposta: **D**

Conforme recomendações específicas nas diretrizes brasileira, americana e europeia, e com base em diversos estudos na literatura, a utilização das três classes medicamentosas, e não somente dos betabloqueadores, em pacientes com disfunção ventricular está associada à diminuição de eventos cardiovasculares maiores, incluindo redução de morte súbita cardíaca (MSC).

17. Resposta: **D**

As diretrizes sobre prevenção de morte súbita e arritmias ventriculares (ESC 2022 e AHA 2017) concluem que a terapia de revascularização, seja cirúrgica ou percutânea, isoladamente não é efetiva para controle de arritmias ventriculares. Esses pacientes muitas vezes têm indicação de implante de cardiodesfibrilador implantável (CDI), no entanto, deve-se primeiramente controlar os episódios de arritmia de forma medicamentosa (uso de betabloqueadores, amiodarona e sotalol são opções razoáveis) ou por meio de estudo eletrofisiológico com ablação por cateter, com o objetivo de se evitar terapias elétricas desnecessárias e recorrentes do CDI.

18. Resposta: **D**

Evitar morte súbita cardíaca (MSC) em pacientes portadores de miocardiopatia hipertrófica (MCH) é de fundamental importância. As diretrizes americana, europeia e brasileira preconizam a pesquisa de fatores de risco (AHA e SBC) ou uso de escores de gravidade (ESC) no que diz respeito ao risco de MSC, devendo guiar, entre outras terapêuticas, o implante do cardiodesfibrilador implantável (CDI) para prevenção primária ou secundária. Evitar prática de esportes competitivos é consensual nas diretrizes. A investigação de parentes de primeiro grau também é recomendada nas diretrizes.

19. Resposta: **C**

A displasia arritmogênica de ventrículo direito (DAVD) vem sendo abordada nas diretrizes mais recentes americana, europeia e brasileira como doença diretamente relacionada a arritmias ventriculares, morte súbita e insuficiência cardíaca. Nesse grupo de pacientes, e conforme recomendações concordantes das diretrizes, a atividade física competitiva deve ser evitada. O uso de betabloqueadores é recomendado, pois alguns estudos sugerem que está relacionado à redução da taxa de morte súbita cardíaca (MSC), sendo a dose-alvo a mais alta possível e tolerada pelo paciente. A amiodarona pode ser considerada em caso de intolerância ao betabloqueador ou de sintomas ocasionados por arritmias ventriculares a despeito do uso dessa classe. No entanto, o implante de cardiodesfibrilador implantável (CDI) é indicado para pacientes sobreviventes de MSC e com histórico de taquicardia ventricular (TV) bem tolerada ou não. A presença de TV não sustentada (TVNS) não indica como regra o implante do dispositivo.

20. Resposta: **B**

A síndrome de Brugada tem origem genética, sendo comuns casos em uma mesma família. O diagnóstico, conforme orientado pela diretriz europeia (2022), faz-se com o uso do eletrocardiograma de 12 derivações na maioria das vezes. Os pacientes portadores da síndrome devem evitar medicamentos que interagem com a repolarização ventricular (há listas disponíveis na internet em http://www.brugadadrugs.org), evitar consumo excessivo de álcool e tratar prontamente a febre. O implante de cardiodesfibrilador implantável (CDI) se faz necessário em pacientes vítimas de parada cardiorrespiratória (PCR), síncope ou taquicardia ventricular (TV) documentada. O uso de quinidina é recomendado na diretriz para tratamento de arritmias ventriculares ou supraventriculares nesse grupo de pacientes. Já a procainamida pode ser usada para o diagnóstico, na forma de teste provocativo.

Referências bibliográficas

1. Brugada J, Katritsis DG, Arbelo E, Arribas F, Bax JJ, Blomstrom-Lundqvist C, et al. 2019 ESC Guidelines for the management of patients with supraventricular tachycardia. Eur Heart J. 2020;41:655720.
2. Joglar JA, Chung MK, Armbruster AL, Benjamin EJ, Chyou JY, Cronin EM, et al. 2023 ACC/AHA/ACCP/HRS Guideline for the diagnosis and management of atrial fibrillation: a report of the American College of Cardiology/American Heart Association Joint Committee on Clinical Practice Guidelines. Circulation. 2024;149(1):e1-e156.
3. Hindricks G, Potpara T, Dagres N, Arbelo E, Bax JJ, Blomström-Lundqvist C, et al. 2020 ESC Guidelines for the diagnosis and management of atrial fibrillation developed in collaboration with the European Association for Cardio-Thoracic Surgery (EACTS): The Task Force for the diagnosis and management of atrial fibrillation of the European Society of Cardiology (ESC) Developed with the special contribution of the European Heart Rhythm Association (EHRA) of the ESC. Eur Heart J. 2021;42(5):373-498.
4. Magalhães LP, Figueiredo MJO, Cintra FD, Saad EB, Kuniyoshi RR, Teixeira RA, et al. II Diretrizes brasileiras de fibrilação atrial. Arq Bras de Cardiol. 2016;106(4 Suppl 2):1-22.
5. Scanavacca MI, Brito FS, Maia I, Hachul D, Gizzi J, Lorga A, et al. Diretrizes para avaliação e tratamento de pacientes com arritmias cardíacas. Arq Bras Cardiol. 2002;79(Suppl 5):1-50.
6. Al-Khatib SM, Stevenson WG, Ackerman MJ, Gillis AM, Bryant WJ, Hlatky MA, et al. 2017 AHA/ACC/HRS Guideline for management of patients with ventricular arrhythmias and the prevention of sudden cardiac death. Heart Rhythm. 2017;15(10):e73-e189.
7. Zeppenfeld K, Tfelt-Hansen J, de Riva M, Winkel BG, Behr ER, Blom NA, et al. 2022 ESC Guidelines for the management of patients with ventricular arrhythmias and the prevention of sudden cardiac death. Eur Heart J. 2022;43(40):3997-4126.
8. Teixeira RA, Fagundes AA, Baggio Junior JM, Oliveira JC, Medeiros PTJ, Valdigem BP, et al. Diretriz brasileira de dispositivos cardíacos eletrônicos implantáveis – 2023. Arq Bras Cardiol. 2023;120(1):e20220892.
9. Page RL, Joglar JA, Caldwell MA, Calkins H, Conti JB, Deal BJ, et al. 2015 ACC/AHA/HRS Guideline for the management of adult patients with supraventricular tachycardia. J Am Coll Cardiol. 2016;67(13):e27-e115.

Capítulo 17

Cardio-oncologia

Questões

1. Os eventos de tromboembolismo venoso são considerados a segunda causa de morte mais frequente em pacientes com câncer. A respeito do tratamento com anticoagulantes, assinale a alternativa correta:
   a) Pelo elevado risco de TEV, os pacientes hospitalizados por qualquer causa devem fazer uso de anticoagulação plena com heparina.
   b) Pelo elevado risco de TEV, os pacientes hospitalizados por qualquer causa devem fazer uso de anticoagulação profilática, necessariamente com heparina de baixo peso.
   c) O regime combinado de profilaxia farmacológica e mecânica pode melhorar a eficácia da profilaxia, especialmente em pacientes de mais alto risco.
   d) Nos pacientes hospitalizados que serão submetidos à cirurgia oncológica de grande porte, a profilaxia farmacológica é dispensável, podendo-se recorrer à profilaxia mecânica.
   e) Nos casos de cirurgias oncológicas menores ou de pequeno porte, a preferência é por profilaxia mecânica, pelos menores riscos de hemorragia.

2. São fatores cardiovasculares, demográficos e de estilo de vida associados a maior risco de cardiotoxicidade relacionados aos tratamentos antineoplásicos, exceto:
   a) Hipertensão.
   b) Sexo feminino.

c) História familiar de doença cardiovascular precoce.
d) *Diabetes mellitus.*
e) Tabagismo atual ou prévio.

3. Sobre a hipertensão arterial sistêmica (HAS) no contexto das neoplasias, assinale a alternativa errada:
a) A prevalência de HAS é maior nos pacientes com câncer e sobreviventes quando comparados à população geral.
b) Recomenda-se a aferição periódica da pressão arterial nos pacientes portadores de neoplasia maligna.
c) Pacientes com câncer renal, gástrico e ovariano têm níveis tensionais mais elevados que aqueles com outros sítios tumorais.
d) A HAS pode ser manifestação paraneoplásica de certos tipos de neoplasia e, no caso do câncer renal, pode significar doença mais agressiva com impacto negativo no prognóstico.
e) A meta de pressão arterial nos pacientes com câncer segue as recomendações para pacientes sem diagnóstico de neoplasia: < 140 x 90 mmHg.

4. Paciente do sexo masculino com 50 anos, hipertenso, com diagnóstico de câncer de cólon ressecado em tratamento quimioterápico adjuvante. Internado por quadro de síndrome coronariana aguda sem supra de ST (infarto agudo do miocárdio). Foi submetido a cateterismo coronariano que evidenciou lesão coronária com indicação de intervenção coronária percutânea. Podemos afirmar que:
a) Nesses pacientes, o uso de *stents* farmacológicos é preferível.
b) Nesse paciente, o uso de *stents* convencionais é preferível.
c) A dupla antiagregação não deve ser iniciada se houver contagem de plaquetas < 1.000.000.
d) A dupla antiagregação não deve ser iniciada pelo elevado risco de sangramento.
e) A estratificação coronária invasiva está indicada em todos os pacientes com neoplasia.

5. Considerando as afirmações a seguir, assinale a correta:
I. A ecocardiografia transtorácica tridimensional é o método de escolha para detectar a disfunção miocárdica relacionada ao tratamento do câncer.

II. A disfunção ventricular relacionada à terapia do câncer é definida como uma redução ≥ 10% na fração de ejeção do ventrículo esquerdo para um valor abaixo do limite inferior da normalidade (FEVE > 50%).

III. Anormalidades da função diastólica e o *strain* longitudinal global (SLG) do ventrículo esquerdo são preditores de forma precoce de cardiotoxicidade.

a) Apenas a afirmação I está correta.
b) Apenas a afirmação III está correta.
c) As afirmações I e II estão corretas.
d) As afirmações II e III estão corretas.
e) As afirmações I e III estão corretas.

6. Sobre os exames de imagem na avaliação da cardiotoxicidade, considere as alternativas a seguir e assinale a correta.

I. A ressonância magnética do coração é o método padrão-ouro para verificação da função cardíaca.

II. O *strain longitudinal global* é uma ferramenta ecocardiográfica que prediz com alta sensibilidade a posterior redução da fração de ejeção do ventrículo esquerdo.

III. A ecocardiografia tridimensional é o método de escolha para detectar disfunção miocárdica relacionada ao tratamento do câncer.

a) Apenas a afirmação I está correta.
b) Apenas a afirmação II está correta.
c) Apenas a afirmação III está correta.
d) Todas as afirmações estão corretas.
e) Nenhuma das afirmações está correta.

7. Paciente do sexo feminino com 65 anos. Previamente hipertensa, diabética não insulinodependente, sedentária e com sobrepeso, portadora de coronariopatia (submetida à angioplastia com implante de *stent*). Ecocardiograma recente evidencia disfunção leve de ventrículo esquerdo (FEVE 40%).

Teve diagnóstico de neoplasia maligna de mama com indicação de quimioterapia com epirrubicina.

Sobre a cardiotoxicidade no uso de antraciclinas, assinale a alternativa correta:

a) A ocorrência de cardiotoxicidade por antraciclinas pode ocorrer em até 50% dos pacientes.
b) A cardiotoxicidade precoce caracteriza-se pelo acometimento cardíaco no primeiro ano após o tratamento.
c) A doxorrubicina é a antraciclina com menor associação com a cardiotoxicidade.
d) São fatores de risco associados à maior chance de toxicidade por antraciclinas: cardiopatia prévia, dose cumulativa e velocidade rápida de infusão do fármaco.
e) Não há preditores capazes de identificar se a toxicidade de antraciclinas será reversível ou irreversível.

8. Mulher, 69 anos. Sem comorbidades prévias. Diagnóstico de câncer de mama com indicação de tratamento quimioterápico com antracíclico. Ecocardiograma não evidencia alterações de função ventricular esquerda. Descrevemos a seguir algumas intervenções que têm potencial para prevenir cardiotoxicidade, exceto:
a) Infusão prolongada do fármaco.
b) Uso de formulações lipossomais.
c) Fracionamento da dose.
d) Uso de dexrazoxano.
e) Uso preferencial de doxorrubicina a outros antracíclicos.

9. As arritmias cardíacas são complicações relativamente frequentes em pacientes com câncer e estima-se que ocorram em 16 a 36% deles. Sobre o tema, considere as afirmações a seguir e assinale a alternativa correta:
a) O prolongamento do intervalo QT não define cardiotoxicidade.
b) As arritmias ventriculares são as mais frequentes nos pacientes oncológicos.
c) Os taxanos são medicações mais relacionadas à incidência de arritmias cardíacas.
d) Com relação à prevenção de fenômenos cardioembólicos, a diretriz recomenda preferência pelo uso da varfarina pela possibilidade de ajuste da anticoagulação de forma individualizada.
e) É adequado evitar a infusão intravenosa concomitante e rápida de drogas que prolongam o QT.

10. Mulher de 47 anos sem comorbidades prévias. Eletrocardiograma prévio normal e ecocardiograma evidenciando função ventricular preservada. Indicado tratamento quimioterápico com doxorrubicina e ciclofosfamida. Por sintomas de cansaço após o início da quimioterapia, foi realizado ecocardiograma, que evidenciou queda significativa da fração de ejeção do ventrículo esquerdo (FEVE), agora de 38% (aferida pelo método bidimensional de Simpson). Qual a conduta adequada nesse momento:
    a) Manutenção do tratamento quimioterápico e seguimento estrito da FEVE após início de terapia padrão para insuficiência cardíaca, já que o tratamento da neoplasia é prioritário.
    b) Suspensão do tratamento quimioterápico e reavaliação junto ao cardio-oncologista em 6 meses após o início da terapia padrão para insuficiência cardíaca para reintrodução da quimioterapia.
    c) Suspensão do tratamento quimioterápico e reavaliação junto ao cardio-oncologista em 30 dias após o início da terapia padrão para insuficiência cardíaca para reintrodução da quimioterapia.
    d) Suspensão do tratamento quimioterápico atual com introdução de esquema alternativo concomitante ao início de terapia padrão para insuficiência cardíaca junto ao cardio-oncologista, já que o tratamento da neoplasia é prioritário.
    e) Suspensão do tratamento quimioterápico e reavaliação junto ao cardio-oncologista em 30 dias. Caso haja melhora da função ventricular, reinício da quimioterapia sem a necessidade de instituição de terapia para insuficiência cardíaca.

Respostas comentadas

1. Resposta: **C**

De acordo com a Diretriz Brasileira de Cardio-Oncologia (2020), os pacientes hospitalizados devem receber profilaxia farmacológica para TEV na ausência de contraindicações (IIa, B). Não há orientação específica de que a prescrição de profilaxia farmacológica deve ser realizada necessariamente com heparina de baixo peso.

Pacientes que serão submetidos à cirurgia oncológica de grande porte devem receber profilaxia farmacológica de TEV (enoxaparina ou heparina de baixo peso molecular), a ser iniciada no pré-operatório, com exceção de pacientes com sangramento ativo ou alto risco de sangramento (I, A). Métodos mecânicos podem ser associados à profilaxia farmacológica, porém seu uso como monoterapia só deve ser feito em pacientes com contraindicação à heparina (IIa, B).

A indicação para profilaxia farmacológica em pacientes submetidos a cirurgias menores ou de pequeno porte se aplica aos pacientes que serão hospitalizados. O regime combinado de profilaxia farmacológica e mecânica pode melhorar a eficácia da profilaxia, especialmente em pacientes de mais alto risco (IIa, B).

2. Resposta: **B**

São fatores de risco cardiovasculares e demográficos que predispõem à cardiotoxicidade: idade (< 18 anos; > 50 anos para trastuzumabe; > 65 anos para antraciclinas); história familiar de doença cardiovascular prematura (homem < 55 anos e mulher < 65 anos); hipertensão arterial; *diabetes mellitus*; hipercolesterolemia. São fatores de risco de estilo de vida o tabagismo atual ou prévio e a obesidade.

Doença miocárdica atual

- Induficiência cardiaca
- Disfunção assintomática do VE (Feve < 50%)
- Biomarcadores cardíacos elevados (BNP ou NT-proBNP)
- Evidência de doença coronária
- Doença valvar moderada e grave com HVE ou comprometimento do VE
- Cardiomiopatia hipertrófica
- Cardiomiopatia dilatada
- Cardiomiopatia restritiva
- Sarcoidose cardiaca com envolvimento miocárdio
- Arritmias cardíacas significativas (FA, taquiarritmias ventriculares

Fatores de risco cardiovasculares e demográficos

- Idade (população pediátrica < 18 anos; > 50 anos para trastuzumabe; > 65 anos para antraciclinas)
- História familiar de doença cardiovascular prematura (homem , 55 anos e mulher < 65 anos)
- Hipertensão arterial
- *Diabetes mellitus*
- Hipercolesteromia

Tratamento antineoplásico cardiotóxico

- Uso prévio de antraciclina
- Radioterapia mediastinal ou de tórax
- Tratamento combinado de antraciclina e trastuzumabe

Fatores de risco de estilo de vida

- Tabagismo atual ou prévio
- Obesidade

Figura 1 Fatores de risco presentes no paciente com câncer que predispõem à cardiotoxicidade. BNP: peptídeo natriurético tipo B; FEVE: fração de ejeção do ventrículo esquerdo; HVE: hipertrofia ventricular esquerda; FA: fibrilação atrial; NT-proBNP: fragmento N-terminal do peptídeo natriurético tipo B; VE: ventrículo esquerdo.
Fonte: adaptada de Zamorano et al., 2017[1].

3. Resposta: **E**

A prevalência da HAS é maior nos pacientes com câncer e sobreviventes quando comparados à população geral, sendo o principal fator de risco modificável de eventos cardiovasculares nesses pacientes. Ainda, estima-se que 35% dos pacientes com câncer desenvolverão HAS ao longo do tratamento, sendo a exposição à quimioterapia um fator de risco independente para HAS.

Sendo assim, a recomendação da diretriz é a aferição periódica da pressão arterial nos pacientes com câncer (IIa, C), sendo que pacientes em uso de inibidores de tiroxina quinase anti-VEGF, inibidores de tirosina quinase multialvo, agentes alquilantes ou esteroides em altas doses devem ser submetidos à monitorização mais frequente da pressão arterial (IIa, C).

A diretriz faz menção direta à correlação do câncer renal, gástrico e ovariano com níveis tensionais mais elevados com relação a neoplasias de outros sítios. Ainda faz menção direta à HAS como manifestação paraneoplásica do carcinoma hepatocelular, câncer renal e doença carcinoide. Ainda, relata a presença de HAS como potencial sinal de doença mais agressiva no câncer renal, com impacto negativo no prognóstico.

A meta para tratamento da HAS nos pacientes com câncer segue as recomendações para pacientes sem câncer: < 130 x 80 mmHg (IIa, B).

4. Resposta: **A**

A diretriz recomenda expressamente o uso de *stents* farmacológicos para tratamento de doença arterial coronariana (DAC) (IIa, B).

A recomendação com relação à antiagregação é que ela pode ser mantida em pacientes com níveis de contagem de plaquetas > 30.000, na ausência de contraindicação (IIa, B).

A recomendação com relação à estratificação de DAC em pacientes é para após 5 anos da exposição mediastinal com radioterapia em dose de 30 Gy ou mais (IIa, B). Além disso, em pacientes com síndrome coronária aguda em uso de 5-fluorouracil, recomenda-se a avaliação por cardio-oncologista e consideração de estratificação de DAC (IIa, B).

5. Resposta: **C**

A ecocardiografia é o método de escolha para detectar disfunção miocárdica relacionada ao tratamento do câncer pela disponibilidade e custo. O ecocardiograma tridimensional é o melhor método ecocardiográfico para aferir a fração de ejeção do ventrículo esquerdo (FEVE) nos pacientes com neoplasia maligna. Quando estiver indisponível, a recomendação é utilizar o método de Simpson pelo ecocardiograma bidimensional (I, A).

A disfunção ventricular relacionada à terapia do câncer é definida como uma redução ≥ 10% da FEVE para um valor abaixo do limite inferior da normalidade (FEVE < 50%).

A recomendação de frequência na realização de exames de imagem para avaliação da FEVE é, no geral, a cada 2 a 3 semanas (I, B).

Tabela 1 Métodos de diagnóstico cardiovascular, suas principais vantagens, aplicações e limitações

Método diagnóstico	Aplicações	Vantagens	Limitações
Troponina I ou T	Níveis elevados estão associados a desenvolvimento de cardiotoxicidade. Pode ser utilizada em pacientes com alto risco para cardiotoxicidade.	Disponibilidade. Baixo custo. Alta sensibilidade.	Indefinição sobre momento ideal para coleta.
BNP ou NT-pro BNP	Níveis muito elevados podem sugerir quadros de IC descompensada. Pode ser utilizado em pacientes com alto risco para cardiotoxicidade.	Disponibilidade. Baixo custo.	Diversos fatores nos pacientes oncológicos podem elevar níveis de NT-proBNP.
Eletrocardiograma	Indicado para todos os pacientes que serão submetidos à terapia com potencial cardiotóxico Recomenda-se cálculo do QTc pela fórmula de Bazett ou Fridericia.	Baixo custo. Disponibilidade. Permite avaliar função diastólica e válvulas.	Papel limitado nos pacientes com câncer.
Ecocardiograma 2D	Indicado para todos os pacientes que serão submetidos à terapia com potencial cardiotóxico. A FEVE deve ser avaliada por Simpson. A incorporação de 2D-STE é capaz de predizer queda da FEVE. O uso do contraste aumenta a acurácia diagnóstica.	Baixo custo. Disponibilidade. Permite avaliar função diastólica e válvulas.	Janela acústica. Pode superestimar a FEVE.

(continua)

Tabela 1 Métodos de diagnóstico cardiovascular, suas principais vantagens, aplicações e limitações (*continuação*)

Método diagnóstico	Aplicações	Vantagens	Limitações
Ecocardiograma 3D	Método eficaz para avaliação sequencial da FEVE no paciente com câncer durante terapia cardiotóxica.	Acurácia semelhante à da RMC.	Pouca disponibilidade. Custo elevado. Necessidade de profissional treinado.
Ressonância magnética cardíaca	Método padrão-ouro para avaliar FEVE. Indicada para pacientes com FEVE limítrofe, confirmação diagnóstica ou com limitação da avaliação pela ecocardiografia.	Permite caracterização tecidual por meio de sequências como mapeamento de T1/T2 e volume extracelular. Permite fazer diagnóstico diferencial com outras cardiomiopatias. A presença de fibrose tem implicações prognósticas.	Pouca disponibilidade. Custo elevado.
Ventriculografia radioscópica	Indicada para confirmação da FEVE em pacientes com janela ecocardiográfica limitada.	Elevada acurácia. Reprodutibilidade.	Exposição à radiação.

2D: bidimensional; 3D: tridimensional; BNP: peptídeo natriurético tipo B; FEVE: fração de ejeção do ventrículo esquerdo; IC: insuficiência cardíaca; NT-proBNP: fragmento N-terminal do peptídeo natriurético tipo B; STE: *speckle tracking echocardiography*.

A revisão de vários estudos demonstraram a capacidade do *strain* na detecção das alterações de deformação miocárdica de forma mais precoce que a queda da FEVE, seja imediatamente após a infusão da terapia ou em estágios mais tardios. Uma redução relativa de 10 a 15% do SLG em relação ao valor basal foi importante preditor para declínio da FEVE conforme revisão sistemática. Na ausência de valores pré-QT para comparação, valores de SLG superiores a –19% são sugestivos de cardiotoxicidade. Uma redução de >15% do SLG, imediatamente após ou durante o tratamento com antracíclicos, mostra-se o parâmetro mais útil em predizer cardiotoxicidade, enquanto uma redução menor que 8%, provavelmente, excluiria o diagnóstico. Além disso, a redução do

SLG apresenta valor prognóstico, tendo sido associado a maior mortalidade tardia em estudo retrospectivo.

Anormalidades em parâmetros relacionados com a função diastólica foram descritas precocemente após QT. Entretanto, estudos longitudinais não foram capazes de reproduzir o valor prognóstico desses achados e não há evidências suficientes para recomendar essa análise no diagnóstico de cardiotoxicidade induzida por QT.

6. Resposta: **D**

Conforme descrito na diretriz, a ecocardiografia é o método de escolha para detectar a disfunção miocárdica relacionada ao tratamento do câncer. A ecocardiografia tridimensional é o melhor método ecocardiográfico para medir a fração de ejeção do ventrículo esquerdo no paciente com câncer. Quando indisponível ou na presença de limitação, o método bidimensional de Simpson é o recomendado (I, A).

Tabela 2 Fatores de risco para cardiotoxicidade relacionada às antraciclinas

Fatores de risco	Risco aumentado no caso de
Idade	< 18 anos ou > 65 anos
Sexo	Feminino
Modo de administração	Injeção rápida
Dose cumulativa	Daunorrubicina 550-800 mg/m^2
	Doxorrubicina ≥ 250 mg/m^2
	Epirrubucina 900-1.000 mg/m^2
	Idarrubicina 150-225 mg/m^2
Irradiação mediastinal	Irradiação mediastinal precoce ou concomitante
Doenças cardiovasculares prévias	Cardiomiopatia isquêmica e não isquêmica, doença arterial coronária e hipertensão arterial
Distúrbios eletrolíticos	Hipocalcemia, hipomagnesemia
Fração de ejeção	< 50%
Terapia concomitante	Trastuzumabe, agentes alquilantes, inibidores de sinalização

O *strain longitudinal global* (SLG) é uma ferramenta ecocardiográfica que prediz com alta sensibilidade a posterior redução da fração de ejeção do ventrículo esquerdo. Redução ≥ 15% no SLG em relação ao basal é considerada anormal, sendo um marcador precoce de disfunção ventricular (I, B).

A ressonância nuclear magnética do coração é o método padrão-ouro para verificação da função cardíaca, capaz de avaliar estrutura e caracterização tecidual, sendo recomendada em casos com limitação da ecocardiografia, em situações de doenças infiltrativas, na avaliação do pericárdio e miocárdio e na detecção de massas e tumores (IIa, B). A ressonância também pode ter valor prognóstico, por meio da análise de fibrose miocárdica.

7. Resposta: **C**

A toxicidade por antraciclinas é bastante variável, podendo ocorrer em até 50% dos pacientes, a depender de fatores de risco do paciente e relacionados às propriedades farmacológicas dos quimioterápicos, como dose cumulativa. A propensão para cardiotoxicidade varia também com os diferentes regimes de tratamento, sendo a doxorrubicina a antraciclina mais comumente associada à disfunção ventricular.

Os fatores de risco para cardiotoxicidade relacionados às antraciclinas são: (a) idade < 18 ou > 65 anos; (b) sexo feminino; (c) infusão rápida da medicação; (d) dose cumulativa; (e) irradiação mediastinal precoce ou concomitante; (f) doença cardiovascular prévia (cardiomiopatia, coronariopatia, hipertensão arterial); (g) distúrbios eletrolíticos (hipocalcemia, hipomagnesemia); (h) fração de ejeção < 50%; (i) terapia concomitante com outros quimioterápicos.

A cardiotoxicidade pode ser aguda, precoce ou tardia, reversível ou irreversível. A toxicidade aguda é caracterizada pela presença de arritmia supraventricular, disfunção ventricular esquerda e alterações eletrocardiográficas, que surgem logo após a infusão da antraciclina em até 1% dos pacientes, sendo, em geral, reversível. A cardiotoxicidade precoce surge no primeiro ano do tratamento, enquanto a tardia, após o tratamento (em média, 7 anos após o término do tratamento).

Com relação à reversibilidade, não há preditores capazes de identificar se a toxicidade das antraciclinas será reversível ou irreversível.

8. Resposta: **E**

A toxicidade por antraciclinas é bastante variável, podendo ocorrer em até 50% dos pacientes, a depender de fatores de risco do paciente e relacionados às propriedades farmacológicas dos quimioterápicos, como dose cumulativa. A propensão para cardiotoxicidade varia também com os diferentes regimes de tratamento, sendo a doxorrubicina a antraciclina mais comumente associada à disfunção ventricular. Modificações na infusão, como prolongar a duração da infusão, fracionar a dose e utilizar formulações lipossomais, têm potencial para prevenção da cardiotoxicidade.

9. Resposta: **E**

Quanto ao prolongamento do intervalo QT, é definida cardiotoxicidade quando há prolongamento > 500 ms (ou > 550 ms em pacientes com QRS > 120 ms) ou variação do QT > 60 ms com relação ao valor basal. A diretriz recomenda algumas medidas para evitar complicações relacionadas ao prolongamento do intervalo QT: (a) evitar uso de drogas que prolongam o intervalo QT em pacientes com QTc pré-tratamento > 470 ms; (b) redução ou descontinuação de drogas que prolongam o intervalo QT se QTc > 500 ms (ou > 550 ms em pacientes com QRS > 120 ms) ou se ocorrer aumento > 60 ms com relação ao valor pré-tratamento; (c) manter valores de eletrólitos dentro dos limites da normalidade; (d) evitar interações medicamentosas; (e) ajustar dose de medicação com excreção renal em pacientes com lesão renal aguda ou doença renal crônica; (f) evitar infusão concomitante e/ou rápida de drogas que prolongam o QT; (g) evitar drogas que prolongam o intervalo QT em pacientes com história prévia de arritmia ventricular ou morte súbita abortada ou cardiopatias prévias ou doença congênita; (h) realizar eletrocardiograma seriado de acordo com o cenário clínico.

A fibrilação atrial é a arritmia cardíaca mais frequente nos pacientes oncológicos. Sua ocorrência está relacionada ao estado pró-inflamatório desses pacientes e à resposta inflamatória à cirurgia oncológica e aos efeitos cardiotóxicos da terapia antineoplásica. Ainda, o câncer está associado a um estado pró-trombótico, podendo aumentar o risco de eventos embólicos, e apresenta maior ocorrência de complicações hemorrágicas. Não há recomendações baseadas em consensos ou diretrizes sobre o uso de antitrombóticos em pacientes com fibrilação atrial e a escolha da terapia deve ser individualizada. Apesar de não haver validação dos escores clássicos na população com câncer, recomenda-se iniciar anticoagulação nesses pacientes utilizando-se os mesmos critérios adotados na população sem câncer: escores CHADS2 e CHA2DS2-VASc acima de 2 indicam anticoagulação (IIa, C). A diretriz recomenda evitar a varfarina, pois a droga é associada à menor eficácia e maior risco de sangramento por interações medicamentosas e maior ocorrência de disfunção hepática, alterações dietéticas, caquexia e desnutrição.

Tabela 3 Recomendações para pacientes em uso de fármacos com potencial de prolongamento de QT

Evitar uso de drogas relacionadas ao prolongamento de QTc em pacientes com QTc pré-tratamento > 470 ms
Descontinuar drogas relacionadas ao prolongamento de QTc se QTc > 500 ms ou > 550 ms se QRS alargado basal (> 120 ms secundário a marca-passo ou bloqueio de ramo)
Redução de dose ou descontinuação de drogas se QTc aumentar > 60 ms do valor pré-tratamento
Manter concentração de eletrólitos (potássio, magnésio e cálcio séricos) dentro dos valores normais
Evitar interações medicamentosas
Em pacientes com lesão renal aguda ou doença renal crônica, ajustar para a função renal as drogas com eliminação renal que prolonguem QTc
Evitar infusão intravenosa rápida de drogas que prolonguem QTc
Evitar administração em conjunto de mais de uma droga que prolongue QTc
Evitar drogas que prolonguem QTc em pacientes com história de *torsades de pointes* induzida por trocas ou pacientes ressuscitados de morte cardíaca súbita
Evitar drogas que prolonguem QTc em pacientes com doenças congênitas
Realizar ECG com frequência dependendo da terapia instituída, dose administrada e concentração das drogas

ECG: eletrocardiograma; QTc: intervalo QT corrigido. Fonte: adaptado de Porta-Sanchez et al., 2017[2].

Tabela 4 Escore de risco de tromboembolismo associado à fibrilação atrial

CH_2DS_2-VASc	Descrição	Pontos
C	Insuficiência cardíaca	1
H	Hipertensão arterial	1
A_2	Idade ($\geq$ 75 anos)	2
D	*Diabetes mellitus*	1
S_2	AIT ou AVC prévio	2
V	Doença vascular (IAM prévio, doença arterial periférica ou placa aórtica)	1
A	Idade (65-74 anos)	1
Sc	Sexo feminino	1

AIT: ataque isquêmico transitório; AVC: acidente vascular cerebral; IAM: infarto agudo do miocárdio.

Os quimioterápicos mais associados a arritmias são as antraciclinas, os agentes antimicrotúbulos, os agentes alquilantes, os inibidores de tirosina quinase e os anticorpos monoclonais, além dos imunoterápicos. Há relatos de incidência aumentada de bradicardia sinusal, bloqueios atrioventriculares, taquicardia ventricular e extrassístoles ventriculares com uso de taxanos.

10. Resposta: **C**

Pacientes em uso de quimioterapia ou imunoterapia que desenvolvem insuficiência cardíaca e FEVE < 40% durante o tratamento devem ter o tratamento antineoplásico suspenso temporariamente de acordo com discussão entre o cardiologista e o oncologista, e a terapia para insuficiência cardíaca deve ser iniciada de acordo com as diretrizes e consensos (I, A).

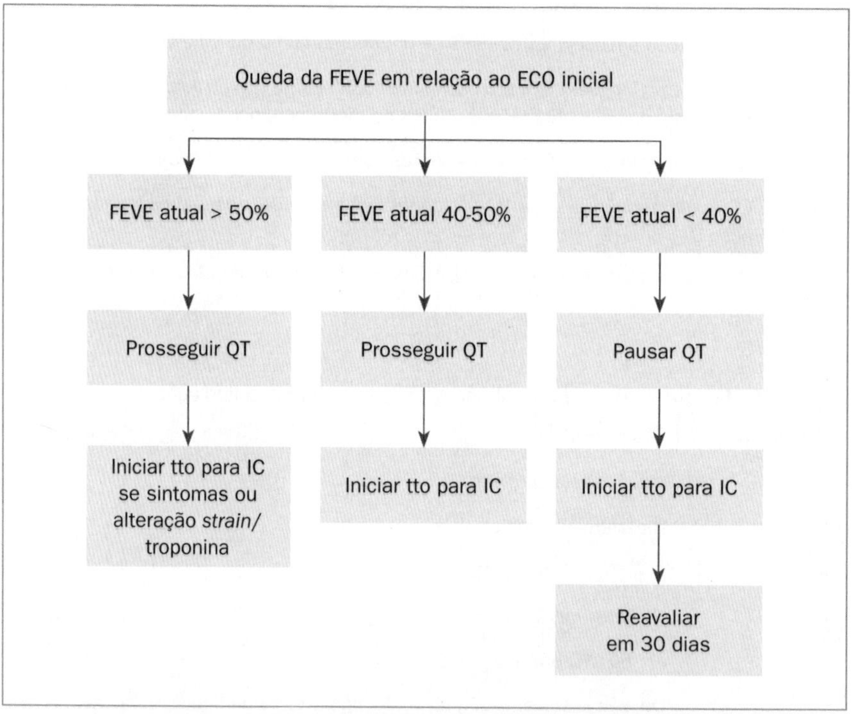

Figura 2 Algoritmo de manejo da insuficiência cardíaca e disfunção ventricular por antraciclinas. ECO: ecocardiograma; FEVE: fração de ejeção do ventrículo esquerdo; QT: quimioterapia; IC: insuficiência cardíaca; tto: tratamento.

Referências bibliográficas

1. Zamorano JL, Lancellotti P, Rodriguez Muñoz D, Aboyans V, Asteggiano R, Galderisi M, et al.; TaskForce Members; ESCCommittee for PracticeGuidelines (CPG); Document Reviewers. 2016 ESC Position Paper on cancer treatments and cardiovascular toxicity developed under the auspices of the ESC Committee for Practice Guidelines: The Task Force for cancer treatments and cardiovascular toxicity of the European Society of Cardiology (ESC). Eur J Heart Fail. 2017;19(1):9-42.
2. Porta-Sanchez A, Gilbert C, Spears D, Amir E, Chan J, Nanthakumar K, et al. Incidence, diagnosis, and management of QT prolongation induced by cancer therapies: a systematic review. J Am Heart Assoc. 2017;6(12):e007724.
3. Melo MDT, Paiva MG, Santos MVC, Rochitte CE, Moreira VM, Saleh MH, et al. Posicionamento Brasileiro sobre o Uso da Multimodalidade de Imagens na Cardio-Oncologia – 2021. Arq Bras Cardiol. 2021;117(4):845-909.

Capítulo 18

Manejo cardiovascular no perioperatório de cirurgias não cardíacas

Questões

1. Paciente de 65 anos, hipertenso, diabético e com infarto agudo do miocárdio há 2 anos. Admitido no pronto-socorro com choque séptico secundário a colecistite aguda. Sobre este caso, assinale a melhor alternativa sobre os cuidados perioperatórios:
   a) Pacientes com coronariopatia conhecida, com necessidade de abordagem cirúrgica de emergência, devem realizar eletrocardiograma, ecocardiograma e radiografia de tórax para melhor avaliação dos riscos cardiovasculares pré-operatórios.
   b) A realização de provas funcionais no pré-operatório está indicada em pacientes que serão submetidos a cirurgias de urgência, uma vez que possuem alto risco de complicações cardiovasculares.
   c) Pacientes submetidos a procedimentos de urgência/emergência possuem alto risco intrínseco para cirurgia de complicações cardiovasculares, devendo ser monitorizados ativamente, em ambiente de semi-intensiva/unidade de terapia intensiva, no pós-operatório.
   d) Nas cirurgias de urgência/emergência não existem medidas a serem realizadas para tentar minimizar o risco cardiovascular, uma vez que a prioridade é a resolução da patologia que indicou a cirurgia.

2. Assinale a alternativa correta sobre a estimativa de risco de complicações cardiovasculares no perioperatório de cirurgias não cardíacas:
   a) Os algoritmos existentes para estimativa de complicações cardiovasculares possuem elevada acurácia na predição de eventos.
   b) Ao avaliar a pontuação obtida no algoritmo, é importante o conhecimento do desfecho que está sendo predito. Por exemplo: o Índice de Risco Cardíaco Revisado, de Lee et al., avalia a ocorrência de infarto agudo do miocárdio, edema agudo de pulmão, bloqueio atrioventricular total e parada cardiorrespiratória.
   c) Anamnese, exame físico e dados de exames complementares possuem grande teor de subjetividade, devendo ser substituídos, sempre que possível, pela avaliação objetiva por meio de algoritmos.
   d) Nas cirurgias eletivas, a avaliação de capacidade funcional deve sempre ser realizada por meio do teste ergométrico, uma vez que possui baixo custo e traz informações adicionais sobre a presença de arritmias e isquemia.

3. Na avaliação de risco de complicações cardiovasculares no pré-operatório de cirurgias não cardíacas eletivas:
   a) O teste ergométrico deve ser o método de escolha nos pacientes de baixo risco de complicações cardiovasculares, enquanto aqueles com risco intermediário/alto devem ser submetidos preferencialmente a método com imagem (por exemplo, ecocardiograma com estresse).
   b) As provas funcionais devem ser solicitadas nos pacientes de risco intermediário/alto, com baixa capacidade funcional e com programação de cirurgias de risco intermediário/alto, desde que seu resultado altere a conduta para o paciente.
   c) A cineangiocoronariografia pode ser utilizada como alternativa aos métodos funcionais para avaliação de risco pré-operatório.
   d) A angiotomografia de coronárias surgiu nos últimos anos como alternativa de elevada acurácia para a avaliação de eventos cardiovasculares, devendo ser utilizada nos pacientes de risco intermediário/alto.

4. Todas as alternativas a seguir a respeito do uso da troponina no contexto de avaliação pré-operatória estão corretas, exceto:
   a) A definição de troponina sensível ou de alta sensibilidade é baseada na porcentagem de indivíduos saudáveis em que a presença do biomarcador pode ser detectada.

b) Nas cirurgias vasculares arteriais ou cirurgias não vasculares de risco intermediário/alto, a dosagem de troponina de alta sensibilidade pode auxiliar na predição de eventos cardiovasculares e na detecção de infarto no pós-operatório.
c) Todos os *kits* de troponina possuem o mesmo valor de referência, facilitando o reconhecimento de valores alterados independentemente do fabricante escolhido pelo hospital.
d) A dosagem de troponinas sensíveis não deve ser realizada no pré-operatório, uma vez que estudos não conseguiram demonstrar um aumento na capacidade de predizer eventos cardiovasculares.

5. Paciente de 75 anos, estenose aórtica, área valvar = 0,9 cm^2, gradiente médio = 50 mmHg, assintomático cardiovascular. Iniciou quadro de hematúria, sendo diagnosticado com neoplasia de próstata. Indicado tratamento cirúrgico. Sobre o manejo perioperatório de pacientes com valvopatia:
a) A presença de valvopatia anatomicamente importante implica aumento significativo do risco cardiovascular, devendo, sempre que possível, ser corrigida previamente à cirurgia não cardíaca.
b) Somente as valvopatias sintomáticas devem ser abordadas, uma vez que a presença de sintomas está correlacionada com pior prognóstico cardiovascular.
c) Nos pacientes com estenose aórtica importante e risco cirúrgico elevado, devem ser contraindicados quaisquer procedimentos adicionais uma vez que as taxas de mortalidade são impeditivas.
d) As lesões regurgitantes são mais bem toleradas no perioperatório do que as lesões estenóticas, sem elevar o risco cardiovascular global do paciente.

6. Sobre o manejo da insuficiência cardíaca durante o perioperatório de cirurgias não cardíacas eletivas, assinale a alternativa correta:
a) O ecocardiograma é uma ferramenta simples, barata e eficaz na detecção da insuficiência cardíaca, devendo ser realizado sempre que possível no pré-operatório.
b) Cirurgias eletivas devem ser realizadas em pacientes com insuficiência cardíaca de início recente, desde que estes estejam em classe funcional (New York Heart Association) I ou II.
c) As medicações de uso crônico para insuficiência cardíaca como inibidores da enzima conversora da angiotensina (IECA) e diuréticos devem ser

suspensas no pré-operatório, uma vez que a hipotensão é observada em grande parte dos pacientes no pós-operatório imediato.

d) Pacientes em classe funcional (New York Heart Association) III ou IV devem ter a cirurgia não cardíaca eletiva postergada até melhor otimização clínica.

7. A fibrilação atrial (FA) é uma das arritmias mais observadas no perioperatório, estando associada a maior permanência em UTI, maior custo hospitalar e maior morbidade (incluindo acidente vascular cerebral). Sobre o manejo de FA no perioperatório, assinale a alternativa correta:

a) As medicações antiarrítmicas de uso crônico devem ser suspensas no pré-operatório pelo risco de hipotensão durante o ato cirúrgico.

b) Pacientes com fibrilação atrial de alta resposta ventricular podem prosseguir com o procedimento desde que estejam estáveis hemodinamicamente.

c) A suplementação de magnésio endovenoso pode ser considerada quando o nível sérico for inferior a 2,0 mg/dL a fim de evitar o aparecimento de fibrilação atrial no pós-operatório.

d) A introdução de amiodarona é a terapia de escolha para profilaxia da fibrilação atrial no pós-operatório.

8. Paciente masculino, 65 anos, hipertenso, diabético, com fibrilação atrial em anticoagulação com varfarina, procura o consultório pois seu dentista indicou extração de dois dentes e está receoso quanto ao manejo periprocedimento. Assinale a melhor alternativa sobre o manejo de pacientes cardiopatas submetidos a procedimentos odontológicos:

a) O uso de anestésicos locais com vasoconstritor é proscrito nos pacientes com cardiopatia pelo alto risco de piora hemodinâmica e complicações cardiovasculares.

b) A extração de até 3 (três) dentes pode ser realizada em vigência de anticoagulação com varfarina, desde que o INR esteja menor que 3 e sejam realizados cuidados locais de hemostasia.

c) Pacientes com uso de dupla antiagregação plaquetária para prevenção secundária devem suspender o clopidogrel 5 dias antes da extração dentária e retornar assim que o risco de sangramento for tolerável.

d) Pacientes em anticoagulação com varfarina devem suspender o uso 5 dias antes de procedimentos cruentos, como a extração dentária.

9. A respeito do uso de antiplaquetários no perioperatório de cirurgia não cardíaca, assinale a alternativa correta:
   a) O uso de ácido acetilsalicílico (AAS) é seguro no perioperatório de cirurgias não cardíacas e deve sempre ser mantido.
   b) Idealmente, pacientes em dupla antiagregação plaquetária após angioplastia com *stent* não devem ser submetidos a procedimentos eletivos no período ideal da dupla antiagregação (em geral 4-6 semanas para *stents* metálicos, 6 meses para *stents* farmacológicos e 1 ano para síndrome coronariana aguda).
   c) Na impossibilidade de se postergar a cirurgia de paciente com angioplastia recente, aqueles com alto risco de trombose de *stent* devem realizar terapia de ponte com enoxaparina.
   d) Novos antiagregantes como ticagrelor e prasugrel podem ser mantidos no perioperatório de cirurgias não cardíacas com risco moderado/alto de sangramento.

10. Assinale a alternativa incorreta sobre o manejo de anticoagulantes no perioperatório de cirurgias não cardíacas:
    a) A correta avaliação do risco de trombose *versus* risco de sangramento do procedimento cirúrgico é vital para o correto manejo de anticoagulantes.
    b) Os anticoagulantes orais diretos podem ser suspensos 24 a 48 horas antes do procedimento, dependendo da idade, da função renal do paciente e do risco de sangramento da cirurgia.
    c) Pacientes em uso de varfarina devem obrigatoriamente realizar terapia de ponte com enoxaparina ou heparina não fracionada antes de procedimentos cirúrgicos.
    d) A medicação de escolha para reversão da anticoagulação com varfarina nas cirurgias de emergência é o complexo protrombínico.

11. Sobre o manejo dos betabloqueadores, assinale a alternativa que contém as assertivas corretas:
    I. Pacientes em uso de betabloqueadores devem ter a medicação mantida no pré-operatório de cirurgias não cardíacas.
    II. Nos pacientes com alto risco de complicações cardiovasculares, o betabloqueador deve ser iniciado na internação hospitalar com rápida titulação de dose até frequência cardíaca (FC) de 55 a 65 bpm.
    III. Pacientes com angina ou isquemia documentada em prova funcional podem se beneficiar do uso de betabloqueadores no perioperatório de cirurgias não cardíacas.

a) Todas as afirmações estão corretas.
b) Somente I e III estão corretas.
c) Somente I e II estão corretas.
d) Somente II e III estão corretas.

12. Sobre o uso de estatinas no perioperatório, assinale a alternativa correta:
I. Pacientes em uso crônico devem ter a medicação suspensa ou com dose reduzida pelo alto risco de rabdomiólise no perioperatório.
II. As estatinas devem ser iniciadas, preferencialmente, 2 semanas antes e mantidas por 30 dias nos pacientes em programação de cirurgia vascular eletiva.
III. O uso de estatinas é seguro e seus efeitos pleiotrópicos agregam proteção cardiovascular em todos os pacientes submetidos a cirurgias não cardíacas.
a) Todas as afirmações estão corretas.
b) Somente a assertiva II está correta.
c) Somente I e II estão corretas.
d) Somente II e III estão corretas.

13. Sobre a revascularização do miocárdio no perioperatório de cirurgias não cardíacas, assinale a alternativa correta:
a) A angioplastia de pacientes com programação de cirurgia não cardíaca deve ser realizada preferencialmente com *stents* convencionais/metálicos pela possibilidade de encurtamento da dupla antiagregação plaquetária.
b) A revascularização do miocárdio deve ser realizada naqueles que já possuem indicação independentemente do contexto perioperatório.
c) A dupla antiagregação após o implante de *stents* farmacológicos deve ser mantida idealmente por 6 meses, independentemente do contexto em que foi indicado.
d) A revascularização do miocárdio pré-operatória de rotina é uma possibilidade na tentativa de reduzir eventos cardiovasculares nas populações de alto risco.

14. A presença de tromboembolismo venoso (TEV) é uma complicação temida no perioperatório de cirurgias cardíacas. Sobre essa patologia, assinale a alternativa incorreta:
a) Pacientes submetidos a cirurgia oncológica curativa com baixo risco de sangramento devem utilizar profilaxia estendida com heparina de baixo peso molecular por 4 semanas.

b) Pacientes com risco muito baixo de TEV devem ser mantidos sem profilaxia e orientados sobre a necessidade de deambulação precoce.
c) A dose de heparina profilática deve ser elevada em pacientes com obesidade importante.
d) Todas as cirurgias ortopédicas possuem risco elevado de TEV, necessitando de profilaxia farmacológica prolongada.

15. Paciente hipertenso, diabético, com doença renal crônica não dialítica, foi submetido a cirurgia de amputação de membro inferior direito por oclusão arterial aguda. No pós-operatório foi realizada dosagem de troponina T de alta sensibilidade e encontrado valor de 158 ng/L (valor de referência 14 ng/L). A respeito do achado de exame, assinale a alternativa incorreta:
a) O uso de troponinas no perioperatório é vital nos pacientes de risco cardiovascular intermediário e alto, sendo sua elevação acima do percentil 99 diagnóstico para o infarto agudo do miocárdio perioperatório.
b) Pacientes com infarto agudo do miocárdio (IAM) sem elevação do segmento ST devem ser submetidos a otimização de causas secundárias (anemia, arritmias, hipo ou hipertensão).
c) O uso da dupla antiagregação e anticoagulação deve ser instituído no IAM sem supra de ST, pesando risco de sangramento, preferenciamente com uso de heparina não fracionada pela menor meia-vida e possibilidade de reversão.
d) A elevação isolada de troponina sem preencher outros critérios para o IAM também está relacionada com aumento de eventos cardiovasculares no perioperatório.

16. Sobre a monitorização de eventos cardiovasculares no perioperatório de cirurgias não cardíacas, assinale a alternativa que contém as assertivas corretas:
I. Os pacientes de alto risco cardiovascular devem realizar eletrocardiograma e dosagem de troponina no 1º e 2º pós-operatório.
II. A suspeita de IAM no contexto de perioperatório é dificultada pela presença de diversos fatores confundidores como dor torácica de etiologia não cardíaca, efeito de sedoanalgesia e dispneia multifatorial.
III. A presença de valores de troponina T de alta sensibilidade elevados no pré-operatório de parte dos pacientes de alto risco cardiovascular torna essencial a dosagem da troponina "basal" para melhor acurácia do diagnóstico de IAM perioperatório.

a) Somente I e II estão corretas.
b) Somente I e III estão corretas.
c) Somente II e III estão corretas.
d) Todas as alternativas estão corretas.

17. Sobre o manejo da fibrilação atrial aguda no pós-operatório de cirurgias não cardíacas, assinale a alternativa correta:
a) A primeira medida a se tomar diante de um episódio de fibrilação atrial aguda é a correção de possíveis desencadeantes (hipóxia, distúrbios hidroeletrolíticos, infecções, dor).
b) A fibrilação atrial aguda normalmente se desenvolve no intraoperatório ou no pós-operatório imediato.
c) A fibrilação atrial aguda é uma entidade comum, porém benigna, sem acarretar maior morbidade no pós-operatório.
d) Pelo alto risco embólico induzido pelo estresse cirúrgico, a anticoagulação deve ser introduzida precocemente, independentemente do risco de sangramento.

18. Sobre o manejo do diabetes no perioperatório de cirurgias não cardíacas, assinale a alternativa incorreta:
a) Idealmente, pacientes devem estar com hemoglobina glicada < 7%, glicemia de jejum entre 90 e 130 mg/dL e glicemia pós-prandial de até 180 mg/dL.
b) A metformina deve ser suspensa entre 24 e 48 horas antes do procedimento. Agonistas de GLP1 e sulfonilureias de segunda geração podem ser suspensas no dia do procedimento. Já os iSGLT2 devem ser suspensos 72 horas antes da cirurgia para minimizar o risco de cetoacidose euglicêmica.
c) Os pacientes que utilizam insulina no esquema basal-*bolus* devem ter o esquema alterado para insulina de ação rápida sob demanda, pelo alto risco de hipoglicemia.
d) O descontrole do *diabetes mellitus* tipo 2 (DM2) está associado a piores desfechos no perioperatório com maior incidência de infecções, maior tempo de internação hospitalar, maior incapacidade e mortalidade.

19. Sobre o manejo do tabagismo no perioperatório, assinale a alternativa correta:
a) Pela maior incidência de eventos cardiovasculares na cessação imediata do tabagismo e pelo alto risco de abstinência, esse assunto não deve ser abordado no pré-operatório.

b) A primeira opção no manejo de pacientes que desenvolvem sintomas de abstinência é a introdução de nicotina transdérmica.
c) A cessação do tabagismo visa somente os benefícios a médio e longo prazo, sendo o perioperatório somente uma boa oportunidade para aconselhamento do paciente.
d) O tratamento medicamentoso com vareniclina ou bupropiona é superior ao tratamento com nicotina transdérmica, sendo a primeira opção para o tratamento dos sintomas de fissura e abstinência.

20. A hipertensão pulmonar constitui uma doença com grande agravo da morbidade e da mortalidade no perioperatório de cirurgias não cardíacas. Assinale a alternativa incorreta:

a) A hipertensão pulmonar exige um controle multiprofissional no perioperatório, devendo seu manejo ser realizado preferencialmente em centros com experiência.
b) O uso do cateter de artéria pulmonar não demonstrou superioridade em relação à monitorização tradicional, não devendo ser utilizado nesta população.
c) Cuidados específicos devem ser tomados no perioperatório como a manutenção de anticoagulação quando necessário, o controle intensivo de volemia, o uso de óxido nítrico e técnicas anestésicas específicas.
d) A ventilação nesses pacientes deve ser realizada de forma protetora com baixos volumes correntes (6 mL/kg com pressão de platô < 30 cmH_2O), evitando PEEP muito elevada (o que reduz o retorno venoso) e evitando a hipóxia.

Respostas comentadas

1. Resposta: **C**

Inicialmente, é necessário conceituar cirurgia de urgência/emergência. A diretriz do American College of Cardiology/American Heart Association (ACC/AHA) de 2014 divide os procedimentos como de emergência (< 6 horas de tempo hábil para cirurgia), urgência (6 a 24 horas) e sensíveis ao tempo (procedimentos que atrasos maiores que uma semana podem alterar o desfecho, como procedimentos oncológicos).

As diretrizes do ACC/AHA, da European Society of Cardiology (ESC) e da Sociedade Brasileira de Cardiologia (SBC) reforçam que procedimentos de emergência não devem ser atrasados enquanto aguardam uma melhor avaliação cardiológica dos pacientes. A realização de exames simples como radiografia de tórax, eletrocardiograma e biomarcadores pode ser indicada, assim como uma avaliação breve para tentar minimizar os riscos no intraoperatório, antecipar as complicações do pós-operatório e discutir com o cirurgião a melhor estratégia de abordagem (laparoscopia *vs*. cirurgia aberta, por exemplo).

A realização de ecocardiograma pode ser realizada nos pacientes com programação de urgência, porém muitas vezes acaba atrasando os procedimentos se indicado erroneamente. Por fim, testes funcionais não são indicados uma vez que não existe tempo para progredir a investigação/tratamento se resultados alterados forem encontrados.

2. Resposta: **B**

As diretrizes do ACC/AHA, da ESC e da SBC reforçam a utilização de algoritmos para estimativa de risco de complicações cardiovasculares. Existem diversos algoritmos disponíveis, sendo atualmente recomendados o índice de risco cardíaco revisado de Lee et al. e o questionário ACS NSQIP (*American College of Surgeons National Surgical Quality Improvement Program*) desenvolvido pelo ACC. Mais recentemente foi publicado o algoritmo AUB-HAS2, já incorporado na diretriz da ESC de 2022 para avaliação cardiovascular perioperatória.

Todos os questionários possuem limitações e acurácia limitada, porém devem servir como ferramenta para ser adicionada ao demais dados de anamnese, exame físico e exames complementares. Sempre como informação adicional e nunca substituindo a opinião pessoal do médico realizando a avaliação.

3. Resposta: **B**

As diretrizes do ACC/AHA, da ESC e da SBC são claras na definição de que testes funcionais não devem ser realizados em pacientes já estratificados como de baixo risco cardiovascular (classe III, nível de evidência B). As diretrizes reforçam a importância de se avaliar a capacidade funcional dos pacientes, uma vez que pacientes que realizam mais do que 4 METS nas atividades diárias possuem melhor prognóstico nas cirurgias.

Dessa forma, a realização de testes funcionais está indicada nos pacientes com estimativa de risco cardiovascular intermediário a alto, em programação de cirurgias com risco intermediário/alto e baixa capacidade funcional, preferencialmente por meio de métodos de imagem. A diretriz brasileira ainda indica teste funcional nos pacientes de risco intermediário/alto que serão submetidos a cirurgias vasculares arteriais (classe IIA, nível de evidência B).

A angiotomografia de coronárias foi avaliada em alguns estudos iniciais como ferramenta adicional na estratificação de risco, porém, como ainda não existem evidências relacionando os achados com a tomada de medidas para proteção cardiovascular, não é uma ferramenta indicada até o presente momento. Outro fato a ser levado em consideração é que a presença de calcificações coronarianas, mais frequentes nos pacientes com risco cardiovascular maior, pode prejudicar a acurácia do exame com tendência a superestimar a gravidade anatômica coronariana.

4. Resposta: **C**

Com o advento das troponinas de alta sensibilidade ficou imperativo o conhecimento sobre qual *kit* está disponível nos diferentes hospitais do Brasil, uma vez que possuem valores de referência, sensibilidade e especificidades diferentes. Dessa forma, garante-se a correta solicitação do exame e a interpretação de seus resultados.

A diretriz da ESC de 2022 já recomenda como classe I a solicitação de troponina I ou T de alta sensibilidade 24 horas antes de procedimentos de risco intermediário/alto nos pacientes com DCV conhecida, fatores de risco (incluindo idade ≥ 65 anos) ou sintomas sugestivos de DCV.

Uma vez que em grande parte dos pacientes de alto risco a troponina já se encontra elevada antes do procedimento cirúrgico, a dosagem no pré-operatório pode auxiliar na correta interpretação dos resultados dosados após a intervenção.

5. Resposta: **A**

As valvopatias anatomicamente importantes elevam o risco cardiovascular dos pacientes submetidos a cirurgias não cardíacas. Apesar das lesões regurgitantes serem mais bem toleradas do que as lesões estenóticas, elas também estão associadas a piores desfechos no perioperatório.

As diretrizes do ACC/AHA, da ESC e da SBC são uníssonas na indicação de correção da valvopatia importante sintomática no pré-operatório de cirurgias não cardíacas eletivas (classe I, nível de evidência B). Nos pacientes assintomáticos, a diretriz da SBC de 2017 mantém a recomendação (classe I, nível de evidência B) para a realização da correção valvar previamente a cirurgias de alto risco. Já a diretriz do ACC/AHA de 2014 recomenda a confirmação da ausência de sintomas com teste ergoespirométrico e avaliação individual (classe IIa, nível de evidência C). A diretriz europeia de 2022 sugere abordagem somente nos pacientes com disfunção ventricular em programação de cirurgia de alto risco intrínseco.

Nos pacientes com risco cirúrgico elevado para realizar a troca valvar, procedimentos como a troca valvar transcateter (TAVI) podem ser uma opção.

6. Resposta: **D**

Pacientes assintomáticos não devem realizar ecocardiograma de rotina para avaliação da função ventricular (classe III, nível de evidência C), porém a diretriz brasileira e a europeia especificam como classe IIB a solicitação de ecocardiograma em pacientes assintomáticos de alto risco cardiovascular.

Nos pacientes sintomáticos, novo ecocardiograma é indicado se houver piora dos sintomas ou se o último exame for feito há mais de 1 ano nas cirurgias de risco intermediário/alto (classe I, nível de evidência A).

Procedimentos eletivos devem ser postergados nos pacientes em classe funcional III ou IV e naqueles com diagnóstico recente de insuficiência cardíaca que ainda não atingiram dose otimizada de medicações para atuar no remodelamento cardíaco (classe I, nível de evidência C).

As medicações devem ser mantidas no pré-operatório e reintroduzidas assim que possível após o procedimento.

7. Resposta: **C**

As diretrizes do ACC/AHA, da ESC e da SBC reforçam a necessidade de manutenção de antiarrítmicos de uso crônico no contexto de perioperatório (classe I, nível de evidência C), porém a diretriz brasileira aborda de maneira mais ampla a prevenção de taquiarritmias no pós-operatório relembrando a importância de se corrigir possíveis fatores desencadeantes (hipóxia, infecções e distúrbios hidroeletrolíticos).

A amiodarona profilática no pós-operatório imediato foi avaliada em estudos menores de esofagectomia e cirurgia torácica com alguns resultados favoráveis, porém ainda com recomendação fraca (classe IIb, nível de evidência B. Já o sulfato de magnésio é citado somente na diretriz brasileira (classe IIA, nível de evidência B) como alternativa para melhor manejo de taquiarritmias.

Pacientes com frequência cardíaca maior que 120 bpm possuem situação cardiológica potencialmente grave, devendo ser otimizados clinicamente antes da liberação para cirurgias eletivas.

8. Resposta: **B**

A diretriz brasileira é a única a abordar de maneira separada os procedimentos dentários.

Procedimentos menores como a extração de até três dentes são possíveis mesmo com anticoagulação (desde que o INR no dia anterior ao procedimento esteja menor que 3). Da mesma forma, procedimentos menores podem ser realizados sobre dupla antiagregação. Vale ressaltar que procedimentos maiores devem ser divididos em procedimentos menores com menor necessidade de alteração no esquema terapêutico basal do paciente.

Por fim, a diretriz confirma a segurança e o melhor desempenho no controle da dor do uso de anestésico com vasoconstritor (2 a 3 tubetes de lidocaína com epinefrina 1:100.000).

9. Resposta: **B**

Para o uso ou a suspensão do ácido acetilsalicílico (AAS) deve-se avaliar inicialmente em qual contexto ele foi introduzido (prevenção primária *vs*. prevenção secundária) bem como o risco de sangramento do procedimento. A diretriz brasileira recomenda a suspensão do AAS por 7 dias caso a indicação do uso seja para prevenção primária (classe I, nível de evidência A). Já para a prevenção secundária, o uso deve ser mantido, com exceção de neurocirurgias ou cirurgias de próstata por técnicas convencionais.

Idealmente, o tempo de dupla antiagregação deve ser respeitado (4 semanas para *stents* convencionais e de 1 a 12 meses para *stents* farmacológicos/SCA). Uma alternativa citada exclusivamente na diretriz da SBC no caso de cirurgias que precisam ser realizadas em pacientes com risco elevado de trombose de *stent* é a ponte com inibidor da glicoproteína IIbIIIa (classe IIB, nível de evidência B).

Os antiplaquetários mais recentes não foram avaliados especificamente no contexto de perioperatório não cardíaco, porém extrapolando dados dos estudos originais, as diretrizes do ACC/AHA, da ESC e da SBC recomendam sua suspensão de 5 a 7 dias em cirurgias com risco moderado/alto de sangramento (classe I, nível de evidência B).

A atualização da diretriz brasileira de avaliação cardiovascular perioperatória com enfoque no manejo de pacientes que realizaram ICP, publicada em 2022, reforça que não existe mais a preferência por *stents* metálicos, uma vez que estudos com plataformas mais modernas de *stents* farmacológicos já mostram a possibilidade de suspensão em até 30 dias do inibidor de P2Y12 em pacientes de alto risco de sangramento.

10. Resposta: **C**

O correto manejo da anticoagulação no perioperatório deve levar em conta os riscos de fenômenos tromboembólicos e o risco de sangramento do procedimento. Para pacientes com alto risco de sangramento e alto risco de tromboembolismo venoso (TEV) (cirurgia de quadril, prótese valvar mecânica, TEV recente ou trombofilia) a ponte com heparina deve ser realizada (classe IIa, nível de evidência C). Já nas cirurgias de urgência a anticoagulação com varfarina pode ser revertida idealmente com complexo protrombínico ou com plasma fresco congelado (classe I, nível de evidência C). Os anticoagulantes não vitamina K possuem a vantagem da menor meia-vida para suspensão eletiva (24-48 horas), porém as medicações para reversão do efeito anticoagulante são novas e ainda não estão disponíveis amplamente nos serviços de saúde. Deve-se atentar para pacientes em uso de dabigatrana com disfunção renal que podem necessitar de até 4 dias de suspensão antes de procedimentos de alto risco de sangramento.

11. Resposta: **B**

Existe grande discussão sobre o uso de betabloqueadores no contexto do perioperatório. Estudos que iniciaram o betabloqueio na véspera da cirurgia com doses elevadas para atingir frequência cardíaca de 55-60 bpm rapidamente mostraram aumento da mortalidade, portanto fica proscrito o início do betabloqueador na semana do procedimento pelas diretrizes do ACC/AHA, da ESC e da SBC (classe III, nível de evidência B).

Porém, o início do betabloqueador com doses menores e progressão lenta da dose evitando hipotensão pode exibir benefícios naqueles com isquemia documentada por meio de sintomas ou provas funcionais (classe IIA, nível de evidência B). As três diretrizes também são uníssonas na recomendação de se manter o betabloqueador naqueles que já utilizam o fármaco cronicamente (classe I, nível de evidência B).

12. Resposta: **B**

O uso das estatinas no perioperatório de cirurgias vasculares já foi estudado amplamente com resultados benéficos nessa população, sendo recomendado nas diretrizes europeia e americana como IIa, nível de evidência (NE) B, enquanto na diretriz da SBC aparece como classe I, NE A.

Já no contexto de cirurgias não vasculares, os dados são provenientes de estudos observacionais, não randomizados, com aparente benefício nas populações de alto risco cardiovascular (classe I, NE C).

As diretrizes do ACC/AHA, da ESC e da SBC confirmam a segurança na manutenção de estatina naqueles que já fazem uso crônico da medicação (classe I, NE B).

13. Resposta: **B**

Com as melhorias da terapia medicamentosa otimizada e com as melhorias no cuidado perioperatório, estudos recentes não demonstraram benefício na revascularização profilática de rotina (classe III, nível de evidência B).

As primeiras gerações de *stents* farmacológicos apresentavam incidência elevada de trombose aguda/subaguda de tal forma que a manutenção prolongada de dupla antiagregação plaquetária era essencial. Com o avanço na tecnologia das plataformas de *stents*, polímeros e fármacos, as novas gerações de *stents* farmacológicos já possibilitam com relativa segurança o encurtamento da dupla antiagregação plaquetária para 3 meses, inclusive com estudos avaliando suspensão após 30 dias. Dessa forma, a escolha preferencial na atualidade é sempre pelo *stent* farmacológico (quando disponível), conforme recomendação presente na atualização de 2022 da diretriz brasileira de avaliação cardiovascular perioperatória.

Vale reforçar que, sempre que possível, o tempo ideal de dupla antiagregação plaquetária deve ser respeitado.

O estresse cirúrgico está relacionado com aumento de agregabilidade plaquetária e inflamação, portanto é necessário cautela para extrapolação dos dados de encurtamento de terapia antiplaquetária no contexto perioperatório.

Por fim, é importante ressaltar que, idealmente, pacientes com implante de *stent* no contexto de síndrome coronária aguda (SCA) possuem maior chance de complicações, sendo preferível postergar a cirurgia por 1 ano, se possível (classe I, nível de evidência B).

14. Resposta: **D**

A correta avaliação do risco de tromboembolismo venoso (TEV) do paciente deve ser realizada no perioperatório. Um dos escores existentes propostos na diretriz brasileira é o escore de Caprini.

Pacientes com escore baixo não possuem indicação de terapia farmacológica (classe IIA, nível de evidência B), enquanto pacientes oncológicos ou submetidos a cirurgias ortopédicas de quadril ou joelho se beneficiam de terapia estendida (classe IIA, nível de evidência B).

Porém vale ressaltar que nem toda cirurgia ortopédica é considerada de alto risco para TEV, por exemplo, artroscopia de joelho ou cirurgias por lesões distais não possuem indicação de profilaxia farmacológica para TEV.

15. Resposta: **A**

O diagnóstico de IAM no perioperatório deve utilizar os critérios da definição universal de infarto (elevação de troponina associada a alteração isquêmica no eletrocardiograma (ECG), sintomas ou sinais sugestivos ou alteração segmentar nova em método de imagem) (classe I, nível de evidência C).

Inicialmente, o tratamento do IAM perioperatório deve contemplar a estabilização de fatores que agravem o desbalanço oferta *vs.* consumo de oxigênio (desidratação, anemia, arritmias). Posteriormente, as terapias da síndrome coronariana aguda (SCA) fora do contexto perioperatório são extrapoladas para o IAM periprocedimento e é sempre avaliado o risco de sangramento do paciente (classe IIA, nível de evidência C).

16. Resposta: **D**

As diretrizes do ACC/AHA, da ESC e da SBC disponibilizam recomendações para a investigação ativa de eventos cardiovasculares com troponina e eletrocardiograma (ECG) seriados na população de alto risco cardiovascular, uma vez que a presença de sedação e analgesia e outros fatores do pós-operatório dificultam a avaliação de sintomas como angina ou dispneia (classe IIA, nível de evidência C).

A diretriz europeia e a brasileira concordam com a possibilidade de dosagem da troponina T de alta sensibilidade no pré-operatório de cirurgias vasculares ou em pacientes de alto risco cardiovascular, uma vez que não é incomum observarmos valores acima do percentil 99 já no pré-operatório (o que facilita a interpretação de valores alterados após a cirurgia não cardíaca).

17. Resposta: **A**

A fibrilação atrial é uma das arritmias mais frequentes no pós-operatório de cirurgias não cardíacas, principalmente nas cirurgias intratorácicas. Normalmente ocorre entre o segundo e quarto dia do pós-operatório e pode agregar maior tempo de internação e morbidade ao perioperatório.

A primeira medida a se tomar é a correção dos fatores desencadeantes, após isso a decisão de controle de frequência ou reversão do ritmo deve ser tomada conforme as diretrizes de fibrilação atrial (classe I, nível de evidência C).

Na decisão de anticoagulação é preciso levar em conta, além do risco de embolização ($CHADS_2$/CHA_2DS_2-VASc), o risco de sangramento no pós-operatório (classe I, nível de evidência C).

18. Resposta: **C**

O controle adequado do diabetes no contexto operatório é vital para reduzir a incidência de complicações como infecções e lesão renal aguda. No entanto, estudo comparando controle rigoroso em relação a uma estratégia menos intensiva mostrou a igualdade quanto a mortalidade, porém com maior incidência de hipoglicemias no grupo submetido a terapia mais agressiva.

Dessa forma, as diretrizes da ESC e da SBC recomendam meta de glicemias < 180 mg/dL (classe I, nível de evidência A). Os pacientes em uso de insulina de longa duração devem ter a dose reduzida no perioperatório, porém não suspensa totalmente de forma abrupta (classe I, nível de evidência C).

O risco de cetoacidose euglicêmica, apesar de ser extremamente raro e pouco vista nos ensaios clínicos, foi alertada pelo FDA após relatos da sua ocorrência em pacientes submetidos a cirurgias maiores. Dessa forma a diretriz da ESC de 2022 recomenda como classe IIA a suspensão 72 horas antes de cirurgias não cardíacas maiores.

19. Resposta: **B**

A diretriz da SBC é a única a dedicar espaço para o tema da cessação de tabagismo no perioperatório. Fica evidente o benefício da suspensão do tabagismo no pré-operatório, independentemente do intervalo até a cirurgia (classe I, nível de evidência A).

A primeira linha de tratamento medicamentoso para os sintomas de abstinência é a reposição de nicotina, enquanto a bupropiona e a vareniclina entram como fármacos de segunda linha.

Vale reforçar a necessidade de associar a terapia cognitiva-comportamental no perioperatório e no acompanhamento pós-alta do paciente (classe I, nível de evidência A).

20. Resposta: **B**

A hipertensão pulmonar é uma condição que agrega significativa morbidade e mortalidade no perioperatório. As diretrizes do ACC/AHA, da ESC e da SBC reforçam a necessidade de acompanhamento destes pacientes em centros com experiência com equipes multidisciplinares (classe I, nível de evidência C). As três diretrizes reforçam a necessidade de manutenção das medicações para hipertensão pulmonar no perioperatório (classe I, nível de evidência C). Quanto ao cateter de artéria pulmonar, as diretrizes brasileira e americana orientam a possibilidade de uso no contexto perioperatório de pacientes com maior risco de complicações (classe IIA, nível de evidência C).

Referências bibliográficas

1. Calderaro D, Bichuette LD, Maciel PC, Cardozo FAM, Ribeiro HB, Gualandro DM, et al. Atualização da diretriz de avaliação cardiovascular perioperatória da Sociedade Brasileira de Cardiologia: foco em manejo dos pacientes com intervenção coronária percutânea – 2022. Arq Bras Cardiol. 2022;118(2):536-547. Erratum in: Arq Bras Cardiol. 2022;118(5):1005.
2. Kristensen SD, Knuuti J, Saraste A, Anker S, Bøtker HE, Hert SD, et al. 2014 ESC/ESA Guidelines on non-cardiac surgery: cardiovascular assessment and management: The Joint Task Force on non-cardiac surgery: cardiovascular assessment and management of the European Society of Cardiology (ESC) and the European Society of Anaesthesiology (ESA). Eur Heart J. 2014;35(35):2383-431.
3. Fleisher LA, Fleischmann KE, Auerbach AD, Barnason SA, Beckman JA, Bozkurt B, et al. ACC/AHA guideline on perioperative cardiovascular evaluation and management of patients undergoing noncardiac surgery: a report of the American College of Cardiology/American Heart Association Task Force on Practice Guidelines. J Am Coll Cardiol. 2014;64(22):e77-137.
4. Calderaro D, Bichuette LD, Maciel PC, Cardozo FAM, Ribeiro HB, Gualandro DM, et al. Atualização da diretriz de avaliação cardiovascular perioperatória da Sociedade Brasileira de Cardiologia: foco em manejo dos pacientes com intervenção coronária percutânea – 2022. Arq Bras Cardiol. 2022;118(2):536-47.
5. Halvorsen S, Mehilli J, Cassese S, Hall TS, Abdelhamid M, Barbato E, et al. ESC Scientific Document Group. 2022 ESC Guidelines on cardiovascular assessment and management of patients undergoing non-cardiac surgery. Eur Heart J. 2022;43(39):3826-924.

Capítulo 19

Doença arterial coronariana crônica

Questões

1. Paciente do sexo feminino, 54 anos, hipertensa e dislipidêmica, portadora de angina estável CCS (Canadian Cardiovascular Society) III, em uso regular de aspirina, inibidor da enzima conversora de angiotensina (IECA) e sinvastatina, apresenta ao exame físico pressão arterial (PA) = 140 × 70 mmHg, frequência cardíaca (FC) = 76 bpm. Ritmo cardíaco regular e presença de quarta bulha. Eletrocardiograma (ECG) normal. Ecocardiograma transtorácico: septo de 13 mm, parede posterior de 14 mm, átrio esquerdo de 48 mm, ventrículo esquerdo (VE) de 58 × 48 mm, fração de ejeção do ventrículo esquerdo (FEVE) de 62%, sem alterações segmentares. Exames bioquímicos: LDL = 102 mg/dL; HDL = 45 mg/dL; glicose = 112 mg/dL; triglicérides = 163 mg/dL; creatinina = 1,2 mg/dL. Optado pela realização de cateterismo cardíaco que evidenciou lesão no terço distal do tronco de coronária esquerda de 80% e lesão em terço médio de artéria coronária direita de 70%. Com base nessas informações, qual é a melhor conduta para esse paciente?
   a) Intervenção coronariana percutânea com *stent* convencional.
   b) Cirurgia de revascularização do miocárdio.
   c) Intervenção coronariana percutânea com *stent* farmacológico.
   d) Adequar o tratamento clínico e reavaliar em 6 meses.

2. Homem, 53 anos, encaminhado para a realização de teste ergométrico para avaliação de rotina, por história familiar de doença arterial coronariana (DAC). Assintomático do ponto de vista cardiovascular. Portador de dislipidemia familiar, com LDL colesterol em torno de 210 mg/dL, sem outras comorbidades. No quinto minuto do protocolo de Ellestad, apresenta infradesnivelamento descendente do segmento ST de 4,0 mm no ponto Y, em D2, D3, aVF, V5, V6 e CM5, assintomático. A melhor conduta nesse caso é:
   a) Liberar o paciente, porque o exame é falso-positivo.
   b) Solicitar uma cintilografia de perfusão miocárdica.
   c) Encaminhar para cineangiocoronariografia.
   d) Solicitar angiotomografia coronárias.

3. Assinale a alternativa que não representa uma recomendação para utilização de ecocardiograma transtorácico para o diagnóstico da doença arterial coronariana estável:
   a) Avaliação inicial da função do ventrículo esquerdo.
   b) Avaliação da função do ventrículo esquerdo quando há sinais de insuficiência cardíaca ou com mudança do quadro clínico ou exame físico.
   c) Suspeita de complicações, como pseudoaneurisma, aneurismas e insuficiência mitral.
   d) Avaliação inicial de assintomáticos com baixa probabilidade de DAC.

4. Assinale a alternativa correta quanto a intervenção coronariana percutânea (ICP) em pacientes com DAC:
   a) ICP é contraindicada em pacientes com DAC multiarterial, *syntax score* > 22 e impossibilidade de revascularização completa.
   b) Paciente do sexo masculino, 50 anos, assintomático, tem cintilografia de perfusão miocárdica evidenciando defeito reversível de captação de pequena extensão na parede inferior. Nega fatores de risco para DAC. A coronariografia deve ser realizada uma vez que a probabilidade de DAC é alta e a ICP pode reduzir o risco de morte e infarto agudo do miocárdio (IAM) do paciente.
   c) A ICP deve ser realizada com a intenção de melhorar a sobrevida de paciente com DAC estável e lesão em artéria descendente anterior (ADA) de 80% mesmo que a estenose coronariana não seja anatômica e mesmo que o paciente não apresente isquemia em teste não invasivo.
   d) ICP com *stent* farmacológico necessita de dupla antiagregação por período superior a 1 ano.

5. Homem de 54 anos de idade, hipertenso, diabético, dislipidêmico, tabagista, chega ao consultório com história de dor torácica opressiva ao subir ladeira há 6 meses, que dura cerca de 5 minutos e alivia com repouso, sem outros sintomas associados, exceto por dispneia que ficou mais intensa aos esforços. Está em uso de enalapril 10 mg, 2 x/dia, metformina 850 mg, 3 x/dia, e sinvastatina 20 mg à noite. Ao exame físico: bom estado geral, eupneico, anictérico, acianótico, orientado. PA = 150 × 90 mmHg, FC = 88 bpm. Murmúrios vesiculares presentes sem ruídos adventícios. Exame cardiovascular: ritmo cardíaco regular com presença de quarta bulha, com sopro sistólico de regurgitação mitral (+2/+6); presença de sopro carotídeo à direita. Abdome: globoso, flácido, sem visceromegalias, ruído hidroaéreo presente; extremidades sem edemas e com pulsos pediosos diminuídos. Quais medicamentos deveriam ser associados nessa consulta?
   a) Ácido acetilsalicílico (AAS), metoprolol e anlodipino.
   b) Clopidogrel, verapamil e espironolactona.
   c) AAS, trimetazidina e espironolactona.
   d) AAS, clopidogrel, metoprolol.

6. Em relação à doença cardiovascular nos pacientes com *diabetes mellitus* (DM), assinale a alternativa correta:
   a) Recomenda-se a solicitação de angiotomografia de artérias coronárias em pacientes com DM para avaliação de risco cardiovascular em pacientes assintomáticos.
   b) Não se recomenda a solicitação de escore de cálcio das artérias coronárias para avaliação de risco cardiovascular em paciente com idade superior a 40 anos.
   c) Não se deve solicitar a pesquisa de estenose carotídea em pacientes com DM assintomáticos mesmo sem histórico de acidente vascular cerebral (AVC).
   d) Na população de pacientes multiarteriais com indicação de intervenção, a cirurgia deve ser preferida sobre a angioplastia para redução de eventos cardiovasculares maiores.

7. Sobre o tratamento da DAC estável, assinale a alternativa incorreta:
   a) Os betabloqueadores reduzem a mortalidade cardiovascular mesmo nos pacientes que nunca apresentaram infarto do miocárdio.
   b) Não há benefício comprovado na associação rotineira entre AAS e clopidogrel nos pacientes com angina crônica estável.

c) Os anticoagulantes podem ser usados como alternativa aos antiplaquetários na presença de total intolerância a essas medicações.
d) Recomenda-se o uso de inibidor da enzima conversora de angiotensina (IECA) ou bloqueador do receptor da angiotensina (BRA) em todos os pacientes com DAC, mesmo naqueles sem disfunção do ventrículo esquerdo.

8. Um homem de 75 anos com insuficiência hepática crônica (CHILD A) procura um cardiologista para avaliação. Ele apresenta dor precordial aos esforços extra-habituais há 6 meses (subir mais de 10 lances de escada) que melhora com o repouso. Faz uso de metoprolol 50 mg, 2 x/dia, sinvastatina 20 mg, 2 x/dia, e aspirina 100 mg, 1 x/dia. Nega hipertensão arterial sistêmica (HAS), DM e outras comorbidades. Na consulta com PA = 112 × 78 mmHg e FC = 52 bpm. A cintilografia de perfusão miocárdica com dipiridamol revelou isquemia reversível de moderada intensidade na parede anterior e função ventricular esquerda de 54%. A cineangiocoronariografia revelou uma longa oclusão da artéria descendente anterior (ADA) esquerda em seu segmento médio com perfusão colateral para o vaso distal a partir da artéria ventricular posterior direita e descendente posterior direita (figura a seguir).

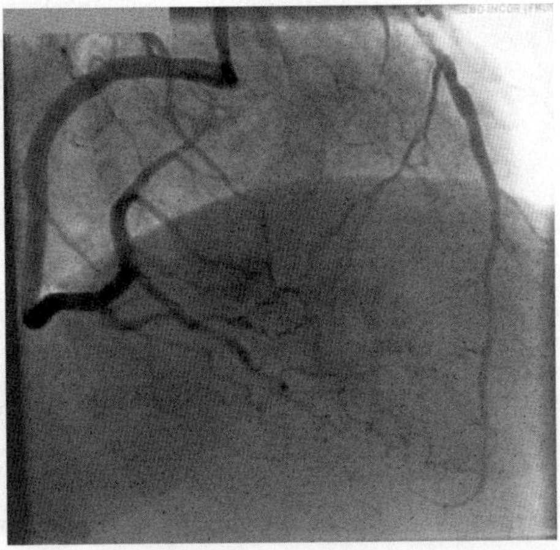

Qual das afirmações a seguir está correta?
a) O paciente tem indicação absoluta de intervenção coronariana percutânea da ADA uma vez que apresenta angina e teste isquêmico positivo.

b) O paciente tem indicação absoluta de cirurgia de revascularização miocárdica uma vez que apresenta angina e teste isquêmico positivo e a artéria acometida é a ADA.
c) A trimetazidina oferece benefício antianginoso para pacientes que já utilizam betabloqueadores, nitratos de longa duração ou bloqueadores de canal de cálcio.
d) Ivabradina seria uma opção para esse paciente uma vez que ele apresenta angina mesmo em vigência de duas medicações antianginosas.

9. Homem, 64 anos, com antecedente de HAS e tabagismo, apresenta há meses episódios de dores epigástricas em queimação de duração variável (minutos a horas) pós-prandiais, noturnas e às vezes ao repouso. Sem outras queixas. Exame físico sem alterações significativas. Eletrocardiograma dentro dos limites da normalidade. Realizou o índice de cálcio coronário a seguir. Qual a alternativa correta?

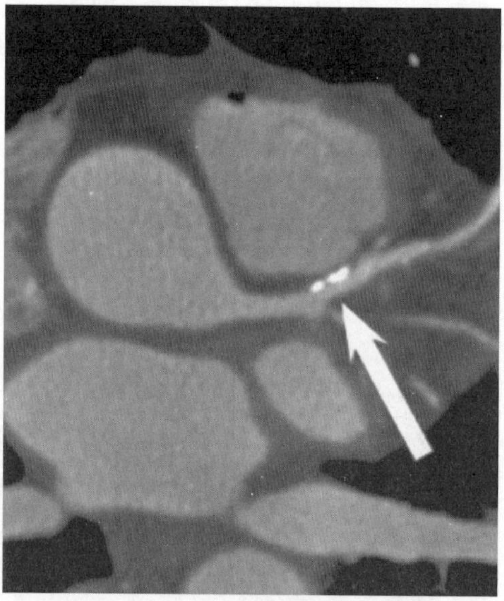

a) Esse paciente não tinha indicação para realização de escore de cálcio, uma vez que ele é sintomático para doença arterial coronariana.
b) O paciente pode apresentar dispepsia, porém tem risco elevado de eventos cardiovasculares futuros.

c) O paciente tem lesão obstrutiva coronária e deve ser estratificado com cineangiocoronariografia.
d) O paciente tem lesão obstrutiva coronária, dispensando-se avaliação com cineangiocoronariografia.

10. Um paciente do sexo masculino, 60 anos, procura atendimento médico em seu consultório, pois está preocupado com sua saúde. Paciente está assintomático, exceto pela presença de tosse seca há muitos anos. É fumante desde os 30 anos e hipertenso em tratamento irregular com losartana 50 mg/dia há mais de 2 anos. Não faz acompanhamento médico. Exame físico:

- PA = 164 × 102 mmHg;
- Frequência cardíaca = 78 bpm;
- Peso = 94 kg; altura = 1,76 m; índice de massa corporal (IMC) = 30,3 kg/m^2;
- Bulhas rítmicas, sem sopros;
- Murmúrios vesiculares presentes bilateralmente, com raros sibilos inspiratórios;
- Presença de sopro carotídeo bilateral;
- Pulsos periféricos simétricos;
- Restante do exame físico sem alterações.

Eletrocardiograma a seguir:

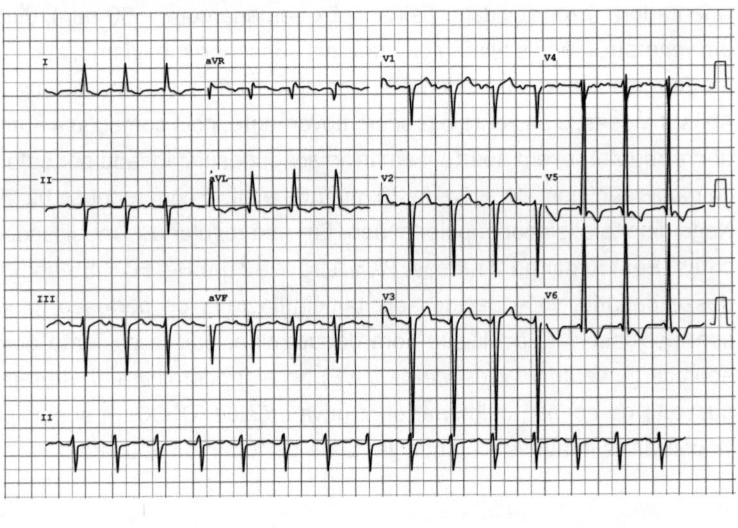

Radiografia de tórax a seguir:

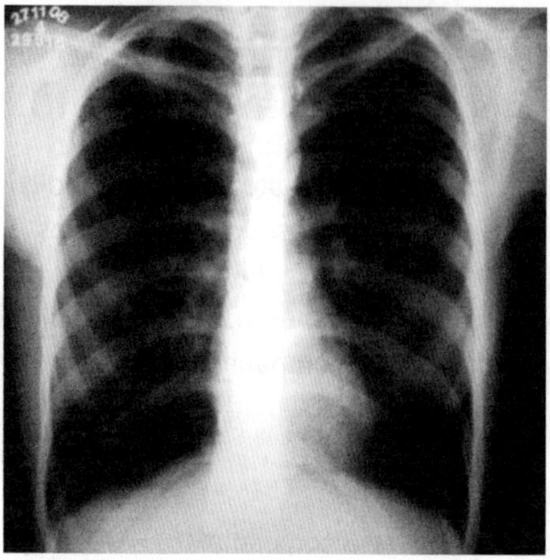

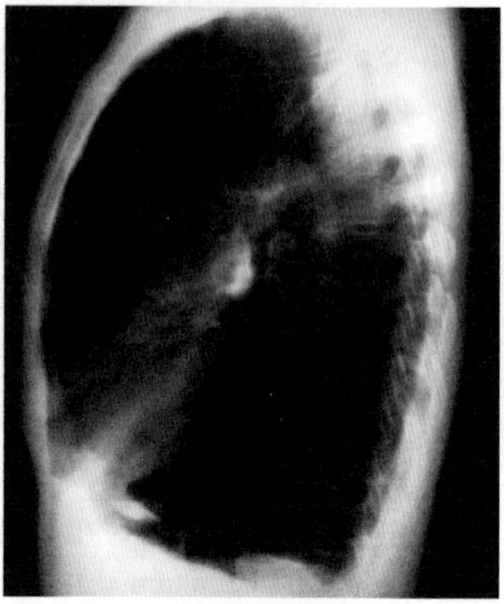

Traz consigo exames laboratoriais realizados há 1 semana:

- CT = 278 mg/dL;
- LDL = 178 mg/dL;
- HDL = 36 mg/dL;
- Glicose jejum = 116 mg/dL;
- HbA1c = 7,2%;
- Hemograma e função renal normais.

Orientado a fazer atividade física (> 5x semana com > 30 min), dieta (rica em vegetais, grãos e alimentos integrais), cessar o tabagismo, além de usar metformina e estatina. Orientado uso correto do losartana 50 mg 2x/dia. Após 3 meses, o paciente o procura novamente, pois começou a apresentar dor retroesternal em aperto, sem irradiação, desencadeada por esforço físico moderado, com duração de 20 minutos e alívio com repouso há 20 dias. Nega dispneia, síncope, palpitações. Em uso regular das medicações prescritas. Sem fumar há 2 meses. PA = 120 × 82 mmHg; FC = 56 bpm. Diante desse cenário, você decide solicitar cintilografia de perfusão miocárdica com estresse farmacológico com dobutamina, pois o paciente apresenta sobrecarga ventricular esquerda (SVE) no eletrocardiograma de repouso e suspeita de doença pulmonar obstrutiva crônica (DPOC). A seguir, pode-se visualizar as imagens da cintilografia de perfusão do miocárdio.

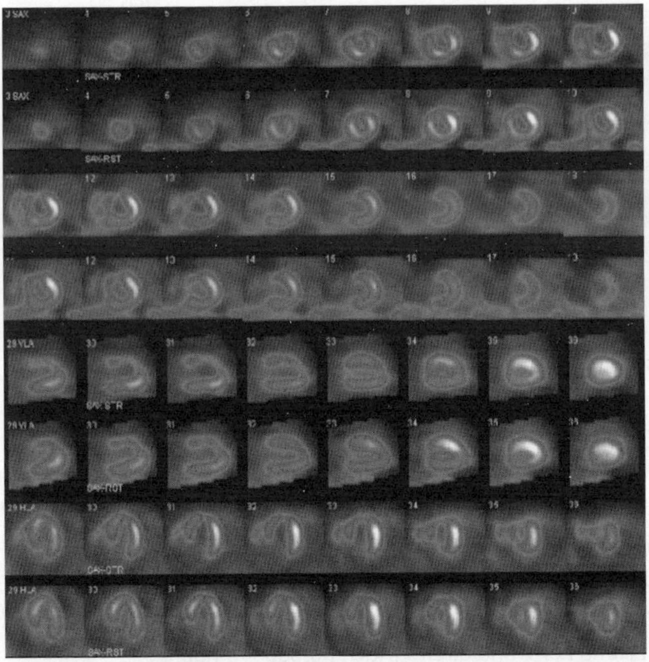

Com base nas imagens da cintilografia de perfusão miocárdica, podemos concluir a presença de:

a) Hipocaptação persistente em paredes anterior, inferior e apical.
b) Hipocaptação persistente em paredes anterior, inferior, septal e apical.
c) Hipocaptação transitória em paredes anterior e inferior.
d) Hipocaptação transitória em paredes anterior, septal e apical.

11. Com base nos achados do exame cintilográfico, você decide pela solicitação de um cateterismo cardíaco. Veja as imagens a seguir.

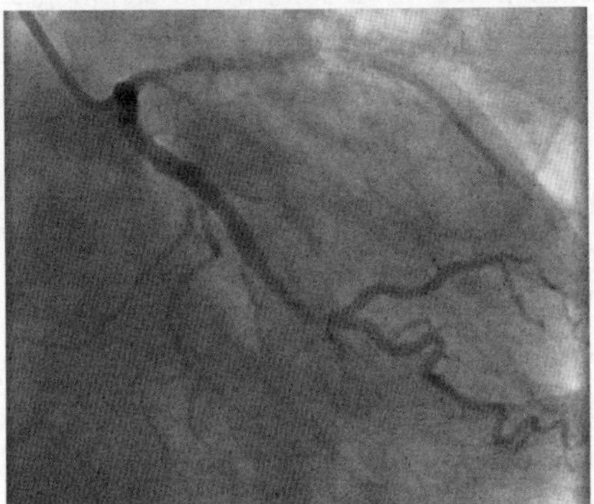

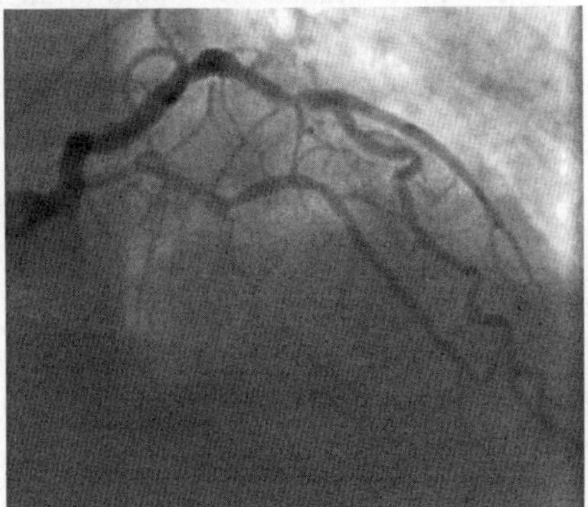

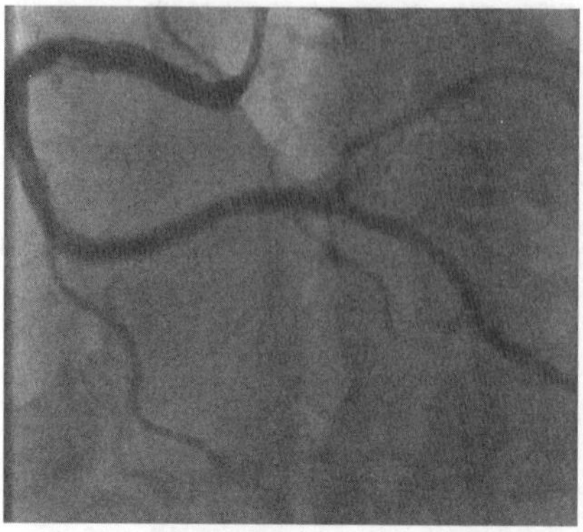 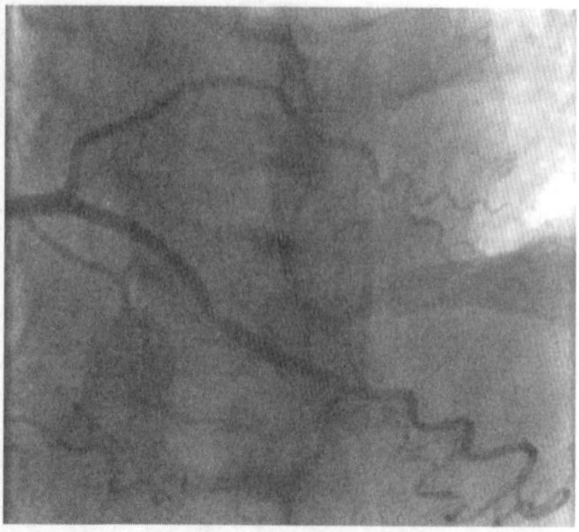

Com base nos achados do cateterismo cardíaco e da cintilografia miocárdica e, levando-se em conta as comorbidades e a sintomatologia do paciente, qual o melhor tratamento para a coronariopatia desse paciente?

a) Cirurgia de revascularização do miocárdio.
b) Tratamento clínico otimizado.
c) Angioplastia de artéria descendente anterior (ADA), artéria circunflexa (ACX) e artéria coronária direita (ACD) ou seus ramos.
d) Angioplastia de ADA e ACD ou seus ramos.

12. Em relação à terapia antiplaquetária após implante de *stents* coronarianos, assinale a alternativa incorreta:

a) Recomenda-se o pré-tratamento com clopidogrel na dose de ataque de 600 mg, se for administrado com menos de 6 horas antes do procedimento.
b) Recomenda-se a dupla antiagregação plaquetária com AAS e clopidogrel por pelo menos 3 meses em pacientes tratados com *stents* farmacológicos com elevado risco de sangramento.
c) A manutenção da dupla antiagregação plaquetária com AAS e clopidogrel por mais de 12 meses pode ser realizada em pacientes tratados com *stents* farmacológicos com elevado risco de eventos isquêmicos e baixo risco de sangramento.
d) Recomenda-se a dupla antiagregação plaquetária com AAS e clopidogrel por 6 meses após implante de *stents* bioabsorvíveis.

13. Em relação aos novos métodos de avaliação invasiva da doença aterosclerótica coronariana, assinale a alternativa incorreta:

a) Reserva de fluxo fracionado (do inglês FFR – *fractional flow reserve*) e relação onda-livre instantânea (do inglês iFR – *instantaneous wave-free ratio*) são utilizadas para guiar procedimentos de intervenção coronariana percutânea (ICP) em pacientes com DAC multiarterial estável, em estenoses entre 50 e 90% à angiografia coronariana.

b) A ultrassonografia intracoronária pode ser utilizada para determinar o mecanismo de falência dos *stents* (reestenose e trombose), auxiliando na decisão sobre a melhor terapêutica a ser instituída.

c) A tomografia de coerência óptica (OCT) pode ser utilizada, em casos selecionados, para guiar e otimizar o implante de *stents* metálicos.

d) Não se indica a realização de FFR e iFR para avaliar o significado funcional e indicar a necessidade de revascularização de estenoses em tronco de coronária esquerda (TCE), por já se tratar de uma anatomia de alto risco.

14. Paciente de 66 anos, tabagista, assintomático, em avaliação pré-operatória de correção de aneurisma de aorta abdominal é submetido a teste ergométrico com resultado positivo para isquemia (teste positivo sem critérios de alto risco). A cinecoronariografia mostra obstrução de 70% na artéria coronária direta. O ecocardiograma mostra função cardíaca normal. A melhor recomendação para esse paciente é:

a) Intervenção coronariana percutânea com *stent* convencional antes da operação.

b) b) Intervenção coronariana percutânea com *stent* farmacológico antes da operação.

c) c) Intervenção coronariana percutânea com *stent* farmacológico após a operação.

d) d) Manter tratamento clínico com AAS, sinvastatina e propranolol durante perioperatório.

15. Assinale a alternativa que inclui a afirmação correta quanto aos critérios de indicação de cinecoronariografia em pacientes com DAC estável:

a) Paciente masculino, com 65 anos, tabagista, com antecedente de amputação de perna direita por doença arterial periférica, inicia quadro de dor torácica em pontada, sem irradiação e sintomas associados, desencadeado durante o banho, cedendo cerca de 15 a 20 minutos após espontaneamente. Tem função renal normal e faz uso de sinvastatina e AAS. Deve fazer coronariografia para estratificação invasiva em razão da alta probabilidade de doença coronariana.

b) Paciente do sexo masculino de 60 anos, hipertenso e dislipidêmico, com dor torácica aos mínimos esforços, sem irradiação e sintomas associados, com melhora ao repouso. Deve fazer coronariografia uma vez que a probabilidade pré-teste da doença é alta.

c) Paciente do sexo feminino, de 50 anos, hipertensa e tabagista, iniciou quadro de dor torácica aos esforços extra-habituais, sem irradiação e sintomas associados e com melhora ao repouso. Relata que o pai dela teve infarto do miocárdio aos 70 anos. Faz uso apenas de captopril 25 mg, 2 x/dia. Deve fazer coronariografia por tratar-se de angina de início recente com alta chance de evolução rápida para infarto agudo do miocárdio (IAM)/morte.

d) Paciente do sexo masculino 60 anos, diabético e tabagista, assintomático, tem cintilografia de perfusão miocárdica evidenciando defeito reversível de captação de pequena extensão na parede lateral. Nega fatores de risco para DAC. A coronariografia deve ser realizada uma vez que a chance de doença é alta e o tratamento pode reduzir o risco de morte e IAM do paciente.

16. Sobre a DAC estável, é correto afirmar:

I. Em pacientes de alta probabilidade clínica de doença e sintomáticos, o uso do escore e cálcio pela tomografia coronária representa uma alternativa ao cateterismo cardíaco.

II. ICP em pacientes uniarteriais não apresenta benefícios em relação à mortalidade e ao controle da angina nos pacientes sintomáticos já em tratamento clínico otimizado.

III. ICP com uso de *stents* farmacológicos, em pacientes sintomáticos com lesão significativa em tronco de coronária esquerda (> 50%), com baixa complexidade anatômica (lesões em óstio e corpo), pode ser uma alternativa à cirurgia de revascularização, especialmente em pacientes de alto risco cirúrgico.

a) Apenas I está correta.
b) Apenas I e II estão corretas.
c) Apenas III está correta.
d) Apenas I e III estão corretas.

17. Uma mulher de 38 anos, assintomática e sem comorbidades conhecidas, matriculou-se em uma academia com o objetivo de praticar atividade física. Porém, o estabelecimento exigiu a realização de um teste ergométrico antes de aceitar sua adesão. A candidata, então, foi submetida ao exame, e o laudo mostrou: exame interrompido com 13 METS pelo protocolo de Bruce em decorrência de exaustão. Não houve relato de sintomas, arritmias ou alterações na pressão arterial, porém apresentou um infradesnível do segmento ST retificado de 2 mm de V1-V4 com 7 METS, que voltou à linha de base com 1 minuto de recuperação. Considerando as informações acima, a melhor conduta a ser tomada é:

a) Complementar a avaliação com uma cintilografia miocárdica, pois, se esta for positiva, a probabilidade de doença arterial coronariana é alta.

b) Liberar a paciente para realizar atividade física de acordo com a sua tolerância, pois provavelmente o teste é um falso-positivo, com uma probabilidade pós-teste para DAC baixa.

c) Complementar a avaliação com uma angiotomografia de coronárias, pois, se for visualizada alguma lesão, pode-se confirmar o diagnóstico de doença coronariana com um valor preditivo positivo acima de 80%.

d) Indicar uma coronariografia para confirmar se a alteração no teste ergométrico é um resultado falso-positivo ou falso-negativo para doença coronariana.

18. Um homem de 40 anos, assintomático e sem comorbidades conhecidas é atendido em um exame periódico na sua empresa. Nega tabagismo e etilismo. Pratica atividade física (corrida) cerca de 3 vezes por semana durante 30 minutos. Não utiliza qualquer medicamento regularmente. Seu pai faleceu de infarto agudo do miocárdio aos 50 anos. Exame físico sem alterações. Frequência cardíaca = 62 bpm; pressão arterial = 122 × 78 mmHg; índice de massa corporal (IMC) = 21,5 kg/m^2. Eletrocardiograma no momento da consulta: sem alterações; laboratório: glicemia jejum = 98 mg/dL; LDL = 66 mg/dL; creatinina = 1,2 mg/dL; K = 4,5 mEq/L e hemograma normal. Preocupado com a história familiar do paciente, o médico responsável pelo atendimento solicitou ecocardiograma transtorácico, teste ergométrico e angiotomografia de coronárias. Os dois primeiros exames foram normais (alcançou 12 METS sem sintomas ou alterações no eletrocardiograma), mas o segundo mostrou uma lesão de 70% no terço médio da artéria descendente anterior (ADA). Com base no caso anterior, qual seria a melhor estratégia de tratamento para esse paciente?

a) Manter o paciente em tratamento clínico, estimular atividade física regular e associar aspirina e estatina.

b) Solicitar uma cintilografia de perfusão miocárdica e, caso seja positiva, realizar angioplastia de ADA.

c) Solicitar FFR e, caso se evidencie uma estenose hemodinamicamente significativa, realizar angioplastia de ADA.
d) Manter o paciente em tratamento clínico, contraindicar atividade física, associar aspirina, inibidor da enzima conversora da angiotensina (IECA) e betabloqueador.

19. Em relação à doença arterial coronariana (DAC) crônica, assinale a alternativa correta.
a) Em pacientes com DAC crônica sem infarto do miocárdio prévio ou fração de ejeção do ventrículo esquerdo < 50%, o uso de betabloqueador não tem benefício na redução de eventos cardiovasculares maiores (infarto do miocárdio ou morte).
b) Em pacientes com DAC crônica, recomenda-se o uso de dupla antiagregação plaquetária (DAPT) após cirurgia de revascularização do miocárdio para reduzir a incidência de oclusão do enxerto de veia safena.
c) Em pacientes com DAC crônica e acidente vascular cerebral isquêmico (AVCi), ataque isquêmico transitório (AIT) ou acidente vascular cerebral hemorrágico (AVCh) prévio, o prasugrel pode ser utilizado para redução de eventos isquêmicos.
d) Em pacientes com DAC crônica e diabetes tipo 2 o uso de inibidores de SGLT2 ou agonista do receptor de GLP-1 não tem mostrado benefício cardiovascular.

20. Paciente de 75 anos, masculino, com antecedentes de HAS, DM, DLP e cirurgia de revascularização do miocárdio há 5 anos, procura atendimento de rotina em seu consultório. Nega qualquer queixa. Em uso de atenolol 25 mg, 1 x/dia, aspirina 100 mg, 1 x/dia, atorvastatina 40 mg, 1 x/dia, e metformina 850 mg, 2 x/dia. Exame físico sem alterações. PA = 162 × 68 mmHg e FC = 54 bpm. ECG: sobrecarga ventricular esquerda + ritmo sinusal. Exames laboratoriais: colesterol total = 166 mg/dL; LDL = 72 mg/dL; creatinina = 1,6 mg/dL; potássio = 4,1 mEq/L; glicemia de jejum = 89 mg/dL e HbA1c = 7,2%. Em relação ao tratamento anti-hipertensivo desse paciente, assinale a alternativa que contempla a melhor estratégia medicamentosa e a meta pressórica:
a) Enalapril; PA < 130 × 80 mmHg.
b) Losartana; PA < 140 × 90 mmHg.
c) Anlodipino; PA < 135 × 80 mmHg.
d) Captopril; PA < 140 × 90 mmHg.

21. Uma mulher de 66 anos, tabagista, hipertensa e diabética, em uso de clopidogrel 75 mg/dia, sinvastatina 40 mg/dia, atenolol 100 mg/dia, losartana 100 mg/dia e metformina 1.500 mg/dia, queixa-se de dor precordial em aperto, que aparece quando sobe a ladeira de sua rua e alivia ao repouso, e é acompanhada por sensação de cansaço. No exame físico, apresenta IMC = 32 kg/m^2, pressão arterial = 182 × 110 mmHg e FC = 55 bpm; o restante do exame, incluindo ausculta cardíaca e pulmonar, está normal. Eletrocardiograma de repouso a seguir. Entre as opções a seguir, a conduta mais apropriada é:

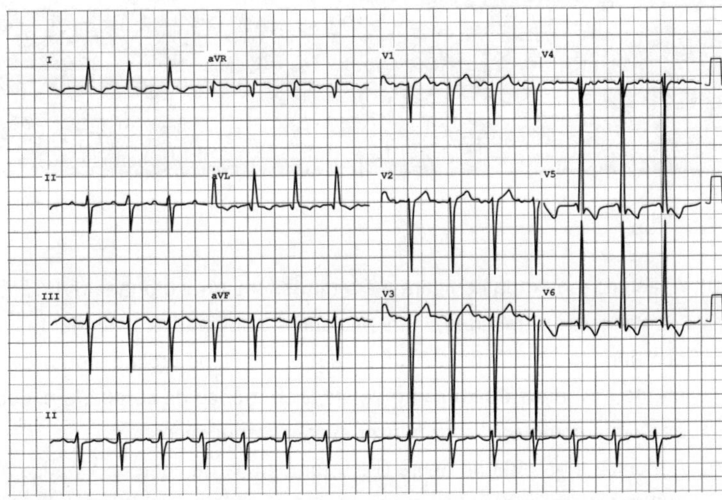

a) Solicitar coronariografia para definir anatomia e auxiliar na decisão de estratificação de risco. Associar mononitrato de isossorbida 40 mg/dia e anlodipino para controle da pressão arterial.
b) Associar ivabradina 5 mg/dia e mononitrato de isossorbida 40 mg/dia. Solicitar ressonância magnética do coração em repouso e estresse, incluindo estudo da anatomia coronariana.
c) Associar clonidina 0,4 mg/dia para controle da pressão arterial. Solicitar um teste ergométrico e, se houver critérios de alto risco, solicitar coronariografia.
d) Iniciar anlodipino 10 mg/dia para controle da pressão arterial e mononitrato de isossorbida 40 mg/dia. Se mesmo assim a dor persistir, solicitar ecocardiograma de estresse com dobutamina e, se houver critérios de alto risco, solicitar coronariografia.

22. Abaixo, visualizamos dois métodos de imagem comumente empregados na avaliação de pacientes com doença arterial coronariana. Sobre essas duas técnicas, responda a alternativa incorreta.

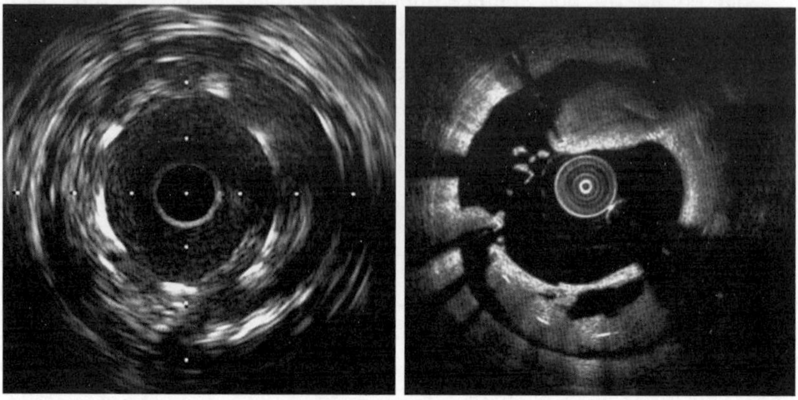

A B

a) A técnica mostrada na figura A é o ultrassom intracoronário (IVUS, do inglês *intravascular ultrasound*). Em pacientes submetidos a implante de *stent* coronário, o IVUS pode ser útil para orientação do procedimento, particularmente em casos de implante de *stent* em tronco de coronária esquerda ou anatomia complexa, para reduzir eventos isquêmicos.
b) A técnica mostrada na figura B é a tomografia de coerência óptica (OCT, do inglês *optical coherence tomography*). Em pacientes submetidos a implante de *stent* coronário, a OCT é uma alternativa razoável ao IVUS para orientação do procedimento, exceto na doença do tronco ostial esquerdo.
c) Em pacientes com falha do *stent*, o IVUS ou a OCT são razoáveis para determinar o mecanismo da falha do *stent*.
d) OCT necessita de emprego de contraste, diferentemente do IVUS. Por outro lado, IVUS permite avaliação funcional da placa aterosclerótica coronariana.

Respostas comentadas

1. Resposta: **B**

O tratamento de escolha para as lesões de tronco de coronária esquerda (TCE) é a revascularização cirúrgica do miocárdio, podendo, em casos selecionados, optar-se pela intervenção coronariana percutânea. No caso em questão, temos uma paciente com lesão biarterial e a lesão no TCE é distal, portanto, na bifurcação com a artéria descendente anterior (ADA) e a artéria circunflexa (ACx), o que denota uma complexidade angiográfica maior. Nesses casos, a cirurgia tem indicação IA pela diretriz brasileira (estenose ≥ 50% em TCE ou na situação de tronco equivalente – ADA e ACx no óstio ou antes da saída de ramos importantes). Já nos casos em que o escore *Syntax* é < 32 ou há a presença de lesão de TCE com bifurcação, a decisão entre ICP e cirurgia de revascularização do miocárdio (CRM) deve ser discutida por uma equipe médica (*heart team*). Nesses casos, a recomendação é IIb, com nível de evidência B.

Tabela 1

Características angiográficas	Diretriz SBC		Diretriz ESC		Diretriz AHA/ACC	
	CRM	ICP	CRM	ICP	CRM	ICP
TCE + Syntax ≤ 22	IA	IIa, B	IB	IB	IB	IIa, B
Lesão isolada no óstio do TCE	IA	IIa, B	IB	-	IB	IIa, B
Lesão isolada no corpo do TCE	IA	IIa, B	IB	-	IB	IIa, B
TCE + STS score ≥ 5%	IA	IIa, B	IB	-	IB	IIa, B
TCE + Syntax 23-32	IA	IIb, B	IB	IIa, B	IB	IIb, B
TCE + lesão em bifurcação	IA	IIb, B	IB	-	IB	IIb, B
TCE + STS score > 2%	IA	IIb, B	IB	-	IB	IIb, B
TCE + DPOC moderado-grave, sequela de AVC ou CRM prévia	IA	-	IB	-	IB	IIb, B
TCE + Syntax > 32	IA	IIIB	IB	IIIB	IB	IIIB

AHA/ACC: American Heart Association/American College of Cardiology; AVC: acidente vascular cerebral; CRM: cirurgia de revascularização miocárdica; DPOC: doença pulmonar obstrutiva crônica; ESC: European Society of Cardiology; ICP: intervenção coronária percutânea; SBC: Sociedade Brasileira de Cardiologia; TCE: tronco de coronária esquerda.

2. Resposta: **C**

O cateterismo cardíaco é a conduta mais adequada nesse caso, pois o paciente em questão apresenta um teste não invasivo de alto risco (infradesnivelamento descendente do segmento ST de mais de 2,0 mm).

Tabela 2

Recomendação	Diretrizes		
	SBC	ESC	ACC/AHA
I	Angina estável (CCS III ou IV) a despeito do tratamento clínico (B). Alto risco em testes não invasivos, independentemente da angina (B). Angina e sobreviventes de PCR ou arritmia ventricular grave (B). Angina e sintomas/sinais de insuficiência cardíaca (IC) (C).	Pacientes com angina CCS III ou de alto risco clínico, principalmente aqueles com sintomas mal controlados com tratamento clínico (C). Pacientes com sintomas leves ou sem sintomas com tratamento clínico com testes não invasivos de alto risco e a revascularização é considerada para melhorar o prognóstico (C).	Pacientes sobreviventes de parada cardiorrespiratória ou arritmia ventricular (B). Pacientes com angina com sinais e sintomas de IC (B). Pacientes com testes não invasivos de alto risco e os benefícios superam os riscos (C).
IIa	Diagnóstico incerto após testes não invasivos, nos quais o benefício de um diagnóstico preciso supera os riscos e os custos da cinecoronariografia (C). Impossibilidade de se submeter a testes não invasivos por incapacidade física, doença ou obesidade (C). Profissões de risco, que requerem um diagnóstico preciso (C). Pacientes com informações prognósticas inadequadas após testes não invasivos (C).	Pacientes com testes não invasivos inconclusivos (C).	Pacientes com FEVE < 50% e testes não invasivos de risco moderado (C). Pacientes com teste não invasivo inconclusivo ou com testes não invasivos contraindicados ou inadequados (C). Pacientes com baixa qualidade de vida em razão da angina, FEVE > 50% e risco moderado no teste não invasivo (C).

(continua)

Tabela 2 *(continuação)*

Recomendação	Diretrizes		
	SBC	ESC	ACC/AHA
IIb	Múltiplas internações por dor torácica, em que o diagnóstico definitivo é julgado necessário (C).	-	ICP para estenose de uma artéria com envolvimento de DA proximal (B).
III	Comorbidades significativas, em que o risco da angiografia supera os benefícios do procedimento (C). Angina estável (CCS I ou II) que responde ao tratamento medicamentoso e sem evidências de isquemia em testes não invasivos (C). Preferência por evitar a revascularização (C).	-	Pacientes não candidatos a revascularização (B). Pacientes com FEVE > 50% e teste não invasivo de baixo risco (B). Pacientes com baixa probabilidade de DAC e não submetidos a teste não invasivo (C). Pacientes assintomáticos sem evidência de isquemia nos testes não invasivos (C).

AHA/ACC: American Heart Association/American College of Cardiology; DAC: doença arterial coronariana; ESC: European Society of Cardiology; FEVE: fração de ejeção do ventrículo esquerdo; IC: insuficiência cardíaca; ICP: intervenção coronária percutânea; PCR: parada cardiorrespiratória; SBC: Sociedade Brasileira de Cardiologia.

3. Resposta: **D**

A função da ecocardiografia de repouso em pacientes com DAC conhecida ou suspeita é bastante limitada. As principais indicações são em pacientes com sinais e sintomas de insuficiência cardíaca (IC) e na avaliação inicial da função do ventrículo esquerdo. No acompanhamento, a principal indicação é para aqueles pacientes que desenvolvem sinais e sintomas de IC. Seu uso rotineiro no acompanhamento de pacientes com DAC crônica não é recomendado.

Tabela 3

Recomendação	Diretrizes		
	SBC	ESC	ACC/AHA
I	Avaliação inicial da função do VE. Avaliação da função do VE quando há sinais de IC ou com mudança do quadro clínico ou exame físico. Suspeita de complicações, como pseudoaneurisma, aneurismas e insuficiência mitral.	Exclusão de causas alternativas de angina (B). Identificação de alterações regionais da parede ventricular sugestiva de DAC (B). Avaliação da função do VE para estratificação de risco (B) Avaliação da função diastólica do VE (B).	Avaliação da função do VE e anormalidades do miocárdio, válvulas e pericárdio em pacientes com DAC conhecida ou suspeita ou infarto prévio ou sinais e sintomas de IC ou presença de arritmias ventriculares complexas (B).
IIa	-	-	-
IIb	-	-	Avaliação da função do VE em pacientes com HAS ou DM e ECG anormal (C).
III	Avaliação inicial de assintomáticos com baixa probabilidade de DAC. Reavaliação periódica rotineira de pacientes estáveis sem mudança na terapia.	-	Avaliação da função do VE em pacientes com ECG normal, nenhuma história de IAM prévio, nenhum sinal ou sintoma de IC e nenhuma arritmia ventricular complexa (C).

AHA/ACC: American Heart Association/American College of Cardiology; DAC: doença arterial coronariana; DM: *diabetes mellitus*; ECG: eletrocardiograma; ESC: European Society of Cardiology; HAS: hipertensão arterial sistêmica; IAM: infarto agudo do miocárdio; IC: insuficiência cardíaca; SBC: Sociedade Brasileira de Cardiologia; VE: ventrículo esquerdo.

4. Resposta: **A**

Em relação à alternativa *A*, as diretrizes deixam clara a recomendação de não se realizar ICP em pacientes com DAC multiarterial, *Syntax score* alto e anatomia não favorável.

Tabela 4

Recomendação	Diretrizes		
	SBC	ESC	ACC/AHA
I	-	Pacientes triarteriais, com escore Syntax ≤ 22 (B).	-
IIa	-	-	-
IIb	Pacientes triarteriais, com anatomia favorável, escore Syntax ≤ 22 e possibilidade de revascularização completa (B).	-	Pacientes triarteriais, com anatomia favorável, escore Syntax ≤ 22 (B).
III	Pacientes triarteriais com escore Syntax > 22 e impossibilidade de revascularização completa (A).	Pacientes triarteriais com escore Syntax > 22 (B).	-

AHA/ACC: American Heart Association/American College of Cardiology; ESC: European Society of Cardiology; SBC: Sociedade Brasileira de Cardiologia.

A alternativa *B* mostra um paciente assintomático, com baixa probabilidade pré-teste de DAC e um teste isquêmico positivo, porém, de pequena extensão. Nesses casos, os pacientes devem ser mantidos em tratamento clínico, pois não há evidências na literatura de que a intervenção reduz o risco de morte ou infarto agudo do miocárdio (IAM). Chama a atenção a discrepância entre as recomendações da European Society of Cardiology (ESC) em relação àquelas propostas pela Sociedade Brasileira de Cardiologia (SBC) e pela American Heart Association/American College of Cardiology (AHA/ACC).

Tabela 5

Recomendação	Diretrizes		
	SBC	ESC	ACC/AHA
I	ICP é benéfica em sobreviventes de morte súbita cardíaca com suspeita de taquicardia ventricular isquêmica presumidamente causada por estenose significativa (≥ 70%) em artéria coronária principal (C).	-	ICP é benéfica em sobreviventes de morte súbita cardíaca com suspeita de taquicardia ventricular isquêmica presumidamente causada por estenose significativa (≥ 70%) em artéria coronária principal (C).

(continua)

Tabela 5 *(continuação)*

Recomendação	Diretrizes		
	SBC	ESC	ACC/AHA
IIa	-	-	-
IIb	Utilidade da ICP é incerta em pacientes com DAC uniarterial (DA proximal) (B).	-	Utilidade da ICP é incerta em pacientes com DAC bi ou triarterial (com ou sem envolvimento de DA proximal) ou uniarterial com DA proximal (B) Utilidade da ICP é incerta em pacientes com CRM prévia e isquemia anterior extensa em testes não invasivos (B).
III	ICP não deve ser realizada com a intenção de melhorar a sobrevida de paciente com DAC estável e estenose coronariana que não é anatômica ou funcionalmente significativa em DAC apenas na artéria circunflexa ou coronária direita, ou apenas em uma pequena área de miocárdio viável (B).	-	ICP não deve ser realizada com a intenção de melhorar a sobrevida de paciente com DAC estável com 1 ou mais estenoses que não anatomicamente ou funcionalmente significativas, envolvimento apenas da ACx ou ACD ou apenas uma pequena área de miocárdio viável (B).

ACD: artéria coronária direita; ACx: artéria circunflexa; AHA/ACC: American Heart Association/American College of Cardiology; CRM: cirurgia de revascularização miocárdica; DA: artéria descendente anterior; DAC: doença arterial coronariana; ESC: European Society of Cardiology; ICP: intervenção coronária percutânea; SBC: Sociedade Brasileira de Cardiologia.

A alternativa *C* está incorreta, pelos motivos expostos na tabela anterior: a dupla antiagregação plaquetária após implante de *stent* farmacológico é realizada por pelo menos 6 meses, e não 1 ano.

A alternativa *D* está incorreta, pois a dupla antiagregação plaquetária (DAP) após implante de *stent* farmacológico é realizada por pelo menos 6 meses, e não 1 ano. A DAP é obrigatória após intervenção coronariana percutânea com implante de *stent* coronariano principalmente para evitar a trombose desse dispositivo. Atualmente, as diretrizes recomendam que na maioria dos pacientes com síndrome coronária crônica (SCC) o tempo de DAP varia entre 3-6 meses e 6-12 meses após síndrome coronariana aguda (SCA) com suspensão posterior do inibidor do receptor do P2Y12 e manutenção do AAS. Antes de definir o tempo final de DAP após implante de *stent*, a análise do risco de sangramento *versus* risco isquêmico deve ser realizada em todo paciente. Nesse aspecto, os escores PRECISE-DAPT e o DAPT são os mais utilizados e são de grande auxílio.

- PRECISE-DAPT < 25: DAP 6 meses na SCC e 12 meses na SCA.
- PRECISE-DAPT ≥ 25: DAP 3 meses na SCC e 6 meses na SCA.
- DAPT ≥ 2: considerar prolongamento da DAP até 30 meses na SCC e na SCA nos pacientes que toleraram adequadamente o período inicial de DAP.

Tabela 6

Diretriz	Recomendação			
	I	IIa	IIb	III
SBC	Pré-tratamento com clopidogrel na dose de ataque de 300 mg, se administrado > 6 horas antes do procedimento (A). Pré-tratamento com clopidogrel na dose de ataque de 600 mg, se administrado < 6 horas antes do procedimento (B). DAP com AAS e agente tienopiridínico pós-ICP (A). DAP com AAS e clopidogrel por 1 mês pós implante de *stents* não farmacológicos (A). DAP com AAS e clopidogrel por 6 a 12 meses pós-implante de *stents* farmacológicos (A). DAP com AAS e clopidogrel por 1 mês em pacientes com elevado risco de sangramento tratados com *stents* farmacológicos não poliméricos liberadores de biolimus (B). AAS apenas indefinidamente pós-ICP (A).	DAP com AAS e clopidogrel por no mínimo 3 meses em pacientes tratados com *stents* farmacológicos com elevado risco de sangramento (A). DAP com AAS e clopidogrel por 12 meses pós-implante de *stents* bioabsorvíveis (C).	DAP com AAS e clopidogrel ≥ 12 meses em pacientes tratados com *stents* farmacológicos com elevado risco de eventos isquêmicos e baixo risco de sangramento (B).	-

(continua)

Tabela 6 *(continuação)*

Diretriz	Recomendação			
	I	IIa	IIb	III
ESC	DAP por pelo menos 1 mês após implante de *stent* convencional (A). DAP por 6 meses após implante de *stent* farmacológico (B).	-	Curta duração de DAP (< 6 meses) após implante de *stent* farmacológico em pacientes com alto risco de sangramento (A).	-
	Terapia antiplaquetária única ao longo da vida, geralmente com aspirina (A).	-	DAP por mais de 6 meses em pacientes com alto risco isquêmico e baixo risco de sangramento (C).	-
AHA/ ACC	DAP por pelo menos 1 mês após implante de *stent* convencional (A). DAP por 6 meses após implante de *stent* farmacológico (B). Terapia antiplaquetária única ao longo da vida, geralmente com aspirina (A).	-	Pacientes tratados com DAP após *stent* convencional ou farmacológico, que têm boa tolerância à dupla antiagregação sem sangramento e que não têm alto risco de sangramento, a continuação da dupla antiagregação com clopidogrel por mais do que 1 mês em pacientes tratados com *stents* convencionais ou mais do que 6 meses em pacientes tratados com *stents* farmacológicos pode ser factível (A). Curta duração de DAP (< 6 meses) após implante de *stent* farmacológico em pacientes com alto risco de sangramento (C).	-

AHA/ACC: American Heart Association/American College of Cardiology; DAP: dupla antiagregação plaquetária; ESC: European Society of Cardiology; ICP: intervenção coronária percutânea; SBC: Sociedade Brasileira de Cardiologia.

5. Resposta: **A**

Trata-se de um paciente com angina estável, medicado apenas com um anti-hipertensivo, um hipoglicemiante oral e um hipolipemiante, mantendo pressão arterial e frequência cardíaca inadequadamente controladas. Para controle anginoso seria importante o controle do duplo produto (PA e FC), que poderia ser atingido com a introdução de um betabloqueador e um bloqueador de cálcio. Além disso, é fundamental a associação de um antiplaquetário para prevenção secundária.

Tabela 7

Diretriz	Recomendação			
	I	IIa	IIb	III
SBC	Aspirina está indicada em todos os pacientes com DAC (A). Tienopiridínicos, na contraindicação absoluta do uso de aspirina (B). Estatinas como primeira opção medicamentosa nas prevenções primária e secundária (A). Uso de fibratos em monoterapia ou em associação à estatina para prevenção de doenças microvasculares em diabéticos tipo 2 (A).	Associação de ezetimiba ou resinas às estatinas quando a meta de LDL-c não é alcançada (C). BCC como agentes de primeira linha para alívio sintomático em pacientes com angina vasoespástica (B). Nitrato de longa ação como agente de terceira linha em pacientes com angina estável ainda sintomáticos após o uso de outros agentes antianginosos (B).	Ivabradina em pacientes com angina estável sintomática intolerantes aos BB, isoladamente ou associado a outro agente antianginoso (B). Alopurinol em pacientes com angina estável sintomática e terapia antianginosa maximamente tolerada (B). Nitrato de longa ação para alívio sintomático em pacientes com angina vasoespástica após o uso de BCC (B).	BB para alívio sintomático em pacientes com angina vasoespástica (C). BCC não di-idropiridínicos em pacientes com angina estável sintomática em uso de betabloqueadores (B). Nitrato de longa ação como agente de primeira linha em pacientes com angina estável (B).

(continua)

Tabela 7 *(continuação)*

Diretriz	Recomendação			
	I	IIa	IIb	III
SBC	BB como agente de primeira linha em pacientes com angina estável sem infarto do miocárdio prévio e/ou disfunção de VE (B). BCC di-idropiridínicos em pacientes com angina estável sintomática em uso de BB (B). BCC (preferencialmente verapamil ou diltiazem) em pacientes com angina estável e contraindicação ao uso de BB (B). Nitrato de ação rápida para alívio sintomático das crises agudas de angina (B).	Trimetazidina em pacientes com angina estável sintomática em uso de BB isoladamente ou associados a outros agentes antianginosos (B). Trimetazidina em pacientes com angina estável e disfunção de VE associado a terapia clínica otimizada (B) Ivabradina em pacientes com angina estável sintomática em uso de BB, isoladamente ou associados a outros agentes antianginosos e FC > 60 bpm (B). Ivabradina em pacientes com angina estável, disfunção do VE e FC > 70 bpm em terapia clínica otimizada (B).		

(continua)

Tabela 7 *(continuação)*

Diretriz	Recomendação			
	I	IIa	IIb	III
ESC	Baixa dose de aspirina em todos os pacientes com DAC (A). Clopidogrel em pacientes com intolerância à aspirina (B). Estatinas em todos os pacientes com DAC (A). IECA ou BRA na presença de outras condições (HAS, DM ou IC) (A). Nitratos de curta ação para alívio da angina (B). BB e/ou BCC como primeira linha de tratamento da angina e controle de FC (A).	Nitrato de longa ação, ivabradina, nicorandil ou ranolazina como tratamento de segunda linha da angina de acordo com a FC, a PA e a tolerância (B). BB em pacientes assintomáticos com área isquêmica > 10% (C). BCC e nitratos em pacientes com angina vasoespástica (B).	Trimetazidina para tratamento de segunda linha (B).	BB para alívio sintomático em pacientes com angina vasoespástica (B).
AHA/ACC	Estatinas em dose moderada ou alta em todos os pacientes com DAC (A). Anti-hipertensivos em pacientes com DAC e PA > 140 × 90 mmHg (A). Baixa dose de aspirina em todos os pacientes com DAC (A).	Sequestradores de ácidos biliares ou niacina ou ambos em pacientes intolerantes às estatinas (B). IECA em pacientes com DAC e outra doença vascular (B).	Início do tratamento farmacológico de DM para atingir o alvo de HbA1c (A). Aspirina em baixa dose e clopidogrel em pacientes com DAC de alto risco (B).	Rosiglitazona em pacientes com DAC (C). Dipiridamol em pacientes com DAC (B).

(continua)

Tabela 7 *(continuação)*

Diretriz	Recomendação			
	I	IIa	IIb	III
AHA/ACC	Clopidogrel em pacientes com intolerância à aspirina (B). BB deveriam ser iniciados e continuados por 3 anos em todos os pacientes com FEVE normal após IAM ou SCA (B). BB em pacientes com disfunção de VE a menos que contraindicado (A). IECA ou BRA na presença de outras condições (HAS, DM ou IC) (A). Estatinas em BB para alívio da angina (A). BCC ou nitrato de longa ação para alívio dos sintomas se BB contraindicados (B). Nitroglicerina sublingual ou *spray* para alívio imediato da angina em pacientes com DAC (B).	BCC não di-idropiridínico (diltiazem ou verapamil) em vez de BB como terapia inicial para alívio da angina em pacientes com DAC (B). Ranolazina em substituição aos BB para alívio da angina em pacientes com DAC se houver intolerância ou contraindicação aos BB (B). Ranolazina em combinação com BB para alívio dos sintomas quando o tratamento com BB não tem sucesso em pacientes com DAC (A).	BB como terapia crônica em todos os pacientes com DAC (C).	Estrógeno em mulheres na pós-menopausa com DAC com a intenção de reduzir morte CV ou melhorar desfechos clínicos (A).

AHA/ACC: American Heart Association/American College of Cardiology; BB: betabloqueador; BCC: bloqueador de canal de cálcio; BRA: bloqueador do receptor da angiotensina; CV: cardiovascular; DAC: doença arterial coronariana; DM: *diabetes mellitus*; ESC: European Society of Cardiology; FC: frequência cardíaca; FEVE: fração de ejeção de ventrículo esquerdo; HAS: hipertensão arterial sistêmica; IAM: infarto agudo do miocárdio; IC: insuficiência cardíaca; IECA: inibidor da enzima conversora de angiotensina; PA: pressão arterial; SBC: Sociedade Brasileira de Cardiologia; SCA: síndrome coronariana aguda; VE: ventrículo esquerdo.

6. Resposta: **D**

As alternativas *A* e *B* estão incorretas. A angiotomografia de artérias coronárias é contraindicada em pacientes assintomáticos. Já o escore de cálcio, que avalia apenas a presença ou não de calcificação coronariana deve ser solicitada em pacientes assintomáticos sem histórico de DAC estabelecida para estratificação do risco cardiovascular. Embora as evidências sejam fracas, há recomendação para realização de ultrassonografia Doppler carótidas em pacientes diabéticos, mesmo sem evento cerebrovascular prévio, com intuito de reestratificação do risco cardiovascular. Portanto, a alternativa *C* está incorreta. A alternativa *D* é a correta. A ICP pode ser realizada em pacientes com DAC multiarterial sintomáticos com o objetivo de aliviar os sintomas, mas preferencialmente o tratamento cirúrgico deve ser a opção, especialmente em pacientes com DM, lesão de tronco de coronária esquerda (TCE), disfunção ventricular esquerda e *Syntax score* moderado a alto (ou seja, acima de 22).

Tabela 8 Diretriz da SBC

Diretriz SBC	Recomendação			
	I	IIa	IIb	III
Alternativa A	-	-	-	AngioTC de coronárias não deve ser usada de rotina em pacientes com DM assintomáticos (B).
Alternativa B	Escore de cálcio em pacientes assintomáticos de risco cardiovascular intermediário (A).	Escore de cálcio em pacientes assintomáticos com risco cardiovascular baixo (B).	Escore de cálcio em pacientes com suspeita de SCA de baixo risco (B).	Escore de cálcio em pacientes assintomáticos com alto risco cardiovascular ou DAC já conhecida (B). Escore de cálcio para acompanhamento da calcificação coronariana (B). Escore de cálcio em pacientes com angina (B).

(continua)

Tabela 8 Diretriz da SBC *(continuação)*

Diretriz SBC	Recomendação			
	I	IIa	IIb	III
Alternativa C	-	-	Pesquisa de estenose carotídea em pacientes com DM como marcadores de risco cardiovascular e de reclassificação em pacientes de risco intermediário em alto risco (B).	-
Alternativa D	CRM: estenoses proximais (> 70%) nos três vasos principais, com ou sem envolvimento de DA proximal, principalmente nos pacientes com FE < 50% ou com prova funcional mostrando isquemia moderada a grave (B).	CRM: pacientes com DAC multiarterial complexa (por exemplo, escore Syntax > 22), com ou sem comprometimento de DA proximal (B). Realização de CRM em detrimento de ICP para pacientes com DAC multivascular e *diabetes mellitus*, particularmente com utilização de enxerto arterial de mamária esquerda para DA proximal (B).	ICP: pacientes triarteriais, com ou sem doença proximal da artéria DA, com anatomia favorável, escore Syntax ≤ 22 e possibilidade de revascularização completa (B).	ICP: pacientes triarteriais com escore Syntax > 22 e impossibilidade de revascularização completa (A).

Tabela 9 Diretriz da ESC

Diretriz ESC	Recomendação			
	I	IIa	IIb	III
Alternativa A	-	AngioTC de coronárias pode ser razoável em pacientes com probabilidade pré-teste intermediária de DAC e com funcionalidade prejudicada ou com contraindicações ao teste de estresse (C).	-	-
Alternativa B	-	-	-	Escore de cálcio em pacientes assintomáticos sem suspeita clínica de DAC (C).
Alternativa C	-	Pesquisa de estenose carotídea em pacientes com DM como marcadores de risco cardiovascular e de reclassificação em pacientes de risco intermediário em alto risco (B).	-	-
Alternativa D	CRM: estenoses proximais (> 70%) nos três vasos principais, com ou sem envolvimento de DA proximal ou DA proximal mais uma outra artéria coronária epicárdica (B).	CRM: pacientes com DAC multiarterial complexa (por exemplo, escore Syntax > 22), com ou sem comprometimento de DA proximal (B).	ICP: pacientes triarteriais, com ou sem doença proximal da artéria DA (B).	ICP: pacientes triarteriais sem critérios anatômicos ou funcionais para revascularização (C).

Tabela 10 Diretriz da AHA/ACC

Diretriz AHA/ACC	Recomendação			
	I	IIa	IIb	III
Alternativa A	-	-	AngioTC de coronárias pode ser razoável em pacientes com probabilidade pré-teste intermediária de DAC e com funcionalidade prejudicada (B).	-
Alternativa B	-	-	Escore de cálcio em pacientes com baixa probabilidade pré-teste de DAC (C).	-
Alternativa C	Pesquisa de doença arterial periférica em pacientes com DM (C).	-	-	-
Alternativa D	CRM: pacientes com DAC multiarterial e risco cirúrgico aceitável é preferível sobre a ICP (A).	CRM: pacientes com DAC multiarterial e Syntax score < 22, ICP é alternativa à CRM (B).	-	-

AHA/ACC: American Heart Association/American College of Cardiology; angioTC: angiotomografia; CRM: cirurgia de revascularização miocárdica; DA: artéria descendente anterior; DAC: doença arterial coronariana; DM: *diabetes mellitus*; ESC: European Society of Cardiology; ICP: intervenção coronária percutânea; SBC: Sociedade Brasileira de Cardiologia; SCA: síndrome coronariana aguda.

7. Resposta: **A**

Importante lembrar que os betabloqueadores não reduzem a mortalidade em pacientes com DAC estável. Eles são usados apenas para controle dos sintomas de angina. Portanto, a alternativa está *A* está incorreta. A associação rotineira de AAS e outro antiagregante plaquetário não tem comprovação científica. Apenas a diretriz americana cita essa associação, mas ainda assim a coloca como grau de recomendação IIb, nível de evidência B. Os anticoagulantes no contexto da DAC crônica não entram nas recomendações das diretrizes americana e europeia, a não ser que o paciente tenha uma clara indicação para anticoagulação, como fibrilação ou *flutter* atrial, presença de trombo intracavitário. Já a diretriz brasileira contempla essa recomendação, demonstrada mais recentemente pelo estudo COMPASS. A diretriz brasileira recomenda o uso de anticoagulação oral em pacientes com DAC estável em duas situações: em pacientes com alto risco trombótico juntamente com aspirina, especialmente após infarto agudo do miocárdio (IAM) (IA); como alternativa à completa intolerância à aspirina (IIa, A). A recomendação de inibidor da enzima conversora da angiotensina (IECA) ou bloqueador de receptor da angiotensina (BRA) em pacientes com DAC crônica, mesmo na ausência de disfunção ventricular esquerda, é fortemente recomendada.

Tabela 11

Diretriz	Recomendação			
	I	IIa	IIb	III
SBC	Aspirina está indicada para todos os pacientes com DAC (A). Tienopiridínicos, na contraindicação absoluta do uso de aspirina (B). BB como agente de primeira linha em pacientes com angina estável sem infarto do miocárdio prévio e/ou disfunção de VE (B). Anticoagulantes em pacientes com alto risco trombótico juntamente com aspirina, especialmente após IAM (A). IECA ou BRA quando há disfunção do VE, IC ou DM (A).	Anticoagulantes como alternativa à completa intolerância a aspirina (A). IECA ou BRA de rotina em todos os pacientes com DAC (B).	-	BB para alívio sintomático em pacientes com angina vasoespástica (C).

(continua)

Tabela 11 *(continuação)*

Diretriz	Recomendação			
	I	IIa	IIb	III
ESC	Baixa dose de aspirina em todos os pacientes com DAC (A). Clopidogrel em pacientes com intolerância a aspirina (B). IECA ou BRA na presença de outras condições (HAS, DM ou IC) (A). BB e/ou BCC como primeira linha de tratamento da angina e controle de FC (A).	BB em pacientes assintomáticos com área isquêmica > 10% (C).	-	BB para alívio sintomático em pacientes com angina vasoespástica (B).
AHA/ ACC	Baixa dose de aspirina em todos os pacientes com DAC (A). Clopidogrel em pacientes com intolerância a aspirina (B). BB por 3 anos em todos os pacientes com FEVE normal após IAM ou SCA (B). BB em pacientes com disfunção de VE, a menos que contraindicado (A). IECA ou BRA na presença de outras condições (HAS, DM ou IC) (A). BB para alívio da angina (A).	IECA em pacientes com DAC e outra doença vascular (B).	Aspirina em baixa dose e clopidogrel em pacientes com DAC de alto risco (B). BB como terapia crônica em todos os pacientes com DAC (C).	-

AHA/ACC: American Heart Association/American College of Cardiology; BB: betabloqueador; BCC: bloqueador de canal de cálcio; BRA: bloqueador do receptor de angiotensina; DAC: doença arterial coronariana; DM: *diabetes mellitus*; ESC: European Society of Cardiology; HAS: hipertensão arterial sistêmica; IAM: infarto agudo do miocárdio; IC: insuficiência cardíaca; IECA: inibidor da enzima conversora de angiotensina; SBC: Sociedade Brasileira de Cardiologia; VE: ventrículo esquerdo.

8. Resposta: **C**

Trata-se de um paciente idoso, oligossintomático (AE CCS I), com função ventricular esquerda preservada, teste não invasivo com área isquêmica pequena (< 10%) em parede anterior e cateterismo cardíaco com oclusão crônica total de artéria descendente anterior (ADA). Esse paciente tem indicação de tratamento clínico, uma vez que a intervenção nesses casos só teria benefício no alívio dos sintomas e o paciente, como já dito, é oligossintomático. Portanto, as alternativas A e B estão incorretas. A ivabradina seria uma opção, porém, o paciente apresenta FC < 60 bpm, o que contraindica o uso dessa medicação. Uma opção para alívio da angina, caso necessário, seria a trimetazidina, desde que o tratamento antianginoso com betabloqueadores (BB), bloqueador de canal de cálcio e nitrato já estejam otimizados.

Tabela 12

Diretriz	Recomendação			
	I	IIa	IIb	III
SBC	BB como agente de primeira linha em pacientes com angina estável sem infarto do miocárdio prévio e/ou disfunção de VE (B). BCC di-idropiridínicos em pacientes com angina estável sintomática em uso de betabloqueadores (B). BCC (preferencialmente verapamil ou diltiazem) em pacientes com angina estável e contraindicação ao uso de betabloqueadores (B).	Nitrato de longa ação como agente de terceira linha em pacientes com angina estável ainda sintomáticos após o uso de outros agentes antianginosos (B). Trimetazidina em pacientes com angina estável sintomática em uso de BB isoladamente ou associados a outros agentes antiaginosos (B). Trimetazidina em pacientes com angina estável e disfunção de VE associada a terapia clínica otimizada (B).	Ivabradina em pacientes com angina estável sintomática intolerantes aos BB, isoladamente ou associados a outro agente antianginoso (B). Alopurinol em pacientes com angina estável sintomática e terapia antianginosa maximamente tolerada (B).	BCC não di-idropiridínicos em pacientes com angina estável sintomática em uso de betabloqueadores (B). Nitrato de longa ação como agente de primeira linha em pacientes com angina estável (B).

(continua)

Tabela 12 *(continuação)*

Diretriz	Recomendação			
	I	IIa	IIb	III
SBC	Nitrato de ação rápida para alívio sintomático das crises agudas de angina (B).	Ivabradina em pacientes com angina estável sintomática em uso de BB, isoladamente ou associados a outros agentes antianginosos e FC > 60 bpm (B). Ivabradina em pacientes com angina estável, disfunção do VE e FC > 70 bpm em terapia clínica otimizada (B).		
ESC	Nitratos de curta ação para alívio da angina (B). BB e/ou BCC como primeira linha de tratamento da angina e controle de FC (A).	Nitrato de longa ação ou ivabradina ou nicorandil ou ranolazina como tratamento de segunda linha da angina de acordo com a FC, a PA e a tolerância (B). Betabloqueadores em pacientes assintomáticos com área isquêmica > 10% (C).	Trimetazidina para tratamento de segunda linha (B).	-

(continua)

Tabela 12 *(continuação)*

Diretriz	Recomendação			
	I	IIa	IIb	III
AHA/ ACC	BB deveriam ser iniciados e continuados por 3 anos em todos os pacientes com FEVE normal após IAM ou SCA (B). BB em pacientes com disfunção de VE, a menos que contraindicado (A). BCC ou nitrato de longa ação para alívio dos sintomas, se BB contraindicados (B). BCC ou nitrato de longa ação em combinação com BB para alívio dos sintomas (B) Nitroglicerina sublingual ou *spray* para alívio imediato da angina em pacientes com DAC (B).	BCC não di-idropiridínico (diltiazem ou verapamil) em vez de BB como terapia inicial para alívio da angina em pacientes com DAC (B). Ranolazina em substituição aos BB para alívio da angina em pacientes com DAC se contraindicação aos BB (B). BB para alívio da angina (A). Ranolazina em combinação com BB para alívio dos sintomas quando o tratamento com BB não tem sucesso em pacientes com DAC (A).	BB como terapia crônica para todos os pacientes com DAC (C).	-

AHA/ACC: American Heart Association/American College of Cardiology; BB: betabloqueador; BCC: bloqueador de canal de cálcio; DAC: doença arterial coronariana; ESC: European Society of Cardiology; FC: frequência cardíaca; FEVE: fração de ejeção do ventrículo esquerdo; IAM: infarto agudo do miocárdio; SBC: Sociedade Brasileira de Cardiologia; SCA: síndrome coronariana aguda; VE: ventrículo esquerdo.

Tabela 13 Indicações de revascularização do miocárdio

Diretriz	Recomendação
SBC	Para melhorar prognóstico: ausência de sintomas limitantes com TCO em lesões outras que não tronco da coronária esquerda ou DA proximal ou lesão remanescente isolada ou lesão responsável por área de isquemia < 10% do miocárdio ou com ≥ 0,80 (III, A). Para melhorar sintomas: ausência de sintomas limitantes com TCO em lesões outras que não tronco da coronária esquerda ou DA proximal ou lesão remanescente isolada ou lesão responsável por área de isquemia < 10% do miocárdio ou com FFR ≥ 0,80 (III, C).
ESC	ICP de oclusão crônica total pode ser considerada em pacientes com esperada redução de isquemia em território miocárdico correspondente e/ou para alívio de angina (IIa,B). ICP retrógrada de oclusão crônica total pode ser considerada após fracasso do procedimento anterógrado ou como abordagem primária em pacientes selecionados (IIb, C).
AHA/ACC	ICP ou CRM para pacientes uniarteriais sem envolvimento de DA proximal, oligossintomáticos e função ventricular esquerda preservada (III, B).

AHA/ACC: American Heart Association/American College of Cardiology; CRM: cirurgia de revascularização miocárdica; DA: artéria descendente anterior; ESC: European Society of Cardiology; ICP: intervenção coronária percutânea; SBC: Sociedade Brasileira de Cardiologia; TCO: tratamento clínico otimizado.

9. Resposta: **B**

Trata-se de um paciente com sintomas dispépticos, escore de risco de Framingham provavelmente intermediário e com presença de calcificação importante em terço proximal da artéria descendente anterior (ADA), visualizada pela tomografia. Importante lembrar que a presença de calcificação coronariana não indica a presença de DAC obstrutiva. No entanto, a presença de calcificação coronariana confirma a presença de DAC.

Tabela 14 Realização do escore de cálcio

Diretriz	Recomendação			
	I	IIa	IIb	III
SBC	Pacientes assintomáticos de risco intermediário pelo ERF (10-20% em 10 anos) ou pelo escore de risco global (homens: 5-20%; mulheres: 5-10% em 10 anos) (A).	Pacientes assintomáticos de baixo risco pelo ERF (< 10% em 10 anos) ou pelo ER global (homens ou mulheres: < 5% em 10 anos) e com antecedente familiar de DAC precoce (B). Pacientes diabéticos assintomáticos de baixo risco (como triagem para pesquisa de isquemia miocárdica) (B).	Pacientes com suspeita de SCA de baixo risco (B).	Pacientes assintomáticos de baixo risco sem antecedente familiar de DAC precoce (B). Pacientes assintomáticos de alto risco pelo ERF (> 20% em 10 anos) ou pelo ER global (homens: > 20%; mulheres: >10% em 10 anos) ou DAC já conhecida (B). Pacientes sintomáticos (B).
ESC	-	Pacientes assintomáticos de risco intermediário (B).	Pacientes diabéticos assintomáticos, com mais de 40 anos (B).	Pacientes com estenose coronariana identificada (B).
AHA/ ACC	-	Pacientes assintomáticos de risco intermediário (B).	Pacientes assintomáticos de risco baixo a intermediário (B).	Pacientes assintomáticos de baixo risco (B).

AHA/ACC: American Heart Association/American College of Cardiology; DAC: doença arterial coronariana; ER: escore de risco; ERF: escore de risco de Framingham; ESC: European Society of Cardiology; SBC: Sociedade Brasileira de Cardiologia; SCA: síndrome coronariana aguda.

10. Resposta: **D**

Trata-se de uma imagem de cintilografia miocárdica em que, nas 4 primeiras linhas, visualizam-se as imagens em eixo curto. Na 5ª e na 6ª linha vêm-se as imagens em eixo longo vertical e na 7ª e na 8ª linha, em eixo longo horizontal. Na figura, vêm-se:

- Hipocaptação transitória com componente de hipocaptação persistente associado na parede anterior (segmento apical, médio, basal).
- Hipocaptação transitória com componente de hipocaptação persistente associado na parede apical.
- Discreta hipocaptação transitória de parede septal (segmento apical).
- Hipocaptação transitória de parede anterosseptal (segmento médio, basal).

11. Resposta: **A**

Trata-se de um paciente com DAC triarterial, com artéria descendente anterior (ADA) fechada no terço médio, cintilografia mostrando extensa área isquêmica e paciente sintomático apesar do tratamento clínico otimizado. Nesse caso, a melhor opção é o tratamento cirúrgico da DAC.

12. Resposta: **D**

A DAP é obrigatória após ICP com implante de *stent* coronariano principalmente para evitar a trombose desse dispositivo. Atualmente, as diretrizes recomendam que na maioria dos pacientes com síndrome coronariana crônica (SCC) o tempo de DAP varia entre 3-6 meses e 6-12 meses após síndrome coronariana aguda (SCA) com suspensão posterior do inibidor do receptor do P2Y12 e manutenção do AAS. Antes de definir o tempo final de DAP após implante de *stent*, a análise do risco de sangramento *versus* risco isquêmico deve ser realizada em todo paciente. Nesse aspecto, os escores PRECISE-DAPT e o DAPT são os mais utilizados e são de grande auxílio.

- PRECISE-DAPT <25: DAP 6 meses na SCC e 12 meses na SCA.
- PRECISE-DAPT ≥ 25: DAP 3 meses na SCC e 6 meses na SCA.
- DAPT ≥ 2: Considerar prolongamento da DAP até 30 meses na SCC e na SCA nos pacientes que toleraram adequadamente o período inicial de DAP.

Além desses scores, também deve-se avaliar outros fatores não adequadamente abordados por essas ferramentas.

- O tipo do *stent*: os stents farmacológicos atuais possuem menor trombogenicidade e devem ser utilizados preferencialmente nas estratégias de encurtamento da DAP.
- O uso de imagem intravascular para guiar o implante do *stent* reduz risco de trombose e quando disponível e deve ser utilizado ao se avaliar o encurtamento da DAP.
- Complexidade do procedimento: angioplastias de oclusão crônica, bifurcações, enxertos venosos, tronco de coronária esquerda, implante de 3 *stents*

e comprimento total de *stent* > 60 mm. Quanto maior a complexidade, maior a duração da DAP (mínimo de 12 meses).

- Fatores clínicos diversos: plaquetopenia/coagulopatias, cirrose hepática, baixo peso/fragilidade, programação de cirurgia que não pode ser adiada por período prolongado.

A DAP na SCC deve ser realizada com aspirina e clopidogrel. O uso de ticagrelor e prasugrel ainda não foi adequadamente validado nessa população e seu uso é de exceção em casos de trombose de *stent* em uso de clopidogrel ou angioplastias complexas.

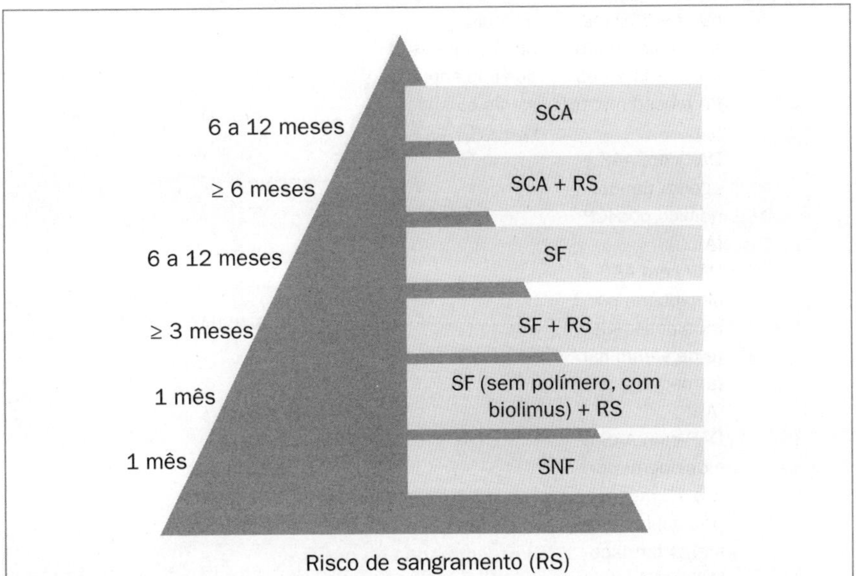

Figura 1 Risco de sangramento (RS).
SCA: síndrome coronariana aguda; RS: risco de sangramento; SF: *stent* farmacológico; SNF: *stent* não farmacológico.

Tabela 15

<table>
<tr><th rowspan="2">Diretriz</th><th colspan="4">Recomendação</th></tr>
<tr><th>I</th><th>IIa</th><th>IIb</th><th>III</th></tr>
<tr><td>SBC</td><td>Pré -tratamento com clopidogrel na dose de ataque de 300 mg, se administrado > 6 horas antes do procedimento (A).
Pré-tratamento com clopidogrel na dose de ataque de 600 mg, se administrado < 6 horas antes do procedimento (B).
DAP com AAS e agente tienopiridínico pós-ICP (A).
DAP com AAS e clopidogrel por 1 mês pós-implante de stents não farmacológicos (A).
DAP com AAS e clopidogrel por 6 a 12 meses pós implante de stents farmacológicos (A).
DAP com AAS e clopidogrel por 1 mês em pacientes com elevado risco de sangramento tratados com stents farmacológicos não poliméricos liberadores de biolimus (B).
AAS apenas indefinidamente pós-ICP (A).</td><td>DAP com AAS e clopidogrel por no mínimo 3 meses em pacientes tratados com stents farmacológicos com elevado risco de sangramento (A).
DAP com AAS e clopidogrel por 12 meses pós-implante de stents bioabsorvíveis (C).</td><td>DAP com AAS e clopidogrel ≥ 12 meses em pacientes tratados com stents farmacológicos com elevado risco de eventos isquêmicos e baixo risco de sangramento (B).</td><td>-</td></tr>
</table>

(continua)

Tabela 15 *(continuação)*

Diretriz	Recomendação			
	I	IIa	IIb	III
ESC	Clopidogrel (600 mg de ataque seguido do de 75 mg/dia de manutenção) em associação à aspirina é recomendado em pacientes com DAC estável submetidos a ICP (A). Em pacientes com DAC tratados com ICP, DAP é recomendado por 6 meses, a despeito do tipo de *stent* (A).	Em pacientes com DAP com alto risco de sangramento, DAP por 3 meses (B). Em pacientes com DAC estável tratados com balão. farmacológico, DAP por 6 meses (B). Pacientes com DAC estável tratados com *stents* bioabsorvíveis, DAP por pelo menos 12 meses (C).	Em pacientes com DAC estável, pré-tratamento com clopido-grel pode ser considerado em pacientes submetidos à ICP (C). Ticagrelor ou prasugrel em associação à aspirina pode ser considerado em vez do clopidogrel em pacientes com DAC estável submetidos a ICP (C). Em pacientes com DAC estável intolerantes a DAP sem complicações hemorrágicas, mas com alto risco trombótico, DAP com clopidogrel por 6 a 30 meses pode ser considerada (A). Em pacientes com DAC com alto risco de sangramento, DAP por 1 mês pode ser considerada (C).	-

(continua)

Tabela 15 *(continuação)*

Diretriz	Recomendação			
	I	IIa	IIb	III
AHA/ACC	Em pacientes com DAC estável tratados com DAP após *stent* convencional, clopidogrel deveria ser administrado por no mínimo 1 mês (A). Em pacientes com DAC estável tratados com DAP após *stent* farmacológico, clopidogrel deveria ser dado por pelo menos 6 meses (B).	-	Em pacientes com DAC após BMS ou DES tolerantes a DAP sem complicação hemorrágica e que não são de alto risco para sangramento, DAP com clopidogrel por mais de 1 mês em pacientes tratados com BMS ou mais do que 6 meses em pacientes tratados com DES pode ser razoável (A). Em pacientes com DAC com DAP após DES que são de alto risco para sangramento, descontinuação do tratamento com inibidor P2Y12 após 3 meses pode ser razoável (C).	-

AHA/ACC: American Heart Association/American College of Cardiology; BMS: *stent* convencional; DAC: doença arterial coronariana; DAP: dupla antiagregação plaquetária; DES: *stent* farmacológico; ESC: European Society of Cardiology; ICP: intervenção coronária percutânea; SBC: Sociedade Brasileira de Cardiologia.

13. Resposta: **D**

A estimativa de obstrução angiográfica guarda ainda grande variabilidade intra e interobservador. Nesse contexto, o emprego de métodos adjuntos, como o ultrassom intracoronário (USIC), a tomografia de coerência óptica (OCT) e a reserva de fluxo fracional (FFR), pode ser necessário para a determinação da gravidade de obstruções em tronco de coronária esquerda (TCE). As recomendações das diretrizes encontram-se sumarizadas a seguir. Não há recomendações quanto ao emprego da OCT disponíveis nas diretrizes americanas.

Tabela 16

Recomendação	Diretrizes		
	SBC	ESC	ACC/AHA
I	FFR e iFR são recomendados como ferramentas acuradas para identificar estenoses coronárias hemodinamicamente significativas em pacientes sem evidência de isquemia por métodos não invasivos ou em casos em que esses métodos sejam inconclusivos, indisponíveis ou discordantes (A). FFR e iFR para guiar procedimentos de ICP em pacientes com DAC multiarterial estável, em estenoses entre 50% e 90% à angiografia (A).	FFR é recomendada para identificar lesão coronariana hemodinamicamente relevante quando a evidência de isquemia não estiver disponível (A).	-
IIa	FFR e iFR para avaliar o significado funcional e indicar a necessidade de revascularização de estenoses em TCE (B). USIC pode ser utilizada para avaliar lesões intermediárias/ambíguas em TCE e para guiar seu tratamento (B). USIC pode ser utilizada, em casos selecionados, para guiar implante de *stents* coronários (B).	-	FFR para avaliar lesões coronarianas intermediárias (50-70%) e pode ser útil para guiar a decisão quanto a revascularização (A).

(continua)

Tabela 16 *(continuação)*

Recomendação	Diretrizes		
	SBC	ESC	ACC/AHA
IIa	USIC pode ser utilizada para determinar o mecanismo de falência dos *stents* (reestenose e trombose), auxiliando na decisão sobre a melhor terapêutica a ser instituída (C). USIC pode ser utilizada para avaliar precocemente (entre 4 semanas e 12 meses) a presença de doença vascular do enxerto em pacientes submetidos a transplante cardíaco (B). OCT pode ser utilizada, em casos selecionados, para guiar e otimizar o implante de *stents* metálicos (B). OCT pode ser utilizada, em casos selecionados, para guiar e otimizar o implante de suportes vasculares biorreabsorvíveis (C). OCT pode ser utilizada para determinar o mecanismo de falência (reestenose e trombose de *stent*) de *stents* metálicos e suportes vasculares biorreabsorvíveis, assim como a integridade estrutural dos suportes biorreabsorvíveis após o implante e a longo prazo (B).	-	USIC para avaliar lesão de TCE angiograficamente indeterminada (B). USIC 4-6 semanas e 1 ano após transplante cardíado para excluir doença vascular do enxerto (B). USIC para determinar o mecanismo de reestenose do *stent* (C).

(continua)

Tabela 16 *(continuação)*

Recomendação	Diretrizes		
	SBC	ESC	ACC/AHA
IIb	USIC pode ser utilizada para avaliar lesões intermediárias (40-70%) em coronárias nativas, à exceção do TCE (B). OCT pode ser utilizada para estimar o significado funcional de lesões angiograficamente intermediárias (40-70%) em coronárias nativas, à exceção do TCE (B).	USIC ou OCT pode ser considerado para melhorar o implante do *stent* (B). USIC ou OCT pode ser considerado para caracterizar as lesões coronarianas (B).	USIC para avaliar artérias coronárias, que não seja TCE, com estenoses angiograficamente intermediárias (50-70%) (B). USIC para guiar implante de *stent* particularmente em casos de TCE (B). USIC para determinar o mecanismo da trombose de *stent* (C).
III	-	-	USIC de rotina para avaliar lesões coronarianas em pacientes nos quais o tratamento intervencionista não está sendo cogitado (C).

AHA/ACC: American Heart Association/American College of Cardiology; ESC: European Society of Cardiology; FFR: reserva de fluxo fracional; OCT: tomografia de coerência óptica; SBC: Sociedade Brasileira de Cardiologia; TCE: tronco de coronária esquerda; USIC: ultrassom intracoronário.

14. Resposta: **D**

Trata-se de um paciente com teste isquêmico positivo (de baixo risco), assintomático, função ventricular normal e anatomia coronariana de baixo risco (lesão uniarterial não tronco de coronária esquerda e não artéria descendente anterior proximal). Esse paciente não tem indicação de ser submetido ao tratamento intervencionista, uma vez que a intervenção não agrega redução de eventos cardiovasculares nem melhora a qualidade de vida, uma vez que o paciente é assintomático. A seguir estão as indicações de intervenções em pacientes com DAC uniarterial.

Tabela 17

Recomendação	Diretrizes		
	SBC	ESC	ACC / AHA*
I	Estenose > 50% em TCE (A – melhorar prognóstico; A – melhorar sintomas). Estenose > 50% em DA proximal (A – melhorar prognóstico; A – melhorar sintomas). Estenose > 50% em vaso derradeiro (C – melhorar prognóstico; A – melhorar sintomas). Área isquêmica no VE > 10% (B – melhorar prognóstico; B – melhorar sintomas). Estenose > 50% e angina limitante a despeito de tratamento clínico otimizado (A – melhorar sintomas).	Estenose > 50% em TCE (A – melhorar prognóstico).Estenose > 50% em DA proximal (A – melhorar prognóstico). Estenose > 50% em vaso derradeiro (C – melhorar prognóstico). Área isquêmica no VE > 10% (B – melhorar prognóstico). Estenose > 50% e angina limitante a despeito de tratamento clínico otimizado (A – melhorar sintomas).	Estenose > 50% e angina limitante a despeito de tratamento clínico otimizado (A – melhorar sintomas).
IIa	Estenose > 50% relacionada com isquemia/viabilidade > 10% e sinais de IC (B – melhorar sintomas).	-	CRM para estenose de uma artéria com envolvimento de DA proximal (B).
IIb	Estenose > 50% relacionada com isquemia/viabilidade > 10% e sinais de IC (B – melhorar prognóstico).	-	ICP para estenose de uma artéria com envolvimento de DA proximal (B).

(continua)

Tabela 17 *(continuação)*

Recomendação	Diretrizes		
	SBC	ESC	ACC / AHA*
III	-	-	Estenose de uma artéria sem envolvimento de DA proximal (B).

AHA/ACC: American Heart Association/American College of Cardiology; CRM: cirurgia de revascularização miocárdica; DA: artéria descendente anterior; ESC: European Society of Cardiology; IC: insuficiência cardíaca; ICP: intervenção coronária percutânea; SBC: Sociedade Brasileira de Cardiologia; TCE: tronco de coronária esquerda; VE: ventrículo esquerdo.

15. Resposta: **B**

Na alternativa *A*, há um paciente com alta probabilidade pré-teste de DAC, mas que teve um episódio isolado de dor torácica de características não anginosas. Nesse caso, não há indicação para coronariografia. A alternativa *B* está correta. Paciente com alta probabilidade pré-teste de DAC e angina CCS 3. Na alternativa *C*, há uma paciente com angina CCS 1, a princípio não medicada. Não há recomendação para coronariografia. Na alternativa *D*, temos um paciente com alta probabilidade pré-teste de DAC, porém assintomático com teste não invasivo de baixo risco. Não há indicação para coronariografia.

Tabela 18

Recomendação	Diretrizes		
	SBC	ESC	ACC/AHA
I	Angina estável (CCS III ou IV) a despeito do tratamento clínico (B). Alto risco em testes não invasivos (B). Angina em sobreviventes de parada cardíaca ou arritmia ventricular grave (B) Angina e sintomas/ sinais de IC (C).	Angina estável (CCS III ou IV) a despeito do tratamento clínico (C). Alto risco em testes não invasivos (C).	Alto risco em testes não invasivos (C). Angina e sobreviventes de parada cardíaca ou arritmia ventricular grave (B). Angina e sintomas/ sinais de IC (B).

(continua)

Tabela 18 *(continuação)*

Recomendação	Diretrizes		
	SBC	ESC	ACC/AHA
IIa	Diagnóstico incerto após testes não invasivos, nos quais o benefício de um diagnóstico preciso supera os riscos e custos da cinecoronariografia (C). Impossibilidade de se submeter a testes não invasivos por incapacidade física, doença ou obesidade (C). Profissões de risco, que requerem um diagnóstico preciso (C). Pacientes com informações prognósticas inadequadas após testes não invasivos (C).	Diagnóstico incerto após testes não invasivos ou testes não invasivos conflitantes (C).	Pacientes com DAC com FEVE < 50% e moderado risco em testes não invasivos que demonstram isquemia (C). Diagnóstico incerto após testes não invasivos ou em pacientes para os quais os testes não invasivos são contraindicados ou inadequados (C). Pacientes com qualidade de vida prejudicada pela angina, FEVE > 50% e risco intermediário em testes não invasivos (C).
IIb	Múltiplas internações por dor torácica, em que o diagnóstico definitivo é julgado necessário (C).	-	-
III	Comorbidades significativas, em que o risco da angiografia supera os benefícios do procedimento (C).	-	Pacientes com DAC não elegíveis para revascularização ou que não são candidatos a revascularização em razão de comorbidades ou preferência do paciente (B). Pacientes de baixo risco e que não foram submetidos a testes não invasivos (C).

(continua)

Tabela 18 *(continuação)*

Recomendação	Diretrizes		
	SBC	ESC	ACC/AHA
III	Angina estável (CCS I ou II) que responde ao tratamento medicamentoso e sem evidências de isquemia em testes não invasivos (C). Preferência por evitar a revascularização (C).	-	Avaliar risco em pacientes assintomáticos sem evidência de isquemia em teste não invasivo (C).

AHA/ACC: American Heart Association/American College of Cardiology; DAC: doença arterial coronariana; ESC: European Society of Cardiology; FEVE: fração de ejeção do ventrículo esquerdo; IC: insuficiência cardíaca; SBC: Sociedade Brasileira de Cardiologia.

16. Resposta: **C**

A assertiva I está incorreta. As diretrizes contraindicam o uso do escore de cálcio em pacientes com alta suspeita de DAC. A grande utilidade do escore de cálcio é na reestratificação de risco cardiovascular em pacientes com baixo a intermediário risco pelos escores de risco (escore de risco global, escore de risco de Framingham). A assertiva II está incorreta. As diretrizes não recomendam a ICP em pacientes uniarteriais assintomáticos com tratamento clínico otimizado. Não há qualquer benefício em termos de redução de eventos cardiovasculares maiores com essa conduta. A assertiva III está correta. A ICP de tronco de coronária esquerda (TCE) é factível desde que a anatomia coronariana não seja complexa e pode ser uma alternativa à CRM especialmente em pacientes com alto risco cirúrgico. Tanto a diretriz brasileira quanto as diretrizes americana e europeia apresentam grau de recomendação I, com nível de evidência A.

17. Resposta: **B**

A paciente em questão apresenta probabilidade pré-teste de DAC baixa (mulher, jovem, assintomática) (veja a tabela a seguir – classificação Diamond/Forrester). Além disso, não apresenta fatores de risco para DCV. O teste ergométrico não apresenta critérios de alto risco (veja a tabela a seguir – critérios de alto risco no teste ergométrico). Em relação à alternativa *D*, as diretrizes não são claras quanto à indicação ou não em pacientes assintomáticos, com baixa probabilidade pré-teste de DAC e testes positivos de isquemia, porém, com alta suspeita de falso-positivo. A ideia seria usar o bom senso e manter o acompanhamento do paciente. A diretriz brasileira considera como IIa, C a realização da coronariografia em pacientes com diagnóstico incerto após testes não invasivos, nos quais o benefício de um diagnóstico preciso supera os riscos e os custos da cinecoronariografia. Porém, não é o caso, uma vez que o risco e os custos da coronariografia nesse caso superam os benefícios do diagnóstico preciso. Portanto, a paciente não apresenta nenhuma indicação para realização de um outro teste não invasivo e nem mesmo de uma coronariografia.

Tabela 19 Probabilidade pré-teste de DAC em pacientes com sintomas de dor torácica estáveis

Idade	Angina típica		Angina atípica		Dor não anginosa	
	Homem	Mulher	Homem	Mulher	Homem	Mulher
30-39	59	28	29	10	18	5
40-49	69	37	38	14	25	8
50-59	77	47	49	20	34	12
60-69	84	58	59	28	44	17
70-79	89	68	69	37	54	24
> 80	93	76	78	47	65	32

Legenda:

Cinza escuro	Probabilidade pré-teste de DAC > 85%.
Cinza claro	Probabilidade pré-teste de DAC 66-85%.
Branco	Probabilidade pré-teste de DAC 15-65%.
Preto	Probabilidade pré-teste de DAC < 15%.

Critérios de alto risco no teste ergométrico

- Incapacidade de realizar exercício com gasto energético estimado de pelo menos 5 MET.
- Incapacidade de se atingir pressão arterial sistólica (PAS) ≥ 120 mmHg.
- Infra ST com morfologia descendente > 2 mm, com duração ≥ 5 minutos na recuperação, em ≥ 5 derivações, em indivíduo com capacidade funcional < 6 MET.
- Hipotensão ≥ 10 mmHg em relação aos níveis de repouso.
- Elevação de segmento ST, na ausência de infarto prévio.
- Sintoma de angina típica limitante.
- TVS (> 30 segundos), reprodutível ou sintomática.

18. Resposta: **A**

Paciente de baixo risco, assintomático e baixa probabilidade pré-teste de DAC. A primeira observação a ser feita é quanto a indicação de testes cardiovasculares em pacientes com esse perfil clínico. Todas as diretrizes contraindicam a realização de ecocardiograma transtorácico, teste ergométrico e angiotomografia de coronárias em indivíduos assintomáticos com baixa probabilidade de DAC. Portanto, a indicação desses exames foi inadequada.

Uma vez tendo sido submetido aos exames, descobriu-se uma lesão única em artéria descendente anterior, com ecocardiograma e teste ergométrico normais. A indicação de intervenção coronariana ou cirúrgica nesses pacientes, conforme as diretrizes, são:

Tabela 20

Recomendação	Diretrizes		
	SBC	ESC	ACC / AHA*
I	Estenose > 50% em TCE (A – melhorar prognóstico; A – melhorar sintomas). Estenose > 50% em DA proximal (A – melhorar prognóstico; A – melhorar sintomas). Estenose > 50% em vaso derradeiro (C – melhorar prognóstico; A – melhorar sintomas). Área isquêmica no VE > 10% (B – melhorar prognóstico; B – melhorar sintomas) Estenose > 50% e angina limitante a despeito de tratamento clínico otimizado (A – melhorar sintomas).	Estenose > 50% em TCE (A – melhorar prognóstico). Estenose > 50% em DA proximal (A – melhorar prognóstico). Estenose > 50% em vaso derradeiro (C – melhorar prognóstico). Área isquêmica no VE > 10% (B – melhorar prognóstico). Estenose > 50% e angina limitante a despeito de tratamento clínico otimizado (A – melhorar sintomas).	Estenose > 50% e angina limitante a despeito de tratamento clínico otimizado (A – melhorar sintomas).

(continua)

Tabela 20 *(continuação)*

Recomendação	Diretrizes		
	SBC	ESC	ACC / AHA*
IIa	Estenose > 50% relacionada com isquemia/viabilidade > 10% e sinais de IC (B – melhorar sintomas).	-	CRM para estenose de uma artéria com envolvimento de DA proximal (B).
IIb	Estenose > 50% relacionada com isquemia/viabilidade > 10% e sinais de IC (B – melhorar prognóstico).	-	ICP para estenose de uma artéria com envolvimento de DA proximal (B).
III	-	-	Estenose de uma artéria sem envolvimento de DA proximal (B).

AHA/ACC: American Heart Association/American College of Cardiology; CRM: cirurgia de revascularização miocárdica; DA: artéria descendente anterior; ESC: European Society of Cardiology; ICP: intervenção coronária percutânea; SBC: Sociedade Brasileira de Cardiologia; TCE: tronco de coronária esquerda; VE: ventrículo esquerdo.

A indicação de reserva de fluxo fracional (FFR) poderia até ser aventada, mas não mudaria a conduta mesmo que evidenciasse uma estenose hemodinamicamente significativa, uma vez que a intervenção não teria benefício para melhora de prognóstico e muito menos para melhora dos sintomas, uma vez que o paciente é assintomático.

Portanto, como o paciente é assintomático, tem teste isquêmico negativo, função ventricular esquerda normal e envolvimento de apenas uma única artéria (que não é tronco da coronária esquerda nem artéria descendente anterior proximal), o paciente deve ser mantido em tratamento clínico, com aspirina e estatina e manutenção das atividades físicas regulares.

19. Resposta: **A**

Em pacientes com DAC crônica, o uso de betabloqueadores só tem benefícios relacionados à redução de eventos cardiovasculares maiores na presença de IAM prévio ou FEVE < 50%. Betabloqueadores podem, no entanto, ser úteis no controle da angina, porém, sem apresentarem redução de eventos cardiovasculares neste contexto. Portanto, não é recomendado o uso rotineiro de betabloqueadores em pacientes com DAC crônica sem IAM prévio ou FEVE reduzida com o intuito de redução de eventos cardiovasculares (IAM ou morte) (AHA/ACC III, B). A alternativa *B* está incorreta, pois as evidências para uso de dupla antiagregação plaquetária (DAPT) após cirurgia de revascularização em pacientes com DAC crônica são fracas (AHA/ACC 2b, B). A alternativa *C* está incorreta, pois o prasugrel é justamente contraindicado nesse perfil de pacientes (com AVC ou AIT prévio), além de idade superior a 75 anos e baixo peso (< 60 kg) (AHA/ACC III, B). Por fim, a alternativa *D* está incorreta, pois tanto os inibidores de SGLT2 quanto os agonistas do receptor de GLP1 têm mostrado benefícios cardiovasculares em pacientes com DAC crônica e diabetes independentemente de apresentarem ou não insuficiência cardíaca com fração de ejeção reduzida (AHA/ACC 1A).

20. Resposta: **A**

Trata-se de um paciente idoso, com múltiplos fatores de risco para doença cardiovascular, incluindo DM, DAC estabelecida e PA aferida de 162 × 68 mmHg, já em uso de atenolol com frequência cardíaca controlada. Pela estratificação de risco da diretriz da SBC, o paciente encontra-se com HAS estágio 2 (PAS = 160-179 ou PAD = 100-109 mmHg) com risco cardiovascular muito alto. Nesses casos, a meta pressórica é de < 130 × 80 mmHg (IA). Os anti-hipertensivos de escolha são: betabloqueadores (paciente já em uso), inibidores da enzima conversora da angiotensina (IECA) ou bloqueadores dos receptores da angiotensina (BRA) (IA). Medicamentos adicionais para atingir a meta (PA < 130/80 mmHg) são bloqueadores do canal de cálcio (BCC) e diuréticos tiazídicos (IIa, B). Portanto, a alternativa correta é a *A*.

Tabela 21

Recomendação	Diretrizes		
	SBC	ESC	ACC/AHA
I	Hipertensos estágios 1 e 2, com risco CV baixo e moderado e HAS estágio 3, o alvo de < 140 X 90 mmHg é recomendado (A). Hipertensos estágios 1 e 2 com risco CV alto, o alvo de PA < 130 X 80 mmHg é recomendado (A).	PAS < 140 mmHg é recomendada em pacientes com baixo-moderado risco CV (B). PAS < 140 mmHg é recomendada em pacientes com DM (A).	Para adultos com HAS e DCV conhecida ou risco de evento CV em 10 anos de 10% ou mais, o alvo de PA deve ser < 130 X 80 mmHg (B).

(continua)

Tabela 21 (continuação)

Recomendação	Diretrizes		
	SBC	ESC	ACC/AHA
IIa	-	PAS < 140 mmHg é recomendada em pacientes com AVC ou AIT prévio (B). PAS < 140 mmHg deveria ser considerada em pacientes com DAC (B). PAS < 140 mmHg deveria ser considerada em pacientes com doença renal crônica com ou sem DM (B).	-
IIb	-	-	Para adultos com HAS, sem marcadores adicionais de risco CV aumentados, um alvo de PA < 130 X 80 mmHg pode ser razoável (B).
III	-	-	-

AIT: acidente isquêmico transitório; AHA/ACC: American Heart Association/American College of Cardiology; AVC: acidente vascular cerebral; CV: cardiovascular; DAC: doença arterial coronariana; DCV: doença cardiovascular; DM: diabetes mellitus; ESC: European Society of Cardiology; HAS: hipertensão arterial sistêmica; PA: pressão arterial; PAS: pressão arterial sistólica; SBC: Sociedade Brasileira de Cardiologia.

21. Resposta: **A**

A alternativa *A* está correta. Trata-se de uma paciente com alta probabilidade pré-teste de DAC. Além disso, nitratos e bloqueadores do canal de cálcio (BCC) são os antianginosos recomendados pelas diretrizes com recomendação I, nível de evidência B. Observe que a paciente já faz uso de BB e encontra-se com FC controlada. A alternativa *B* não está incorreta. A ivabradina, nesse caso, está contraindicada uma vez que a FC está abaixo de 60 bpm. Em relação à ressonância magnética (RM) de coração, a diretriz não deixa clara sua real recomendação. Apenas diz que é recomendação I, nível de evidência A para detecção de isquemia. A alternativa *C* está incorreta. Embora até esteja correto associar clonidina visando o controle de PA (o mais adequado seria associar um BCC que além do controle de PA poderia controlar os sintomas anginosos), o paciente tem contraindicação formal à realização do teste ergométrico: presença de SVE no eletrocardiograma (ECG) de repouso. A alternativa *D* está incorreta. Não é a melhor alternativa. Seria um teste não invasivo bem indicado para avaliação de isquemia, uma vez que o paciente apresenta contraindicação ao teste ergométrico. No entanto, como o paciente apresenta alta probabilidade pré-teste de DAC, ele apresenta recomendação IIb para o diagnóstico de isquemia miocárdica em pacientes com alta probabilidade pré-teste.

Tabela 22 Diretriz da SBC

Diretriz SBC	Recomendação			
	I	IIa	IIb	III
Alternativa *A* Recomendações de cateterismo cardíaco	Angina estável (CCS III ou IV) a despeito do tratamento clínico (B). Alto risco em testes não invasivos, independentemente da angina (B). Angina e sobreviventes de PCR ou arritmia ventricular grave (B). Angina e sintomas/sinais de IC (C).	Diagnóstico incerto após testes não invasivos, nos quais o benefício de um diagnóstico preciso supera os riscos e custos da cinecoronariografia (C). Impossibilidade de se submeter a testes não invasivos por incapacidade física, doença ou obesidade (C). Profissões de risco, que requerem um diagnóstico preciso (C). Pacientes com informações prognósticas inadequadas após testes não invasivos (C).	Múltiplas internações por dor torácica, em que o diagnóstico definitivo é julgado necessário (C).	Comorbidades significativas, em que o risco da angiografia supera os benefícios do procedimento (C). Angina estável (CCS I ou II) que responde ao tratamento medicamentoso e sem evidências de isquemia em testes não invasivos (C). Preferência por evitar a revascularização (C).

(continua)

Tabela 22 Diretriz da SBC *(continuação)*

Diretriz SBC	Recomendação			
	I	IIa	IIb	III
Alternativa *B* Recomendações de antianginosos e RM coração	BB como agente de primeira linha em pacientes com angina estável sem infarto do miocárdio prévio e/ou disfunção de VE (B). BCC di-idropiridínicos em pacientes com angina estável sintomática em uso de BB (B). BCC (preferencialmente verapamil ou diltiazem) em pacientes com angina estável e contraindicação ao uso de BB (B). Nitrato de ação rápida para alívio sintomático das crises agudas de angina (B). RM de coração para detecção de isquemia (A).	BCC como agentes de primeira linha para alívio sintomático em pacientes com angina vasoespástica (B). Nitrato de longa ação como agente de terceira linha em pacientes com angina estável ainda sintomáticos após o uso de outros agentes antianginosos (B). Nitrato de longa ação para alívio sintomático em pacientes com angina vasoespástica após o uso de BCC (B). Trimetazidina em pacientes com angina estável sintomática em uso de BB isoladamente ou associados a outros agentes antiaginosos (B).	Ivabradina em pacientes com angina estável sintomática intolerantes aos BB, isoladamente ou associado a outro agente antianginoso (B). Alopurinol em pacientes com angina estável sintomática e terapia antianginosa maximamente tolerada (B). AngioTC de coronárias para detecção de estenose luminal coronária (B).	BB para alívio sintomático em pacientes com angina vasoespástica (C). BCC não di-idropiridínicos em pacientes com angina estável sintomática em uso de BB (B). Nitrato de longa ação como agente de primeira linha em pacientes com angina estável (B).

(continua)

Tabela 22 Diretriz da SBC *(continuação)*

Diretriz SBC	Recomendação			
	I	IIa	IIb	III
Alternativa *B* Recomendações de antianginosos e RM coração		Trimetazidina em pacientes com angina estável e disfunção de VE associado a terapia clínica otimizada (B). Ivabradina em pacientes com angina estável sintomática em uso de BB, isoladamente ou associados a outros agentes antianginosos e FC > 60 bpm (B). Ivabradina em pacientes com angina estável, disfunção do VE e FC > 70 bpm em terapia clínica otimizada (B).		
Alternativa *C* Recomendações de teste ergométrico	Pacientes com probabilidade intermediária pré-teste de ter obstrução coronariana, incluindo aqueles com bloqueio do ramo direito ou depressão < 1 mm do segmento ST no ECG (B).	Pacientes com suspeita de angina vasoespática (B). Pacientes após realização de coronariografia para tomada de decisão em lesões intermediárias (B). Avaliação de indivíduos assintomáticos com mais de dois fatores de risco (B).	Pacientes com alta ou baixa probabilidade pré-teste de ter obstrução da coronariana (B). Avaliação de risco em cirurgia não cardíaca em pacientes de baixo risco cardiovascular (B).	Pacientes com anormalidades do ECG basal: síndrome de pré-excitação ou de Wolff-Parkinson-White, ritmo de marca-passo, depressão do segmento ST > 1 mm no repouso e bloqueio completo de ramo esquerdo.

(continua)

Tabela 22 Diretriz da SBC *(continuação)*

Diretriz SBC	Recomendação			
	I	IIa	IIb	III
Alternativa *D* Recomendações de ECO estresse	Estratificação de risco de pacientes com DAC. Estresse farmacológico na avaliação de isquemia miocárdica em indivíduos com precordia típica estável que não podem realizar ou quando o teste ergométrico não é diagnóstico. Avaliação de isquemia miocárdica em indivíduos assintomáticos com teste ergométrico positivo ou duvidoso. Estresse farmacológico na avaliação pré-operatória de cirurgia não cardíaca de pacientes com três ou mais fatores de risco para DAC e que não podem se exercitar. Avaliação do significado funcional de lesões coronárias no planejamento de angioplastia trasluminal percutânea ou cirurgia de revascularização.	Avaliação de reestenose após revascularização em pacientes com recorrência de sintomas típicos. Diagnóstico de isquemia miocárdica em pacientes selecionados com baixa probabilidade pré-teste.	Diagnóstico de isquemia miocárdica em pacientes com alta probabilidade de pré-teste.	Substituição rotineira do teste ergométrico em pacientes nos quais a análise eletrocardiográfica é adequada. Avaliação de rotina em pacientes assintomáticos após revascularização.

(continua)

Tabela 22 Diretriz da SBC *(continuação)*

Diretriz SBC	Recomendação			
	I	IIa	IIb	III
Alternativa D Recomendações de ECO estresse	Avaliação de isquemia miocárdica na presença de bloqueio do ramo esquerdo ou alterações que impeçam adequada análise eletrocardiográfica de isquemia. Estresse farmacológico na avaliação de viabilidade miocárdica (miocárdio hibernado) para planejamento de revascularização.			

Tabela 23 Diretriz ESC

Diretriz ESC	Recomendação			
	I	IIa	IIb	III
Alternativa *A* Recomendações de cateterismo cardíaco	Pacientes com angina CCS III ou de alto risco clínico, principalmente naqueles com sintomas mal controlados com tratamento clínico (C). Pacientes com sintomas leves ou sem sintomas com tratamento clínico com testes não invasivos de alto risco e a revascularização é considerada para melhorar o prognóstico (C).	Pacientes com testes não invasivos inconclusivos (C).	-	-

(continua)

Tabela 23 Diretriz ESC *(continuação)*

Diretriz ESC	Recomendação			
	I	IIa	IIb	III
Alternativa *B* Recomendações de antianginosos e RM do coração	Nitratos de curta ação para alívio da angina (B). BB e/ou BCC como primeira linha de tratamento da angina e controle de FC (A).	Nitrato de longa ação ou ivabradina ou nicorandil ou ranolazina como tratamento de segunda linha da angina de acordo com a FC, PA e tolerância (B). BB em pacientes assintomáticos com área isquêmica > 10% (C). BCC e nitratos em pacientes com angina vasoespástica (B). Teste ergométrico em pacientes com DAC após mudança dos sintomas (B).	Trimetazidina para tratamento de segunda linha (B).	BB para alívio sintomático em pacientes com angina vasoespástica (B).
Alternativa *C* Recomendações de teste ergométrico	Imagem de estresse para estratificação de risco em pacientes com DAC conhecida e deterioração dos sintomas se o local e a extensão da isquemia influenciar a tomada de decisão clínica (B).	-	-	-

(continua)

Tabela 23 Diretriz ESC *(continuação)*

Diretriz ESC	Recomendação			
	I	IIa	IIb	III
Alternativa D Recomendações de ECO estresse	Imagem de estresse para estratificação de risco em pacientes com teste ergométrico inconclusivo (B). Imagem de estresse para estratificação de risco em pacientes com DAC conhecida e deterioração dos sintomas se o local e a extensão da isquemia influenciar a tomada de decisão clínica (B).	ECO estresse ou cintilografia com estresse farmacológico em pacientes com BRE (B). ECO estresse ou cintilografia com estresse farmacológico em pacientes com marca-passo (B).	-	-

Tabela 24 Diretriz da AHA/ACC

Diretriz AHA/ACC	Recomendação			
	I	IIa	IIb	III
Alternativa A Recomendações de cateterismo cardíaco	Pacientes sobreviventes de parada cardiorrespiratória ou arritmia ventricular (B). Pacientes com angina com sinais e sintomas de IC (B). Pacientes com testes não invasivos de alto risco e os benefícios superam os riscos (C).	Pacientes com FEVE < 50% e testes não invasivos de risco moderado (C). Pacientes com teste não invasivo inconclusivo ou com testes não invasivos contraindicados ou inadequados (C). Pacientes com baixa qualidade de vida em razão da angina, FEVE > 50% e risco moderado no teste não invasivo (C).	-	Pacientes não candidatos a revascularização (B). Pacientes com FEVE > 50% e teste não invasivo de baixo risco (B). Pacientes com baixa probabilidade de DAC e não submetidos a teste não invasivo (C). Pacientes assintomáticos sem evidência de isquemia nos testes não invasivos (C).

(continua)

Tabela 24 Diretriz da AHA/ACC *(continuação)*

Diretriz AHA/ACC	Recomendação			
	I	IIa	IIb	III
Alternativa B Recomendações de antianginosos e RM do coração	BB para alívio da angina (A). BCC ou nitrato de longa ação para alívio dos sintomas se BB contraindicados (B). BCC ou nitrato de longa ação em combinação com BB para alívio dos sintomas se betabloqueadores contraindicados (B).	BCC não diidropiridínico (diltiazem ou verapamil) em vez de BB como terapia inicial para alívio da angina em pacientes com DAC (B). Ranolazina em substituição aos BB para alívio da angina em pacientes com DAC se houver intolerância ou contraindicação aos BB (B).	-	RM com estresse farmacológico em pacientes com ECG repouso interpretável e pelo menos moderada funcionalidade física (C).
Alternativa B Recomendações de antianginosos e RM do coração	Nitroglicerina sublingual ou *spray* para alívio imediato da angina em pacientes com DAC (B).	Ranolazina em combinação com BB para alívio dos sintomas quando o tratamento com BB não tiver sucesso em pacientes com DAC (A). RM com estresse farmacológico em pacientes com intermediária a alta probabilidade pré-teste de DAC com ECG repouso não interpretável e pelo menos moderada funcionalidade física (B). RM em estresse em pacientes com intermediária a alta probabilidade pré-teste de DAC e são incapazes de executar pelo menos moderada atividade física (B).		

(continua)

Tabela 24 Diretriz da AHA/ACC *(continuação)*

Diretriz AHA/ACC	Recomendação			
	I	IIa	IIb	III
Alternativa C Recomedações de teste ergométrico	Teste ergométrico em pacientes com probabilidade pré-teste de DAC com ECG em repouso interpretável e pelo menos moderada funcionalidade física (A).	Teste ergométrico em pacientes com baixa probabilidade pré-teste de DAC com ECG em repouso interpretável e pelo menos moderada funcionalidade física (C).	-	Teste ergométrico em pacientes que têm ECG não interpretável ou limitação física (C).
Alternativa D Recomendações de ECO estresse	Teste ergométrico com cintilografia ou ECO para pacientes com intermediária a alta probabilidade de pré-teste de DAC com ECG em repouso não interpretável e pelo menos moderada funcionalidade física (B). ECO estresse em pacientes com intermediária a alta probabilidade pré-teste de DAC e são incapazes de executar pelo menos moderada atividade física (B).	Teste ergométrico com cintilografia ou ECO para pacientes com intermediária a alta probabilidade pré-teste de DAC com ECG em repouso interpretável e pelo menos moderada funcionalidade física (B). ECO estresse em pacientes com baixa probabilidade pré-teste de DAC e incapazes de executar pelo menos atividade física moderada (B).		ECO com estresse farmacológico em pacientes com ECG em repouso interpretável e pelo menos moderada funcionalidade física (C).

AHA/ACC: American Heart Association/American College of Cardiology; angioTC: angiotomografia; BB: betabloqueador; BCC: bloqueador de canal de cálcio; BRE: bloqueio de ramo esquerdo; DAC: doença arterial coronariana; ECG: eletrocardiograma; ECO: ecocardiograma; ESC: European Society of Cardiology; FC: frequência cardíaca; FEVE: fração de ejeção do ventrículo esquerdo; PA: pressão arterial; PCR: parada cardiorrespiratória; RM: ressonância magnética; SBC: Sociedade Brasileira de Cardiologia; VE: ventrículo esquerdo.

22. Resposta: **D**

As alternativas *A* (AHA/ACC/SCAI 2a, B; ESC 2a, B), *B* (AHA/ACC/SCAI e ESC 2a, B) e *C* (AHA/ACC/SCAI 2a, B; ESC 2a, C) estão corretas. A alternativa *D* está incorreta, pois tanto IVUS quanto OCT não permitem a avaliação funcional da placa aterosclerótica coronariana. Esses métodos complementam a angiografia convencional e são uma ferramenta poderosa para avaliar placas ateroscleróticas e orientar a intervenção coronariana percutânea (ICP).

Referências bibliográficas

1. Cesar LA, Ferreira JF, Armaganijan D, Gowdak LH, Mansur AP, Bodanese LC, et al. Diretriz de doença coronária estável. Arq Bras Cardiol. 2014;103:1-56.
2. Malachias MVB, Souza WKSB, Plavnik FL, Rodrigues CIS, Brandão AA, Neves MFT, et al. 7a Diretriz brasileira de hipertensão arterial. Arq Bras Cardiol. 2016;107:1-83.
3. Faludi AA, Izar MCO, Saraiva JFK, Bianco HT, Chacra APM, Bertoluci MC, et al. Diretriz brasileira baseada em evidências sobre prevenção de doenças cardiovasculares em pacientes com diabetes: posicionamento da Sociedade Brasileira de Diabetes (SBD), da Sociedade Brasileira de Cardiologia (SBC) e da Sociedade Brasileira de Endocrinologia e Metabologia (SBEM). Arq Bras Cardiol. 2017;109:1-31.
4. Sara L, Szarf G, Tachibana A, Shiozaki AA, Villa AV, Oliveira AC, et al. II Diretriz de ressonância magnética e tomografia computadorizada cardiovascular da Sociedade Brasileira de Cardiologia e do Colégio Brasileiro de Radiologia. Arq Bras Cardiol. 2014;103:1-86.
5. Feres F, Costa RA, Siqueira D, Costa Jr JR, Chamié D, Staico R, et al. Diretriz da Sociedade Brasileira de Cardiologia e da Sociedade Brasileira de Hemodinâmica e Cardiologia Intervencionista sobre intervenção coronária Percutânea. Arq Bras Cardiol. 2017;109:1-81.
6. Montalescot G, Sechtem U, Achenbach S, Andreotti F, Arden C, Budaj A, et al. 2013 ESC Guidelines on the management of stable coronary artery disease: the Task Force on the management of stable coronary artery disease of the European Society of Cardiology. Eur Heart J. 2013;34(38):2949-3003.
7. Windecker S, Kolh P, Alfonso F, Collet JP, Cremer J, Falk V, et al. 2014 ESC/EACTS Guidelines on myocardial revascularization: The task force on myocardial revascularization of the European Society of Cardiology (ESC) and the European Association for Cardio-Thoracic Surgery (EACTS) developed with the special contribution of the European Association of Percutaneous Cardiovascular Interventions (EAPCI). Eur Heart J. 2014;35(37):2541-619.
8. Valgimigli M, Bueno H, Byrne RA, et al. 2017 ESC focused update on dual antiplate-let therapy in coronary artery disease developed in collaboration with EACTS: The Task Force for dual antiplatelet therapy in coronary artery disease of the European Society of Cardiology (ESC) and of the European Association for Cardio-Thoracic Surgery (EACTS). Eur Heart J 2018;39(3):213-260.
9. Lawton JS, Tamis-Holland JE, Bangalore S, et al. 2021 ACC/AHA/SCAI Guideline for Coronary Artery Revascularization: Executive Summary: a report of the American College of Cardiology/American Heart Association Joint Committee on Clinical Practice Guidelines. Circulation. 2022;145(3):e4-e17.
10. Levine GN, Bates ER, Blankenship JC, Bailey SR, Bittl JA, Cercek B, et al. 2011 ACCF/AHA/SCAI Guideline for Percutaneous Coronary Intervention: a report of the American College of Cardiology Foundation/American Heart Association Task Force on Practice Gui-

delines and the Society for Cardiovascular Angiography and Interventions. Circulation. 2011;124(23):e574-651.

11. Knuuti J, Wijns W, Saraste A, Capodanno D, Barbato E, Funck-Brentano C, et al.; ESC Scientific Document Group. 2019 ESC Guidelines for the diagnosis and management of chronic coronary syndromes. Eur Heart J. 2020;41(3):407-77.
12. Virani SS, Newby LK, Arnold SV, Bittner V, Brewer LC, Demeter SH, et al. 2023 AHA/ACC/ACCP/ASPC/NLA/PCNA Guideline for the management of patients with chronic coronary disease: a report of the American Heart Association/American College of Cardiology Joint Committee on Clinical Practice Guidelines. Circulation. 2023;148(9):e9-e119.
13. Lawton JS, Tamis-Holland JE, Bangalore S, Bates ER, Beckie TM, Bischoff JM, et al. 2021 ACC/AHA/SCAI Guideline for coronary artery revascularization: executive summary: a report of the American College of Cardiology/American Heart Association Joint Committee on Clinical Practice Guidelines. Circulation. 2022;145(3):e4-e17.
14. Neumann FJ, Sousa-Uva M, Ahlsson A, Alfonso F, Banning AP, Benedetto U, et al.; ESC Scientific Document Group. 2018 ESC/EACTS Guidelines on myocardial revascularization. Eur Heart J. 2019;40(2):87-165.

Capítulo 20

Reabilitação cardiovascular

Questões

1. Paciente do sexo masculino, 51 anos de idade, com antecedentes de dislipidemia e tabagismo, deu entrada no pronto-socorro com quadro de síndrome coronariana aguda com supradesnível do segmento ST. Foi submetido à angioplastia primária da artéria descendente anterior, sem evidências de outras lesões obstrutivas significativas. No ecocardiograma realizado após o procedimento, apresentava hipocinesia da parede anterior do ventrículo esquerdo, com fração de ejeção de 38%. Visando a iniciar um programa de reabilitação cardiovascular, qual das condutas a seguir seria mais adequada para o paciente?
   a) Aguardar os três primeiros meses após o evento para melhor adaptação hemodinâmica do paciente e encaminhá-lo para iniciar o programa de reabilitação cardiovascular em fase II (supervisionado).
   b) Recomenda-se encaminhar o paciente para reabilitação cardíaca após três meses do evento agudo em regime de fase III, sem necessidade de treinamento supervisionado.
   c) Há benefícios em iniciar programa de reabilitação cardiovascular já no primeiro mês do evento agudo, para a melhora no remodelamento cardíaco, notadamente na função ventricular, sem implicar em maiores taxas de eventos adversos.
   d) O paciente deverá realizar teste de esforço durante a internação e, caso não apresente contraindicações para realizar exercícios, iniciar programa de reabilitação cardiovascular em regime de fase I por tempo indeterminado.

2. Paciente do sexo feminino em consulta para iniciar programa de condicionamento físico. Realizou cirurgia de revascularização há 15 meses, sem queixas anginosas no momento. Realizou teste de esforço sem evidências de isquemia miocárdica, com capacidade funcional estimada em 8,5 METS. Qual a melhor modalidade de programa de condicionamento para a paciente?
   a) Fase I.
   b) Fase II.
   c) Fase III.
   d) Fase IV.

3. Quanto ao risco de eventos e/ou complicações cardiovasculares durante a prática de exercício físico é correto afirmar:
   a) Pacientes portadores de insuficiência cardíaca com baixa capacidade funcional apresentam menores riscos de complicações em relação àqueles com maior tolerância aos esforços, em razão da menor carga de trabalho empregada durante as sessões de treinamento.
   b) Por conta do alto risco de complicações com intensidades elevadas de esforço, pacientes hipertensos não devem realizar exercício de alta intensidade.
   c) Pacientes portadores de estenose aórtica assintomáticos e sem indicação de intervenção apresentam benefícios com a prática de exercícios físicos que, além de auxiliar na monitorização da evolução da valvopatia, proporcionam melhores condições clínicas para a realização do procedimento no futuro.
   d) Pacientes portadores de cardiomiopatia hipertrófica geralmente apresentam baixa capacidade funcional em razão do comprometimento cardíaco e do sedentarismo, que é bastante comum nessa população. Visando a otimizar os resultados do treinamento físico, uma boa alternativa seria a aplicação de exercícios intervalados de alta intensidade, o que demonstrou melhores resultados quando comparados aos contínuos de intensidade moderada.

4. Qual das modalidades esportivas é considerada mais segura para pacientes portadores de cardiomiopatia hipertrófica?
   a) Tênis.
   b) Natação.
   c) Alpinismo.
   d) Remo.

5. Indivíduo do sexo masculino, 26 anos de idade, atleta profissional de basquete, foi diagnosticado com miocardite aguda. Com acompanhamento do cardiologista do clube, em qual das condições a seguir seria possível liberar o retorno à prática esportiva?
   a) Um mês após o quadro agudo, FEVE 55% na ecocardiografia, teste ergométrico e holter de 24 horas sem arritmias, troponina e PCR entre 2 e 3 vezes o valor de referência e RM cardíaca com presença de realce tardio.
   b) Três meses após o quadro agudo, FEVE 45% na ecocardiografia, teste ergométrico e holter de 24 horas sem arritmias, troponina e PCR dentro da normalidade e RM cardíaca com ausência de realce tardio.
   c) Três meses após o quadro agudo, FEVE 55% na ecocardiografia, teste ergométrico e holter de 24 horas com ectopias ventriculares isoladas, troponina e PCR dentro da normalidade e RM cardíaca com ausência de realce tardio.
   d) Seis meses após o quadro agudo, FEVE 50% na ecocardiografia, teste ergométrico e holter de 24 horas com ectopias ventriculares isoladas e bigeminadas, troponina e PCR entre 2 e 3 vezes o valor de referência e RM cardíaca com presença de realce tardio.

6. Pacientes portadores de estenose aórtica grave podem desenvolver sinais ou sintomas de intolerância ao esforço. Qual das alternativas a seguir não representa uma limitação para a intensidade do exercício físico?
   a) Dor torácica que piora com aumento da carga de trabalho.
   b) Comportamento em platô da pressão arterial sistólica com esforço incremental.
   c) Aparecimento de infradesnivelamento horizontal do segmento ST de 1,5 mm.
   d) Presença de extrassístoles ventriculares isoladas induzidas pelo esforço.

7. Paciente triatleta de 28 anos realizou ECG em avaliação de rotina com padrão de sobrecarga ventricular esquerda por critérios de voltagem (Sokolow-Lyon). Seu cardiologista solicitou ecocardiograma que demonstrou aumento da trabeculação ventricular (relação 1,5:1 ao final da sístole), sem alterações na fração de ejeção do ventrículo esquerdo. Nega sintomas cardiovasculares, assim como histórico familiar de doença cardíaca ou morte súbita. Diante do descrito, a melhor conduta a seguir seria:
   a) Desqualificar o atleta para esportes competitivos ou de alta intensidade.
   b) Por se tratar de alterações comuns ao coração de atleta, o paciente não apresenta restrições para a prática esportiva.

c) Deverá realizar estudo eletrofisiológico para investigação de arritmias ventriculares complexas.
d) O atleta deve ser desqualificado para qualquer prática esportiva, independentemente da modalidade e intensidade do esforço.

8. São efeitos do exercício físico aeróbio, especialmente em pacientes hipertensos, exceto:
a) Aumento da resistência vascular periférica.
b) Diminuição da pressão arterial e controle dos níveis pressóricos, até mesmo superior ao proporcionado pela farmacoterapia em algumas situações.
c) Redução do estresse oxidativo e da inflamação.
d) Diminuição da atividade simpática.

9. Quanto às diferentes modalidades de exercícios, é correto afirmar:
a) Os exercícios de resistência, apesar de proporcionarem efeitos positivos na massa, força e potência muscular, não têm efeito anti-hipertensivo significativo comprovado.
b) A estimulação elétrica neuromuscular (eletroestimulação) é uma boa alternativa para pacientes portadores de insuficiência cardíaca avançada para o fortalecimento da musculatura respiratória, segura mesmo em pacientes portadores de marca-passo ou CDI.
c) Exercícios com amplitude de movimentos com os braços poderão ser permitidos após oito semanas da esternotomia.
d) Apesar da segurança e eficácia largamente comprovadas, os exercícios isométricos não mostraram influência no comportamento da pressão arterial.

10. Quanto aos cuidados na prescrição de exercícios para pacientes hipertensos, podemos afirmar:
a) Em razão do efeito anti-hipertensivo agudo, alguns pacientes podem apresentar hipotensão sintomática, necessitando muitas vezes de ajustes nas suas medicações para evitar recorrências.
b) Pacientes com pressão arterial em repouso até 180/100 mmHg podem iniciar exercícios em decorrência do efeito do jaleco branco ser comum neles.
c) Considerar a interrupção da sessão ou a redução da intensidade de cargas somente com níveis superiores a 240/120 mmHg.
d) O aumento do trabalho cardíaco induzido pelo exercício pode gerar quadros de isquemia miocárdica, influenciado pela elevação da frequência cardíaca. Os níveis de pressão arterial não interferem na indução de isquemia miocárdica.

11. Quanto à reabilitação cardiovascular em pacientes portadores de doença coronariana crônica, podemos afirmar:
   a) O aumento do limiar isquêmico é um benefício classicamente reconhecido com ganho significativo na qualidade de vida, apesar da ausência de melhora de isquemia perfusional.
   b) O treinamento físico associado à dieta pobre em gorduras pode influenciar na progressão da placa aterosclerótica.
   c) Além de reduzir as taxas de hospitalização e de mortalidade geral, ainda não houve evidências de redução da mortalidade cardiovascular, porém não deve ser fator limitante para desencorajar a realização da reabilitação.
   d) Pacientes portadores de angina limitante, pelo grande risco de eventos cardiovasculares relacionados à prática de exercício, estão contraindicados para realizar reabilitação.
12. Quanto à realização da reabilitação cardiovascular em pacientes submetidos a transplante cardíaco, é correto afirmar:
   a) É possível atingir capacidade funcional e função cronotrópica semelhante às verificadas em indivíduos saudáveis.
   b) Em razão das frequências cardíacas elevadas nesses pacientes, está contraindicada a realização de treinamento de alta intensidade.
   c) A reabilitação cardiovascular deve ser iniciada idealmente após o sexto mês da cirurgia, preferencialmente com exercícios aeróbios de moderada intensidade.
   d) Os exercícios resistidos devem ser evitados ou executados com muita cautela por conta da miopatia provocada pelo uso de corticoides.

13. A reabilitação cardiovascular é uma das ferramentas úteis no tratamento da doença miocárdica e insuficiência cardíaca. Assinale a afirmação verdadeira.
   a) Apesar de a reabilitação cardiovascular ser eficaz na melhora de qualidade de vida de pacientes com IC, ela é pouco difundida em razão do alto risco de complicações e eventos cardiovasculares durante as sessões de treinamento, limitando sua aplicação em maior escala.
   b) O aumento da tolerância aos exercícios é o principal benefício da reabilitação cardiovascular em pacientes com insuficiência cardíaca, já que, apesar de melhorar a qualidade de vida dos pacientes, ainda apresenta limitações em reduzir hospitalizações por descompensações clínicas da doença.

c) A reabilitação cardiovascular é uma excelente ferramenta para melhora clínica e abreviação dos sintomas no curso da miocardite aguda, diminuindo o dano muscular cardíaco e atuando positivamente no remodelamento cardíaco.
d) Pacientes portadores de insuficiência cardíaca em fila para transplante cardíaco se beneficiam da reabilitação cardíaca realizada de forma supervisionada.

14. São contraindicações para realização de exercícios de alta intensidade em pacientes portadores de cardiomiopatia hipertrófica, exceto:

a) Paciente portador de CDI, por causa do histórico de morte súbita abortada.
b) Síncope aos esforços.
c) Taquicardia ventricular induzida pelo exercício.
d) Aumento do gradiente com o exercício (superior a 50 mmHg).

15. Homem maratonista de 29 anos em avaliação cardiológica de rotina, assintomático e sem alterações ao exame físico. Nega histórico familiar de doenças cardíacas. Exames complementares (ECG e ecocardiograma) apresentados a seguir. Qual das condutas é a mais adequada?

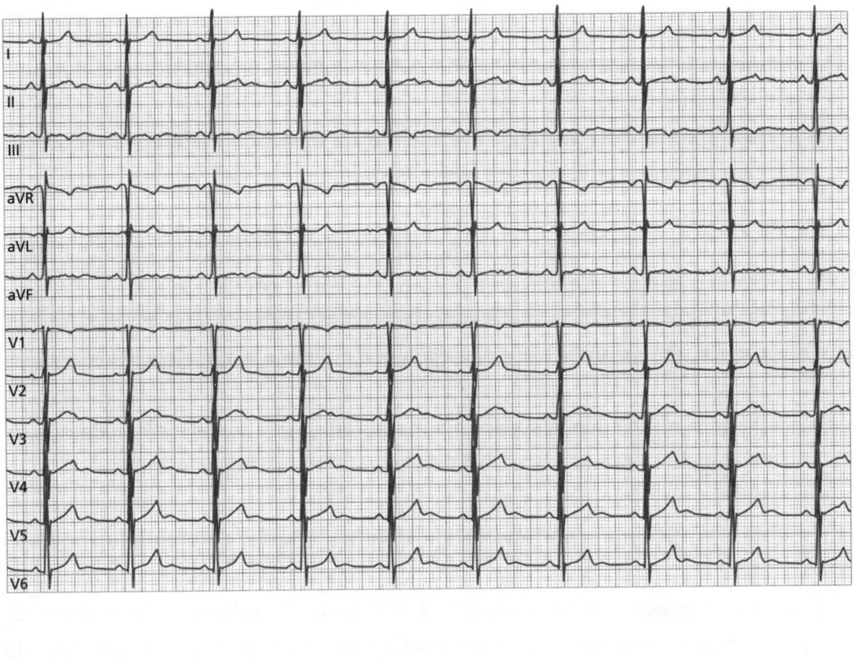

Ecocardiograma com Doppler			
SA	30	Volume diastólico	166
AE	34	Volume sistólico	51
S	12	FE	69
PP	12	IM	158 G/M^2
DDVE	58	Espessura relativa	0,41
DSVE	35		
Ausência de alterações na mobilidade segmentar da parede do ventrículo esquerdo. Valvas cardíacas apresentam aspecto e movimentação normais de suas cúspides. Estudo Doppler e mapeamento com fluxo em cores normais.			

a) O atleta deve ser desqualificado para esportes competitivos ou de alta intensidade.
b) Por se tratar de alterações comuns ao coração de atleta, paciente não apresenta restrições para a prática esportiva.
c) São necessários exames complementares para melhor avaliação clínica e liberação para a prática esportiva.
d) O atleta deve ser desqualificado para qualquer prática esportiva, independentemente da modalidade e intensidade.

16. Quanto à prescrição de exercícios para pacientes portadores de hipertensão, recomenda-se:

a) Pelo menos 150 minutos por semana de atividade aeróbia de moderada intensidade e, pelo risco de pico hipertensivo, não são recomendados exercícios resistidos nessa população.
b) Pelo menos 300 minutos por semana de atividade aeróbia de alta intensidade, e exercícios resistidos duas a três vezes por semana.
c) Pelo menos 150 minutos por semana de atividade aeróbia de alta intensidade e, em razão da falta de segurança, não são aconselháveis exercícios resistidos.
d) De 150 a 300 minutos por semana de atividade aeróbia de moderada intensidade, e exercícios resistidos duas a três vezes por semana.

17. Sobre os pacientes portadores de doença arterial coronariana, pode-se afirmar:

a) Para a prescrição de exercícios em indivíduos portadores de doença coronariana, é sempre recomendável a realização de teste de esforço. Na impossibilidade deste, uma boa alternativa recomendável seria utilizar fórmulas com estimativa de FC pela idade do paciente, a fim de limitar a intensidade do esforço máximo.

b) Para pacientes que apresentam angina refratária, a reabilitação é considerada uma possibilidade terapêutica disponível e segura, podendo lançar-se mão de nitratos de ação rápida antes do início da sessão de treinamento para melhorar a tolerância ao esforço.

c) O pulso de O_2 é um parâmetro valioso na avaliação de pacientes portadores de doença coronariana que, ao atingir seu platô de forma precoce, apresenta um excelente valor preditivo negativo para o diagnóstico de isquemia miocárdica, tornando a liberação para a prática de exercícios mais segura.

d) A reabilitação cardíaca após infarto agudo do miocárdico é uma ferramenta importante na recuperação do paciente. Os maiores benefícios são encontrados quando iniciados de forma precoce, após o terceiro mês do evento agudo.

18. Em relação aos pacientes submetidos a implante de CDI, é incorreto afirmar:

a) Apesar do aumento do número de choques durante a prática de exercícios, os benefícios com a melhora da aptidão física proporcionam melhora no prognóstico desses pacientes.

b) Por conta das chances de colisão corporal, algumas modalidades esportivas devem ser evitadas.

c) Existe a possibilidade de fratura de eletrodos com a realização de exercícios resistidos, especialmente nas primeiras 6 semanas após o implante do dispositivo.

d) Deve-se atentar ao limite da intensidade do treinamento físico aeróbico para 10 a 20 bpm abaixo da FC programada para a terapêutica (choque ou *burst*).

19. Paciente portador de cardiomiopatia dilatada idiopática, FEVE 38%, assintomático. Realizou teste cardiopulmonar de esforço, atingindo 90% do VO_2 predito sem sinais de isquemia miocárdica ou arritmias complexas durante a realização da prova. Objetivando realizar programa de treinamento físico para esse paciente, podemos classificá-lo como:

a) Alto risco e indicado treinamento supervisionado presencial obrigatoriamente.

b) Moderado risco e indicado treinamento supervisionado presencial ou a distância.

c) Alto risco e indicado treinamento supervisionado a distância.
d) Baixo risco e indicado treinamento supervisionado presencial ou a distância.

20. São considerados indicativos de alto risco para reabilitação cardiovascular, exceto:

a) Paciente com histórico de angioplastia coronária há um mês.
b) Paciente portador de cardiomiopatia hipertrófica, apresentando VO_2 máximo (consumo de oxigênio) 50% do predito para idade e sexo no teste cardiopulmonar de esforço.
c) Paciente portador de doença arterial coronariana crônica com angina CCS III.
d) Paciente com antecedente de cardiomiopatia hipertensiva, fração de ejeção do ventrículo esquerdo de 40% apresentando capacidade funcional de 7 METS no teste ergométrico.

Respostas comentadas

1. Resposta: **C**

Os benefícios do treinamento precoce após evento agudo do miocárdio foram demonstrados em metanálise envolvendo predominantemente homens jovens, com mudanças na função e nos diâmetros ventriculares, diretamente relacionadas ao tempo de início do treinamento. Maiores benefícios são observados quanto mais precocemente se inicia o treinamento (até 7 dias do evento agudo), diminuindo progressivamente com o retardo ao início da reabilitação, sobretudo após 4 semanas do evento agudo. Por se tratar de paciente de alto risco clínico (menos de 8 semanas de evento agudo), deve iniciar a fase I do programa de reabilitação cardiovascular com exercícios físicos de baixa intensidade ainda internado e encaminhado ambulatorialmente de forma precoce para realizar treinamento supervisionado por pelo menos 3 meses (fase II).

2. Resposta: **C**

Paciente portadora de cardiopatia com critérios de baixo risco para reabilitação cardiovascular ambulatorial. Revascularização miocárdica há mais de seis meses, assintomática, ausência de sinais de isquemia miocárdica ao teste de esforço e boa capacidade funcional. Nesse perfil clínico, recomenda-se reabilitação cardiovascular em fase III com avaliações periódicas.

Tabela 1 Estratificação do risco clínico dos pacientes em reabilitação cardiovascular ambulatorial

Risco	Alto	Intermediário	Baixo
Característica			
Evento cardiovascular, intervenção cardiovascular ou descompensação clínica	Inferior a 8 a 12 semanas	Superior a 12 semanas	Superior a 6 meses
Capacidade funcional	TE: < 5 MET TCPE: Weber C/D ou VO_2 pico < 60% do predito	TE: 5 a 7 MET TCPE: Weber B ou VO_2 pico de 60 a 85% do predito	TE: > 7 MET TCPE: Weber A ou VO_2 pico > 85% do predito

(continua)

Tabela 1 Estratificação do risco clínico dos pacientes em reabilitação cardiovascular ambulatorial (*continuação*)

Risco	Alto	Intermediário	Baixo
Sinais e sintomas de isquemia miocárdica (limiar isquêmico)	Em baixas cargas TE: abaixo de 6 MET TCPE: abaixo de 15 $mL.kg^{-1}.min^{-1}$	TE: acima de 6 MET TCPE: acima de 15 $mL.kg^{-1}.min^{-1}$	Ausente
Sintomatologia	IC: CF III e IV Angina: CF III e IV	IC: CF I a II Angina: CF I e II	Ausente
Outras características clínicas	IRC dialítica; queda da saturação de oxigênio em esforço; arritmia ventricular complexa	De acordo com o julgamento clínico na avaliação médica pré-participação	De acordo com o julgamento clínico na avaliação médica pré-participação

CF classe funcional; IC: insuficiência cardíaca; IRC: insuficiência renal crônica; MET: equivalente metabólico; TCPE: teste cardiopulmonar de exercício; TE: teste ergométrico; VO_2: consumo de oxigênio.

3. Resposta: **C**

Os riscos de complicações são maiores quanto mais limitados e/ou sintomáticos forem os pacientes, com maiores cuidados e necessidade de supervisão para a prática de exercícios. A recomendação de exercício para pacientes hipertensos é de pelo menos 150 minutos por semana de atividade aeróbia de moderada até alta intensidade. Na fase pré-intervenção nos pacientes com valvopatias moderadas a graves, a reabilitação cardiovascular pode ser útil, melhorando a capacidade funcional e diminuindo o risco de complicações no pós-operatório. Nos pacientes portadores de cardiomiopatia hipertrófica, novas evidências consideram haver efeito positivo dos exercícios físicos moderados e não se recomenda exercício de alta intensidade e/ou competitivo vigoroso.

Risco clínico	Alto	Intermediário	Baixo
Capacidade física (MET, VO_2)	Menor		Maior
Sintomatologia	Maior		Menor
Necessidade de supervisão dos exercícios	Maior		Menor

Figura 1 Características gerais dos pacientes em reabilitação cardiovascular ambulatorial, de acordo com a estratificação do risco clínico. MET: equivalente metabólico; VO_2: consumo de oxigênio.

4. Resposta: **B**

Os pacientes portadores de cardiomiopatia hipertrófica devem evitar atividades em que há potencial para rápida aceleração e desaceleração, exercícios estáticos (isométricos) intensos, que aumentam a obstrução da via de saída do ventrículo esquerdo por induzirem manobra de Valsalva, assim como exercícios em condições ambientais adversas, incluindo frio ou calor extremos, por potencializarem as alterações fisiológicas induzidas pelo exercício. São recomendadas atividades aeróbias com consumo de energia estável e constante.

5. Resposta: **C**

Antes de iniciar a prática de exercícios, os pacientes com miocardite aguda devem ser submetidos a ecocardiograma, holter de 24 horas e teste de esforço de 3 a 6 meses após a doença aguda. Atletas podem retornar a sua rotina normal de treinamento apenas se houver retorno da função sistólica a valores normais; marcadores de necrose miocárdica e inflamação dentro dos valores normais e ausência de arritmias clinicamente significativas no holter e/ou teste de esforço. O significado clínico da permanência de realce tardio após resolução do quadro ainda é desconhecido.

6. Resposta: **D**

Para pacientes sintomáticos portadores de doença valvar e sem indicação de intervenção, a intensidade do exercício deve ser limitada à intensidade de esforço equivalente a 10 bpm abaixo da FC em que ocorreu a anormalidade no teste de esforço. As alterações que limitam a prescrição da intensidade do treinamento são descritas na tabela a seguir.

Tabela 2 Alterações no teste de exercício que indicam limites para prescrição de intensidade do treinamento em valvopatas

Alterações induzidas pelo esforço	Detalhamento
Sinais e sintomas	Início de angina, equivalente anginoso ou outros sinais/ sintomas indicativos de intolerância ao exercício
Pressão arterial	Início do comportamento em platô ou queda da PAS; ou PAS > 220 mmHg; ou PAD > 115 mmHg
Segmento ST	Início do infradesnivelamento (horizontal ou descendente) do segmento ST superior a 1 mm
Função ventricular	Evidência de queda da função ventricular no esforço ou início de anormalidade moderada a importante na mobilidade parietal do ventrículo esquerdo
Pulso O2 no TCPE	Sinais de platô precoce ou queda no esforço, apesar do aumento da carga
Arritmias	Bloqueio AV de graus 2 e 3, fibrilação atrial, taquicardia supraventricular ou arritmia ventricular complexa

TCPE: teste cardiopulmonar de exercício; PAS: pressão arterial sistólica; PAD: pressão arterial diastólica; AV: atrioventricular.

7. Resposta: **B**

Atletas apresentam alta prevalência de aumento da trabeculação ventricular e, quando encontrada de forma isolada, apresenta pequeno significado clínico, geralmente fazendo parte do espectro do coração de atleta. O diagnóstico de miocárdio não compactado é feito quando a relação entre miocárdio não compactado/compactado for superior a 2,1:1 no final da sístole ao ecocardiograma ou 2,3:1 no final da sístole na RM cardíaca.

8. Resposta: **A**

A prática regular de exercícios físicos exerce efeito terapêutico na reestruturação fisiológica nos sistemas vascular, renal e neural, com redução do estresse oxidativo e inflamação, melhorando a função barorreflexa, com diminuição da atividade simpática e aumento do tônus vagal, e redução da resistência vascular periférica. Dessa maneira, a prática de exercícios físicos atua de modo multifatorial na HAS, com efeito anti-hipertensivo semelhante ao das medicações.

9. Resposta: **C**

Os exercícios físicos aeróbicos são os mais bem estudados e com maiores evidências de benefícios na redução pressórica em hipertensos. Os exercícios de resistência também exercem efeito anti-hipertensivo, além de diminuírem a intensidade relativa para a realização de tarefas do cotidiano. Os exercícios isométricos (resistidos estáticos) têm demonstrado efeitos expressivos na redução dos níveis tensionais, porém ainda carecem de estudos sobre segurança e eficácia em longo prazo. A eletroestimulação neuromuscular tem se mostrado útil principalmente naqueles impossibilitados de praticar exercícios físicos pela gravidade clínica, mas há preocupação quanto à possibilidade de interferência eletromagnética em portadores de dispositivos. Em pacientes com esternotomia, trabalhos com membros superiores devem ter cargas restritas durante 5 a 8 semanas, permitindo exercícios com amplitude de movimentos após essa fase.

10. Resposta: **A**

Aos pacientes com valores de pressão arterial em repouso superiores a 160/100 mmHg, recomenda-se o ajuste dos fármacos anti-hipertensivos para melhor controle pressórico antes de iniciar as sessões de exercício, que não devem superar 220/105 mmHg durante o exercício. Há aumento do trabalho cardíaco em decorrência da elevação da frequência cardíaca e da pressão arterial, que além de aumentar o inotropismo cardíaco, aumenta a tensão parietal, podendo induzir quadros de isquemia miocárdica. O efeito anti-hipertensivo agudo do treinamento físico pode causar hipotensão sintomática após o término, que geralmente melhora com repouso e hidratação. Pacientes em uso de alfabloqueadores, betabloqueadores, bloqueadores de canais de cálcio e vasodilatadores podem ter maior risco de hipotensão, necessitando, por vezes, de ajustes da dose para prevenir recorrências.

11. Resposta: **B**

Os benefícios em curto e longo prazos da prática regular de exercício físico em pacientes portadores de doença coronariana crônica estão comprovados, desde o aumento do limiar isquêmico, com melhora perfusional cintilográfica, decorrente da resposta vasodilatadora dependente do endotélio e do aumento do recrutamento de vasos colaterais, até a melhora da capacidade funcional cardiorrespiratória, mantida com a prática regular de exercício, o que resulta em reduções das taxas de mortalidade cardiovascular e hospitalizações. A reabilitação cardiovascular para melhora da qualidade de vida é considerada segura para pacientes com angina refratária.

12. Resposta: **A**

A reabilitação cardiovascular proporciona melhora progressiva do consumo de oxigênio em pacientes submetidos a transplante cardíaco, proporcionando capacidade funcional e função cronotrópica semelhantes às observadas em indivíduos saudáveis, com impacto positivo na sobrevida em 10 anos. Os benefícios são observados tanto com o treinamento aeróbio (de moderada a alta intensidade) quanto com o resistido, importante no aumento na força muscular e restauração da densidade mineral óssea, afetados com o uso de glicocorticoide após o transplante. A reabilitação deve ser iniciada geralmente entre 6 e 8 semanas após o transplante, e evitar exercícios que sobrecarreguem a musculatura torácica e levem à tração do esterno, principalmente nos primeiros 90 dias após o procedimento cirúrgico.

13. Resposta: **D**

O treinamento físico regular é seguro em pacientes com insuficiência cardíaca, aumenta a tolerância aos exercícios, melhora a qualidade de vida e reduz hospitalizações por insuficiência cardíaca descompensada, quer a FEVE esteja preservada ou reduzida. Apenas pacientes com IC clinicamente instáveis, com quadro de miocardite aguda ou com processos infecciosos agudos sistêmicos, não devem realizar exercícios. É fundamental que pacientes com IC realizem exercícios físicos, com alternativas válidas mesmo para os pacientes muito debilitados e gravemente descondicionados.

14. Resposta: **A**

É possível a prescrição de exercício físico de intensidade moderada e contínua para pacientes selecionados com cardiomiopatia hipertrófica, com a avaliação de risco e prescrição individualizada. Entretanto, as seguintes características são consideradas contraindicações maiores à prática de exercício: história de morte súbita abortada e ausência de CDI; história de síncope aos esforços; ocorrência de taquicardia ventricular induzida pelo exercício; aumento do gradiente com o exercício (superior a 50 mmHg) e resposta pressórica anormal ao esforço.

15. Resposta: **B**

Atletas podem desenvolver hipertrofia do ventrículo esquerdo decorrente de alterações fisiológicas adaptativas ao treinamento de alto rendimento. Existem situações em que ocorre hipertrofia mais acentuada (espessura de parede do VE de 13 a 15 mm), entrando em uma "zona cinzenta", na qual o diagnóstico diferencial com cardiomiopatia hipertrófica deve ser realizado. O paciente em questão não apresenta história familiar de cardiomiopatia hipertrófica, o eletrocardiograma não evidencia inversão difusa da onda T, a espessura da parede ventricular é inferior a 13 mm e simétrica, que, associado ao diâmetro do VE aumentado (DDVE > 55 mm), gera uma baixa espessura relativa da parede (< 0,42), fatos que corroboram para o diagnóstico de coração de atleta.

16. Resposta: **D**

A recomendação de exercício para pacientes hipertensos é de pelo menos 150 minutos por semana de atividade aeróbia de moderada a alta intensidade, sendo aconselhável associar duas a três sessões de exercícios resistidos por semana. Na ausência de contraindicações, pode ocorrer aumento gradativo, visando à meta de 300 min/semana de exercícios aeróbios de intensidade moderada ou 150 min/semana de exercícios aeróbios de alta intensidade, para a obtenção de maiores benefícios.

17. Resposta: **B**

A avaliação pré-participação para a reabilitação cardiovascular por meio de provas funcionais permite, além da estratificação de risco, a possibilidade da prescrição da intensidade do treinamento com base na resposta da frequência cardíaca ao esforço, que costuma apresentar intensa variação individual, principalmente decorrente do uso de medicações cronotrópicas negativas. Por esse motivo, as fórmulas que consideram a idade para definição da FC pico não devem ser usadas para prescrição de pacientes portadores de doença coronariana. O teste cardiopulmonar de esforço é considerado o padrão-ouro na avaliação e para a prescrição dos exercícios. A presença de platô precoce ou, principalmente, a queda da curva de pulso de oxigênio durante o esforço contribuem para o aumento da sensibilidade e especificidade do diagnóstico da isquemia miocárdica.

A reabilitação é considerada uma possibilidade terapêutica exequível e segura para pacientes portadores de angina refratária, indicada para melhora da qualidade de vida, facilitando a realização de atividades da vida diária. O uso de nitratos de ação rápida antes do início da sessão de treinamento físico pode contribuir para a melhora da tolerância aos treinos.

Existem benefícios para o início precoce da reabilitação cardiovascular após evento agudo do miocárdio (até uma semana do evento). Para cada uma semana de atraso no início dos exercícios após o infarto, poderá ser necessário um mês adicional de treinamento para a obtenção de benefícios similares no volume sistólico final e na fração de ejeção do ventrículo esquerdo (FEVE).

18. Resposta: **A**

O exercício físico é seguro e não está associado ao aumento do risco de choques ou de outros eventos adversos em pacientes portadores de CDI, entretanto, é de fundamental importância para a adequada liberação dos exercícios que se conheçam o motivo do implante e os parâmetros de programação do dispositivo, com limitação de intensidade para o treinamento físico aeróbico entre 10 e 20 bpm abaixo da FC programada para a terapêutica (choque ou *burst*). Esse cuidado é especialmente importante em indivíduos jovens, que podem ter FC elevada no treinamento. Apesar dos receios para realização de atividade física, o treinamento físico não se associou a aumento de incidência de choques pelo CDI e se mostrou seguro, reduzindo ainda a probabilidade de choques ao longo do seguimento nos pacientes ativos. A prática de exercícios resistidos é importante na reabilitação cardiovascular em diversas cardiopatias, entretanto, após o implante do dispositivo, alguns cuidados são necessários até a completa cicatrização, a fim de evitar lesão vascular, deslocamento do gerador e fratura de eletrodos. Recomenda-se, por exemplo, cautela ao executar exercícios com pesos e elevação excessiva dos membros superiores durante as primeiras seis semanas após o implante. Além disso, movimentos repetitivos e intensos com o membro relacionado ao implante do dispositivo devem ser evitados.

19. Resposta: **D**

Os pacientes cardiopatas considerados de baixo risco devem ter estabilidade clínica e pelo menos 6 meses de evento cardiovascular ou intervenções, assim como não apresentar alterações funcionais em esforço físico ou que estas sejam muito discretas quando presentes. Os pacientes nessa classificação costumam apresentar boa capacidade funcional no TE (superior a 7 MET) ou no TCPE (VO_2 acima de 85% do predito para idade e sexo) e ausência de sinais e sintomas de isquemia miocárdica ou de outra sintomatologia anormal ao esforço físico. Dependendo da disponibilidade e das preferências individuais, os exercícios podem ser realizados sob supervisão presencial ou a distância. Porém, em virtude do menor risco clínico e da menor necessidade de supervisão, os pacientes desse estágio se enquadram perfeitamente em um modelo domiciliar, com reavaliações periódicas.

20. Resposta: **D**

As características clínicas dos pacientes de alto risco clínico são: internação por descompensação cardiovascular recente (menos de 8 a 12 semanas) por conta de quadros de IAM ou angina instável, revascularização cirúrgica ou percutânea, arritmias complexas, morte súbita revertida, descompensação de IC; pacientes cardiopatas, com presença ou ausência de evento cardiovascular e/ou intervenções, mas com importantes alterações funcionais ao esforço físico (menos que cinco equivalentes metabólicos no teste ergométrico ou no TCPE evidenciando consumo de oxigênio [VO_2] abaixo de 60% do predito para idade e sexo); sinais e sintomas de isquemia miocárdica em baixa carga (abaixo de 6 MET ou de VO_2 de 15 $mL.kg^{-1}.min^{-1}$); sintomatologia exacerbada (IC com classe funcional III e IV ou angina classes funcionais III e IV). Outras características clínicas de pacientes com risco aumentado aos exercícios físicos: doença renal crônica (DRC) dialítica, dessaturação de oxigênio em esforço e arritmia ventricular complexa em repouso ou esforço (ver Tabela 1).

Referências bibliográficas

1. Carvalho T, Milani M, Ferraz AS, Silveira AD, Herdy AH, Hossri CAC, et al. Diretriz brasileira de reabilitação cardiovascular 2020. Arq Bras Cardiol. 2020;114(5):943-87.
2. Piercy KL, Troiano RP. Physical activity guidelines for americans from the US Department of Health and Human Services: cardiovascular benefits and recommendations. Circ Cardiovasc Qual Outcomes. 2018;11:e005263.
3. Pelliccia A, Sharma S, Gati S, Back M, Borjesson M, Caselli S, et al. 2020 ESC guidelines on sports cardiology and exercise in patients with cardiovascular disease. Eur Heart J. 2021;42:17-96.

Capítulo 21

Amiloidose cardíaca e cardiomiopatia hipertrófica

Questões – Amiloidose

1. Sobre amiloidose cardíaca, marque a alternativa incorreta:
   a) A amiloidose sistêmica é uma doença causada pela deposição tecidual de agregados proteicos fibrilares e insolúveis em diferentes órgãos, incluindo o coração, levando à disfunção orgânica.
   b) Dois tipos são responsáveis por 95% dos casos de AC: a cadeia leve de imunoglobulinas (forma AL) e a transtirretina (forma ATTR), tanto em suas formas selvagem ou *wild type* (ATTRwt) quanto hereditária ou variante (ATTRv).
   c) A transtirretina (TTR) é uma proteína composta por quatro monômeros, que circulam como um tetrâmero. Age como um transportador de tiroxina (T4) e de retinol (vitamina A), em condições fisiológicas.
   d) A etapa limitante na taxa de formação das fibrilas amiloides pela TTR é a decorrente da desnaturação parcial do monômero, permitindo a montagem incorreta em várias estruturas agregadas.

2. Amiloidose se refere a um grupo de doenças causada pela deposição de restos proteicos agregados nos tecidos. Marque a alternativa incorreta:
   a) A transtirretina (TTR) é uma proteína composta por quatro monômeros, que circulam como um tetrâmero. Age como um transportador de tiroxina (T4) e de retinol (vitamina A), em condições fisiológicas.

b) A amiloidose TTR variante (ATTRv) apresenta caráter autossômico dominante, seu gene está localizado no cromossomo 18 e mais de 140 mutações já foram descritas. Mediante a produção de TTR menos estável, leva à deposição amiloide de forma agressiva e sistêmica.
c) Na ATTRwt (forma selvagem), a sequência de aminoácidos é anormal e não está completamente esclarecido o processo pelo qual a proteína selvagem se torna instável e se agrega em fibrilas amiloides. No entanto, o envelhecimento parece ser um fator protetor da doença.
d) Na forma AL, a cadeia leve amiloidogênica origina-se de plasmócitos ou, menos frequentemente, linfócitos B anômalos, configurando, portanto, uma doença hematológica clonal e neoplásica.

3. Sobre os *red flags* (sinais de alarme) na amiloidose cardíaca, marque a alternativa incorreta.
a) Geralmente surgem em paralelo ao quadro clínico de insuficiência cardíaca e, por isso, são excelentes marcadores prognósticos, ajudando no estadiamento da amiloidose cardíaca.
b) Algumas alterações extracardíacas podem anteceder, em anos, o desenvolvimento da amiloidose cardíaca, destacando-se a síndrome do túnel do carpo bilateral e a ruptura espontânea do tendão do bíceps.
c) O reconhecimento de tais sinais como parte do quadro clínico de amiloidose é fundamental, podendo levar a diagnóstico mais precoce e evitar a progressão da cardiopatia pela instituição de tratamento específico.
d) Espessamento concêntrico das paredes do ventrículo esquerdo (VE) com amplitude do QRS reduzida ou não aumentada na proporção do aumento da espessura das paredes do VE.

4. Sobre os exames complementares na amiloidose cardíaca, não está correto:
a) O achado de baixa voltagem ao eletrocardiograma (ECG), um dos achados mais prevalentes na doença, apresenta grande sensibilidade para o diagnóstico de amiloidose cardíaca.
b) O eletrocardiograma (ECG) é um exame essencial na avaliação diagnóstica e no planejamento terapêutico dos pacientes, sendo importante sua interpretação em conjunto com as informações clínicas e ecocardiográficas.
c) A ausência de progressão de ondas R em derivações precordiais, simulando uma zona elétrica inativa anterosseptal (padrão de pseudoinfarto) é um achado frequente, chegando à prevalência de 60 a 70% dos casos com diagnóstico confirmado, independentemente do tipo de amiloidose.

d) Assim, a ausência de critérios de baixa voltagem ao ECG, ou mesmo a presença de sinais de sobrecarga de VE, não deve afastar a suspeita diagnóstica de AC, especialmente a ATTR. Alem disso, dentre as alterações do ritmo cardíaco, a fibrilação atrial é mais prevalente em pacientes com ATTR, assim como os bloqueios atrioventriculares.

5. Sobre os exames complementares na amiloidose cardíaca, pode-se afirmar:
 a) A ecocardiografia deve ser realizada em todos os pacientes com suspeita clínica da doença. Os achados clássicos de AC geralmente estão presentes em uma fase precoce da doença e englobam as características de uma cardiomiopatia constritiva, do tipo infiltrativa.
 b) As dimensões do ventrículo esquerdo (VE) são aumentadas, os volumes são normais ou aumentados e há aumento da espessura de paredes ventriculares. O aumento de dimensões atriais é menos comum, refletindo uma disfunção diastólica em estágios avançados, com aumento das pressões de enchimento. As valvas atrioventriculares podem estar espessadas. Pode, ainda, haver sinais sugestivos de infiltração do septo. O ventrículo direito também raramente pode estar acometido. É rara a presença de derrames pleurais e pericárdicos e, em casos em que há intensa infiltração tecidual, é possível observar o clássico, embora subjetivo, aspecto granular da imagem de paredes miocárdicas (*granular sparkling*).
 c) O estudo da deformação miocárdica permite identificar, apenas tardiamente em relação à FEVE, sinais de disfunção miocárdica.
 d) Embora os achados do ecocardiograma e da RMC possam ser indicativos de AC, eles não são capazes de diferenciar a forma ATTR da forma AL. Esta é a principal vantagem da cintilografia cardíaca com 99mTc-pirofosfato.

6. As características operacionais diagnósticas da cintilografia com traçadores ósseos são muito favoráveis para o seu uso clínico, com uma especificidade de 100% para o diagnóstico de ATTR quando a captação é de intensidade 2 ou 3, na ausência de gamopatia monoclonal. São causas de cintilografia com 99mTc-pirofosfato falso-positiva (captação miocárdica de 99mTc-pirofosfato que não é associada à ATTR), exceto:
 a) Amiloidose cardíaca por cadeias leves (AL) e formas raras de amiloidose cardíaca.
 b) Captação em *pool* sanguíneo (imagens planares) e cardiotoxicidade por hidroxicloroquina.

c) Formas raras de amiloidose cardíaca e infarto do miocárdio (agudo ou subagudo).
d) Usuários de bolasterona e geradores de marca-passo de primeira geração.

7. Sobre biomarcadores na amiloidose cardíaca, é incorreto:
a) Não existe um marcador laboratorial específico para o diagnóstico de AC.
b) A detecção de alterações persistentes de troponina e dos peptídios natriuréticos é sinal de alerta da presença de acometimento cardíaco pela amiloidose.
c) A dosagem de troponina pode ser utilizada para afastar ou confirmar acometimento cardíaco, e também como um potencial sinal de alerta para a doença, que será mais bem avaliada com exames mais específicos.
d) Observam-se maiores valores de NT-proBNP na forma AL, em comparação à ATTR.

8. Sobre a abordagem diagnóstica racional da amiloidose cardíaca, está correto:
a) A detecção de cadeias leves monoclonais torna necessário o encaminhamento do paciente para avaliação com cardiologista, seguindo-se a rota cardiológica no fluxograma, e a realização de biópsia tecidual, procedimento fundamental para confirmar o depósito de proteína amiloide e a elaboração da estratégia terapêutica
b) A etapa preliminar e fundamental é o estabelecimento da suspeita radiológica, baseada em achados sugestivos de AC ao ECG, ecocardiograma e RMC, uma vez que o padrão de pseudo-hipertrofia ventricular associado com baixa voltagem ao ECG é característico dessa condição.
c) Após a suspeita clínica, na presença de achados sugestivos de AC, deve-se proceder a investigação das cadeias leves monoclonais de imunoglobulinas para uma triagem efetiva da presença de amiloidose AL.
d) Perante resultados negativos para cadeias leves monoclonais, situação em que o diagnóstico de ATTR é mais provável, ainda que outras formas mais raras de AC também possam ser diagnosticadas, a investigação deve seguir pela rota hematológica, tomando-se duas sub-rotas de acordo com a disponibilidade da cintilografia cardíaca com marcadores ósseos

9. Sobre o tratamento da amiloidose cardíaca, está incorreto:
a) O tratamento da AC compreende medidas específicas para reduzir a progressão dos depósitos de fibrilas amiloides e medidas gerais de manejo das anormalidades clínicas e hemodinâmicas, incluindo a insuficiência car-

díaca e os distúrbios do ritmo cardíaco, sendo aplicáveis para ambas as formas, AL e ATTR.

b) Tafamidis inibe seletivamente a dissociação dos tetrâmeros de TTR ao ligar-se aos sítios de ligação da tiroxina (T4). Com base no estudo ATTRA-CT, recomenda-se o uso de tafamidis na dose de 10 mg, duas vezes ao dia, independente da função renal.

c) São potenciais alvos terapêuticos na ATTR: transplante hepático; estabilizadores dos tetrâmeros da TTR; inibidores da síntese hepática de TTR; e degradação e reabsorção das fibrilas amiloides depositadas.

d) Terapias baseadas no silenciamento da expressão dos genes que codificam a produção hepática de TTR são muito promissoras, incluindo estratégias com RNA de interferência (patisiran) e oligonucleotídeos anti-sense (inotersen).

10. Além da terapia específica para amiloidose, pode ser necessário tratamento de suporte para insuficiência cardíaca e arritmias. Sobre o tema, é incorreto:

a) A anticoagulação está indicada em pacientes com amiloidose cardíaca que desenvolvam fibrilação atrial, independentemente dos cálculos de escores de risco. Além disso, recomenda-se a realização de ecocardiograma transesofágico em todo paciente candidato à cardioversão elétrica.

b) O uso de diuréticos buscando a euvolemia é de facil manejo, uma vez que é possível compensar o paciente dos sinais de congestão pulmonar e sistêmica, sem muitas dificuldades.

c) Não há evidências científicas de benefício na amiloidose cardíaca em relação aos fármacos modificadores de prognóstico usados para o tratamento da ICFER, além de haver risco de hipotensão associada à disfunção autonômica.

d) O uso de betabloqueadores (BB) e bloqueadores de cálcio (BCC) não di-hidropiridínicos normalmente não é bem tolerado.

11. Conforme o "2023 ACC Expert Consensus Decision Pathway on Comprehensive Multidisciplinary Care for the Patient With Cardiac Amyloidosis: A Report of the American College of Cardiology Solution Set Oversight Committee", marque a alternativa incorreta:

a) Indícios cardíacos para o diagnóstico de amiloidose incluem: aumento da hipertrofia ventricular esquerda na ausência de hipertensão ou doença valvular cardíaca, sintomas de insuficiência cardíaca, disfunção diastólica, fibrilação atrial, doença do sistema de condução e biomarcadores cardíacos elevados.

b) Manifestações extracardíacas incluem: síndrome do túnel do carpo, estenose espinhal, substituição do quadril ou joelho, cirurgia prévia no ombro, proteinúria e neuropatia periférica ou autonômica causando hipotensão ortostática.

c) Achados extracardíacos patognomônicos para ATTR incluem: macroglossia, púrpura periorbital e deficiência adquirida do fator X. Achados únicos para AL são ruptura espontânea do bíceps e estenose espinhal.

d) As manifestações cardíacas por si só são insuficientes para distinguir conclusivamente a amiloidose AL da amiloidose ATTR, pois há considerável sobreposição de características clínicas, de imagem e eletrocardiográficas.

Questões – Cardiomiopatia hipertrófica

12. A respeito da cardiomiopatia hipertrófica, qual alternativa está correta?

a) É uma doença genética autossômica recessiva.

b) Ocorre pelo depósito de proteína malformada no sarcômero dos cardiomiócitos.

c) Era considerada uma doença rara até o avanço da comercialização dos testes genéticos.

d) Acomete igualmente mulheres e homens.

13. Sobre o diagnóstico de cardiomiopatia hipertrófica, assinale a incorreta:

a) Em pacientes adultos pode ser estabelecido o diagnóstico clínico por imagem com ecocardiografia ou ressonância magnética cardiovascular.

b) Uma espessura da parede ≥ 15 mm em qualquer parte do ventrículo esquerdo, na ausência de outra causa de hipertrofia em adultos, fornece o diagnóstico.

c) A presença de movimento anterior sistólico da válvula mitral ou uma função hiperdinâmica do ventrículo esquerdo é necessária para o diagnóstico.

d) Valores de corte mais baixos para a espessura das paredes pode ser diagnóstica quando presente em familiares de um paciente com diagnóstico ou em conjunto com um teste genético positivo.

14. O conhecimento sobre a cardiomiopatia hipertrófica vem sendo ampliado constantemente, principalmente em relação à sua etiologia e apresentação clínica. Assinale a opção correta:

a) Cada filho de um membro da família afetado com um diagnóstico genético da cardiomiopatia hipertrófica tem 75% de chance de herdar a variante.

b) Embora a probabilidade de desenvolver a doença clínica seja alta em membros da família com uma variante patogênica, a idade em que a expressão da doença ocorre em um determinado indivíduo é variável.
c) A sua principal forma de apresentação é a hipertrofia ventricular simétrica, que se desenvolve ao longo do tempo e causa obstrução da via de saída do ventrículo esquerdo em um terço dos pacientes.
d) Para a realização do diagnóstico de cardiomiopatia hipertrófica é necessária a realização do teste genético, visto que todos os pacientes possuem uma variante genética patogênica ou provavelmente patogênica identificável.

15. Fazem parte da fisiopatologia da cardiomiopatia hipertrófica, exceto:
a) Disfunção diastólica e arritmias.
b) Obstrução dinâmica de via de saída e insuficiência mitral.
c) Isquemia miocárdica e disfunção autonômica.
d) Insuficiência aórtica e disfunção diastólica.

16. O ecocardiograma desempenha um papel essencial no diagnóstico e na tomada de decisão clínica para pacientes com cardiomiopatia hipertrófica e está indicado na seguinte situação:
a) Após o diagnóstico, só deve ser realizado em pacientes com piora dos sintomas ou que irão realizar ablação septal.
b) O ecocardiograma em repouso é suficiente para a avaliação de obstrução dinâmica de via de saída.
c) Em indivíduos com genética positiva, mas fenótipo negativo, ecocardiograma seriado deve ser realizado com intervalos de 1-2 anos em crianças e adolescentes, e 3-5 anos em adultos.
d) O ecocardiograma transtorácico é inadequado para a avaliação de pacientes que realizarão ablação septal alcoólica, devendo nesses casos ser realizado o ecocardiograma transesofágico.

17. Assinale a alternativa correta sobre a cardiomiopatia hipertrófica.
a) Na ausculta dos pacientes é esperado um sopro ejetivo que é intensificado com manobra de agachamento.
b) A ausência de realce tardio está associada a menor risco de morte súbita.
c) O ecocardiograma com estresse não é seguro nos pacientes com cardiomiopatia hipertrófica e obstrução dinâmica da via de saída, devendo ser evitado nessas circunstâncias.
d) Um gradiente de via de saída de ventrículo > 50 mmHg define a cardiomiopatia hipertrófica como obstrutiva.

18. Na investigação e no manejo de familiares com cardiomiopatia hipertrófica, assinale a alternativa que apresenta a opção correta.

a) Após o diagnóstico, a avaliação genética dos familiares de até 3° grau deve ser realizada.

b) Familiares de pacientes com teste genético positivo para cardiomiopatia hipertrófica (CMH) deve ser avaliados com eletrocardiograma e ecocardiograma e, em caso de exames normais, é afastada a possibilidade de doença, sem necessidade de acompanhamento.

c) Familiares com genótipo positivo, fenótipo negativo, devem ser afastados de atividade física competitiva devido ao alto risco de morte súbita.

d) Dependendo do risco de morte súbita calculado, um cardiodesfibrilador implantável (CDI) pode ser indicado para prevenção primária em indivíduos com genótipo positivo e fenótipo negativo.

19. Determine a opção correta em relação ao tratamento dos pacientes com cardiomiopatia hipertrófica (CMH).

a) Não há evidências que indiquem o uso do mavacanteno nos pacientes com cardiomiopatia hipertrófica obstrutiva.

b) Uma das etapas importantes no manejo da CMH sintomática e obstrutiva é eliminar os medicamentos que podem promover a obstrução da via de saída, como os inibidores da enzima de conversão da angiotensina.

c) Betabloqueadores não estão indicados nos pacientes sem obstrução da via de saída do ventrículo esquerdo, mesmo sintomáticos.

d) O resultado genético influencia as decisões relacionadas ao implante de CDI em pacientes com CMH.

20. A fibrilação atrial é um problema frequente na cardiomiopatia hipertrófica (CMH). Assinale a alternativa correta:

a) Apesar do risco de AVC relacionado com a fibrilação atrial, a sua presença dificilmente é responsável por sintomas de piora da classe funcional.

b) A ablação não deve ser realizada nos pacientes com fibrilação atrial e CMH, mesmo quando a terapia medicamentosa falha.

c) Os anticoagulantes orais diretos (DOAC) não devem ser utilizados nos pacientes com CMH pois não existem evidências que demonstrem segurança da sua utilização.

d) Os sistemas tradicionais de pontuação de risco de AVC usados na população em geral não são preditivos em pacientes com CMH.

21. Em relação à cardiomiopatia hipertrófica (CMH) e risco de morte súbita, escolha a alternativa correta:

a) A identificação de pacientes adultos com CMH com alto risco de morte súbita cardíaca deve ser guiada pela presença de fatores de risco como: disfunção segmentar do ventrículo esquerdo e hipertrofia do septo ventricular > 15 mm.

b) Dada a taxa de eventos muito baixa de morte súbita cardíaca observada em pacientes de idade avançada (> 60 anos) com CMH, a estratégia de estratificação de risco é mais aplicável a adultos jovens e pacientes de meia-idade.

c) Alta incidência de fibrilação atrial em monitorização de 24 horas aumenta o risco de arritmias ventriculares fatais, sendo fator de risco independente para morte súbita cardíaca.

d) Pacientes com CMH devem ser desencorajados da prática de todas as atividades físicas devido ao aumento de risco de morte súbita associado.

Respostas comentadas

1. Resposta: **D**

   A etapa limitante na taxa de formação das fibrilas amiloides pela TTR é a dissociação do tetrâmero em monômeros, o que possivelmente envolve proteólise. É importante o conhecimento sobre a cascata da formação da fibrila amiloide, uma vez que serve de base para o entendimento dos alvos terapêuticos das terapias específicas da ATTR (Figura 1).

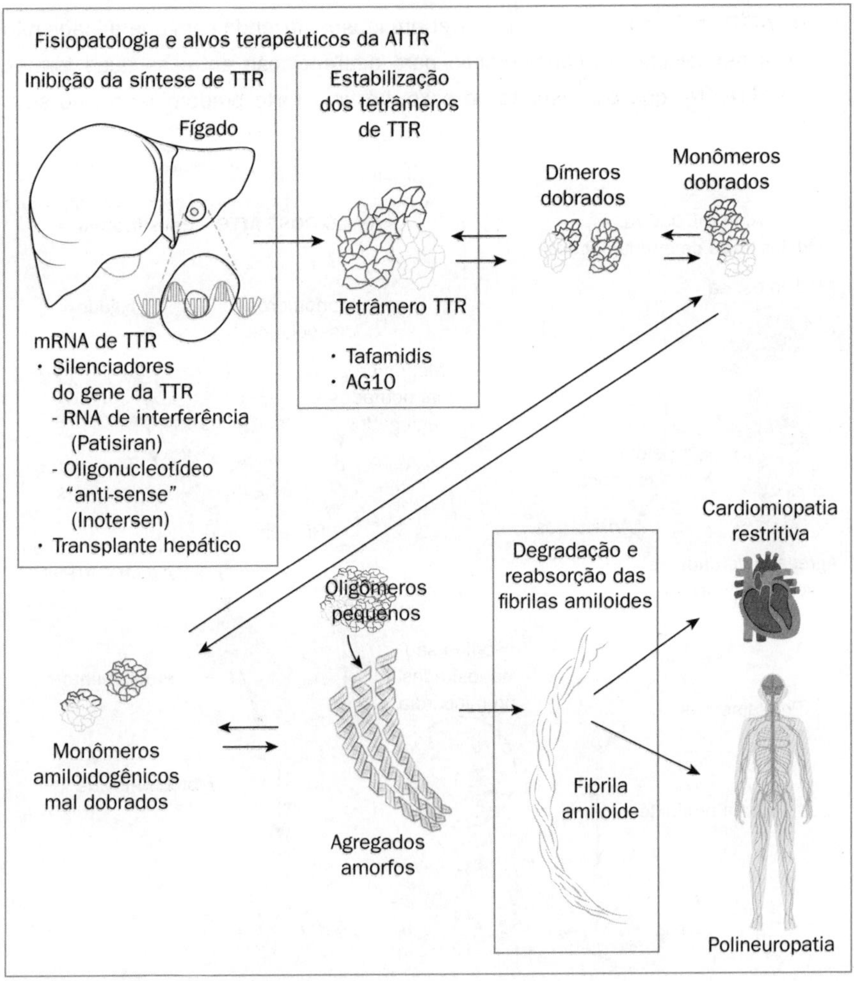

Figura 1 Ilustração mostrando a fisiopatogênese da deposição de fibrilas amiloides na ATTR e alvos terapêuticos reconhecidos.

Fonte: Simões et al., 2021[1].

2. Resposta: C

Na ATTRwt (forma selvagem), a sequência de aminoácidos é normal e não está completamente esclarecido o processo pelo qual a proteína selvagem se torna instável e se agrega em fibrilas amiloides. No entanto, o envelhecimento parece estar envolvido na fisiopatologia da doença. Lembrar que na ATTRwt, a cardiopatia é a principal manifestação clínica, ocorrendo principalmente em homens idosos que desenvolvem ICFEP sem fatores de risco previamente conhecidos. A ATTRwt tem incidência aumentada em pacientes mais idosos, usualmente acima de 70 anos de idade; contudo, as manifestações clínicas da ATTRv também costumam ocorrer em idosos, fazendo com que a idade não deva ser levada em consideração para diferenciação entre as duas formas de ATTR. No que diz respeito ao sexo, há uma forte predominância no sexo

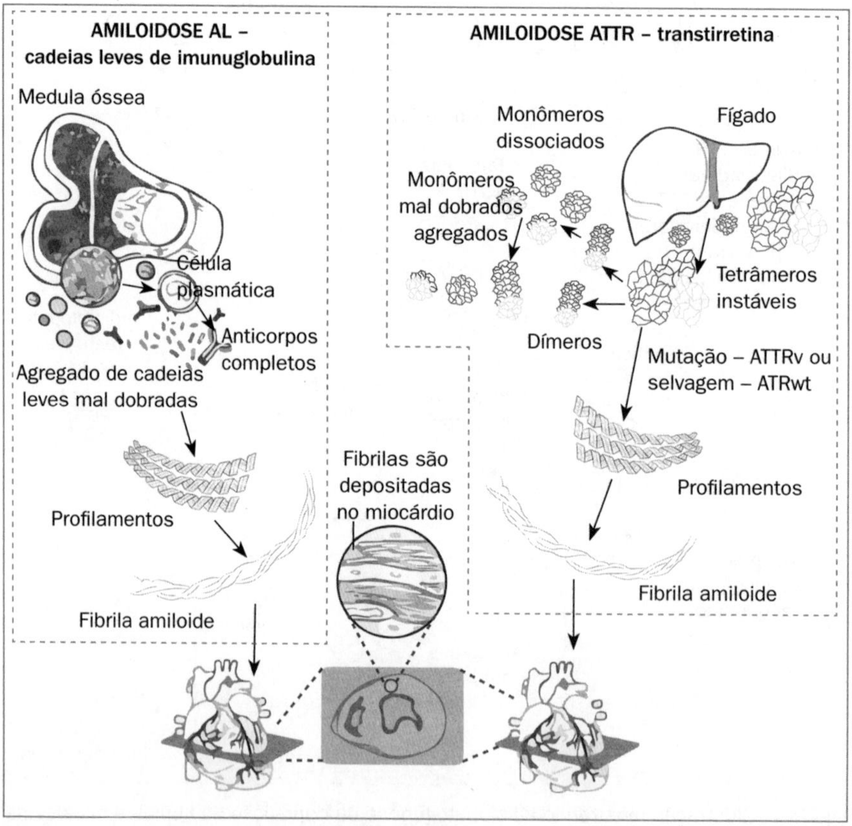

Figura 2 Fisiopatogênse da amiloidose cardíaca.
Fonte: Simões et al., 2021[1].

masculino, em 80 a 90%, apenas na ATTRwt. Em relação à alternativa *E*, é importante lembrar que amiloidose AL é uma urgência clínica e que, apesar de ocorrer sobreposição das manifestações clínicas, apresenta fisiopatologia e tratamento distintos da amiloidose do tipo TTR. Por exemplo, além de causar dano estrutural cardíaco ao aumentar a rigidez, a fibrila amiloide do tipo AL também causa toxicidade direta ao miocárdio, por meio de disfunção lisossomal, autofagia defeituosa, produção de espécies reativas de oxigênio, disfunção celular e mitocondrial, alterações na homeostase do cálcio do cardiomiócito e, por fim, morte celular (Figura 2).

3. Resposta: **A**

Os *red flags* geralmente surgem antes do quadro clínico de insuficiência cardíaca, e são pistas que impactam no diagnóstico mais precoce, porém não apresentam função prognóstica e não são utilizados para o estadiamento da amiloidose cardíaca. Na alternativa *E*, comenta-se sobre a desproporção da voltagem em relação à espessura miocárdica, que também é sinal de alerta importante e alcança prevalência de 73 a 80% em pacientes com AC, independentemente de seu tipo. Síndrome do túnel do carpo bilateral é muitas vezes um dos primeiros indicadores de ATTR, é a manifestação não cardíaca mais comum e pode preceder os sintomas de insuficiência cardíaca em vários anos. Um estudo recente observou que aproximadamente 50% dos indivíduos com ATTRwt apresentava síndrome do túnel do carpo 5 a 7 anos antes do diagnóstico. Estenose lombar e ruptura atraumática do tendão do bíceps também foram identificados como manifestações clínicas de deposição extracardíaca na ATTRwt. A ruptura do tendão do bíceps pode estar presente em até 33% dos casos de ATTRwt. Por outro lado, na forma AL, a presença de macroglossia e a púrpura periorbitária são altamente específicas, porém ocorrem em apenas 15% dos casos. A presença de polineuropatia sentitivo/motora ou disautonomia em pacientes com IC deve levantar a suspeita de AC.

4. Resposta: **A**

Achado de sinais de baixa voltagem ao eletrocardiograma (ECG) com grande especificidade no diagnóstico de infiltração miocárdica secundária à AC: este não é o achado mais prevalente na doença. As demais alternativas estão corretas e são autoexplicativas. A eletrocardiografia com baixa voltagem e a presença de hipertrofia na ecocardiografia estão presentes em apenas 30% dos pacientes com amiloidose. Outros achados na ecocardiografia incluem hipertrofia do ventrículo esquerdo, espessamento da valva atrioventricular, da parede livre do ventrículo direito, e do septo interatrial, disfunção diastólica, aumento biatrial e diminuição da deformação longitudinal global com preservação apical.

5. Resposta: **D**

A ecocardiografia deve ser realizada em todos os pacientes com suspeita clínica da doença. Os achados clássicos de AC geralmente estão presentes em uma fase avançada da doença e englobam as características de uma cardiomiopatia restritiva, do tipo infiltrativa. Em relação à alternativa *B*, deve-se lembrar que a amiloidose acomete tanto os ventrículos, átrios, septos e membranas pericárdicas e pleurais, de forma que as dimensões do ventrículo esquerdo (VE) não são aumentadas, os volumes são normais ou reduzidos e há aumento da espessura de paredes ventriculares. O aumento de dimensões atriais é comum, refletindo uma disfunção diastólica precoce e progressiva, com aumento das pressões de enchimento. As valvas atrioventriculares podem estar espessadas e as regurgitações valvares (mitral e tricúspide) são funcionais. Pode, ainda, haver sinais sugestivos de infiltração do septo interatrial e também elevação da pressão sistólica da artéria pulmonar. O ventrículo direito também pode estar acometido. É muito comum a presença de derrames pleurais e pericárdicos e, em casos em que há intensa infiltração tecidual, é possível observar o clássico, embora subjetivo, aspecto granular da imagem de paredes miocárdicas (*granular sparkling*). A alternativa *C* está incorreta, pois estudo da deformação miocárdica permite identificar, precocemente em relação à FEVE, sinais de disfunção miocárdica. A deformação sistólica global longitudinal (GLS) – função predominantemente exercida pelo endocárdio – encontra-se precocemente reduzida. O padrão regional da deformação miocárdica também está frequentemente alterado, apresentando o padrão de *apical sparing*, traduzido como o padrão de "cereja do bolo". Na alternativa *D*, embora os achados do ecocardiograma e da RMC possam ser indicativos de AC, eles não são capazes de diferenciar a forma ATTR da forma AL. Esta é a principal vantagem da cintilografia cardíaca com 99mTc-pirofosfato (uma vez excluída a presença de gamopatia monoclonal).

6. Resposta: **D**

É sempre necessário enfatizar que falhas em excluir gamopatia monoclonal (quer por uso inadequado ou interpretação falha dos exames laboratoriais) implicam risco de diagnósticos imprecisos. A eletroforese de proteínas no soro/urina não deve ser usada para descartar a presença de proteína monoclonal em decorrência da menor precisão em comparação com a imunofixação. Na doença renal crônica, é comum encontrar elevação nas razões de cadeias leves livres séricas K/L, mas com eletroforese de imunofixação no soro e urina normais. A causa mais comum de diagnóstico errôneo de ATTR é a amiloidose AL. Estudos recentes apontam que até 22% dos pacientes com AC da forma AL podem apresentar captação grau 2 ou 3 na cintilografia com 99mTc-pirofosfato. Também é importante lembrar que a utilização de imagens cintilográficas tomográficas (SPECT) é crucial na diferenciação de captação miocárdica anormal de captação residual no *pool* sanguíneo. As causas de falso-positivo estão listadas na alternativas *A*, *B*, *C* e *D*. A causa mais comum de falso-positivo é o não reconhecimento de amiloidose AL. A presença de *pool* sanguíneo, ou seja acúmulo de sangue nas cavidades ventriculares, ocorre geralmente por condições que cursam com baixo débito cardíaco e, nesse caso, as imagems tomográficas (SPECT) são essenciais para identificar que a captação está presente no miocárdio e não na cavidade. A hidroxicloroquina pode gerar falso-positivo por causa da cardiotoxicidade dessa substância. A presença de infarto do miocárdio agudo ou subagudo leva a captação focal do marcador. Os itens da alternativa *D* estão errados, não há relação com o uso de anabolizantes e o termo marca-passo de primeira geração é inventado pelo autor da questão para confundir o aluno. Lembrar que existem formas de ATTRv, com mutações como a Phe64Leu, que apresentam acometimento cardíaco típico, porém com resultados negativos na cintilografia.

7. Resposta: **C**

A dosagem de troponina não pode ser utilizada para afastar ou confirmar acometimento cardíaco, mas sim como um potencial sinal de alerta para a doença, que será mais bem avaliada com exames mais específicos. A ausência de troponina elevada não tem poder para afastar o diagnóstico de amiloidose cardíaca. Tem sido relatado que os níveis de troponina são mais elevados em pacientes com AC ao se comparar a outras formas de cardiomiopatia. Em relação à alternativa *D*, de fato observam-se maiores valores de NT-proBNP na forma AL, em comparação à ATTR. Isso se deve ao fato de as cadeias leves amiloidogênicas modularem a proteína cinase ativada por mitógeno p38 (MAPK), que diretamente promove a expressão do NT-proBNP, de forma que, para um mesmo grau de alterações hemodinâmicas nas duas formas de amiloidose, os níveis séricos da NT-proBNP podem ser maiores na forma AL.

8. Resposta: **C**

Após a suspeição clínica, reforçada por outros achados morfológicos ou funcionais em ECG, ECO-2D ou RNM, deve-se proceder a investigação das cadeias leves monoclonais de imunoglobulinas para uma triagem efetiva da presença de amiloidose AL, pois o diagnóstico da forma AL é uma urgência médica, devendo-se evitar ao máximo o retardo para o início do tratamento, o que se associa à acentuada piora do prognóstico. A alternativa *B* está incorreta pois a principal etapa preliminar é o estabelecimento da suspeita clínica, baseada na história clínica, no exame físico, com achados sugestivos de AC ao ECG, ecocardiograma e ressonância magnética. As alternativas *A* e *D* estão incorretas

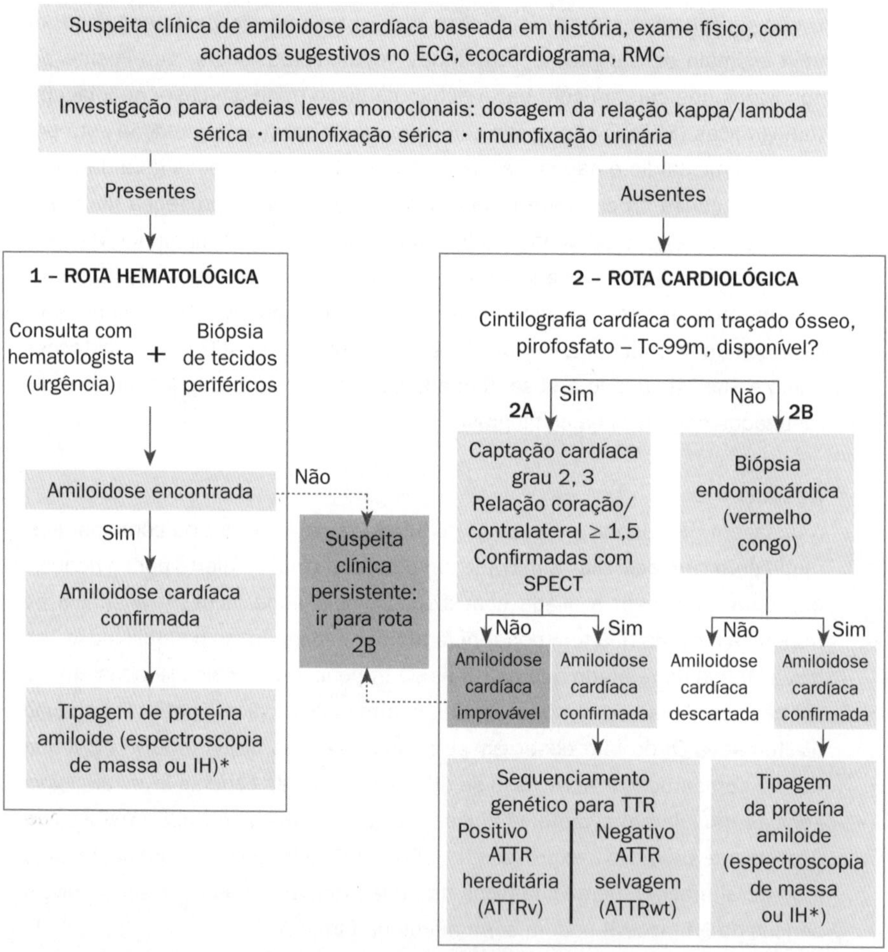

Figura 3 Fluxograma para o diagnóstico de amiloidose cardíaca.

* Se transtirretina presente, prosseguir com sequenciamento genético. ATTRv: amiloidose transtirretina hereditária ou variante; ATTRwt: amiloidose transtirretina forma selvagem (*wild type*); ECG: eletrocardiograma; IH: imuno-histoquímica; RMC: ressonância magnética cardíaca; TTR: transtirretina. Fonte: Simões et al., 2021[1].

pois estão com as rotas invertidas, uma vez que ao se detectar presença de proteínas monoclonais, deve seguir a rota hematológica, pois a possibilidade é de amiloidose do tipo AL. Perante a ausência de proteínas monoclonais,a investigação deve seguir a rota cardiológica, optando-se pela realização da cintilografia cardíaca quando disponível. Quando a cintilografia vem positiva com captação grau II ou III, amiloidose TTR está confirmada, devendo-se seguir para realização da análise genética para determinar o subtipo de ATTR: ATTRv ou ATTRwt. Caso a cintilografia miocárdica nao esteja disponível, deve-se partir para biópsia endomiocárdica (vermelho congo); caso se encontre substância amiloide, deve-se tipificá-la por meio de, preferivelmente, espectometria de massa ou imuno-histoquímica (Figura 3). Para que se possa excluir a presença de proteínas monoclonais, é importante a realização da imunofixação no sangue e na urina, a qual aumenta a sensibilidade de detecção de cadeias leves clonais para em torno de 90%. A adição da dosagem da relação das cadeias leves livres (*free light chain*), com detecção de uma relação anormal entre as cadeias kappa/lambda (maior que 1,65 ou menor que 0,26), aumenta a sensibilidade de detecção para acima de 99%. Portanto, o conjunto dos 3 testes, eletroforese com imunofixação no sangue e urina associada ao teste de dosagem da relação das cadeias leves livres, representa o melhor método não invasivo para detecção de cadeias leves clonais, que indicam a presença de AL.

9. Resposta: **B**

Tafamidis é o único fármaco, até o momento, que foi especificamente testado em pacientes com AC em um estudo clínico multicêntrico prospectivo, randomizado e placebo-controlado, o estudo ATTR-ACT. Mais recentemente, foram publicados os resultados do estudo de extensão e aberto do estudo ATTR-ACT, mostrando que a dose de 80 mg/dia de tafamidis em comparação à dose de 20 mg/dia associou-se a aumento significativo da sobrevida [RR = 0,70 (IC 95%: 0,50-0,979)], p = 0,0374. Com base nessas evidências, recomenda-se o uso de tafamidis na dose de 80 mg/dia para tratamento de pacientes com AC por ATTRv ou ATTRwt, para pacientes com insuficiência cardíaca, em CF I a III da NYHA, sem disfunção renal grave, devendo-se iniciar a terapia nas fases mais precoces da doença. No Brasil, tafamidis na dose de 80 mg/dia recebeu a aprovação da Anvisa para tratamento da AC por ATTR. As demais alternativas estão corretas. Vale ressaltar que ambas as classes de silenciadores de expressão gênica estão atualmente sendo testadas em estudos multicêntricos fase 3 em pacientes com diagnóstico de AC-ATTR (ClinicalTrials.gov; *identifiers*: NCT03997383 e NCT04136171).

10. Resposta: **B**

A manutenção da euvolemia, com restrição hídrica e medicamentos, é o foco. A medicação mais utilizada é o diurético de alça, indicado para reduzir a congestão pulmonar e sistêmica, podendo associar-se aos antagonistas da aldosterona. O uso de diuréticos buscando a euvolemia pode ser um desafio, visto que o excesso pode prejudicar a função renal e/ou resultar em baixo débito cardíaco em decorrência da redução da pré-carga em um coração com volume sistólico ejetado já reduzido. Além disso, em pacientes com polineuropatia autonômica, a presença de hipotensão pode dificultar o uso de diuréticos por causa da pré-carga lábil. O uso de betabloqueadores (BB) e bloqueadores de cálcio (BCC) não di-hidropiridínicos normalmente não é bem tolerado, pois, devido ao volume sistólico ejetado baixo, esses pacientes dispõem apenas da frequência cardíaca para manutenção do débito cardíaco. Além disso, o uso de BCC não di-hidropiridínicos em amiloidose por cadeias leves deve ser evitado, pois eles se ligam às fibrilas amiloides, podendo resultar em bloqueios avançados e choque cardiogênico. Por fim, a redução da contratilidade atrial provocada pela infiltração amiloide no tecido atrial pode ainda contribuir para a formação de trombos, dado este demonstrado em estudos de autópsia que revelam a presença de até 33% de trombos intracavitários em pacientes com AC. Além disso, trombo atrial esquerdo tem sido descrito em até 30% dos pacientes submetidos ao ecocardiograma transesofágico realizado antes de uma cardioversão elétrica programada mesmo em vigência de anticoagulação adequada

11. Resposta: C

A alternativa *C* está com seus conceitos trocados. Achados únicos para ATTR são ruptura espontânea do bíceps e estenose espinhal e achados extracardíacos patognomônicos para AL incluem macroglossia, púrpura periorbital e deficiência adquirida do fator X. As demais estão corretas.

12. Resposta: D

A cardiomiopatia hipertrófica é uma doença genética autossômica dominante causada por mutações nos genes da proteína do sarcômero cardíaco. Sua distribuição é igual por sexo. É a doença genética cardíaca mais comum, sendo relatada uma prevalência de hipertrofia assintomática inexplicada em adultos jovens nos Estados Unidos de 1:200 a 1:500. É caracterizada predominantemente por hipertrofia ventricular esquerda na ausência de outra doença cardíaca, sistêmica ou metabólica capaz de produzir a magnitude da hipertrofia evidente em um determinado paciente e para a qual uma variante do sarcômero causador da doença é identificada, ou na qual a etiologia permanece sem solução. Mutações nos genes que codificam a cadeia pesada da beta-miosina (MYH7) e a proteína C de ligação à miosina (MYBPC3) são responsáveis pela maioria dos casos.

13. Resposta: **C**

O diagnóstico de cardiomiopatia hipertrófica em adultos pode ser estabelecido por ecocardiograma ou ressonância cardíaca evidenciando uma espessura de parede diastólica final máxima de ≥ 15 mm em qualquer lugar do ventrículo esquerdo, na ausência de outra causa de hipertrofia em adultos. Hipertrofia mais limitada (13–14 mm) pode ser diagnóstica quando presente em familiares de um paciente com CMH ou em conjunto com um teste genético positivo. Quase qualquer padrão e distribuição de espessamento da parede do ventrículo esquerdo pode ser observado, sendo o septo anterior basal o local mais comum. Embora comuns na doença, nem o movimento anterior sistólico da valva mitral nem a função hiperdinâmica do ventrículo esquerdo são necessários para um diagnóstico clínico. Uma série de outras anormalidades morfológicas também não são diagnósticas, mas podem fazer parte da expressão fenotípica da doença, incluindo músculos papilares hipertrofiados e apicalmente deslocados, criptas miocárdicas, inserção anômala do músculo papilar diretamente no folheto anterior da valva mitral (na ausência de cordas tendíneas), folhetos alongados da valva mitral, ponte miocárdica e hipertrofia do ventrículo direito.

14. Resposta: **B**

Apesar da cardiomiopatia hipertrófica (CMH) possuir etiologia genética, uma proporção substancial de pacientes com CMH está atualmente sem qualquer evidência de etiologia genética para sua doença, incluindo um subgrupo (até 40% dos pacientes) que também não possuem outros membros da família afetados. Entre os pacientes com CMH e uma variante patogênica do gene sarcomérico, os 2 genes mais comuns são a beta miosina da cadeia pesada 7 (MYH7) e a proteína C3 de ligação à miosina (MYBPC3), identificada em 70% dos pacientes com variante positiva. Cada filho de um membro da família afetado tem 50% de chance de herdar a variante. Embora a probabilidade de desenvolver CMH clínica seja alta em membros da família com uma variante patogênica, a idade em que a expressão da doença ocorre em um determinado indivíduo é variável. A obstrução de via de saída do ventrículo esquerdo pode ocorrer em até dois terços dos pacientes.

15. Resposta: **D**

A fisiopatologia da cardiomiopatia hipertrófica consiste em obstrução dinâmica da via de saída, regurgitação mitral, disfunção diastólica, isquemia miocárdica, arritmias e disfunção autonômica. Dois mecanismos principais são responsáveis pela obstrução dinâmica da via de saída: hipertrofia septal levando a vetores anormais de fluxo sanguíneo que deslocam dinamicamente os folhetos da válvula mitral anteriormente; e alterações anatômicas da válvula e do aparelho mitral, incluindo folhetos mais longos e deslocamento anterior dos músculos papilares e do aparelho valvar mitral, o que torna a valva mais suscetível aos vetores de fluxo anormais. Consequentemente, há movimento sistólico anterior dos folhetos da valva mitral, o que leva a obstrução da via de saída, aumento das pressões de enchimento, insuficiência mitral pela perda da coaptação do folheto e prolongamento do relaxamento ventricular. A isquemia miocárdica é atribuível a uma diferença entre a oferta e a demanda de oxigênio do miocárdio, relacionada com a hipertrofia ventricular e a disfunção microvascular.

16. Resposta: **C**

Após o diagnóstico o ecocardiograma deve ser realizado em pacientes assintomáticos, a cada 1 a 2 anos para avaliação de alterações na função sistólica e diastólica do ventrículo esquerdo, espessura da parede, tamanhos das câmaras cardíacas, obstrução dinâmica da via de saída e doença valvar concomitante. Se o gradiente de repouso no ecocardiograma for < 50 mmHg, é essencial realizar manobras provocativas, como Valsalva, para melhor avaliação de obstrução dinâmica. A ecocardiografia de estresse pode ser mais útil para pacientes em que a presença ou gravidade da obstrução dinâmica é incerta após o ecocardiograma basal. Em indivíduos com genética positiva, mas fenótipo negativo, ecocardiograma seriado deve ser realizado com intervalos de 1-2 anos em crianças e adolescentes e 3-5 anos em adultos. O ecocardiograma transtorácico ou transesofágico ajuda a orientar a ablação septal alcoólica, tanto na localização adequada da região como na monitorização da redução de gradiente durante o procedimento.

17. Resposta: **B**

O agachamento provoca aumento do retorno venoso que flui para o coração, aumentando o volume sanguíneo no ventrículo esquerdo e reduzindo o gradiente, podendo ser útil na diferenciação da CMH de outras causas de hipertrofia ventricular, como, por exemplo, a estenose aórtica. A presença de realce tardio extenso está associada ao aumento do risco de futuras arritmias ventriculares potencialmente fatais, assim como a sua ausência está associada a menor risco de morte súbita na CMH. A ecocardiografia de estresse, que representa a forma mais fisiológica de provocação, pode ser mais útil para aqueles pacientes em que a presença ou gravidade da obstrução dinâmica é incerta após o ecocardiograma de repouso. A CMH obstrutiva é definida pela presença de gradiente de via de saída > 30 mmHg.

18. Resposta: **A**

A avaliação em cascata de familiares com teste genético é fundamental no diagnóstico precoce da doença e afastar a necessidade de exames periódicos naqueles com teste genético negativo. Familiares de pacientes com teste genético positivo devem realizar a pesquisa genética e, se for positiva, devem ser avaliados periodicamente para avaliar o surgimento de fenótipo positivo. A morte súbita em indivíduos com genótipo positivo e fenótipo negativo é rara, não sendo impedidos de realizar atividades físicas competitivas.

19. Resposta: **B**

Após demonstrar benefício em estudos clínicos, o mavacanteno foi o primeiro inibidor de miosina cardíaca aprovado para o tratamento de adultos com CMH sintomática. Os bloqueadores dos canais de cálcio da classe das diidropiridinas, inibidores da enzima conversora da angiotensina, bloqueadores dos receptores da angiotensina e diuréticos em altas doses podem piorar os sintomas dos pacientes com CMH obstrutiva, sendo indicada a retirada desses medicamentos nos pacientes que persistem com sintomas apesar da terapia padrão. Em pacientes com CMH não obstrutiva o manejo farmacológico da dispneia tem os betabloqueadores e bloqueadores dos canais de cálcio não diidropiridínicos como agentes de primeira linha. Diversos critérios influenciam na decisão do implante de cadiodesfibrilador implantável, porém o teste genético não auxilia nessa conduta

20. Resposta: **D**

A fibrilação atrial, comumente observada em pacientes com CMH, está associada a morbidade significativa, qualidade de vida prejudicada e risco substancial de acidente vascular cerebral. A ablação por cateter desempenha um papel importante no tratamento da FA e do *flutter* atrial típico. Embora não existam ensaios clínicos randomizados nesta área, uma série de metanálises foram publicadas em pacientes com CMH submetidos a ablação por cateter para FA refratária a medicamentos. Os DOAC são pelo menos tão eficazes quanto a varfarina e podem ser utilizados na prevenção de AVC nos pacientes com CMH. O risco de AVC é independente do escore CHA2DS2-VASc e este não deve ser utilizado para a predição de risco nesses pacientes.

21. Resposta: **B**

Os fatores de risco relacionados com arritmias ventriculares fatais são: história familiar de morte súbita cardíaca, presença de TVNS, hipertrofia ventricular esquerda > 30 mm, síncope inexplicada, aneurisma apical, presença de realce tardio extenso e insuficiência cardíaca com fração de ejeção < 50%. Os pacientes jovens e de meia idade estão na faixa etária de maior ocorrência de morte súbita cardíaca. Dessa forma, esses pacientes devem ser estratificados para avaliação de risco e necessidade de profilaxia primária de eventos com o implante de CDI. Pacientes idosos que não tiveram eventos de morte súbita anteriormente possuem risco baixo de arritmias ventriculares. A incidência aumentada de fibrilação atrial não está relacionada ao risco aumentado de morte súbita cardíaca por arritmias ventriculares, não sendo um critério de estratificação de risco. Estudos clínicos sugerem que atividades físicas moderadas podem ser benéficas e seguras nos pacientes com CMH.

Referências bibliográficas

1. Simões MV, et al. Posicionamento sobre diagnóstico e tratamento da amiloidose cardíaca – 2021. Arq Bras Cardiol. 2021;117:561-98.
2. Kittleson, M, Ruberg, F. et al. 2023 ACC Expert consensus decision pathway on comprehensive multidisciplinary care for the patient with cardiac amyloidosis: a report of the American College of Cardiology Solution Set Oversight Committee. J Am Coll Cardiol. 2023;81(11):1076–126.
3. Ommen SR, et al. 2020 AHA/ACC guideline for the diagnosis and treatment of patients with hypertrophic cardiomyopathy: a report of the American College of Cardiology/American Heart Association Joint Committee on Clinical Practice Guidelines. J Am Coll Cardiol. 2020;76(25):e159-e240.
4. Arbelo E, Protonotarios A, Gimeno JR, Arbustini E, Barriales-Villa R, Basso C, et al. ESC Scientific Document Group, 2023 ESC Guidelines for the management of cardiomyopathies: Developed by the task force on the management of cardiomyopathies of the European Society of Cardiology (ESC). Eur Heart J. 2023;44(37):3503–626.